急诊与院前急救大平台建设

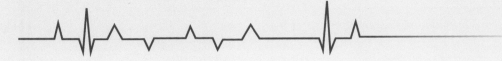

主　编 吕传柱

副主编 王　毅　刘强晖

秘　书 陈　松　程少文　史键山

人民卫生出版社
·北　京·

图书在版编目（CIP）数据

急诊与院前急救大平台建设 / 吕传柱主编 . —北京：人民卫生出版社，2023.12（2024.4 重印）
ISBN 978-7-117-35286-4

Ⅰ. ①急… Ⅱ. ①吕… Ⅲ. ①急诊②急救 Ⅳ.
①R459.7

中国国家版本馆 CIP 数据核字（2023）第 177808 号

人卫智网	www.ipmph.com	医学教育、学术、考试、健康，购书智慧智能综合服务平台
人卫官网	www.pmph.com	人卫官方资讯发布平台

急诊与院前急救大平台建设
Jizhen yu Yuanqian Jijiu Da Pingtai Jianshe

主　　编：吕传柱
出版发行：人民卫生出版社（中继线 010-59780011）
地　　址：北京市朝阳区潘家园南里 19 号
邮　　编：100021
E - mail：pmph @ pmph.com
购书热线：010-59787592　010-59787584　010-65264830
印　　刷：北京九州迅驰传媒文化有限公司
经　　销：新华书店
开　　本：787×1092　1/16　印张：21.5　插页：8
字　　数：510 千字
版　　次：2023 年 12 月第 1 版
印　　次：2024 年 4 月第 2 次印刷
标准书号：ISBN 978-7-117-35286-4
定　　价：128.00 元
打击盗版举报电话：010-59787491　E-mail：WQ @ pmph.com
质量问题联系电话：010-59787234　E-mail：zhiliang @ pmph.com
数字融合服务电话：4001118166　E-mail：zengzhi @ pmph.com

刘笑然　海南医学院第一附属医院
许　铁　徐州医科大学附属医院
孙庆堂　西藏自治区人民医院
孙树印　济宁市第一人民医院
李小刚　中南大学湘雅医院
李长罗　长沙市中心医院
李志军　天津市第一中心医院
李培武　兰州大学第二医院
杨正平　青海省人民医院
杨立山　宁夏医科大学总医院
吴利东　南昌大学第二附属医院
何新华　首都医科大学附属北京朝阳医院
张　玮　昆明医科大学第一附属医院
张　茂　浙江大学医学院附属第二医院
张　慧　天津市儿童医院
张劲松　南京医科大学第一附属医院
张国强　中日友好医院
张剑锋　广西医科大学第一附属医院
张新超　北京医院
陈　兵　天津医科大学第二医院
陈　锋　福建省立医院
陈凤英　内蒙古医科大学附属医院
陈立波　华中科技大学同济医学院附属协和医院
陈晓辉　广州医科大学附属第二医院
林兆奋　中国人民解放军海军军医大学第二附属医院（上海长征医院）
欧阳军　石河子大学医学院第一附属医院
周人杰　中国人民解放军陆军军医大学第二附属医院（新桥医院）
郑亚安　北京大学第三医院
宗建平　宁波市第一医院
封启明　上海市第六人民医院
赵　敏　中国医科大学附属盛京医院
赵　斌　北京积水潭医院
赵晓东　中国人民解放军总医院第四医学中心
胡珊珊　海南省卫生健康委员会医政医管局
秦历杰　河南省人民医院
聂时南　中国人民解放军东部战区总医院
柴艳芬　天津医科大学总医院
党星波　陕西省人民医院

徐　杰　天津市泰达医院
徐　峰　山东大学齐鲁医院
卿国忠　南华大学附属第一医院
郭树彬　首都医科大学附属北京朝阳医院
姬新才　陕西省人民医院
黄　亮　南昌大学第一附属医院
曹　钰　四川大学华西医院
商德亚　山东省立医院
梁显泉　贵阳市第二人民医院(贵阳市金阳医院)
彭　鹏　新疆医科大学第一附属医院
蒋龙元　中山大学孙逸仙纪念医院
韩小彤　湖南省人民医院
童朝阳　复旦大学附属中山医院
曾　俊　四川省医学科学院·四川省人民医院
曾红科　广东省人民医院
谢苗荣　首都医科大学附属北京友谊医院
蔡文伟　浙江省人民医院
潘曙明　上海交通大学医学院附属新华医院
冀　兵　山西医科大学第一医院
魏　蔚　昆明医科大学第一附属医院

主 编 简 介

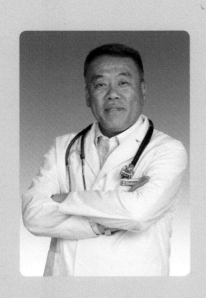

吕传柱

二级教授、二级主任医师、博士生导师、博士后合作导师、国务院政府特殊津贴专家、海南省 B 类高层次人才。四川省医学科学院·四川省人民医院（电子科技大学附属医院）急诊医学学科带头人、学术主任。急救与创伤研究教育部重点实验室主任、中国医学科学院海岛急救创新单元主任。

中华医学会急诊医学分会主任委员（第十届）、中国医师协会急诊医师分会副会长（第五届），中国毒理学会中毒与救治专业委员会副主任委员（第四届），教育部科学技术委员会科技伦理专门委员会副主任委员（第八届）、教育部科学技术委员会生命医学学部委员（第八届）。担任国内外多本研究领域杂志主编、副主编。主持国家级科研项目 7 项，省部级项目 14 项；荣获科技科研类奖项 13 项，教育教学类奖项 3 项；主编、参编论著 27 本，其中国家级规划教材 15 本；以第一作者或者通信作者发表论文超过 140 篇，其中 SCI 论文 70 篇，IF 大于 10 分的 7 篇，单篇 IF 最高 24.833 分；获批专利 17 项，发明专利 7 项；软件著作权 12 项；主持和参与起草的指南和共识 49 篇。

前　言

随着医学的飞速发展与不断进步,急诊医学也取得了巨大成就,但同时也面临诸多亟待解决的现实问题,诸如急救时间过长、操作流程规范化不足、院前院内缺乏交流、分科过细未一体化等。因此,急诊医学急需做出变革。

为进一步提高院前急救和院内急诊的协同救治能力,加强多学科合作,构建科学、合理、高效的急诊急救体系,国家卫生健康委员会医政医管局委托中华医学会急诊医学分会开展《进一步加强急诊与院前急救大平台建设的指导意见》的起草工作,既是深入贯彻落实党中央、国务院关于推进健康中国建设的重要指示,也是推动"急诊与院前急救大平台建设"加快实施的重要举措。急诊与院前急救的发展迎来重大历史机遇。

基于此,提出以"急诊与院前急救"为大平台,建立"一横一纵"的救治模式,即以横向和纵向的模式将院前急救、院内急诊和急诊重症监护进行资源整合,以时间为抓手,在最短时间内完成信息自动集成及智能分析共享,实现急救管理可视化、医疗信息数字化、医疗流程最简化,并制定完善的急诊急救相关病种的抢救标准,实现快速诊断及科学救治。

《急诊与院前急救大平台建设》的编写基于临床实际应用,同时兼顾急诊工作的多学科交叉与复杂性,强调实用性。本书共有 11 章,贯彻"三基"——基础理论、基本知识、基本技能,涵盖急救的基本知识与操作技能、急危重症患者的处理原则、多学科交叉融合救治信息平台的建设管理等。希望通过此书,帮助急诊科及其他相关医务工作者提高临床诊治能力、综合分析疑难及急危重症病例的能力,以及开展多学科协作救治的能力。

本书的编写工作得到了国家卫生健康委员会医政医管局的指导。在中华医学会急诊医学分会前任主任委员于学忠、陈玉国、李春盛教授和全国众多急诊同仁的鼎力支持下,本书经过数次研讨、数易其稿,最终与广大读者见面。

因编写水平及时间有限,我们在力求完美的过程中,难免有疏漏之处。对于书中存在的缺点或不妥之处,恳请广大读者和同仁不吝赐教,给予批评指正。

吕传柱

2023 年 3 月 1 日

目 录

第一章
急诊与院前急救大平台建设总论

第一节　急诊与院前急救大平台建设概述

一、建设背景

《"健康中国2030"规划纲要》强调全面建立成熟完善的分级诊疗制度,形成基层首诊、双向转诊、上下联动、急慢分治的合理就医秩序,健全治疗-康复-长期护理服务链;引导三级公立医院逐步减少普通门诊,重点发展危急重症、疑难病症诊疗;完善医疗联合体、医院集团等多种分工协作模式,提高服务体系整体绩效。

国家卫生健康委员会医政医管局委托中华医学会急诊医学分会开展《进一步加强急诊与院前急救大平台建设的指导意见》起草工作(国卫医资源便函〔2017〕363号),既是深入贯彻落实党中央的重要指示,也是推进急诊与院前急救大平台建设加快实施的重要举措,为急诊与院前急救的发展提供了重大历史机遇。

急诊与院前急救大平台建设以互联网为抓手,通过大数据、信息化手段,实现院前院内救治一体化,整合急诊与专科救治,以"时间轴"为主要质控标准,极大地提高患者救治效率,节约救治成本。通过急诊与院前急救大平台建设,以期实现《"健康中国2030"规划纲要》提出的"人人享有规范、高效的基本急诊急救资源"这一伟大目标。不仅如此,急诊大平台建设也和地方创新实践相结合,既运用"互联网+"优化现有医疗服务,又丰富服务供给。同时,大平台建设也是一个与时俱进、坚持创新的项目。

二、急诊医学发展面临的现实问题

完整的急诊医疗服务体系(emergency medical service system,EMSS)应包含院前急救、院内急诊和急诊重症监护(EICU)3个部分,各部分的有机衔接是急危重症患者救治的关键保障。几十年来,急诊医学模式经历了从"分诊通道"到"早期救治",再到"院前急救、院内急诊和急诊重症监护"三位一体、多学科协作的"一站式医疗服务体系"的过程。急诊医学体系的建设水平很大程度上能够反映一个国家、一个地区的综合医疗服务水平和管理水平。

急诊医学取得巨大成就的同时,也面临诸多现实问题,亟待解决。新时代,急诊医学体系发展面临着不平衡不充分的问题,基层急诊医学体系尤为突出。我国医疗机构的急诊急救模式各有不同,但却普遍存在院前和院内信息共享不足、衔接不畅;急救资源配置不合理、缺乏统一指挥调度;多学科协同效率不高、急诊医疗服务水平和医疗质量参差不齐等共性问题。

胸痛中心、卒中中心和创伤中心等中心的建设方兴未艾,其发展遇到重大瓶颈。近年来,急性胸痛、急性卒中、多发创伤疾病呈逐年增加趋势。中心建设是目前最有效的治疗模式和管理体系,其强调通过区域急救网络的建设,将先进救治理念、规范的救治流程延伸到院前和社区,优化急危重症救治流程和病患转运流程,无缝衔接院前、院内信息沟通,实现病患信息共享,进而全面提升区域救治水平。研究显示,2001—2011 年,中国急性 ST 段抬高型心肌梗死住院患者数量翻了两番,从 3.50/10 万人增长到 15.40/10 万人。且 AMI 死亡率呈现快速增长趋势,2002—2015 年,农村地区 AMI 死亡率从 12.00/10 万人升至 70.09/10 万人,城市地区从 16.46/10 万人升至 56.38/10 万人。但未接受再灌注治疗的患者比例无显著降低,住院病死率和并发症发生率也并未得到明显改善。我国国家卒中登记研究报道,急性缺血性脑卒中患者中最终只有 2.4% 接受溶栓治疗,远低于发达国家水平。实践证明,在急诊与院前急救体系的专业化、规范化、信息化和多学科协作等系统问题没有得到有效解决之前,胸痛中心、卒中中心和创伤中心建设往往遇到现实中的"瓶颈",难以获得学科协同效益,也难以真正到达病死率降低的"拐点"。

"单打独斗"的建设模式已成为阻碍卒中、胸痛和创伤中心进一步发展的主要问题,也限制了心肺复苏(cardiopulmonary resuscitation,CPR)、中毒等急诊亚专科学科的发展。针对急诊疾病的整个病理生理过程,通过建立急诊与院前急救大平台,在一个平台上实现多学科合作、协作、融合,实现战线前移,实现信息互联互通,有效缩短发病到确切治疗的时间,从而真正实现病死率"拐点",并进一步促进急诊医学亚专科发展。

三、基本设计理念

急诊医学致力于将院前急救、院内急诊和急诊重症监护(EICU)整合为规范化、高效率的多学科一站式服务模式,同时整合专科力量,搭建急危重疾病救治大平台,在看得见的空间和场所上,搭建一套看不见的多学科急救协作机制和流程,并通过信息化手段为这些机制和流程提供支持、监管和持续改进。按照专业化、规范化、信息化、现代化、国际化标准建立的急诊急救大平台,既是当今急诊急救医学模式发展的必然选择,也是卒中、胸痛、创伤等专病中心救治模式和亚专科发展的重要基础。

基于此,提出以"急诊与院前急救"为大平台,建立"一横一纵"的救治模式,以横向和纵向的模式进行急诊医疗资源整合。完成信息自动集成及智能分析共享,实现急救管理可视化、医疗信息数字化、医疗流程最简化,并制定急诊急救相关病种完善的抢救标准,实现快速诊断及科学救治。

急诊与院前急救大平台建设是科学的"集成创新",具有典型的集成创新特点。大平台犹如一部现代智能手机,智能手机是集打电话、照相、录音、移动支付等多种功能为一体的集成商,这些功能并不是手机的原创功能,但是手机作为载体平台,将这些功能完美融合在一起。急诊与院前急救大平台,就犹如现在的智能手机,将医疗的各个非原创功能融合到一起,打造智能医疗融合模式,急诊医学就是"集成商"。急诊科为包括院前急救、心血管内外科、神经内外科、创伤外科等所有临床专科和医学影像科、超声医学科等辅助科室提供大平台,同时也促使先进医疗技术充分融合在一起,从而更好地为急危重患者服务。

急诊与院前急救大平台建设需要建立"台"字理念。大平台将充分为临床各专科提供展示平台,发挥所长,真正实现多学科融合的一站式医疗服务体系。要改变目前体制下"九龙治水"的会诊体制,改变各专科"独舞""独唱"的局面,实现大平台上的"集体舞""大合唱"。急诊大平台就是"集体舞""大合唱"的大平台,疾病救治"时间轴"就是"合舞""合唱"的主旋律,而纵向制定的各种急危重症的标准化流程就是共同遵循的行为准则。

急诊与院前急救大平台建设需要建立"围"字理念(图 1-1-1)。"围"字是围手术期理念在急诊的延伸和拓展。"向前看",由专科走向急诊,由急诊走向院前,由院前走向现场。"向后看",院内建立快速反应小组(RRT),即"蓝衣部队 2.0",使得急诊走向专科,并在早期确定性治疗的同时,适时开展早期康复治疗。急诊与院前急救大平台建设基于围急危重症救治理念,建立围创伤期、围脑卒中期、围胸痛期救治模式,打造急危重症救治链,包括创伤救治链、卒中救治链、胸痛救治链,将其整合并植入急诊疾病最新指南与专家共识、信息技术、大数据、人工智能与救治链,实现"互联网 + 急诊",打造一体化科学诊治体系。

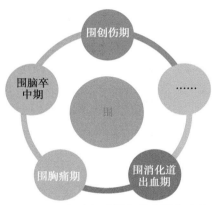

图 1-1-1　急诊与院前急救大平台建设
"围"字理念

四、主要创新内容

急诊与院前急救大平台建设在传统的急诊分区基础上进行改造,在急诊科建立"零通道(zero channel)""大红区""大黄区""移动红区"及"从呼叫第一时刻"开始的信息化网络平台。

(一) 建立"零通道"概念

"零通道"是相对"绿色通道"建立起的新概念,是针对病情危重、急需确切性治疗的患者而设计的特殊通道,例如多发伤、复合伤、急性心肌梗死等急危重症。主要包含"零"空间、"零"时间、"零"流程。"零通道"是衔接院前与院内的重要桥梁,是整个围创伤期、围卒中期、围胸痛期的重要组成部分,是整体救治时间轴能否真正缩短的关键,它主要体现在以下 3 个方面。

1. "零"空间　这是"零通道"在空间维度上的体现,需要紧急手术的患者直达手术区,而需要紧急复苏的呼吸心搏骤停患者直达复苏单元,随着对时间轴和时间窗的要求越来越严苛,"零通道"会直达更多的区域或单元,最大程度地缩短从患者发病到确切治疗的空间距离,这是"零通道"物化的实物体现,即"救命手术,畅通无阻"。

2. "零"时间　这是"零通道"在时间维度上的体现,最大限度地缩短各类危重患者的救治时间轴。技术的进步,例如移动 CT 车、胸痛车的出现,使得我们可以将疾病的诊断与治疗提前,将院内步骤前移至院前,减少院内诊治时间,"零通道"的建立克服了院内延迟,即"无缝完成,分秒必争"。

3. "零"流程　由于直达手术区与复苏单元,加之患者信息已于院前各步骤中录入完毕,传统的接诊流程便可以省去。患者检查、检验结果也已共享至院内,完善了传统的术前准备流程。由于信息实时共享及远程可视系统的应用,患者在转运途中院内相应团队已制定了完备的治疗方案并待命等待患者。患者抵院后,立即可以"零"流程接受抢救治疗。"零"流程不是没有流程,而是流程已前移、完善与简化。

(二)建立"大红区"概念

"大红区"不同于现有的急诊科红区,除满足现有急诊抢救需要外,"大红区"包含了复苏单元、急诊 ICU、手术区及标准红区(抢救间)。"大红区"中的各区均"门对门"畅通。手术区内含一体化复合杂交手术室或介入导管室或普通手术室与清创室。复苏单元内拥有体外膜氧合(extracorporeal membrane oxygenation,ECMO)设备,可以完成 ECMO+CPR(ECPR),结合大平台手术室,实现 ECPR+ 经皮冠状动脉介入治疗(PCI)。"大红区"相对独立,但又与其他各区直接相通,更重要的是拥有直达的"零通道"。

(三)建立"大黄区"概念

"大黄区"除满足日常急诊黄区工作外,特设置胸痛单元、卒中单元和创伤单元等"单元区"。对于病情特殊的患者,例如创伤、胸痛或卒中患者,经救护车直接可达相应各单元门口,由急诊平台下院内相应小组专门监护及救治,"单元区"直通"大红区"内各分区,病情加重或需要手术时,可直达各区。除创伤单元、胸痛单元及卒中单元外,还可设立中毒单元(含洗胃)等,满足各种特殊疾病的专门救治要求,黄区或"单元区"的患者也可在稳定后进入专科病房。

(四)建立"移动红区"概念

"移动红区"就是可移动的救命单元,配备心电监护仪、除颤仪、抢救车、心肺复苏机、呼吸机等抢救设备及移动影像检验工作站;在移动影像检验工作站配有包含移动 CT、移动超声与床旁快速检测(point-of-care testing,POCT)等设备,实现设备随患者走、随病情移动,急诊区域内设备资源共享。

(五)建立"从呼叫第一时刻"开始的信息化网络平台

"从呼叫第一时刻"开始的信息化网络平台(图 1-1-2),以"时间轴"为把控要点,贯穿整个临床救治过程。平台接线员通过手机、固定电话、可视化视频设备及各类院前急救 APP 系统等,来指导患者及家属进行自救或抢救,从而确保患者及家属能够在从呼叫第一时刻开始到首次医疗接触这个时间盲区内,获得专业急救指导。院前急救人员是最先接触患者的,自接到患者及其家属呼救第一时刻开始,所有的过程都要记录在信息平台系统中,登记的信息都会在一个信息平台上共享。院内医疗人员可以在信息网络平台载体急诊手机、IPAD 等电子设备上看到院前的一切信息数据,并且能将这些信息数据导入患者的院内电子病历中。患者入院后自急诊接诊开始,整个诊治过程都会被记录在信息平台系统中,所有记录采取菜单式勾填选项,方便医师快速记录。在院内救治过程中,针对不同病种,会设置有相应的救治标准;在电子信息系统治疗栏中有下拉菜单,可进入各种疾病的治疗套餐,有单纯病种治疗套餐,也有合并其他疾病的治疗套餐;同时,根据最新国内外指南制定和完善救治标准。信息管理平台客观、真实、准确、及时、完整地记录了患者整个院前、院内急救过程,具备记录功能、医疗资源信息共享功能、医学信息数据库功能、医疗质量警示功能和医疗质量控制功能。

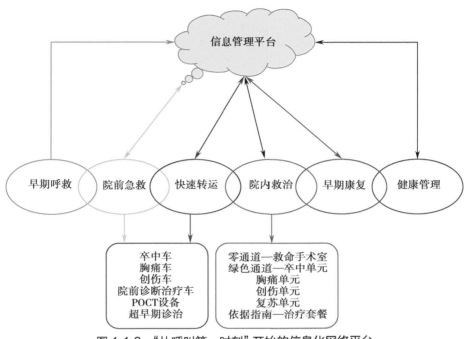

图 1-1-2 "从呼叫第一时刻"开始的信息化网络平台

依托"从呼叫第一时刻"开始的信息化网络平台,首次提出"从呼叫到有效治疗的时间",如"呼 - 栓时间(呼叫到开始有效溶栓时间)""呼 - 球时间(呼叫到球囊打开时间)"等。相对"门 - 栓时间(从进门到开始溶栓时间)""门 - 球时间"等,"呼 - 栓时间""呼 - 球时间"一方面体现了一体化救治理念,更符合疾病的病理生理过程;另一方面,体现了急诊救治战线前移,可以显著缩短门诊就诊到确定性治疗的时间,以急性缺血性卒中为例,"门 - 栓时间(从进门到开始溶栓时间)"甚至可以缩短到零。

急诊与院前急救大平台建设通过"围""台""集成创新",实现了"物理的融合"(即空间和时间的融合),以及"化学的融合"(即多学科高效协作的融合)。在医院行政协调下,各专科与急诊充分融合,接到指令第一时间进入平台救治。大平台建设实现了区域急诊急救医疗资源的统一管理、院前急救战线前移与院前院内救治的无缝衔接、多学科高效协作与运行、围危重期患者的早期识别干预和超早期康复、急危症的规范化救治路径和持续改进、急诊急救远程教育和公众急救知识普及,等等。最终将迎来急危重症患者病死率降低的"拐点",最大程度降低患者病死率,改善患者预后。

五、重点实施方案

(一) 建立区域性急诊急救医疗资源统一管理

急诊与院前急救大平台通过互联网信息化,实现区域内医疗资源及患者伤情资源信息共享,实时了解本区域内可利用的急诊急救医疗资源(如相关疾病救治资质的医院数、可利用的急诊 ICU 床位数、可出动的救护车数等)及伤情资源(患者数量、受伤机制、病情严重程度)。

(二) 实施"患者救治登记系统",无缝衔接院前院内

急诊与院前急救大平台通过建立"患者救治登记系统",实时将院前救治患者状态、救治情况、患者的救治信息、实验室检查及辅助检查结果与院内急诊科、ICU、专科同时同步共享,以利于院内救治人员在患者到达前做好准备,使院前急救与院内救治无缝衔接。

(三) 急救战线前移

院前特种专车,包括胸痛车、卒中车等,车内具有可视系统,急诊与院前急救大平台充分利用院前特种专车,与平台实时共享信息,同时接受院内小组指导。特种专车配备院内先进的可携式医疗技术及设备,将急救战线快速前移,如床旁快速检测(point-of-care testing,POCT)设备、简易床旁超声仪、急诊与院前急救大平台 APP,甚至血液净化设备、移动 CT、体外膜氧合(ECMO)等。这些设备投入院前使用,帮助疾病的早期诊断治疗,从而大大缩短从发病到接受确定性治疗的时间。

(四) 多学科高效协作与高效运行

大平台应坚持"以患者为中心、多学科共享"的原则,从胸痛、卒中和创伤入手,建立针对急危重症疾病的救治流程,整合各专科专业技术人员,从而使各专科高效协作,进而改善患者救治预后。

(五) 实现围危重期患者的一体化救治

依托大平台可实现围危重患者的早期干预、现场转运、快速诊断与处置、术前准备、决定性治疗和超早期康复的一体化救治。"患者救治登记系统"的应用,可以实时将现场、途中、抢救、诊断、实验室检查及辅助检查与院内专家共享并实时互动,以便于早期明确诊断,进而超早期干预。早期预警系统(early warm system,EWS)的应用,有利于超早期发现危重症患者,进而便于早期干预。

(六) 建立急危症规范化救治路径并持续改进

急诊与院前急救大平台以相关疾病最新救治指南及专家共识为基础,建立专业、规范、统一、电子化菜单式救治方案,套餐式、可选择的标准化医嘱,以时间线为抓手,实时对患者救治的每个过程进行监测、质控,根据质控结果反馈,持续改进救治方案,从而最大程度改善患者的预后。

(七) 开展急诊急救远程救治和公众急救知识普及

在该大平台中,通过互联网、5G 技术,指导基层急诊急救与重大灾难事故的远程救治,同时定期对社会公众进行紧急救助培训。

六、预期效果与目标

1. 通过"急诊与院前急救大平台"的建设,建立真正意义的以区域为中心的急诊急救网络体系。

2. 通过"急诊与院前急救大平台"的建设,打造出"以患者为中心"的高效、快速救治、多学科协作的急危重症救治新模式,打破现有院内急救中各专科的"单打独斗"模式,在大平台上实现"共舞",实现资源整合。

3. 通过"急诊与院前急救大平台"的建设,将突破原有的诸多理念,首次提出"门 - 球时间""门 - 栓时间(从进门到开始溶栓时间)"等概念,建立"从呼叫第一刻开始"的救治模式,将其延伸为"呼 - 球时间(呼叫到球囊打开时间)""呼 - 栓时间(呼叫到开始有效溶栓时间)",极大地缩短发病到接受确定性治疗的时间。打造中国急救特色,建立中国式急救创新体制。

4. 通过急诊与院前急救大平台的建设,研发急诊与院前急救大平台 APP,实现平急结合,实现"互联网 + 急诊急救"可视化系统,应用 5G 技术提供远程医疗服务。

5. 通过急诊与院前急救大平台的建设,完善急诊与院前急救大平台信息系统,进而实现院前急救、转运、院内诊疗一体化信息共享平台。

6. 通过急诊与院前急救大平台的建设,提高我国急诊急救信息化水平,实现灾情、灾难、伤情的实时直报。院前、院内、专科、医院、各级行政主管部门乃至国家卫生健康委员会,根据信息权限,实时掌握各病种发生发展、处置状况,以及各横断面的所有信息、数据图表、趋势图等。

7. 通过急诊与院前急救大平台的建设,实现军民融合一体化救治体系。

8. 通过急诊与院前急救大平台的建设,最终迎来急危重症救治病死率下降的"拐点",进而最大程度降低发病率、病死率,改善患者预后。

(王 毅　吕传柱　陈 松)

第二节　急诊与院前急救大平台建设方案

一、急诊与院前急救大平台建设方案——标准版

(一) 设置与运行

1. 构建急诊与院前急救大平台 APP,实现"平战结合(平时与战时结合)"。日常推送急救常识与大型疾病预警(如流行性感冒等),做好急诊出院患者随访与预后观察;发病时患者可从 APP 一键激活平台系统,实现"救治从呼叫第一时刻开始"与"急救知识进社区"等。

2. 通过信息化平台,"互联网 + 急诊"可视化系统实现院前救治情况同步实时传输,并使院前院内无缝连接,数据自动上传及共享,自动生成覆盖院前的急诊患者,院内中心小组值班团队指导院前急救的诊治。

3. 院前急救通信系统应当具备系统集成、救护车定位追踪、呼叫号码显示、呼救位置显示、计算机辅助指挥、移动数据传输和无线集群语音通信等功能。

4. 标准版平台按照就近、就急、满足专业需要、兼顾患者意愿和平台资源地图的原则,合理制定患者转诊方案和转诊路线。作为区域内平台医学中心,与普及版平台进行有效合作,构成区域内网络,并不断完善区域救治体系。

5. 标准版平台实行 24 小时开放,承担来院急诊患者的紧急诊疗服务,为患者及时获得后续的专科诊疗服务提供支持和保障。

6. 标准版平台应当具备与本平台要求的医院级别、功能和任务相适应的场所、设施、设备、药品和技术力量、制度保障,以保障工作及时、有效的开展。

7. 标准版平台应当满足院内救治医疗资源在一个平面,该平面具有多通道、多出入口特点,便于急诊资源共享。

8. 标准版平台横向建设设立急诊黄区(含专门单元),"大黄区"内建立胸痛单元、卒中单元和创伤单元等"单元区",专病专治,救治优先,并邻近影像、检验等急诊关联的医技部门。急救中心入口应当通畅,设有救护车通道和直升机、救护车专用停靠处,并设有专门的"绿色通道",危重患者可快速得到救治。

9. 标准版平台横向建设应当设立"大红区"。"大红区"包含了复苏单元、急诊 ICU、手术区、标准红区及"移动红区",手术区建立杂交一体化手术室的同时,也可作为介入手术室和 / 或急诊手术室,实现 ECPR+PCI。"大红区"应当合理布局,以便缩短急诊检查和抢救距离半径,并设专门的"零通道",使危重患者可以得到最快速的救治。

10. 标准版平台应当有醒目的路标和标识,以方便和引导患者就诊。由于信息实时同步于平台系统,免去挂号、收费环节,坚持抢救患者优先的原则,鼓励移动支付的使用并推行"先诊疗后付费"。

11. 标准版平台院内与院前急救实时共享患者信息,以急诊多学科协作(multi-disciplinary team,MDT)形式保障患者可以获得连贯医疗。

12. 标准版平台横向设计要求明亮、通风良好、候诊区宽敞、就诊流程便捷通畅,建筑格局和设施应当符合医院感染管理的要求,同时设立伤员洗消区和救护车洗消区。

13. 标准版平台"移动红区"应当邻近急诊分诊处,备有急救药品、器械,以及心肺复苏、监护等抢救设备,具备必要时施行紧急外科处置的功能。

14. 标准版平台具有完善相关检查的移动辅助设备,结合"移动红区"可立即转化为抢救单元。

15. 标准版平台应当根据急诊患者人流量和病种特点,依托现有观察病床设置"大黄区"胸痛单元、创伤单元、卒中单元等,收住需要临时观察的患者,观察床数量根据医院的门急诊患者量确定。留观时间原则上不超过 72 小时。

16. 急诊与院前急救大平台配置链接信息平台的专属设备(智能手机或 IPAD 等),建立急诊与院前急救大平台信息系统,实现院前急救、转运、院内诊疗信息一体化。

17. 标准版平台作为本区域急诊医学中心,应具有较高临床救治能力,胸痛平台能够早期识别 ST 段抬高型心肌梗死(ST segment elevation myocardial infarction,STEMI)的高危特征,并进行诊断及治疗,能进行经皮冠状动脉介入治疗(percutaneous coronary intervention,PCI),可开展 ECPR+PCI。卒中平台可在开展静脉溶栓基础上,进行机械取栓、球囊成形与支架置入、动脉溶栓等神经介入手术,并能开展颈动脉内膜剥脱手术、颈动脉血管成形和支架置入术、颅内血肿清除术、去骨瓣减压术、脑室引流术、动脉瘤夹闭手术、动脉瘤血管内治疗、动静脉畸形手术及血管内治疗等技术。创伤平台具有开展损伤控制性手术及确定性外科处理的能力,可提供创伤杂交一体化救治服务。

18. 标准版平台提供的大数据具有分析及总结能力,有助于开展临床和基础研究,完善急诊急救教学、科研和预防工作。

19. 标准版平台质量控制指标可实现自动抓取,医院平台质量控制管理委员会定期(每2周)召开质量控制反馈会议,建立持续完善的改进机制。

(二) 人员配备

1. 平台应当根据每日就诊人次、病种和急诊科医疗及教学功能等配备医护人员,以急诊 MDT(专科整合)形式救治急诊三大通道(后续可扩展)的患者。

2. 平台应当配备足够数量具备独立工作能力的医护人员,其必须受过专门训练,并掌握急诊医学的基本理论、基础知识和基本操作技能。

3. 平台应当有固定的急诊医师,且医师梯队结构合理,由急诊医师牵头,根据病情合理融合专科医师,组成急诊 MDT 小组。医院层面充分保证专科参与,以急诊 MDT 形式承担各种患者的抢救、诊断和治疗。除正在接受住院医师规范化培训的医师外,平台应当配备具有 5 年以上临床工作经验的主治医师担任总值班,其应当具备独立处理常见急诊病症的基本能力,熟练掌握心肺复苏、气管插管、深静脉穿刺、动脉穿刺、心电复律、呼吸机、血液净化等基本技能,急诊团队还应该可以提供急诊 ECMO 服务,并定期接受急救技能的再培训,再培训间隔时间原则上不超过 2 年。

4. 医院平台主任应由具备急诊医学高级专业技术职称的医师担任。主任负责本中心的医疗、教学、科研、预防和行政管理工作,是诊疗质量、患者安全管理和学科建设的第一责任人。

5. 平台应当有固定的急诊护士,且不少于在岗护士的 70%,其余 30% 护士合理轮转。护士结构梯队合理,平台护士应当具有 3 年以上临床护理工作经验,经规范化培训合格,掌握急诊、危重症的急救护理技能,常见急救操作技术的配合及急诊护理工作内涵与流程,并定期接受急救技能的再培训,再培训间隔时间原则上不超过 2 年。

6. 平台护士长应当由具备副主任护师(含)以上职称和 2 年以上急诊临床护理工作经验的护士担任。护士长负责本组的护理管理工作,是本组护理质量的第一责任人。

7. 平台可根据实际需要配置行政管理和其他辅助人员。

(三) 设备及药品配置

1. 仪器设备　心电图机、心脏起搏/除颤仪、心脏复苏机、简易呼吸器、呼吸机、心电监护仪、负压吸引器(有中心负压吸引可不配备)、给氧设备(中心供氧的急诊科可配备便携式氧气瓶)、体外膜氧合(ECMO)、移动 CT(备选)、简易床旁超声仪、血液净化设备和床旁快速检测设备。

2. 抢救室急救药品　心脏复苏药物、静脉溶栓药物、抗生素、呼吸兴奋药、血管活性药、利尿、脱水药、抗心律失常药、镇静药、止痛、解热药、止血药,等等。常见中毒的解毒药,平喘药、纠正水电解质及酸碱失衡的药物、各种静脉补液液体、局部麻醉药、激素类药物等。

3. 院前特种专车　院前特种专车内部同时配有移动心电图机、心电监护仪、便携式除颤仪、给氧设备、一般急救搬动、转运器械、抢救室急救药品(双联抗血小板和溶栓药物)与紧急救命手术设备等,卒中专车需配置小型移动 CT。专车内具有可视系统,与平台实时共享信息,接受院内小组指导(图 1-2-1)。

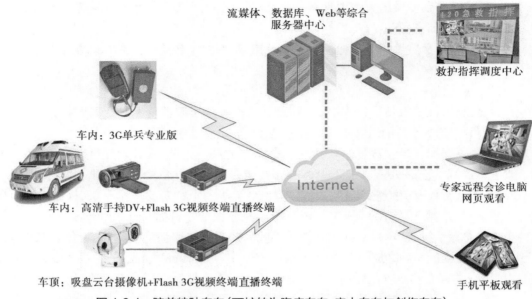

图 1-2-1　院前特种专车(可扩转为胸痛专车、卒中专车与创伤专车)

(四)区域平台救治网络

以海南省的急诊与院前急救大平台为例,包括区域内标准平台救治单位(即海南医学院第一附属医院)和区域内的东、西、中、南部分各一所普及版平台救治单位(分别位于琼海、儋州、白沙、三亚),并在三沙市建立普及版平台单位及成立空中立体救援。实现网格化与同心圆区域救治体系,平台实时掌握区域内灾情、伤情、病情和急诊医疗资源情况,实现"合理分流,上下分治"。

二、急诊与院前急救大平台建设方案——普及版

(一)设置与运行

1. 通过信息化平台,普及版平台与标准版平台无缝连接,数据自动上传与共享,实现急诊电子病历共享。

2. 普及版平台实行 24 小时开放,承担来院急诊患者的紧急诊疗服务,为患者及时获得后续的专科诊疗服务提供支持和保障。

3. 普及版平台应当具备与平台要求的医院级别、功能和任务相适应的场所、设施、设备、药品和技术力量,以保障急诊工作及时、有效的开展。

4. 普及版平台小组应当设在医院内便于患者迅速到达的区域,并邻近大型影像检查部门、介入手术室等急诊医疗依赖较强的部门。入口应当通畅,设有无障碍通道,方便轮椅、平车出入,设有救护车通道和专用停靠处。

5. 急救中心入口应当通畅,设有救护车通道和救护车专用停靠处,并设有专门的"绿色通道",危重患者可快速获得救治。

6. 普及版平台应当有醒目的路标和标识,以方便和引导患者就诊。信息实时同步于平台系统,免去医院挂号、收费环节,救治流程坚持抢救患者优先的原则。

7. 普及版平台医疗与院前急救实时共享患者信息,以急诊 MDT 形式保障患者可以获得连贯的医疗,并接受上级平台医疗小组指导。

8. 普及版平台应当明亮、通风良好、候诊区宽敞、就诊流程便捷通畅,建筑格局和设施应当符合医院感染管理的要求。

9. 普及版平台抢救室红区应当邻近急诊分诊处,根据需要设置相应数量的抢救床,每床净使用面积不少于 $12m^2$,抢救室内应当备有急救药品、器械及心肺复苏、监护等抢救设备。

10. 普及版平台应当根据急诊患者流量和专业特点设置观察病床(内含"大黄区"专病单元),收住需要临时观察的患者,观察床数量根据医院门急诊患者量确定,留观时间原则上不超过 72 小时。

11. 普及版平台配置链接信息平台的专属设备(智能手机或 IPAD 等)。建立急诊与院前急救大平台信息系统,实现院前急救、转运、院内诊疗信息一体化。

12. 普及版平台能够早期识别 STEMI 的高危特征,进行非 PCI 胸痛中心诊断及基本治疗;具备进行简单清创和简单急诊手术的能力,具备进行抢救生命的手术的能力;具备初级卒中中心静脉溶栓能力。

(二)人员配备

1. 普及版平台应当根据每日就诊人次、病种和急诊科医疗、教学、科研功能等配备医护人员。

2. 普及版平台应当配备足够数量具备独立工作能力的医护人员,这些医护人员受过专门训练,掌握急诊医学的基本理论、基础知识和基本操作技能。

3. 普及版平台应当有固定的急诊医师,医师梯队结构合理。他们应当具有 3 年以上临床工作经验,具备独立处理常见急诊病症的基本能力,熟练掌握心肺复苏、气管插管、深静脉穿刺、动脉穿刺、心脏电复律、呼吸机使用及创伤急救等基本临床技能,并定期接受急救技能的再培训,再培训间隔时间原则上不超过 2 年。

4. 普及版平台主任应当由具备急诊医学中级以上(含中级)专业技术职称的医师担任。

5. 普及版平台主任负责本平台的医疗、教学、科研、预防和行政管理工作,是诊疗质量、患者安全管理和学科建设的第一责任人。

6. 普及版平台应当有固定的急诊护士,且不少于在岗护士的 70%,其余护士可合理轮转,护士结构梯队合理。

7. 普及版平台护士应当具有 3 年以上临床护理工作经验,经规范化培训合格,掌握急诊、危重症患者的急救护理技能,常见急救操作技术的配合及急诊护理工作内涵与流程,并定期接受急救技能的再培训,再培训间隔时间原则上不超过 2 年。

8. 普及版平台护士长应当由具备护师以上(含护师)职称和 1 年以上急诊临床护理工作经验的护士担任,护士长负责本平台的护理管理工作,是本科室护理质量的第一责任人。

9. 普及版平台以急诊医师及急诊护士为主,院内制度保证专科医师参与急诊 MDT 救治模式,承担不同患者的抢救、诊断和应急处理。

10. 普及版平台可根据实际需要配置行政管理和其他辅助人员。

(三)设备及药品配置

1. 仪器设备　心电图机、心脏起搏/除颤仪、心脏复苏机、简易呼吸器、呼吸机、心电监护仪、负压吸引器(有中心负压吸引可不配备)、给氧设备(中心供氧的急诊科可配备便携式氧气瓶)。

2. 急救器械 一般急救搬动、转运器械,各种基本手术器械。

3. 抢救室急救药品 心脏复苏药物、静脉溶栓药物、抗生素、呼吸兴奋药、血管活性药、利尿药、脱水药、抗心律失常药、镇静药、止痛、解热药、止血药。常见中毒的解毒药,平喘药,纠正水电解质及酸碱失衡的药物,各种静脉补液液体,局部麻醉药,激素类药物等。

(吕传柱　陈　松　程少文　史键山)

参考文献

[1] 健康中国 2030 规划纲要 [J]. 中华眼科杂志, 2018, 54 (1): 11-22.

[2] 中华医学会急诊医学分会, 中国医师协会急诊医师分会, 中国县级医院急诊联盟, 等. 中国县级医院急诊科建设规范专家共识 [J]. 中华急诊医学杂志, 2019, 28 (5): 553-559.

[3] 王建安, 马岳峰. 又到春暖花开时 [J]. 中华急诊医学杂志, 2016, 25 (1): 1.

[4] 陈玉国. 踏遍青山人未老, 风景这边独好 [J]. 中华急诊医学杂志, 2017, 26 (1): 1-3.

[5] 何小军, 马岳峰. 仰望星空脚踏大地 [J]. 中华急诊医学杂志, 2019, 28 (1): 1.

[6] 于学忠, 黄子通. 急诊医学 [M]. 北京: 人民卫生出版社, 2015, 11.

第二章
急诊与院前急救大平台之横向平台建设

第一节 横向平台概述

一、标准版横向平台建设

急诊与院前急救大平台横向建设,以完整的急诊科设计为依托,以一体化救治为理念,以"零通道"为特色,各职能区位置上互相独立又"门门相对",各职能区功能上各尽其职又"环环紧扣",真正做到了物理整合与化学融合,让大平台的理念落地、物化、变成现实(图2-1-1)。

(一)建设要点

1. 建立"零通道" "零通道"是相对于绿色通道建立起的新概念,它比绿色通道更畅通、更快速、更无缝,为患者提供最及时的紧急医疗救治。"零通道"的"零"不是数学意义上的0,而是极短暂、极快速的意思。"零通道"是衔接院前与院内的重要桥梁,是整个围创伤期(或围胸痛期、围卒中期)的重要组成部分,是整体救治时间轴能否真正缩短的关键,主要体现在以下3个方面。

(1)"零"空间:"零通道"在空间上与其他通道隔离,需要紧急手术的患者直达手术区,需要紧急复苏的呼吸心搏骤停的患者直达复苏单元,随着对时间轴和时间窗的要求越来越严苛,"零通道"可以直达更多的区域或单元,最大程度地缩短患者从发病到接受确切治疗的空间距离。

(2)"零"时间:"零"时间是"零通道"在时间维度上的体现,为了最大限度地缩短各类危重患者的救治时间轴,将疾病的诊断与治疗提前,将院内流程前移至院前,减少院内诊治时间,应用信息化手段简化流程,克服院内延迟,做到"无缝完成,分秒必争"。例如,院前溶栓等治疗的推动,使救治前移,将既往"门-栓时间(从进门到开始溶栓时间)"降为"零",这就是零时间的一个特殊表现。

(3)"零"流程:由于直达手术区与复苏单元,并且患者信息已于相应的院前各步骤录入完毕,简化了院前院内交接;患者检查、检验结果也已共享至院内,完善了传统的"术前准备"流程;由于信息实时共享及远程可视系统的应用,患者在转运途中时院内相应团队已制定了完备的治疗方案并待命等待患者。患者抵院后,立即可以"零"流程接受抢救治疗。"零"流程不是没有流程,而是流程已前移、完善与极简化。

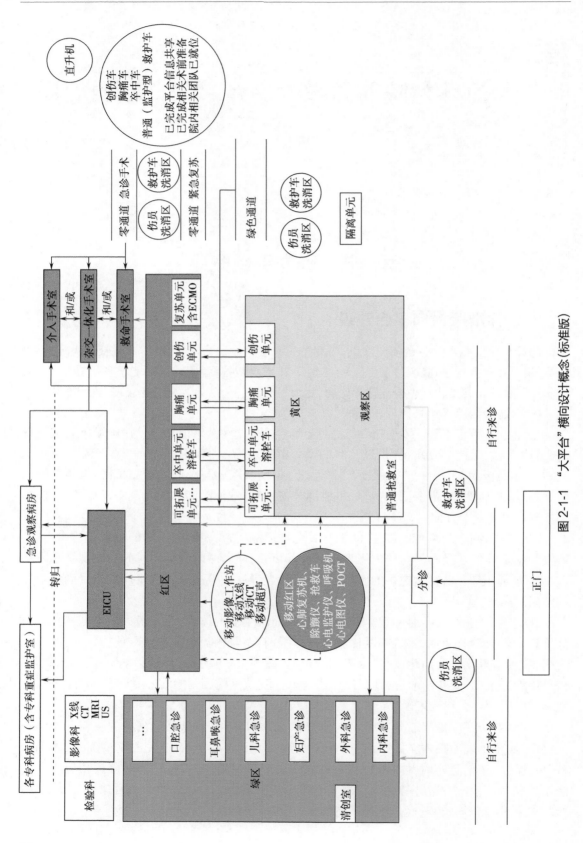

图 2-1-1 "大平台" 横向设计概念 (标准版)

2. 建立"大红区"概念　"大红区"不同于现有的急诊科红区,除满足现有急诊抢救需要外,"大红区"包含了复苏单元(含创伤复苏单元)、急诊 ICU、急诊手术区、标准红区,还可设立"移动红区"。"大红区"中的各区均"门对门"畅通。急诊 ICU 可收治各类急诊术后危重症患者;复苏单元内拥有 ECMO 设备,可以完成 ECMO+CPR(ECPR),创伤复苏单元植入大红区,强化创伤救治中急诊医学的特殊作用;结合大平台杂交手术室,实现 ECPR+PCI 和创伤一体化救治。"大红区"相对独立,但又与其他各区直接相通,更重要的是拥有直达的"零通道"。此外,设立"移动红区",该区域包含了转运呼吸机、便携心电监护仪、掌上超声与便携 POCT 等抢救所需的移动设备,位于红区、黄区、绿区三者正中位置,供 3 个区域内患者抢救时使用,并与院内快速反应小组(rapid response team,RRT)整合,急救服务可扩展至全院,"移动红区"必备设备包括移动 CT、移动超声与 POCT,实现设备随患者走,随病情移动,急诊区域内设备资源共享。"移动红区"可将黄、绿两区内任意位置立即变为红区。

3. 建立"大黄区"概念　除满足日常急诊黄区工作外,特设置胸痛单元、卒中单元和创伤单元等单元区。对于病情特殊的患者,例如创伤、卒中或胸痛患者,经救护车直接可达相应各单元门口,由相应院内小组专门监护及救治,单元区直通"大红区"内各分区,病情加重或需要手术时,可直达杂交一体化手术室。除创伤单元、胸痛单元及卒中单元外,还可设立中毒单元(含洗胃)等,满足各特殊疾病的专门救治要求,黄区或单元区的患者也可在稳定后进入急诊观察病区或专科病房。

(二)信息化指导下的救治流程

1. 心搏/呼吸骤停患者由救护车或救援直升机经"零通道"首先直达复苏单元,完成复苏及生命支持,必要时行 ECMO+CPR(ECPR),心源性心搏/呼吸骤停需急诊救治患者,可于 ECPR 后直达大平台杂交手术室进行 PCI,术后进入急诊 ICU,病情稳定后进入专科病房或直接出院,即"零通道"→ ECPR → PCI → EICU →专科病房/出院。

2. 严重创伤患者由救护车或救援直升机经"零通道"直达创伤复苏单元或手术区各手术室(救命手术室、杂交一体化手术室及介入导管室)门口,急诊手术后进入 EICU 进一步监护治疗,稳定后转入专科病房(或其监护室)或急诊观察病区;反之,急诊观察病区或 EICU 患者若需紧急手术,可进入相应急诊手术室进行手术;创伤性心搏/呼吸骤停者直达复苏单元,完成复苏及生命支持,应用平台杂交手术室,行救命手术。

3. 诊断或者高度怀疑 STEMI 患者,经"零通道"直达大平台杂交手术室或介入手术室行 PCI,术后进入急诊或专科 ICU,病情稳定后进入专科病房或直接出院。

4. 诊断或高度怀疑诊断急性缺血性卒中患者,经"零通道"进入大红区,在移动红区(移动 CT 与 POCT)辅助下,完成快速溶栓,符合血管内介入诊疗标准的患者,在杂交手术室内完成"桥接"治疗。

5. 其他经普通救护车送至医院的危重患者,根据病情分级,自动按照相应标准可经"绿色通道"抵达"大黄区"或"零通道"抵达"大红区"相应单元进行早期的监护与救治,完成相关检查后再进一步诊治。

6. 自行来院的普通患者,先经急诊分诊进入绿区(急诊门诊)或"大黄区"(观察区)或"大红区",若绿、黄两区内患者突发病情加重,则可直达"大红区"进行抢救、手术或重症监护,可移动的影像设施及可移动的共用设备(呼吸机、心电监护仪等)设立于三大区域之间,方便不宜搬运的危重患者完成检查(图 2-1-1)。

二、普及版横向平台建设

(一) 建设要点

1. 普及版"大红区" 与标准版建设理念相同,整合抢救资源,但考虑基层单位实际情况,普及版"大红区"包含了复苏单元、急诊手术室、标准红区和急诊 ICU,"大红区"与黄区、绿区有直接通道相通。结合基层单位实际情况,创伤复苏单元、杂交一体化手术室和ECMO 为选配。复苏单元与急诊手术区、急诊 ICU 可不在一个区域,但仍要求距离相近,符合急诊科现有的建设标准,降低危重患者转运风险。在现有建设布局基础上合理改造,达到符合"零通道"危重患者直通"大红区"的物理通道要求。

2. 普及版"大黄区"概念 除满足日常急诊黄区工作外,特设置平台下的胸痛单元、卒中单元和创伤单元等"单元区"。对于符合进入"大黄区"标准的患者,例如创伤、胸痛或卒中患者,经救护车直接可达相应各单元的门口,由相应小组专门诊治,"单元区"直通"大红区"内各分区。本平台可拓展,如中毒单元(含洗胃)等,满足各特殊疾病的专门救治要求,黄区或"单元区"的患者也可在稳定后进入专科病房(含专科重症监护室)或区域内上级医院。

3. 普及版"移动红区"包含了转运呼吸机、便携心电监护仪、掌上超声与便携 POCT等抢救所需的移动设备,移动 CT 为选配,实现设备随患者走、随病情移动,急诊区域内设备资源共享。院内快速反应小组(RRT)负责移动红区设备运转维护,促进急诊服务走向全院。

4. 普及版平台建设要结合国家"五大中心建设要求",布局设备可支持完成复苏与损伤控制性手术、静脉溶栓治疗与部分器官功能支持治疗。普及版与标准版平台建设单位共同组成区域急诊急救内救治体系,患者根据区域转诊标准,双向转诊,实现资源有效利用(图 2-1-2)。

(二) 信息化指导下的救治流程

1. 心搏 / 呼吸骤停患者由救护车或救援直升机经"零通道"首先直达复苏单元,完成复苏及生命支持。术后进入急诊 ICU 或转标准版建设单位进一步治疗,病情稳定后进入专科病房或直接出院,即"零通道"→复苏单元→ EICU/ 上级标准平台→专科病房 / 出院。

2. 严重创伤患者,经院前合理分诊分流,由救护车经"零通道"直达复苏单元,经复苏稳定后转入或手术区各手术室,急诊手术后进入 EICU,病情危重患者经救命损伤控制性手术治疗后,根据平台系统转移至上级标准版医院。反之,急诊观察病区或 EICU 患者若需紧急手术,可进入相应急诊手术室进行手术;创伤性心搏 / 呼吸骤停患者直达复苏单元,完成复苏及生命支持后接受损伤控制手术或转上级平台单位。

3. 诊断或者高度怀疑 STEMI 患者,经"零通道"直达"大红区"行静脉溶栓治疗,若本单位无经皮冠状动脉介入治疗(PCI)资质,经区域平台系统转上级单位进一步治疗。

4. 诊断或高度怀疑急性缺血性卒中患者,经"绿色通道"进入"大黄区",信息系统支持下,快速完成静脉溶栓,符合血管内介入诊疗患者,本单位无血管内诊疗资质,经区域平台系统转上级单位急诊完成桥接治疗。

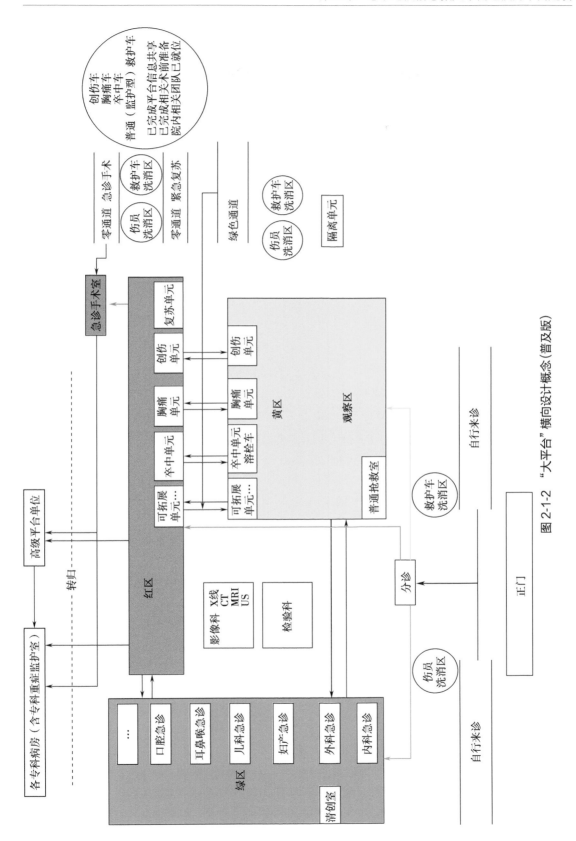

图 2-1-2　"大平台"横向设计概念(普及版)

5. 其他经普通救护车运达医院的危重患者,根据病情分级,自动按照标准可经"绿色通道"抵达"大黄区"或"零通道"抵达"大红区"相应单元进行早期的监护与救治,完成相关检查后再进一步诊疗。

6. 自行来院的普通患者,先经急诊分诊进入"绿区"(急诊门诊)或"大黄区"(观察区)或"大红区",若绿、黄两区内患者突发病情加重,则可直达"大红区"进行抢救、手术或重症监护(图 2-1-2)。

(陈 松　罗之谦　张 伟)

第二节　急诊与院前急救大平台横向建设"大红区"建设方案

一、建设理念

1. 整合资源,优化流程　急诊科定位于收治各种急危重症患者,按照《急诊预检分级分诊标准》合理救治患者,因此需要急诊科提供专业化的抢救团队、抢救区域、抢救流程。"大红区"设置在院内抢救的最前沿阵地,不仅是在急诊科的地理区域、位置、面积上进行升级改造,更是探索建立一套包括人员团队、设备保障、抢救物资及运行机制等的系统救治方案,大大缩短患者从发病到接受确定性治疗的时间。

2. "大红区"建设是现行《急诊科建设与管理指南(试行)》关于医疗区建设的继承与升级改造,而不是否定。濒危患者和危重患者处置、快速评估和初始化治疗依旧是"大红区"的主要救治任务。

3. 强调新时代急诊科建设"同一平面,多通道"理念　整合复苏单元、创伤复苏单元、杂交手术室、急诊 ICU 于一体、一个平面,并强调"门门相通"。现有"红区"离影像室、化验室有一定距离,甚至不在一个楼层,且距离手术室、ICU 较远,危重患者救治链条的空间距离较大,无形中增加不良事件的发生风险。

4. 随着便携可移动设备的进步,移动红区成为可能。移动红区的提出是改变现有危重患者外出检查的现状,即把抢救设备送给危重患者,而不是把患者送给设备,真正实现以患者为中心。

二、具体建设方案

(一)标准版复苏单元

1. 单元数　≥2 张(创伤复苏单元 ≥1 张)。

2. 设备　除《急诊科建设与管理指南(试行)》红区配置设备外,标准版必备设备包括ECMO、气道车、抢救车、POCT、储藏血制品药品柜、恒温箱、手术无影灯等。

3. 开展诊疗技术活动　心肺脑复苏术、损伤控制性手术、快速输血、临时心脏起搏术、电复律除颤术、主动脉内球囊反搏（intra-aortic balloon counterpulsation therapy，IABP）、体外膜氧合（extracorporeal membrane oxygenation，ECMO）、面罩氧疗术、气管插管术、气管切开术、机械通气术、支气管肺泡灌洗术、深静脉置管术、动脉穿刺置管术、胸腔闭式引流术、腹腔冲洗引流术、胃肠减压术、急诊胃（肠）镜检查治疗术、床旁血液净化术、静脉溶栓术、镇痛镇静术、调温术、无创/有创血流动力学监测［脉搏指数连续心排血量（PICCO）监测］。

4. 药物 ①血管活性药物，包括肾上腺素、去甲肾上腺素、多巴胺等；②溶栓药，包括重组组织型纤溶酶原激活剂（rt-PA）、组织型纤溶酶原激活物变异体等（2~8℃冰箱保存）；③胸痛卒中相关急救药物，包括低分子量肝素、硫酸氢氯吡格雷片/阿司匹林等；④创伤相关血制品，包括O型红细胞悬液、AB型血浆等；⑤降压药，包括拉贝洛尔、乌拉地尔、硝普钠等；⑥扩容药，包括明胶、葡萄糖聚合物、羟乙基淀粉等；⑦用于气道管理的药物，如氯化琥珀胆碱、硫喷妥钠、依托咪酯、维库溴铵、咪达唑仑；⑧用于镇静、止痛和预防感染的药物，包括丙泊酚、地西泮、盐酸吗啡片、芬太尼、纳洛酮，和破伤风类毒素、头孢唑林、氨基糖苷类抗生素；⑨其他，包括呼吸兴奋药、利尿及脱水药、抗心律失常药、苯妥英钠、50%葡萄糖、甲泼尼龙、甘露醇、维生素B、镁剂和钙剂、解热药、常见中毒的解毒药、平喘药、纠正水电解质及酸碱失衡的药物、各种静脉补液液体、局部麻醉药、激素类药物等。

（二）标准版急诊ICU

急诊ICU具体建设标准见《急诊科建设与管理指南（试行）》。

（三）标准版杂交手术室

杂交手术室也称为复合手术室，其建设标准符合T/CAME 30—2021《复合手术室建设标准》、T/CECA 20023—2022《数字一体化复合手术室技术标准》。

（四）移动红区

1. 设置意义 急危重症患者，由于病情复杂，在转送患者至负责检查室的过程中，可能会发生很多意外情况，包括生理状态不稳定、诱发事件（如呼吸机管道脱落、呼吸/心搏骤停、窒息、动脉夹层撕裂、再发脑出血、癫痫发作、骨折移位等）和技术失误等导致病情恶化，进而加重患者病情或引起继发性疾病。同时，患者离开了监护环境，而影像科室往往是抢救薄弱单元，在病情变化时很难提供及时有效的治疗措施。移动红区设立于急诊科，患者无须转运，急救人员根据患者病情将移动影像及检验设备转运至患者床边，从而有助于疾病的早期发现、早期干预，进而改善患者预后，同时最大程度减少转运风险和因检查延滞而导致的医疗风险。

2. 运行机制 移动红区内设备由院内RRT（"蓝衣部队"）负责管理；因统一穿着蓝色制服，被称作"蓝衣部队"；"蓝衣部队"7×24小时全天候待命；"蓝衣部队"工作灵活机动，辐射范围覆盖全院，无死角；当接到呼叫后"蓝衣部队"携带抢救设备，携带相关移动影像与检验设备赶到患者呼叫地点；"移动红区"与"蓝衣部队"资源整合，救治范围从急诊科辐射至全院，以利于提高急危重症患者救治。

3. 设备配置与使用价值

（1）移动CT（mobile CT，MCT）：MCT可到达临床任何所需之处和满足临床所需之时，供全院临床科室使用。平时放置于急诊科"移动红区"内,重点服务"大红区"内急诊手术室、复苏单元与急诊 ICU,MCT 可以给需要急救的患者提供即刻的诊断,这是即刻治疗的前提。

在急诊 ICU 的诊疗中,急诊 ICU 医师可以借助 MCT 的检查结果,为患者做出病情演变和治疗效果的评估,以便及时调整治疗方案。

MCT 改变传统手术室的观念,带来了移动式一体化(杂交)手术室的新观念和新的变革。

MCT 可迅速鉴别缺血性与出血性卒中、评估多发伤的内脏损伤程度、类型,并且可以对高危胸痛,尤其是气胸、急性肺栓塞、主动脉夹层及急性心肌梗死等急重症进行早期识别,快速分诊,进而使患者得到及时救治,从而改善患者临床预后。

(2)移动超声:移动彩超具有可移动、操作简单、无创、快捷、可重复的特点。

1)移动超声与胸痛:胸痛是急诊科常见就诊原因之一,占急诊就诊总人数的 5%~20%,胸痛病因繁杂,常涉及多个系统及器官且程度轻重不一,与之相关的致死性疾病主要包括急性冠脉综合征、肺栓塞、主动脉夹层和气胸等。

急性心肌梗死早期即可表现为室壁节段性运动异常,心肌回声可减低或变化不明显;而室壁运动同步失调、运动幅度减低(收缩期室壁增厚率<30%,心内膜运动<5cm)、消失(心内膜运动<2cm)、矛盾运动及正常节段室壁运动幅度增强见于缺血性心肌病、心肌梗死或心肌炎。

主动脉夹层直接征象为撕脱主动脉内膜呈带/线状漂浮摆动,间接征象包括升主动脉根部增宽、心包积液、心脏压塞和主动脉瓣反流。

张力性气胸可表现为肺滑动征消失伴 A 线,其诊断气胸的灵敏度、特异度分别为 95% 和 94%。M 型超声下可见条码征。肺点为局灶性气胸的特异性征象,其灵敏度为 79%,特异度可达 100%。

肺栓塞,床旁心脏彩超诊断肺栓塞主要依赖间接征象,主要包括右心室增大,肺动脉增宽和肺动脉压升高,且能早期对肺栓塞进行干预的影像信息。肺栓塞右心室压力增加时,右心室室壁向外突出导致右心室体积看起来和左心室相当或大于左室("D"字征)。

移动超声能为上述急性致命性胸痛患者的早期诊断和干预提供帮助,因此值得在急诊科推广。

2)移动超声与创伤:创伤患者病情危重且复杂,部分患者外伤后昏迷或被动体位,不能有效配合检查,而各种危重外伤患者的救治都有一个"黄金时段"。因此,需要找到一种快速、科学的检查方法,从而最大限度地降低外伤患者的病死率。20 世纪 80 年代末,有学者提出针对创伤的超声快速评估法,即传统的创伤超声重点评估(focused assessment with sonography for trauma,FAST),主要用于快速诊断腹腔有无游离液体;目前临床上常用的为扩展的 FAST 检查(extended focused assessment with sonography for trauma,eFAST),目前已成为急重症医师快速床旁评估急性胸腹部闭合性损伤患者病情最重要的工具。eFAST 通过对胸腔、心包、腹腔及骨盆等部位的检查,判断是否存在积液。eFAST 可识别由于脏器损伤而溢出的游离液体及气体,而游离液体/气体往往是器官损伤的标志。

3)移动超声与卒中:一是评估急诊卒中患者颅内压(intracranial pressure,ICP);二是评估大动脉栓塞的可能性。采用经颅多普勒超声能对脑出血患者的颅内高压可进行良好的预测,经颅多普勒超声对脑出血患者颅内压水平的阳性预测率为88.63%,脑灌注压(cerebral perfusion pressure,CPP)的阳性预测率为93.02%。采用超声对急性脑卒中大血管闭塞进行的初筛,可及时发现颅内外动脉狭窄或闭塞性病变,为血管内介入诊疗提供证据。

(3)床旁快速检测(point-of-care testing,POCT):指在采样现场进行的、利用便携式分析仪器及配套试剂快速得到检测结果的一种检测方式。具有结果回报快速、操作简便和节约成本的优势。

1)POCT 与胸痛:针对胸痛患者常用 POCT 检测指标主要有心脏疾病救治指标(肌钙蛋白)、血气分析、D- 二聚体定量测定等。有研究证实 POCT- 心肌肌钙蛋白 I(cTnI)可在急诊胸痛患者入院后 3 小时快速准确地识别或除外急性心肌梗死(AMI),诊断性能与中心实验室检测高敏感性心肌肌钙蛋白 T(central laboratory testing for high sensitive cardiac troponin T,CLT-hscTnT)相近。D- 二聚体对急性肺栓塞的早期诊断有重要价值,且敏感性及特异性均较高,同时结合血气分析提示顽固性低氧血症,可有助于肺栓塞诊断。联合 POCT-cTnI 及 D- 二聚体检测可有助于鉴别心肌梗死、急性肺动脉血栓栓塞及急性主动脉夹层。

2)POCT 与创伤:针对创伤患者常用的 POCT 检测指标主要有出凝血项、血常规、血气分析、电解质。血常规检测早期评估创伤后出血量,以便于早期处置。出凝血 4 项及血气分析检测主要用于早期发现复苏后稀释性凝血病、补液量不足引起的失血性休克、代谢性酸中毒,以便及时处置,以减少严重"死亡三角"(指低体温、酸中毒、凝血功能障碍)的发生,改善患者预后;电解质检测主要用于早期发现挤压伤患者的高钾血症,早期处理,以减少因高血钾引起的心脏并发症。

3)POCT 与卒中:针对卒中患者常用的 POCT 检测指标主要有出凝血 4 项、血常规,以评估患者是否存在溶栓及血管内介入治疗禁忌证等。

由于 POCT 操作简便、结果回报快速准确等特点,POCT 测定有效减少了血样送检时间,临床应用有利于患者疾病的早期诊断,为患者的确定性治疗赢得时间,进而改善患者的预后,尤其是针对时间依赖性高的相关疾病,如高危胸痛、创伤、卒中等。特别是在急诊移动红区中,POCT 优势明显。

(4)体外膜氧合(extracorporeal membrane oxygenation,ECMO):又称体外生命支持,作为一种可经皮置入的机械循环辅助技术,具有置入方便、不受地点限制,可同时提供双心室联合呼吸辅助功能,近年来开始应用于常规生命支持无效的各种急性循环和呼吸衰竭。

心搏 / 呼吸骤停患者绝大多数先进入急诊科复苏室。因此,平时将移动 ECMO 放置于急诊科,有助于针对心搏 / 呼吸骤停患者早期启动 ECPR 流程,从而提高患者出院存活率,改善患者复苏后的中枢神经功能的预后,以挽救更多心搏 / 呼吸骤停患者。

ECMO 适应证包括:①各种原因引起的严重心源性休克,如心脏术后、心肌梗死、心肌病、心肌炎、心搏骤停、心脏移植术后等;②各种原因引起的严重急性呼吸衰竭,如严重呼吸窘迫综合征(acute respiratory distress syndrome,ARDS)、哮喘持续状态、过渡到肺移植(bridge-to-lung transplantation)、肺移植后原发移植物衰竭、弥漫性肺泡出血综合征、肺动脉高压危象、肺栓塞、严重支气管胸膜瘘等;③各种原因引起的严重循环衰竭,如感染中毒性休克、大面积重度烧伤、药物中毒、CO 中毒、溺水、严重外伤等。

联合 ECMO 救治心肺复苏，即 ECPR 适应证：①心搏骤停发生时有目击者，并有旁观者进行 CPR，从患者心搏骤停到开始持续不间断高质量 CPR 时间间隔不超过 15 分钟；②导致心搏骤停的病因有心源性、肺栓塞、严重低温、药物中毒、外伤、急性呼吸窘迫综合征等可逆病因；③积极心肺复苏进行 20 分钟无自主循环恢复（return of spontaneous circulation，ROSC）、血流动力学不稳定或出现 ROSC 但自主心律不能维持。若无 ECMO 辅助禁忌证时，在积极 CPR 基础上尽早启动 ECMO 流程（即 ECPR）。针对具备 ECPR 适应证患者及时启动 ECMO，能够提高出院存活率、神经系统预后，改善患者的临床结局。

绝对禁忌证：①心搏骤停前意识状态严重受损；②多脏器功能障碍；③创伤性出血无法控制，消化道大出血，活动性颅内出血；④有明确的拒绝心肺复苏的意愿；⑤左心室血栓；⑥严重的主动脉瓣关闭不全。

相对禁忌证包括：①主动脉夹层伴心包积液；②严重的周围动脉疾病；③严重脓毒症；④心搏骤停时间已超过 60 分钟。

（5）移动数字化 X 线摄影（digital radiography，DR）：即移动 DR，也称为床边数字化移动 X 线机，融 DR 平板技术与移动式 X 线摄影技术于一体的新型移动式 X 线摄影系统。由于移动 DR 具有可移动性，方便为急诊科危重症患者或术中患者，尤其是生命体征不稳定、不适合转运的患者提供简便、快捷的检查方式，极大地改善医疗服务和工作流程，特别是在急诊室和杂交手术室中，优势明显。

移动 DR 在急诊与院前急救大平台 3 大病种中主要用于胸痛及创伤的疾病筛查及诊断。

1）移动 DR 与胸痛：移动 DR 针对胸痛患者，用于诊断气胸及筛查可疑主动脉夹层患者。气胸的 DR 表现，主要为患侧肺野外带可见带状异常透亮无肺纹理区，内侧缘可见发线状被压缩肺组织外缘，伴或不伴有纵隔向健侧偏移。主动脉夹层的 DR 表现，主要为正、侧位胸部平片可见上纵隔影增宽，主动脉局部或广泛性膨隆，若观察到主动脉内膜的钙化影与主动脉外缘的距离增宽（正常为 3mm），则高度提示主动脉夹层可能。

2）移动 DR 与创伤：移动 DR 针对创伤患者，主要用于肋骨骨折、气胸、肺内和腹部病变，以及术中骨折内固定或外固定治疗的定位。肋骨骨折的 DR 表现，患侧肋骨的连续性和完整性的中断，严重者可见骨折端有明显的移位、骨折部位重叠或者是成角的畸形情况。胸部创伤患者多合并肋骨骨折，DR 可同时见肋骨骨折及气胸表现。气胸的 DR 表现，主要为患侧肺野外带可见带状异常透亮无肺纹理区，内侧缘可见发线状被压缩肺组织外缘，伴或不伴有纵隔向健侧偏移。急诊腹部外伤尤其是合并有胃肠道穿孔时，DR 下行腹部立位片，可见膈下游离气体（两膈下可见新月形透亮气体影）。移动 DR 是诊断上述疾病最常用、最便捷的检查方法。DR 可清晰显示肋骨骨折、少量气胸、肺内和腹部病变，提高胸、腹部急诊外伤的诊断率，具有较高的临床应用价值。

（程少文　罗之谦　张　伟）

第三节　急诊与院前急救大平台横向建设
"零通道"建设方案

一、"零通道"建设意义

急危重症患者救治具有高度的时间依赖性,院前院内救治延迟是急危重症救治的难点,"零通道"是急诊与院前急救大平台建设单位中"大红区"救治通道,是为急危重症患者开辟的快速高效服务系统。"零通道"有 3 个重要方面,即"零"空间、"零"时间和"零"流程,强调畅通、快速、无缝衔接,大平台的一期建设选择高度时间依赖性的胸痛、卒中、创伤 3 大疾病为突破口,推动其运行。

"零通道"不是对绿色通道的否定,是对绿色通道的升级改造。绿色通道仅限于流程的优化,对于空间的距离未做出要求,而"零通道"在空间的要求上提出了新的要求,比如"门对门",即要求检验、影像等在同一个平面上,强调多平面多通道。绿色通道对于信息的交流并不畅通,无法做到院前院内信息的无缝衔接,对于患者特殊资料,例如影像检查、实验室检查、生命体征等无法进行实时共享,而"零通道"具有很强的提升,加强了信息化建设,将患者所有信息从呼叫的那一刻开始在大平台信息系统上展现出来,院前院内信息一体化,实现无缝连接传输。绿色通道强调院内救治流程的改造,而"零通道"强调从呼叫第一刻的救治,是全救治链的流程改造,由于设备技术的进步和信息化的使用,救治战线前移,例如院前溶栓,就可以使患者从到达急诊门诊至开始应用溶栓药物的时间[简称门-栓时间(door-to-needle,D2N)]降低为零。诊治的提前,可以使患者能够"零通道"到达导管室或者手术室接受快速有效的治疗。

急诊科应在同一区域内实现急诊患者的就诊需求,避免患者在就诊、检查过程中,跨越露天空间或在不同建筑物间穿行,应最大限度缩短 ICU 和手术室的通道空间距离,显著降低患者病死率、致残率,减少不良事件的发生。医院 ICU 病房的设置应方便检查、治疗及患者转运,并充分考虑手术室、影像学检查、化验室布局等因素,ICU 与手术室及其相关科室的横向或纵向空间距离的缩短,可有效减少医院不良事件的发生、提高患者的救治成功率。大平台建设具备全方位、功能多元化的医疗配套设施及合理可控的近距离化设计,将所有相关科室融合在一个平面上,可以减少院内延误时间,提高患者的救治成功率,这就是"零通道"空间设置的基础。在同一平台建立通道,可使急危重症患者的救治变得更快、更准、更好。

"零通道"的救治通道设计合理,救治流程最大程度简化,其救治流程的制定是以国际推荐的最新指南为基础,并且根据全国各地实际情况进行相应调整,同时融合当地救治特色,真正到达快速、高效、优质的救治。

二、"零通道"的启动标准

"零通道"目前属于Ⅰ期阶段,主要适用于对时间依赖性强的急危重症疾病,Ⅰ期启动标准如下:①需要紧急进入"大红区"进行心肺复苏的患者;②确诊为STEMI、需要行急诊PCI的患者;③多发创伤需紧急行手术治疗的患者;④外院或院前已经明确为急性缺血性脑卒中大血管闭塞需急诊行血管内介入诊疗操作的患者。

(一)心搏/呼吸骤停"零通道"

1. 人员组成 实行7×24小时值班,启动团队复苏小组,主要成员为急诊住院医师2名、急诊科护士2名、急诊住院总医师1名或急诊科主治医师1名,按照团队"复苏ABCDE"站位,协同救治,操作时以主治医师或住院总医师为核心指导,指挥抢救。

2. 启动标准 患者符合心搏/呼吸骤停,一键启动"零通道",要求患者到达之前做好一切准备,院内突发事件,必须在10分钟内到达。

心搏/呼吸骤停临床诊断标准如下:①意识突然丧失,昏倒于任何场合。②心音无、大动脉无。③呼吸停止。④苍白或发绀,瞳孔散大。

3. 院前启动"120" 接到患者后,由院前医师快速评估后电话启动,录入患者信息、院内复苏小组成员,患者来院前并做好抢救准备,院内"零通道"门口等待患者。

4. 院内启动 患者自行来院,由急诊科医师接诊快速评估,立即将患者"零通道"转运至大红区进行团队心肺复苏。

(二)STEMI"零通道"

1. 主要成员 值班成员实行7×24小时值班,每组3人,包括急诊科医师1名,心内科医师1名,导管室护士1人,必要时激活心外科医师,同时根据病情激活介入科医师、麻醉科医师、超声科医师、影像科医师等。

2. 启动标准 以下(1)、(2)、(3)中符合任意一条,加上(6)中任意一项或符合(4)、(5)中任意一条即可明确诊断STEMI,一旦诊断STEMI,立即启动STEMI"零通道"。

(1)为压迫性、紧缩性、烧灼感、刀割样或沉重感;无法解释的上腹痛或腹胀;放射至牙齿、耳朵、颈部、下颌、肩部、背部或左臂或双上臂;"烧心",胸部不适伴恶心和/或呕吐;伴持续性气短或呼吸困难;伴无力,眩晕,头晕或意识丧失;伴大汗。

(2)静息或者睡眠时发作,心前区疼痛较平时严重、持续时间长(多持续半小时以上)。

(3)心前区疼痛伴有濒死感,休息或含用硝酸甘油多不缓解。

(4)心电图提示心肌缺血表现;急性发病并出现心慌、头晕,甚至意识丧失。

(5)心电图提示心肌缺血表现;突发呼吸困难、咳嗽、咳粉红色泡沫痰、发绀、烦躁等。

(6)检查出现以下5点:①心电图提示为除V_2、V_3导联外,2个或以上连续导联J点后的ST段弓背向上抬高>0.1mV;V_2、V_3导联ST段,女性抬高≥0.1mV,≥40岁男性抬高≥0.2mV;②心电图提示新发的左束支传导阻滞;③肌酸激酶同工酶(CK-MB)或cTnI升高;④超声心动图显示节段性室壁活动异常;⑤冠状动脉造影异常。

3. 院前启动 院前诊断STEMI,激活"零通道",进入手术室行急诊PCI或进入"大红区"进行静脉溶栓治疗。

4. 院内启动 院内诊断STEMI,激活"零通道",进入手术室行急诊PCI治或在原病区进行静脉溶栓治疗,必要时转心内科或 ICU 治疗。

(三) 多发创伤"零通道"

1. 主要成员　值班为 7×24 小时值班,一般每组 3 人。急诊科医师、创伤外科医师、创伤 ICU 或急诊 ICU 医师,必要时根据病情激活介入科医师、麻醉科医师、超声科医师、影像科医师等,要求患者到达之前做好一切准备,响应时间为 10 分钟以内。

2. 启动标准

(1)创伤患者任何时间证实收缩压<90mmHg(或 1 岁以下婴儿<70mmHg,1mmHg=0.133kPa)。

(2)创伤患者任何地点心率>120 次 /min。

(3)刀刺伤或贯通伤,伤及颈部、胸部、腹部,手肘或膝盖以上近端肢体。

(4)创伤导致格拉斯哥昏迷评分(Glasgow coma scale,GCS)<9 分。

(5)创伤患者从其他医院转入,已经处于输血维持生命体征状态。

(6)气管插管的创伤患者。

(7)院间转运患者已行气管插管或者有呼吸困难者。

(8)所有创伤导致的心搏骤停患者。

(9)自缢患者 GCS<8 分,心率>120 次 /min,或收缩压<90mmHg 者。

(10)年龄>70 岁(平地摔倒者除外)。

(11)急诊主治 / 接诊医师自主判断的其他情况。

3. 院前启动　指院前"120"接到患者后,由院前医师快速评估后电话启动,院内创伤团队提前准备,录入患者信息,做好抢救准备。

(四) 急性缺血性卒中"零通道"

急性缺血性卒中"零通道",主要用于紧急处理外院或者院前明确诊断或疑似诊断为急性缺血性脑卒中,需立即行溶栓治疗和或疑似大血管栓塞须行血管内介入诊疗操作治疗,如果患者为大平台信息患者,要求患者到达之前做好一切准备。

1. 主要成员　值班成员实行 7×24 小时值班,每组 3 人,包括急诊科医师、神经内科医师、导管室护士。根据患者病情激活介入科医师、麻醉科医师、超声科医师、影像科、导管室等。

2. 急性缺血性卒中静脉溶栓"零通道"启动标准　当患者符合以下条件时,立即启动急性缺血性脑卒中"零通道","零通道"至"大红区",评估是否需要行溶栓:①有缺血性脑卒中导致的神经功能缺损症状。②发病时间窗为 6 小时内。③年龄 ≥18 岁。

高度怀疑急性缺血性脑卒中的患者"零通道"进入"大红区",移动 CT 立即"零通道"行床旁 CT 检查,符合溶栓条件的直接溶栓。

3. 急性缺血性卒中血管内介入治疗"零通道"启动标准　①年龄在 18 岁及以上。②前循环闭塞发病 6 小时以内,卒中前改良 Rankin 量表(modified Rankin Scale,mRS)评分 0~1 分、梗死是由颈内动脉或近端大脑中动脉 M_1 段闭塞引起、美国卫生研究院卒中量表(National Institutes of Health stroke scale,NIHSS)评分 ≥6 分、Alberta 卒中项目早期 CT 评分(Alberta stroke program early CT score,ASPECTS)≥6 分、能够在 6 小时内开始治疗,(股动脉穿刺)推荐血管介入治疗;前循环闭塞发病在 6~24 小时,经过严格的影像学筛选,推荐血管介入治疗；后循环大血管闭塞发病在 24 小时以内，可行血管介入治疗。③ CT 排除颅内出血、蛛网膜下腔出血。④对发病 6~16 小时，影像学明确为前循环大血管闭塞的急性缺血性脑卒中，且符合 DAWN（治疗时间窗为 6~24 小时的取栓治疗临床影像不匹配的睡眠卒中和超时间窗卒中患者的研究）或 DEFUSE-3［Endovascular Therapy Follwing Imaging Evaluation for Ischemic Stroke-3，一项多中心、随机对照研究，6~16 小时内（last known to be well），存在缺血半暗带的急性卒中患者，评估血管内诊治是否优于标准药物治疗的研究］标准的患者，推荐血管内介入治疗。⑤对发病 16~24 小时，影像学明确为前循环大血管闭塞的急性缺血性脑卒中，且符合 DAWN 标准的患者，可采用血管内介入治疗。

符合以上标准患者，"零通道"进入杂交手术室，启动血管内介入诊疗或桥接治疗。

（五）"大红区"复苏单元"零通道"

按照国家卫生健康委员会急诊分诊标准，危重患者中属于Ⅰ类（濒危）患者的，也应"零通道"将患者送至"大红区"进行诊治。

启动标准：Ⅰ类（濒危）患者特点如下：①生命体征不稳定如心搏 / 呼吸骤停；②有或紧急需要气管插管；③休克；④昏迷（GCS<9 分）；⑤惊厥；⑥复合伤。

（史键山　罗之谦　张　伟）

参考文献

［1］宋丽莉. 法国第五代医院护理管理队伍建设的启迪 [J]. 中国护理管理, 2016, 16 (7): 938-940.

［2］唐华民. 创伤救治"黄金 1h"——美国创伤系统介绍 [J]. 创伤外科杂志, 2017, 19 (8): 638-640.

［3］国家卫生和计划生育委员会神经内科医疗质量控制中心. 中国卒中中心建设指南 [J]. 中国卒中杂志, 2015, 10 (6): 499-507.

［4］潘锋. 构建严重创伤救治体系的中国模式——访北京大学人民医院院长姜保国教授 [J]. 中国医药导报, 2018, 15 (13): 1-3.

［5］中华人民共和国卫生部. 卫生部关于印发《急诊科建设与管理指南 (试行)》的通知 [C]// 中华医学会急诊医学分会第十三次全国急诊医学学术年会大会论文集, 2010: 1-9.

［6］中国医学救援协会. 胸痛中心 (标准版) 建设与评估标准: T/CADERM 2001-2018 [S]. 北京: 中国医学救援协会, 2018.

［7］姜保国. 中国严重创伤的规范化救治 [C]//2015 中国骨科焦点问题学术论坛论文集, 2015: 1-24.

［8］于学忠, 黄子通. 急诊医学 [M]. 北京: 人民卫生出版社, 2015: 1-46.

第三章
急诊与院前急救大平台之纵向平台建设

第一节　纵向平台概述

一、背景

急诊科是一个业务关系复杂的医学专科,需要很强大的管理体系。医疗急诊服务的要素之一是"急",有时分秒之差就能决定一个人的生死。因此,在把患者送到医院救治的过程中,院前急救、指挥调度、院内诊疗、质量控制、急救资源管理、急救数据中心的建立,以及基于数据中心的科研管理都显得意义重大。建立完整的急救医学服务体系,不仅要能够采取适当的急救措施稳定患者病(伤)情,更要能够及时与医院进行沟通,把患者信息完整、准确、快捷地传输到医院,方便医院在第一时间做好施救准备。

完整的急诊医学服务体系应包含院前急救、院内急诊和急诊重症监护三部分,三部分有机衔接是保证急危重症患者救治的关键。几十年来,急诊医学模式经历了从"分诊通道"到"早期救治",再到院前急救、院内急诊和急诊重症监护三位一体、多学科协作的"一站式医学服务体系"。

急诊医学服务体系在应对传染性疾病预防、上报等方面亦很关键。预防急性传染性疾病的"五早原则"(即早发现、早诊断、早报告、早隔离、早治疗)中,"早发现"是始动环节。只有发现早,才有后续的"四早"(早诊断、早报告、早隔离、早治疗)。针对传染性疾病等突发公共卫生事件,主要依赖相关人员主动发现症状后,判断疾病类型,再主动上报。但各级医师有时候无法迅速做出判断,是否上报也得靠其主观判断,如果医师对原因不明的新发和突发传染病把握不准,就会出现上报延迟;临床诊疗系统、传染病上报系统和疾病控制系统,仍存在着信息分隔和响应延迟的问题,且目前的系统无法全覆盖所有突发公共卫生事件。

近期研究显示,2002—2018年间,城市急性心肌梗死标化死亡率在以年变化百分率和年平均变化百分率4.3%的速度上升,农村则以年变化百分率和年平均变化百分率8.8%的速度上升,但未接受再灌注治疗的患者比例无显著降低,院内治疗病死率和并发症发生率没有明显改善;中国国家卒中登记研究报道急性缺血性卒中患者最终只有2.4%接受溶栓治疗,远远低于发达国家水平。实践证明,在急诊与院前急救体系的专业化、规范化、信息化和多学科协作效率等系统问题没有得到有效解决之前,胸痛中心、卒中中心和创伤中心建设难以获得各学科协同发展的效益,纵向平台建设要求的各类急危重症救治流程上的规范化、同质化的化学融合正是解决协同问题的关键。

二、现状分析

我国急救信息化与医院信息化相比存在较大差距,其主要原因是政策职能缺位伴越位、整体规划滞后、信息需求疲软、资金投入不足、项目实施不规范、标准研究滞后、专业人才不足。

目前,急救中心实现急救呼叫、任务调度基础系统、计算机导航装备等在内的急救中心信息化建设,基本实现了急救任务基础设施的广覆盖,5G网络、移动应用、医疗物联网、音视频等技术的普及,使得急救的信息化应用已具备了良好的基础,但总体应用水平偏低,急需提质增效。

首先,急救急诊信息应用的发展不平衡。不同地区、不同机构的信息系统应用水平差异大;院前急救信息系统水准较低,大部分处于手工记录;院内急诊多为门诊、住院、护理及专病中心系统拼接,无法满足可视化、多学科协同救治等的应用。

其次,从一体化急危重病救治体系看,存在"信息烟囱"现象。各地已建的基础急救调度信息系统、急诊系统,与疾病控制、流行病调查、疫情防控、妇幼保健等多条业务管理系统之间,能够实现数据联通的比例较低;急救、急诊内部各信息系统之间,互联互通程度也很有限,无法有效支撑急诊急救大平台信息动态共享和协同救治服务开展。

再次,部分院前急救、院内急诊采用的信息系统还存在标准规范执行不够、数据格式不统一、信息整合共享难度较大的问题,无法形成区域统一协作平台。

最后,区域信息安全保障机制尚不健全,信息化运维保障能力不足。

三、建设原则

(一)医疗卫生行业及信息化相关政策

1.《国家基本公共卫生服务规范(第三版)》(国卫基层发〔2017〕13号)

2.《医院信息系统基本功能规范》(卫办发〔2002〕116号)

3.《医院急诊科规范化流程》(WS/T 390—2012)

4.《急诊病人病情分级指导原则(征求意见稿)》(卫医管医疗便函〔2011〕148号)

5.《院前医疗急救指挥信息系统基本功能规范》(WS/451—2014)

6.《急诊专业医疗质量控制指标(2015版)》

7.《院前急救流程预案》

8.《院前急救管理与应急预案》

9.《病历书写基本规范》

10.《电子病历基本规范(试行)》

11.《基于健康档案的区域卫生信息平台建设指南(试行)》

12.《中医电子病历基本规范(试行)》

13.《卫生系统电子认证服务规范》

14.《临床检验结果共享系统互操作行规范》

15.《基于电子病历的医院信息平台建设技术解决方案》

16.《基于区域卫生信息平台的妇幼保健信息系统建设技术解决方案(试行)》

17.《医院会计制度》

18.《三级综合医院评审标准》

19.《妇幼保健信息系统基本功能规范》

（二）中国卫生信息化标准与规范

1.《全国公共卫生信息化建设标准与规范(试行)》

2.《全国医院信息化建设标准与规范(试行)》

3.《中国医院信息基本数据集标准》

4.《卫生信息数据模式描述指南》

5.《电子病历基本架构与数据标准(试行)》

6.《国家全民健康信息平台数据交换规范(征求意见稿)》

7.《电子病历系统功能应用水平分级评价方法及标准(试行)》

8.《医院信息化建设应用技术指引 2017 年版(试行)》

9.《全国基层医疗卫生机构信息化建设标准与规范(试行)》

10.《信息安全技术网络安全等级保护基本要求》(GB/T 22239—2019)

（三）国际医疗卫生数据标准

国际疾病分类包括 ICD-9 和 ICD-10,其中 ICD-9-CM 是 ICD-9 在美国的临床修订版,ICD-9-CM 更适合于临床的需要,是 DRG 分组的基础。

1.《医学数字影像通信标准》(DICOM3)

2. *Systematized Nomenclature of Medicine-Clinical Terms*(SNOMED CT)

3.《观测指标标识符逻辑命名与编码系统》(LOINC)

4.《医疗卫生领域信息交换标准》(HL7 V3)

5.《临床文档架构标准第二版》(CDA R2)

6.《集成医疗保健企业》(IHE)

（四）信息安全规范

1.《涉及国家秘密的信息系统分级保护管理办法》(国保发〔2005〕16 号)

2.《涉及国家秘密的信息系统分级保护方案设计指南》(BMB 23—2008)

3.《涉及国家秘密的信息系统分级保护测评指南》(BMB 22—2007)

4.《涉及国家秘密的信息系统分级保护管理规范》(BMB 20—2007)

5.《涉及国家秘密的信息系统工程监理规范》(BMB 18—2006)

6.《涉及国家秘密的信息系统分级保护技术要求》(BMB 17—2006)

7.《涉及国家秘密的信息系统安全隔离与信息交换产品技术要求》(BMB 16—2004)

8.《涉及国家秘密的信息系统安全审计产品技术要求》(BMB 15—2004)

9.《涉及国家秘密的计算机信息系统入侵检测产品技术要求》(BMB 13—2004)

10.《涉及国家秘密的计算机信息系统漏洞扫描产品技术要求》(BMB 12—2004)

11.《涉及国家秘密的计算机信息系统防火墙安全技术要求》(BMB 11—2004)

12.《涉密信息设备使用现场的电磁泄漏发射防护要求》(BMB 5—2000)

13.《电磁干扰器技术要求和测试方法》(BMB 4—2000)

14.《使用现场的信息设备电磁泄漏发射检查测试方法和安全判据》(BMB 2—1998)

15.《处理涉密信息的电磁屏蔽室的技术要求和测试方法》(BMB 3—1999)

16.《计算机信息系统安全保护等级划分准则》(GB 17859—1999)

四、建设目标

(一) 战线前移、信息互通

急救大平台充分利用院前特种专车(胸痛车、卒中车等),车内具有可视交互系统,与平台实时共享信息,接受院内小组指导。特种专车携带院内先进的医疗技术及设备,将急救战线快速前移,如:床旁快速检测(POCT)设备、简易床旁超声仪、急诊与院前急救大平台车载信息系统,甚至血液净化设备、移动 CT、ECMO 等。这些先进的医疗技术和设备投入院前急救使用,促进疾病的早期诊断,以利于早期干预救治,进而实现院前急救战线前移、互联互通。

(二) 科学构建、高效流程

在急诊与院前急救大平台下,院前急救与院内救治无缝连接。大平台数据中心,实时将院前救治患者状态、患者生命体征、心电图、救治情况及辅助检查结果与院内急诊科、ICU、专科中心同时同步共享,以利于院内急诊救治人员在患者到达前提前做好准备,使院前急救与院内救治流程科学构建、高效一体。

(三) 科学合作、理化融合

急诊与院前急救大平台是"以患者为中心、多学科共享"的大平台,整合各专科专业技术人员,从而使大平台下,各专科高效协作,进而改善患者救治预后。

(四) 同一平台、协同救治

急诊与院前急救大平台,通过急救车的车载信息系统,将现场、转运途中、抢救、诊断情况,实验室检查及其他辅助检查结果,实时与院内共享。同时,通过与院内专家实时音视频、临床信息互动,以利于现场患者的早期明确诊断,进而利于早期干预;大平台数据中心早期预警系统的应用,可及时发现危重症患者,及时给予早期干预,早期准备救治资源。

(五) 规范路径、持续改进

急诊与院前急救大平台,以相关疾病最新救治指南与专家共识为基础,建立专业、规范、统一、可实施的救治路径,并具备可选择的、与规范路径匹配的标准化医嘱;以救治时间轴为抓手,实时对患者救治中的每个环节进行智能监测、质控;根据质控结果,持续改进救治措施及方案,从而最大程度改善患者预后。

(六) 融合指挥、可视调度

建立全融合的指挥调度平台,用于综合防控可视化指挥调度和急危重病救治可视化指挥调度。

全融合是指全终端融合和全网络融合。全终端融合,指支持摄像头、无人机、车载执法拍摄设备、手机等多种终端通过多种网络接入。全网络融合,指支持通过 5G 腰包/背包设备对 4G、5G、Wi-Fi、有线、卫星等多个网络通道进行聚合,保障各种恶劣条件下的可靠传输;云平台自动对所有实时视频、非实时视频进行存储,支持按权限、按条件随时进行调取和集中展现。

(七) 远程教育、急救普及

急诊与院前急救大平台通过 4G/5G 网络、远程医疗,定期对下级医疗人员进行医疗救治培训,同时,定期对社会公众进行紧急救助知识宣传培训(如心肺复苏、急诊常见病的紧急救治方法)。通过建设云病历、急诊医患互动服务系统、急诊急救随访管理等系统,更好地服务患者,提升患者体验。

(八) 统一标准、决策管理

大平台数据中心通过互联网 + 医疗信息化,实现区域内急救医疗资源及患者伤情资源的信息共享,实时了解本区域内可利用的急诊急救医疗资源(如相关疾病救治资质的医院数、可利用的急诊 ICU 床位数、可出动的救护车数等)及伤情资源(患者数量、受伤机制、病情严重程度),有利于建立区域性急诊急救医疗资源的统一标准。区域内急诊急救现有大量业务数据,随着业务的逐年扩展,大平台数据量也会逐年上涨。这些潜在有价值的数据,通过合理展现,将为区域急危重病救治、疫情防控、突发性群伤、灾害和公共卫生事件提供决策支撑。通过数据中心,开发不同的分析主题和指标监测系统,可以帮助各个院前急救、医院急诊及相关管理部门完成自动化的日常报表,对医疗救治质量和医疗安全的监管,合理用药、感染等的预警与监管,并可以通过客观的数据辅助领导决策。

(九) 提升质量、落实科研

医疗机构从"以管理为中心"逐步转向为"以患者为中心",越来越多的医疗机构开始专注改善医疗服务质量、提高医疗和护理质量、提高医学救治的效率和水平,方便患者就诊。因此,大平台将基于区域急诊急救全量数据中心,建设一系列的临床服务应用,以更好的支撑急危重病临床服务,提升医护人员工作效率、提高医疗和护理质量。

急危重病临床科研工作是医疗工作的重要组成部分,科研与临床之间有着相互促进的关系,科研对临床医学水平的提高非常重要。随着这些年来医疗信息化建设的不断深入,大量的临床医疗数据得以积累,合理利用这些数据不仅能够为未来的诊疗工作提供丰富的参考信息,而且也是医师开展临床科研工作的资源宝库。急诊与院前急救大平台,基于急诊急救临床数据中心,在标准化、规范化的基础上,对急诊急救的科研数据、科研知识等资源进行有效整合、管理和利用,为急诊急救实现科研与临床信息集成、专科科研病例管理、科研试验数据采集、科研大数据分析及共享等,为急诊急救的相关科研工作提供一种高效率的技术手段。

五、建设内容

纵向平台建设要求各类急危重症救治流程的规范化、同质化,力争"化学融合",通过建立院前急救与院内急诊一体化信息系统,实现院前接触患者后与院内信息共享。做到在一个平台上实现多学科合作、协作、融合,实现战线前移,实现信息互联互通。这样才能真正实现早期预防和阻断,同时促进各类医学亚专科发展。

根据急诊与院前急救大平台业务需求,具体建设内容如下。

1. 院前急救应用系统 院前急救基础应用系统建设,包括急救呼叫系统、急救调度系统、急救车载系统、急救电子病历系统、急救可视化指挥系统、急救协同救治系统等,支撑院前急救一线业务应用。

2. 院内急诊应用系统 急诊基础应用系统建设包括急诊分诊系统、急诊诊疗系统、急诊电子病历系统、急诊手术系统、急诊护理系统、急诊输液系统、胸痛中心系统、卒中中心系统、创伤中心系统、危重孕产妇中心系统、危重儿童与新生儿中心系统、急诊质控系统、急诊多学科会诊系统等,支撑医院急诊科一线业务应用。

六、建设方法

急诊与院前急救大平台建设项目应明确目标,找准方向,把握重点,规范有序开展工作。在项目建设过程中,要着重把握好以下建设原则。

(一)统筹规划,分步推进

为避免信息孤岛、重复建设等现象,急诊与院前急救大平台建设需进行"自上而下"的顶层规划设计,进行合理有序布局;通过"统一领导、统一规划、统一部署、统一标准"的统筹指导建设,集约管理,节约投资。同时,遵循"自下而上"的项目操作原则,立足现行管理体制与制度建设,打好基础,确立方向,稳步推进,均衡发展,实现项目落地,并为下一步制度完善、管理提升留有空间。

(二)需求导向,务求实效

以医疗卫生机构各部门间信息共享与业务协同作为原始需求驱动,进行大平台云基础设施的规划建设。再以此为基础,逐步拓展数据资源与数据资源服务能力,进一步进行急救大数据分析挖掘等高级应用,完善与丰富贴近实战的大数据应用服务,从而形成良性循环,并尽快体现出阶段性效果。

(三)统一协同,资源共享

统一管理、统一规划,就必须有一套统一的标准规范作为基础支撑。大平台的标准与规范,向上,应符合国家的标准与规范,向下,应规范相关医疗行业业务范围内大数据的建设与应用。遵循统一的标准,各相关职能部门根据权限的不同,共享信息资源。同时,各级医卫管理部门共同参与,既能保障数据同步,也有利于实现信息共享和协同工作,实现资源集约化管理。

(四)整合共享,协作高效

突破区域、部门之间的界限和体制性障碍,充分整合基础设施资源和智能终端获取的信息资源,通过急诊与院前急救大平台建设推进跨部门、跨领域的信息化协同共享,提高急救的效率和决策能力,提升资源的利用效率。

(五)统一指挥,各方协同

设计完整、合理的统一全视频融合指挥体系,满足省内综合防控可视化指挥调度和急危重病救治可视化指挥调度的迫切需求,提高突发疫情的防控效率,提高城市急救资源、人员的协同效率。

（六）统一标准，开放接口

平台建设开展过程中，贯彻使用统一的标准规范体系和中台服务，依托统一的技术体系和架构，建设全新的急诊与院前急救大平台。

（陈　松　史键山　牟雪枫）

第二节　院前急救服务系统

一、急救指挥调度系统

（一）概述

急救指挥调度系统是建立在"120"急救调度指挥中心的一套信息化系统，以地理信息系统（geographic information system，GIS）、全球定位系统（global positioning syste，GPS）、计算机语音集成技术和计算机网络技术为基础，以有线/无线通信技术为纽带，实现微信/电话呼救报警、呼叫受理、应急事件生成、急救车辆调度、救护车位置追踪、急救资源管理等集一系列急救信息于一身的指挥调度系统。

（二）建设背景

1. 现状分析　在国外，有的国家使用一个号码作为所有的紧急救援电话号码（如美国用的"911"），也有的国家同我国一样，采用不同的短号码分别作为治安犯罪报警、火警、医疗急救的紧急呼叫号码。不同的做法，导致紧急呼叫和救援的调度、管理流程不同。很多发达国家，如英国、美国等，医院的急救管理由政府的最高级卫生行政部门管理，由最高的长官负责，通常具备监管到位、资金充裕且层次分明的急救管理网络机制，能够切实保障指挥调动的相关权限。但是从技术上看，都是将计算机电话集成（computer telephony integration，CTI）技术应用到紧急呼叫和救援管理体系里。随着卫星定位技术、互联网技术的出现与进步，在救援过程中，借助手机之类的移动通信设备提供的卫星定位信息，可以更快地确定呼叫者的位置。在野外救援的案例中，就有借助手机上的 GPS 定位发现被困伤员的成功案例。而通过基于移动互联网的视频通信，医师甚至可以在第一时间看到伤者的具体情况，从而制订医疗计划。一些研究者针对这些技术在医疗急救调度系统里的应用进行研究后认为，这些技术的应用使得医疗急救的效率和价值都得到了极大提升。

随着通信技术的进步，国内移动通信技术不断优化升级，全球定位技术、音视频技术、高端设备等被应用，我国的急救调度系统不断进步，极大地推动了国内急救调度系统的工作水平和服务质量的提升。但是，各地区的情况有所不同，对"120"急救调度系统的研究有所不同。近年来，院前急救事业建设速度加快，并着眼于管理运转体系这一角度，我国一部分城市成功构建起了独具特色的院前急救机制。现如今，独立型（京沪模式）、指挥型（广州模式）、依托型（重庆模式）等，是我国院前急救管理的主要模式。但是，现阶段我国急救指挥调度系统还有许多需要完善的地方,新型冠状病毒感染疫情暴发后,政府管理部门正在加大财政投入,提升应急通信水平。

2. 需求分析

(1)多样化报警渠道:通过多样化的报警渠道进行接警,包括电话受理、微信报警,等等。

(2)统一指挥调度:通过光纤、专线、无线数字集群等方式把"120"指挥调度中心和分布在范围内的急救站、医院等急救单位联成一个整体,由指挥中心采用电子地图、卫星定位、电脑指挥等方式进行统一呼救受理,统一指挥、统一调度,将原来的"信息孤岛"统一到"120"系统网络平台上。

(3)医疗机构互通互联:实时跟踪监测任务事件状态、车辆状态、患者信息,并将这些急救信息分发给不同机构,从而实现急救中心、医院、急救车辆等医疗机构之间健康诊疗信息的互通与共享。

(4)数据归档保存:实现对患者资料、医疗急救信息、医疗统计数据、应急预案、呼救受理和医疗救治过程的文字记录、同步录音、视频录像文件的归档保存。

(三)基本原则

1. 性能可靠性　支持全年无间断服务,要求软件系统 7×24 小时不间断运行。在意外故障情况发生时,能确保呼救受理工作的进行,并能通过简便方式迅速恢复。保持各子系统相对独立,确保呼救受理与指挥调度核心系统不因其他子系统故障而影响正常工作。即使系统发生严重故障,仍能接听呼救电话并利用有线通信子系统实施基本的语音通信指挥。

2. 数据安全性　具有过负荷控制能力,在平时和峰值情况下,系统都可以安全可靠运行和备份数据。

3. 系统开放性　各功能模块之间的通信,采用标准通信协议而非专有技术。要求采用通用的数据库平台,通信平台统一使用成熟的计算机电信集成(computer telecommunication integration,CTI)技术,系统支持使用通用个人计算机(personal computer,PC)在多种操作系统环境下运行。

(四)建设内容

急救指挥调度系统建设内容应覆盖从呼叫到调度的全流程,主要包括有线通信、数字录音、地理信息、微信报警、电话受理、急救调度、事件管理、综合管理和系统保障等业务功能(图 3-2-1)。

1. 有线通信模块　建立良好的通信线路,加强对通信线路的管理,使呼救通道顺畅,以辅助急救调度系统对呼救者实施处理。急救电话的 CTI 服务器接收语音交换机发送的语音信息,然后受理分配调度系统的信息。急救中心调度员接听电话后,急救电话的服务器发出通话信息,受理调度系统分配的话务。

2. 数字录音模块　电话接入后,将急救过程中的对话进行全程数字录音,为急救当时和以后的事故查询提供最真实、最直接的依据。

3. 地理信息模块　为调度员提供处置呼救的现场感受,同时,通过矢量化的城市地理信息,为就近调配急救车、监控车辆状况提供基础工作平台。

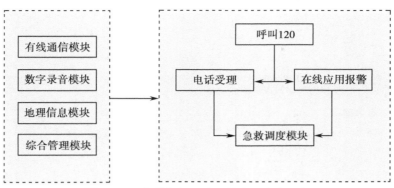

图 3-2-1 急救指挥调度系统建设内容示意

4. 微信报警模块 通过登录微信小程序,实现一键为自己、亲友、他人获取急救服务,并快速将呼救的位置信息、预存的档案信息推送给所属的"120"急救中心。当调度系统接收到报警电话时,根据电话号码去数据库中检索附近时段是否有微信报警记录,查找到微信报警记录后,将与之对应的定位信息、患者信息显示在受理页面中。在一键报警的同时,微信小程序自动请求微信自带的定位接口,得到当前位置经纬度,并与该次报警绑定。

5. 电话受理模块 患者的呼救电话接入后,调度中心坐席操作员和呼叫人员进行实时沟通,同时处理信息。根据通话信息判别是否属于急救信息,若属于急救信息,则生成有效受理表格,系统自动记录本次服务的急救用户信息、应答时间、表格编号、调度员工号、本次录音号等信息,并录入系统。在进行急救用户信息的疾病症状描述过程中,可通过系统提供的症状、主诉判断库完成快速选择。同时,系统提供智能化的呼救受理方式,当呼叫人打入电话后,系统可以根据主叫号码检索急救病历数据库。如果存在历史呼救记录,系统显示相应的记录供参考。电话受理流程见图 3-2-2。

6. 急救调度模块 调度系统可以进行多种受理调度分离模式:①调度员自己受理完成直接自己调度;②中心调度员受理完成后,将受理信息发送到分站,由分站调度员完成调度任务;③普通调度员受理完成后,由班长完成调度任务。系统辅助提供多方面调度信息,如"就近"信息即最近的医院,"就能力"信息即医院的急救能力和专长医院,"均衡"信息即各急救车出车情况和急救车辆配置设备、人员等情况。受理人员根据以上种种信息综合考虑派车。

(1)调度指令下达:系统根据受理描述和车辆调派结果,自动产生调度指令。调度指令内容包括,任务编号、任务类别、现场/等车地点、患者主诉、患者姓名、患者性别、患者身份、病情轻重、主叫电话、年龄、联系电话、联系人、来电时间等。

(2)指令接收:当救护车在站内待命时,指令直接发往救护分站,并可选择同时发往被调派的救护车;当救护车在外行驶时,调度指令直接发往被调派的救护车,也可选择发往所属救护分站,并选择以短信方式发送到被调派的救护车随车医护人员的手机上。接收指令的对象应能用简洁的方式回复收悉、确认信息。

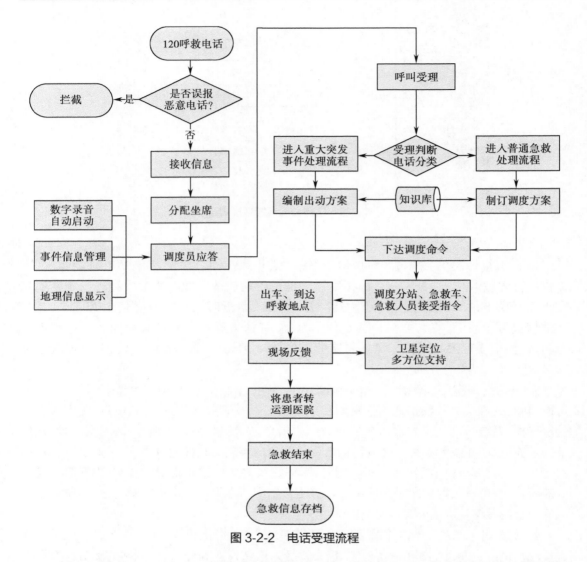

图 3-2-2　电话受理流程

（3）救护车增援：当救护车无法到达现场（如塞车、车辆故障等），或到达现场后发现患者较多、救护车不够用及其他需要请求增援的情况时，救护人员可根据现场条件，通过手机、固定电话或无线通信终端，向中心请求再调派救护车增援。此时，中心调度员无须再次确定病发地点等信息，可根据增援请求情况调派车辆，并将出动命令单等信息发往相关急救站和救护车。

（4）调度完成：当救护车将患者送到医院后，救护车上的相关人员按动相关按钮进行确认，该调度任务结束。

7. 综合管理模块　主要针对院前调度、急救、病历、知识、信息统计等进行管理。通过对全部处置过程的监控、统计、分析，帮助相关管理人员实现对全生命周期进行管理。

同时包括，对"120"医疗救援相关人员、设备设施、车辆、物资、药品、相关办公管理、绩效考核等进行管理，以及对系统中的基础数据、字典表、系统设置等方面的数据进行分析和维护。

(五) 建设流程

1. 建设方法　急救指挥调度系统具体步骤包括信息规划、系统开发、交付运维3个阶段：①信息规划，发展方向、规模和发展进程；②系统开发，包括功能需求、系统设计以及系统实施与试运行，是系统建设的具体步骤；③系统运维，包括组织与管理、系统评价、系统纠错性维护、适应性维护、完善性维护、预防性维护等。系统建设流程见图3-2-3。

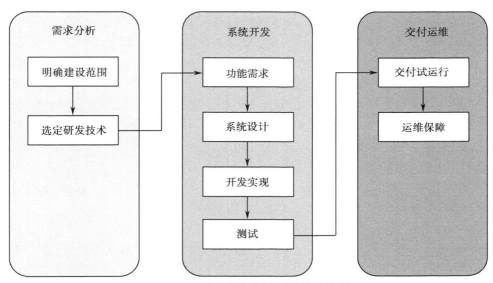

图 3-2-3　急救指挥调度系统建设流程

2. 建设范围　①应对急救中心的软硬件配套设施进行摸底，对急救中心调度管理制度、流程、现有设备及环境、信息化情况、发展规划进行调研，对药品、耗材管理系统等应用规划的评估；②应用用例分析等方式建立呼救、受理、调度、事件管理、车辆管理、药品耗材等资源管理，以及调度员、医师、护士、司机、管理人员、系统维护人员等角色的相关功能模型，通过模型取得应用系统承建方与建设方的一致意见；③强化业务相关性调研，因急救调度系统与“110”“119”“120”等系统的相关性，故这些应用系统应作为接口设计的相关依据。

3. 技术选择　技术选择包括决定系统的开发语言、数据库选用、技术架构等。①对于急救指挥调度系统的影响，包括对语言的广泛性、后续维护升级的可支持性、不同系统平台的可移植性、开发成本；②对于数据库的选择应考虑可靠性、稳定性、经济性及使用广泛性、过程等多方面因素；③技术架构可在 C/S 和 B/S 之间选择，C/S 结构可以通过客户端程序合理将系统服务分配到不同客户端。B/S 优势体现在部署的方便性上，客户端几乎是零部署，但是跨浏览器使用适配和安全性上都存在一定风险。

4. 系统设计及实现

(1) 系统软件概要设计：在急救指挥调度系统总体规划的前提下进行，主要依据包括调度系统的总体规划、需求分析、信息化现状及建设目标、医院信息平台接口及相关应用的概要设计与接口规范。

(2) 系统软件的详细设计：依据技术模型，进行深入、详细的设计和实现。同时，兼顾与急救中心其他应用系统和硬件设备的兼容性。

（3）基础设备和基础软件的选择：系统应用部署于通用的硬件服务器,通过通用的网络基础设施提供网络连接,以及网络安全设备提供基础安全保障。数据库推荐采用 Oracle、MySQL、SQLServer 等主流的数据库。

5. 系统测试 在实际环境中部署和运行之前,应对产品进行充分测试,包括业务功能测试、标准接口交互测试及性能、安全测试。测试人员应参与急救调度系统的需求调用与分析,明确功能需求和信息交互接口需求,根据功能与信息交互需求进行测试案例的编写。测试方法应采用单元测试和基础测试相结合。单元测试是对功能模块的测试,在编制过程中由编写者或设计者运行程序以自检的过程。集成测试是针对系统的功能进行的测试,并针对系统的时效性、稳定性、安全性等进行性能测试。

6. 试运行和交付 系统在试运行前应对调度员、医师、护士、司机及管理人员进行相关操作技能的培训,保证在系统切换时快捷、顺畅与安全,做好系统的风险识别和风险对策。

7. 运维保障 包括信息系统和基础硬件设施,应分别制定相关运维方案和维护计划,检查运行维护情况和服务质量,督导、协调各项工作,保持运行维护良好的执行。定期评估急救指挥调度系统的运行状况,包括软件和数据设备的功能、性能、交互接口的运行情况。

（六）建设关键点

建设一个现代化的急救指挥调度系统,建设关键点如下。

1. 呼救电话舒畅 在指挥中心与市话网之间建立容量大、质量高的电话通路,确保 120 呼救电话线路顺畅。

2. 计算机辅助 在指挥中心内建立有限话务系统与急救指挥调度系统,以便辅助中心受理调度员快速、准确受理,科学指定急救员,合理调度急救力量。

3. 联通通信 在指挥中心与全市各站点之间建立话务通信与数字通信网络,是指挥中心的指挥调度系统与各站点的专线话务及计算机联网——使指挥中心对各站点的指挥调度能快速顺利地实施。

4. 有机结合 与车载定位系统、车载导航系统、视频监控对讲系统、无线通信与调度系统、自动呼救等系统有机结合。

（七）建设注意事项

在建设新的系统的同时,应考虑到原有投资设备的可利用性。新系统在建设并完全开通后,原有系统不能立即拆除,应在一段时间内作为新系统的备份系统,一旦新的系统出现短时间不可恢复的故障,应立即启用原有系统工作,以确保"120"呼救受理的正常进行。

二、急救车载系统

（一）概述

急救车载系统旨在通过任务管理、患者管理、车载检验/检查数据采集、抢救记录、车载病历书写等统一管理,实现急救过程的全流程信息化和智能化管理,为急救车转运和救治过程提供信息化工具。

（二）建设背景

1. 现状分析 我国人民生活水平不断提高,老龄化进程加快;各种自然灾害和事故时有发生,对急救服务提出了更高的要求。在争分夺秒的院外急救中,第一时间到达患者身边的往往是急救车。而急救车载系统能够在关键时刻帮助医师更好地了解患者的状况、尽快到达施救地点提供救治。然而,目前的急救车数量并不能完全满足日益增长的救护需要,同时,由于受车载信息系统的制约,对急救车的反应时间、速度、质量等方面产生的质疑,甚至引发医患纠纷。急救车载信息系统通常是仅具有通话与定位作用的"老三样"——手持电话、车载电话和全球定位系统(GPS)。在当前城市交通日益拥挤的情况下,这种装备水平不但无法满足运行路线的智能计算,进而缩短行驶时间,也无法实现在线诊断和图像传输,进而导致在发生医患纠纷的时候,难以提供有力证据。

2. 需求分析　院前急救数据实时传输的需求,包括急救过程的车载轨迹、车载视频、医疗设备数据的实时准确传输。数据应符合行业标准与规范的实时要求。

(1) 全面的急救数据记录需求:急救车载系统是急救中心和医院急诊获取院前急救数据的重要通道。包括患者生命体征数据、车载检验检查数据、多角度的急救过程视频和实时音视频数据,保证数据全面性,保障院前院内的数据互通互联。

(2) 抢救/急救记录和患者交接信息数字化需求:紧急抢救过程中,需要准确记录抢救措施、病情变化、患者生命体征等信息,但是目前大量院前急救数据仍然依赖手工记录,医师每天需要记录大量的医疗数据和护理文书,给急救工作带来极大的不便利,并且在患者交接过程中容易产生误差。急救车在抢救过程中的数字化处理,能够更好地满足抢救记录和患者交接的需要。

(三) 建设原则

1. 急救数据实时传输　院前急救车载信息化是针对急救的"急"的特点,提高急救车行驶轨迹的实时上传,强化急救过程医疗数据的传输质量,优化急救数据的传输效率。

2. 车载病历记录便捷高效　急救病历是急救工作的重要环节,在紧急情况下,要不断提高车载病历记录的书写便捷性,从而不断提高急救病历质量。

3. 急救工作质控严谨　急救工作是对患者进行紧急救治和危重抢救的过程,采取合理的救治措施和抢救用药,建立急救任务事件链概念,规范急救过程的医疗行为,有效提升急救工作的质量。

4. 急救数据共享互联　急救信息是院内急诊提前预知患者信息的重要途径,合理高效的信息共享,将对院内急诊抢救患者起到重要作用,提高急救信息利用率,并有助于强化整体急救抢救能力。

(四) 建设内容

急救车载系统建设内容应覆盖车辆轨迹的实时传输、车载视频的实时查看和回顾、医疗设备数据的实时采集、急救任务管理、抢救记录和病历书写等业务(图 3-2-4)。

1. 全过程车辆轨迹跟踪　对于急救中心来说,急救车辆的行驶轨迹是一项辅助急救调度的重要依据。将急救车行驶轨迹实时传输到急救中心的调度系统中,包括急救车辆的行驶轨迹坐标、当前坐标对应的时间点、当前轨迹所属急救车车牌号。

2. 急救视频实时传输　急救过程的实时视频是远程指导救治患者、远程指挥灾难现场和远程处理突发事件的重要渠道。急救车驾驶舱视频、急救车医疗舱视频、急救车两侧视频和急救车后方视频都关系到急救过程的每一个细节。

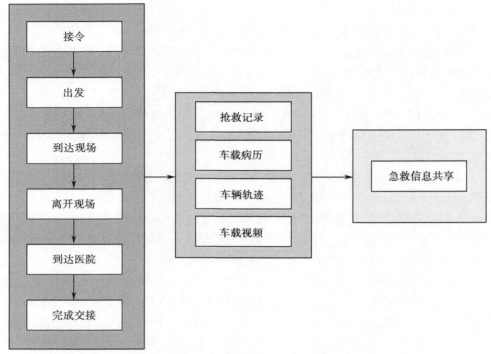

图 3-2-4　急救车载系统业务流程

3. 医疗设备数据的实时采集　远程指导救治患者时,需要医疗设备的检验/检查数据实时传输给远程指导端。具体包括除颤监护仪的心率、血压(舒张压/收缩压)、体温、血氧饱和度、实时心电波形、心电图机输出的心电图、快速血检的参数数据、呼吸机的波形和参数数据等,这些都需要急救车载系统实时准确进行传输,打破急救车信息孤岛状况。

4. 急救任务管理　急救任务的完成,需要系统能够及时准确接收急救任务并进行提醒。同时,急救任务信息也是急救工作质控的重要数据来源。包括任务号、患者姓名、性别、年龄、呼救原因、呼救人姓名、呼救电话、现场地址、是否需要担架等信息,以及来电时间、接令时间、出发时间、到达现场时间、离开现场时间和送达医院时间。

5. 抢救记录结构化记录　抢救是一项紧急、细致、严谨的临床业务,结构化的抢救记录有利于急救车载电子病历书写和病案分析。具体包括抢救时间、抢救措施、抢救用药、病情变化、生命体征等信息。这些都需要信息化手段执行和管理。

6. 车载电子病历书写　急救车载电子病历是急救工作的一部分,在患者病情稳定的情况下,可以在急救车上书写急救电子病历。包括任务信息、患者信息、急救单元信息(急救车牌号、医生、护士、司机、担架工)、初步印象、现病史、既往史、体格检查、专科检查、抢救记录和辅助检查(心电图、血糖等)等。

(五) 建设流程

急救车载系统建设,是一个在院前急救信息化建设总体战略指导下,不断改进和发展的过程,必须以急救车、患者和急救中心、医院为核心,通过业务分析,明确急救车载业务过程中的需求,建立急救车载医疗业务模型和信息系统模型,促进急救车上抢救业务的流程优化和服务整合,实现急救车载医疗业务的信息化建设。

1. 建设范围　急救车载系统建设范围,包括两大部分:业务建设部分和技术建设部分。业务建设部分,包括急救车辆轨迹传输、车载视频传输、医疗数据采集和传输、抢救记录填写和电子病历书写等业务建设。技术建设部分,包括网络和安全建设、硬件准备(车载移动设备、摄像头、GPS 模块、网络终端、智能设备、车载主机)及相应软件的安装设置。

2. 技术选择　为了使急救车载的业务信息管理系统能够更快地完成部署、更灵活地应对急救车载业务的变化和扩展,急救车载系统采用以平台架构设计为基础、子业务采用微型服务的架构方式。子业务模块采用 Linux 操作系统或 Windows 操作系统、前端采用 Web、C# 等开发技术,后端采用 C++ 开发技术。

3. 系统设计　为提高急救车载数据的利用率,充分合理利用急救车载数据资源,急救车上的医疗业务信息系统需要完成急救调度、急救电子病历、急救协同救治等业务应用的协同设计,同时需要与急救中心、院内急诊系统、HIS、检验、药房等现有系统进行无缝对接。

4. 系统开发　在开发人员充分理解急救车载业务流程和需求后,开发团队全面进行系统的开发,将急救车载系统分成系统级开发和业务模块级开发,在开发过程中,保证各个子业务模块化应用与整体系统之间顺畅调试运行。

5. 系统测试　系统测试是保证一个系统正常运行的基础,测试人员应该在系统需求分析阶段和系统不断调整过程中及时跟进。测试人员在充分了解业务后,及时准备好测试用例,并搭建好测试环境,采用各种测试方法验证系统是否达到测试预期结果。在测试过程中如果发现问题,及时反馈相应人员,做好测试记录和归档,直至测试完成。

6. 试运行和交付　准备好试运行环境,包括网络、应用服务器、数据库服务器、各种硬件设备,同时部署好相应的软件,做好相应的系统设置。同时,为了更好地完成系统运行目标,缩短系统上线周期,需要完成系统各个角色的使用培训。在系统正常运行一段时间后,确定整个系统运行流畅,即可完成系统交付。

(六) 建设关键点

1. 院前数据实时交互　急救车载系统的数据可以促进急救中心更好地调度资源,以便院内充分掌握患者医疗数据。保证院前急救车载系统的数据与急救中心及院内做好交互,是系统建设的关键点。

2. 急救记录快速便捷　急救过程中医疗数据和患者信息能否快速准确录入到系统中,是影响急救车载系统应用和推广的关键。可以借助语音识别、系统对接自动获取信息、进行数据自动采集等,实现抢救记录、患者信息、任务信息、病历信息等的快速录入,提高数据录入效率。

3. 设备数据准确获取　系统中硬件设备、医疗设备数据采集和传输是急救调度及医疗业务数据的重要部分。对这些数据的准确获取,可以实现远程协同救治查看,也是急救资源调度的判断依据。

(七) 建设注意事项

1. 注重规范急救数据标准　急救车载系统应当采用规范、统一的设计标准,遵循国家和行业发布的相关标准和规范,既要着眼于信息交互的规范安全,又要兼顾效率问题,实现急救车载系统全流程标准化、数字化管理。

2. 选择合适的隐私保护技术　急救交互数据安全与隐私保护服务,包括用户权限、关键信息加密、脱敏技术、身份认证、角色授权和电子签名,以及时间戳等安全措施。其次,急救车载系统是通过移动通信技术与院内信息系统或急救中心指挥调度系统对接,在网络配置中需要进行策略的配置和应用,保证网络安全。

3. 加强急救车载数据治理　急救车在抢救过程中,除了业务方面结构化的急救医疗数据以外,还有硬件设备和医疗设备的自动运行数据、环境数据,以及个人健康数据的收集和治理,从而形成院前急救车载系统可分析利用的数据资源库。

三、急救电子病历系统

(一) 概述

急救电子病历系统是指急救医务人员在紧急救治和危重抢救过程中,使用系统生成的文字、符号、图表、数字及影像等数字化信息,实现医疗记录的存储、管理、传输和重现的病历记录形式。包括病历填写、病历审核、病案归档、病案统计和统计分析等业务内容,可以有效提高院前急救医疗的工作效率,提高院前急救医疗质量和院前急救工作的管理水平。

(二) 建设背景

1. 现状分析　急救病历,是院前急救医护人员对患者的发病过程、现场目击实景和现场救治情况所做的文字记录,是院前急救医师诊断和治疗疾病,以及与院内医护人员进行病患交接的重要依据,也是医疗、科研、教学的重要资料,同时,也是探索疾病规律和处理医疗纠纷的重要法律依据。所以,急救病历是院前急救质量和效率的重要体现指标。

但是,目前急救病历普遍存在一些问题,比如,急救时间链逻辑错误。院前急救是一项与时间赛跑的工作,在短时间内处理各类急重任务时难免会出现错乱;在一些没有启用急救电子病历的急救中心,医师仍然采用纸质手工书写病历,由于抢救患者时间紧迫、车辆颠簸、患者人数多等原因,往往会出现书写不清楚、涂改不规范;患者家属情绪激动、患者病情危急或者第一目击者不愿意配合等原因,导致主诉、既往史、现病史记录不准确等。这些问题的存在,都影响急救病历的质量,导致一些疾病的诊断不准确,或出现误诊、漏诊,同时,也会影响院内医护人员对患者的救援、救治过程,造成疾病演变出现判断倒错、治疗错误、后续治疗方向错误等严重后果。

2. 需求分析

(1) 优化急救业务流程的需求:将院前急救管理和业务流程固化到急救电子病历中,保证急救医疗数据的信息共享,优化急救医疗业务流程。从病历书写、病历审核、病案归档、病案统计及统计分析等业务方面,提高医护人员的工作效率。

(2) 提升急救电子病历质控严谨性需求:需要保障急救医疗质量安全监管和分析的有效执行,实时监管医疗质量,形成可以量化的数据指标质控模式,实现多级质控体系建设,建立完整的、可追溯的闭环质控流程。

(3) 促进急救病历数据更好地满足科研需求:规划急救数据科研一体化建设模式,利用急救电子病历系统进行突发事件、疾病种类的查询与统计,改善人工查询耗时长的状况,提高突发事件的上报效率和院前急救数据的科研价值。

（三）基本原则

1. 遵循数据标准　急救电子病历系统,必须基于电子病历系统建设的基础数据,进一步完善院前急救数据标准体系。急救电子病历模板,必须依从标准数据体系,标准数据体系来源于国家或者地方的相关标准。急救电子病历系统以信息交换共享为目标,消除"信息孤岛",为院前院内信息互联互通提供保障。

2. 支撑急救业务　急救电子病历系统,是急救工作中的常用工具,系统建设要以贴近临床使用习惯为前提,以界面简洁、布局清晰、操作方便为设计原则,最大限度地简化工作,提高急救病历的书写效率。

3. 强化权限管理　急救电子病历中涵盖了患者的急救过程、诊疗信息和患者信息,所以急救电子病历在输出病历信息时,需要建立严谨、完善的申报流程和权限管理机制。涉及到第三方系统调用时,需要保存完整的数据调用日志,从而保障急救电子病历的安全性。

（四）建设内容

急救电子病历系统,应包括病历书写、病历审核、病案质控、病案管理及病案统计等(图3-2-5)。通过严谨的急救电子病历管理流程,提高急救电子病历质量和院前急救病案质控能力。

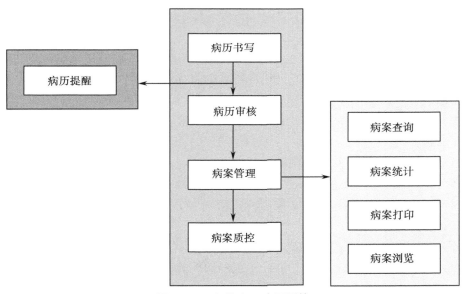

图 3-2-5　急救电子病历系统

1. 病历书写　病历书写按照《病历书写基本规范》要求,确保病历书写及时、完整和规范。病历内容,包括患者急救任务信息(含任务号、来电时间、发单时间、接令时间、出发时间、到达现场时间、离开现场时间和到达医院时间)、患者信息(含姓名、性别、年龄、来电主诉)、初步印象、既往史、现病史、体格检查和专科检查等业务信息,对不合理项目要及时提醒。

2. 病历审核　病历审核是电子病历的重要环节。一份质量好的急救电子病历,不仅体现医师的诊疗技术水平,也反映急救中心经营管理水平。通过病历审核发现存在的问题,有针对性地开展监督,促进院前急救工作更加规范。审核过程中要保留审核人、审核时间、不合格项目、审核意见,体现病历审核的及时性、完整性、逻辑性、合理性和规范性。

3. **病案质控**　通过制定电子病历的质控目标、文书书写的起始时间点,以及关键流程中的关键节点内容进行质控,并可查看电子病历的质控情况。

4. **病案管理**　病案管理需要在符合具体功能、适宜技术、业务流程和建设要求的基础上,建设具体的系统内容,包括病案查询和浏览,使用者可通过自定义查询条件实现对急救电子病历关键内容的查询;病案统计报表,可以统计急救任务流水单、危重患者占比、抢救成功率、病种等,并形成统计报表,这些是能够及时、准确地反映院前医疗质量和工作效率的信息,并为院前急救业务管理者提供决策支持。

(五) 建设流程

1. **建设范围**　院前急救电子病历建设小组通过对急救医师、医务处管理人员、病案管理人员的业务调研和需求调研,结合与其他信息系统的信息集成内容,梳理并规范业务流程,明确院前急救病历信息化的建设范围。形成急救电子病历书写、病历审核、病案质控等应用的需求说明书和建设方案书。

2. **技术选择**　急救电子病历系统应具备专用病历编辑器,支持病历模板自定义,支持各种格式信息的录入。包括文本信息、图片信息、声音信息、视频信息等,支持数据结构化处理。病案质控管理,应具备病案质控知识库,利用各类医学库、标准库等知识库辅助病案质量控制,提高病案质量管理水平。

3. **系统设计**　从架构设计上,整体设计流程需严格按照医院相关规范和个性化流程需求,以保证系统的规范性、完整性和可执行性;在数据库设计上,应当根据急救中心业务量和未来发展趋势计算数据库规模,合理划分系统所用表空间;从系统使用、安装和运维等方面考虑系统的可维护性,分析各种类型对外数据接口的具体情况,达到兼顾系统灵活性、可扩展性和安全性。

4. **系统开发**　根据软件设计说明书进行具体功能设计和开发实现。对于急救电子病历格式,应当组织熟悉急救业务的医护人员和其他相关人员进行病历格式讨论(病历格式包括体现内容、纸张大小、页眉、页边距等)。软件功能实现后,应准备网络、软件环境和硬件环境进行下一步的系统测试。

5. **系统测试**　在测试之前应做好各项准备工作,包括测试人员在需求分析、系统设计及流程理解的基础上形成测试用例,进行系统的功能测试和集成测试,并形成规范的测试文档。通过客观分析和评估测试结果,跟踪不符合测试指标的问题,并进行分级、分类管理,逐次解决,最终确保所有问题得以解决。

6. **试运行和交付**　当急救电子病历系统在急救中心部署完毕并测试完毕后,进入系统试运行阶段。根据急救电子病历系统的使用流程,进行多次模拟演练。若应用过程中出现问题,则由系统使用人员进行记录总结,并联合项目实施人员及时解决问题,之后正式上线运行。急救中心相关领导确认系统符合要求时,正式交付使用。

7. **运维保障**　急救中心的业务是 7×24 小时全年无休,为了保障急救电子病历系统更好地运行,需要系统运维提供不间断的服务。急救中心应做好日常运维模式和应急运维模式,由信息科专人负责。

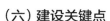

（六）建设关键点

1. 严格遵守电子病历相关标准　为了满足急救电子病历共享和院内信息系统的互通互联,急救电子病历严格遵守《电子病历基本数据集》(WS 445—2014),实现电子病历系统中用到的数据元素或代码高度符合标准,按照标准化数据格式进行临床数据的采集、整理和分析。

2. 符合院前急救医疗业务流程　医院使用的电子病历系统主要体现完整性与逻辑性,但是院前急救病历有特殊要求和核心问题需要解决。所以,院前急救电子病历系统需要在前期调研时,进行详细分析和归纳总结,建立符合院前急救业务流程的模型。

3. 建立急救病案质控体系　院前急救业务流程相对较短,但是记录的内容类别却相对较多。需要建立医师自查、医师组长审查、质控科抽查的管理监督办法,实现急救电子病历多级质控体系,从而减少病历缺填、误填和错填,及时纠正病历中存在的问题,有效提高急救电子病历的准确性和完整性。

（七）建设注意事项

院前急救电子病历系统所包含的模板类型根据出车类型、突发事件类型、病症类型等的不同,所填写的内容也不同,所以在做院前急救电子病历时,需要对各种不同应用场景,进行调研,制作相应的病历模板,从而提高病历填写效率,降低出错率。

四、急救可视化指挥系统

（一）概述

急救可视化指挥系统,是以展示急救车辆数据、患者信息、医护司(医生、护士、司机)信息、生命体征数据、音视频数据等多种功能为一体,实现急救过程多维度可视化,支持急救资源调配和急救过程指导的管理系统。

（二）建设背景

1. 现状分析　院前急救是指急、重、危伤病员进入医院以前的医疗救护,它作为急诊医疗服务体系(emergency medical service system,EMSS)的重要组成部分,不仅可以反映国家对急救工作的重视程度,还可在一定程度上决定抢救的成功率。虽然,目前我国的院前急救水平与发达国家相比仍存在差距,但是,随着我国急救医学的长足发展,院前急救正日益受到广泛关注并呈现良好的发展趋势。其中,在院前急救专业人员配置和培训、公民自救互救教育、急救网络建设、通信及运输管理等方面,已经进行了有益的探索和尝试。然而,急救中心管理人员对急救现场的多方位数据尚缺乏有效的技术掌握,对急救数据的科研利用较少,这一方面影响救治效果,另一方面降低急救数据的利用率。

2. 需求分析

(1)急救任务管理需求:随着急救中心管理者科学理念的不断提升、管理水平的提高和信息化知识的扩展,目标管理和精细化管理所需的信息支撑需求也更加迫切、更加广泛、更加个性化。急救中心不仅要提升业务水平,同时也需要全面掌握运营情况,包括当前总任务量、不同出车类型数量、每个行政区域报警数量、当前危重患者数量等。

(2)急救过程管理需求:急救中心视频管理可以有助于医师医疗行为规范、护士护理行为到位、司机驾驶行为快速而安全等,这些都需要视频数据的支持。通过预置位镜头,包括驾驶舱、医疗舱和车前车后的摄像头等,达到急救过程的全方位呈现,可以实时纠正不规范的行为。

(3)综合多维数据需求:建立患者信息、病情危重程度、生命体征、急救过程视频、医护司(医生、护士、司机)信息综合视图,形成急救数据的全方位、多维度综合统计,提高急救中心与急救车之间业务的"零距离接触"。

(三) 基本原则

1. 以数据为基础 急救可视化指挥系统以患者、急救车、医护司(医生、护士、司机)、医疗设备等作为系统数据来源,对四者数据综合显示,须全面展示急救过程数据,可以从不同维度掌握急救过程。

2. 优化资源管理 全方位的急救过程数据、多类型的急救信息,以及不同类型的医疗设备数据,为急救中心管理者提供了更多可视化数据,可合理并最大化利用急救资源,提高急救医疗服务的效率和质量,从"终末管理"转变成"超前阈值管理"。

3. 促进培训管理 在急救过程管理和优化急救资源的基础上,将急救过程中的数据利用率最大化,实现急救中心培训管理的目标,将医师、护士、司机等核心人才资源和急救过程数据相互渗透,加强培训管理,提高急救中心医护司(医生、护士、司机)的业务能力。

(四) 建设内容

急救可视化指挥系统应包括急救车辆数据、患者信息、医护司(医生、护士、司机)信息、车载检验/检查、音视频数据等实时展示和存储管理(图3-2-6)。

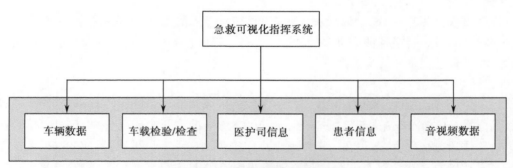

图 3-2-6 急救可视化指挥系统

1. 车辆数据显示 系统须提供车辆信息,包括车牌号、当前任务号、当前工作状态、当前实时轨迹、车载视频,可以通过可视化指挥系统,全面展示车辆多维度数据信息,为车辆调度提供直观的信息支持。

2. 车载检验/检查数据显示 支持多位患者的车载检验/检查数据显示在同一个屏幕上,可以通过车牌号进行区分,实现与车载医疗设备的连接,完成医疗设备数据采集传输结果可视化显示。

3. 医护司(医生、护士、司机)工作状态展示 提供所有当班医护司(医生、护士、司机)实时工作状态展示,包括所有医护司(医生、护士、司机)姓名、联系方式、当前任务完成节点状态等。如果某组急救单元不在线,可以通过联系方式实时联系,实现实时、全面、多维了解医护司(医生、护士、司机)工作状态。

4. 患者信息显示　提供多个患者信息展示,包括患者姓名、年龄、姓名、生命体征和呼救电话、病情危重程度等信息。系统可以根据生命体征危急值报警进行临床处置措施提醒。

5. 音视频沟通　系统可以提供急救中心与急救车双向音视频沟通功能。包括呼叫对方、接收呼叫、拒绝呼叫、静音、音视频通话、文字沟通和图片,以及文件传输等多种方式操作,保证沟通过程顺畅。

(五)建设流程

1. 建设范围　确定急救可视化指挥系统的建设范围,需要首先确定急救中心的总体建设目标,避免业务内容没有覆盖,导致与急救中心需求发生冲突或出现空白点,影响急救中心总体信息化建设目标,使项目工期、成本、质量目标实现出现风险。

2. 技术选择　系统架构可采用 B/S 架构或者 C/S 架构,前台开发语音可采用 JSP、NET、PHP 等,后台开发语音包括 Java、C++ 等。数据库可以根据当前急救中心业务量选择 Oracle、SQLServer、MySQL 等。

3. 系统设计　系统设计包括概要设计和详细设计,概要设计需要根据调研结果建立业务模型,进行流程设计、概要设计、详细设计等功能设计。

4. 系统开发　结合急救调度系统、急救车载系统和急救电子病历系统,进行系统对接和数据获取,并规划在现有基础上的系统扩展性并完成代码实现。

5. 系统测试　测试是保证软件运行正确和稳定的重要手段。在项目实施过程中,测试过程应贯穿于项目实施全过程。发生需求变更时,要考虑新功能验证并编制测试用例验证变更功能的正确性,并做好测试记录,直到项目中所有问题都解决。

6. 试运行和交付　试运行前环境准备包括基础数据准备、系统初始化配置、系统部署、制定系统切换预案和应急预案等。同时,对参与试运行人员、试运行业务和试运行标准进行详细计划。试运行阶段,系统能够满足医院信息化整体建设运行需求时,由采购单位进行最终验收。

7. 运维保障　建设方要制定 7×24 小时运维服务计划,服务方式包括电话支持、现场支持和远程支持等。

(六)建设关键点

随着院前急救信息化水平不断提升,依托急救中心的信息化子系统支撑,通过子系统获取的数据做好接口规划,做好数据标准化和统一化。

(七)建设注意事项

系统对于网络条件、硬件兼容性和软件环境要求相对较高,在系统设计过程中要特别注意软/硬件系统的兼容性。同时,为保证当前急救可视化指挥系统的正常运行,提前对网络要求做好准备。

五、急救协同救治系统

(一)概述

急救协同救治系统,旨在通过信息化手段,依托急救车载信息、患者信息、急救记录、车载检验检测数据,实现专家和急救车的实时沟通和协同救治,提高救治成功率,实现上车即可得到院内专家的专业救治指导。

(二)建设背景

1. 现状分析　随着网络技术、计算机技术和多媒体技术的迅速发展,远程医疗即应用远程通信技术来交互式传递信息,以开展远距离医疗服务,是一种将现代医学、计算机技术和通信技术紧密结合的新型医疗服务模式。我国幅员辽阔、人口众多,医疗水平发展不平衡,三级医院多分布在大中城市,高、精、尖的医疗设备也以大中城市分布居多,边远地区的医疗条件相对比较落后。国家卫生健康委员会公布的数据表明,目前全国80%的医疗资源集中在大城市,其中的30%又集中在三级医院。在急救过程中,遇到疑难病种时,更加需要通过急救协同来救治患者,然而,大多通过使用传统的电话、微信等手段,远程协助急救医师救治患者,并没有专业的信息化系统进行数据标准规范和沟通过程记录。

2. 需求分析

(1)多维度的诊疗依据:在协同过程中,丰富的诊疗依据可以提高专家的诊断正确性。诊疗依据需要包括患者基本信息、实时生命体征变化、首份心电图、监护数据、POCT检验结果及急救过程画面等。

(2)流畅的车载网络条件:搭建稳定流程的车载网络环境,是急救协同救治的基础条件,也是至关重要的条件。系统通过稳定流畅的车载网络环境,保障车载数据拥有一条畅通无阻的沟通环境。

(3)多种协同救治方式:系统提供的协同救治方式是影响协同救治效果的关键因素。协同救治方式需要包括音视频沟通、文字沟通、图片和文件传输、电子白板和共享屏幕等。

(三)基本原则

1. 数据标准规范　协同过程中数据要客观真实、标准规范,确保信息有充分的依据。数据应符合行业标准和规范要求,为协同救治提供可靠数据基础。

2. 网络安全可靠　急救协同救治依赖协同移动通信网络,系统要做好网络的安全方案与院内系统进行衔接,保障网络的安全性。

3. 系统互通互联　急救协同救治系统应能够与其他系统或应用软件实现相互间的数据共享互用,达到互联互通的业务协同救治的目的。

(四)建设内容

利用4G/5G网络技术、音视频压缩技术、数据传输等技术,针对急救协同救治所需要的,基础且重要的诊疗依据,实现精准协同,提高救治成功率。急救协同救治流程如图3-2-7所示,通过4G/5G网络建立双向音视频及信息互动,实现急救多维度协同。

1. 车载数据实时传输　车载数据是急救协同救治的数据基础,需要包括患者信息、急救车载视频、图片、文件、首份心电图、POCT结果、CT影像等数据,须保证数据的实时传输,专家可根据急救车上信息进行诊断,并给出诊断建议。

2. 车辆网络化改造　依靠信息化手段将急救车辆进行网络化改造,整合区域内公共卫生服务资源的有效形式,逐步建立统一高效、资源融合、互通互联、信息共享、使用便捷的协同救治系统。

3. 急救协同交互　急救过程的交互信息畅通,是保证急救协同有效进行的基础,可以通过便捷、快速的技术手段实现急救协同交互效果。

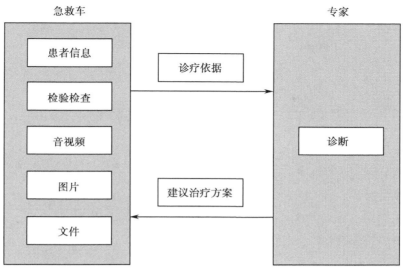

图 3-2-7 急救协同救治流程

（五）建设流程

1. 建设范围 急救协同救治系统的建设范围分为两部分：软件系统建设和硬件部署连接。软件系统建设主要包括患者信息管理、检验 / 检查数据传输、音视频沟通过程记录等。硬件部署包括检验 / 检查数据采集终端、音视频设备和主机等。

2. 技术选择 系统架构可采用 B/S 架构或者 C/S 架构，前台开发语音可采用 JSP、NET、PHP 等，后台开发语音包括 Java、C++ 等。数据库可以根据当前急救中心业务量选择 Oracle、SQLServer、MySQL 等。

3. 系统设计 系统设计包括概要设计和详细设计，概要设计需要根据调研结果建立业务模型，进行流程设计、概要设计、详细设计等功能设计。

4. 系统开发 结合网络传输技术和视频会议技术等，进行系统对接和数据获取，并规划在现有基础上的系统扩展性并完成代码实现。

5. 系统测试 测试是保证软件运行正确和稳定的重要手段。在项目实施过程中，测试过程应贯穿到项目实施全过程。发生需求变更时，要考虑新功能验证并编制测试用例验证变更功能的正确性，并做好测试记录，直到项目中所有问题都解决。

6. 试运行和交付 对参与试运行人员、试运行业务和试运行标准进行详细计划。试运行阶段能够满足医院信息化整体建设运行需求时，由采购单位进行最终验收。

7. 运维保障 建设方要制定 7×24 小时运维服务计划，服务方式包括电话支持、现场支持和远程支持等。

（六）建设关键点

急救过程院前急救和院内系统的数据交互，可以保证危重患者提前得到诊治指导。保持急救车和急诊科之间良好的数据交互，是系统建设的关键点。

（七）建设注意事项

急救协同救治过程中应当采用规范的数据设计标准，遵循国家和行业发布的相关标准和规范,既要考虑到信息交互的效率问题,又要兼顾信息交互的安全性。

(程少文　罗之谦　杨　航)

第三节　院内急诊医护管理系统

整体建设急诊急救信息化,帮助医院实现急诊急救临床信息化的跨越式发展,院内急诊医护管理系统是重要一环,该系统针对医师诊疗、护士护理业务流程(分诊、诊疗、电子病历、手术、护理、输液、专科中心、质控分析等)进行全程管控,根据不同的角色提供不同的工作路径,有效提升科室管理质量。

一、急诊分诊系统

(一) 建设内容

依据《急诊病人病情分级指导原则(征求意见稿)》(卫医管医疗便函〔2011〕148号),结合急诊分区特点和流程要求,实现具备规范化分诊流程的急诊分诊系统。可通过观察、询问等方式,快速收集来院患者的主诉、生命体征数据、患者评分,实现对患者进行快速分级,在最短的时间内,将患者分配到最合适的诊疗区域。急诊分级知识库可以构建多维临床医学逻辑体系,并提供急诊分诊服务,可将不同症状、体征的患者分配到不同急诊科室或区域。同时,还应使用向导式操作方式,将患者的生命体征通过换算进行自动评分,进而实现推荐患者急诊等级的功能。

(二) 建设要求

需满足《急诊病人病情分级指导原则(征求意见稿)》(卫医管医疗便函〔2011〕148号)中规定的“三区四级”分诊原则建设,具备患者登记、临床信息记录、生命体征、分诊评分、分诊去向等功能。

需满足分诊质控要求,依据分诊后接诊时间的规定,对超时患者进行再评估。

需满足对突发社会群伤事件进行全周期监控,并且实现能进行追溯的群体事件管理。

需满足对绿色通道、“三无人员”等特殊人群进行标记与后期追溯,实现绿色通道管理与“三无人员”管理。

(三) 业务功能

分诊建档、分诊登记、患者主诉、生命体征管理、评分管理、绿色通道管理、三无人员管理、群体事件管理等。

(四) 业务流程

急诊分诊系统流程如图 3-3-1 所示,从患者建档、登记、主诉、评估、生命体征等方面综合判断危重程度级别。

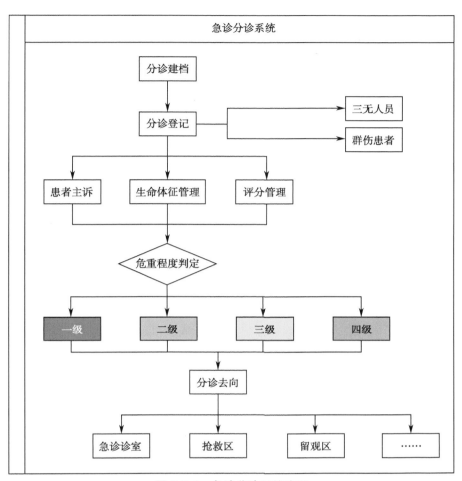

图 3-3-1　急诊分诊系统流程

（五）具体内容

急诊分诊系统在经过建设内容、建设要求、业务功能、业务流程的梳理后,具体实现以下业务内容。

1. **分诊建档**　主要用于初次来院就诊的患者,需要对患者基本信息进行初步记录,进行患者档案创建,同时,也用于先在分诊台进行分诊再去挂号处挂号的流程,先在分诊台建档直接同步患者信息至挂号处。患者基本档案信息包括,患者姓名、出生日期、性别、身份证号码、费别、国籍、民族、现住址、联系电话、紧急联系人、紧急联系电话等内容。

2. **分诊登记**　登记患者每次进行分诊时的重要信息,对患者病情主诉、过敏史、来院方式等信息使用结构化方式,进行快速点选记录,同时也能够对不能通过快速选择的主诉信息进行录入。对特殊患者使用结构化数据进行标记,方便后期进行管理。来院方式包括本院"120"、外院"120"、自行来院、轮椅、平车等,特殊患者包括疫区接触、发热患者等。主诉信息可制作为主诉分类与统一结构化编码字典,建立主诉信息与分诊等级间的对应关系。

3. **生命体征管理**　采集患者在分诊时的生命体征信息进行记录,包括心率、血压、体温、血糖、脉搏、血氧等,对无生命体征迹象患者给予标识。对患者的意识与神志使用结构化选项来记录,包括意识清楚、对声音有反应、对疼痛有反应、无反应等。生命体征信息可定义预警值,在生命体征数值超过预警值时给予明显提示。

4. 分诊评分管理 分诊时对患者进行分诊评分的裁定,使用基于分诊标准的改良早期预警评分(modified early warning score,MEWS)(表 3-3-1)来给予患者分诊等级的推荐,实现分诊的自动分级。而且,实现使用其他评分也可给予分级推荐支持,如 GCS 评分、疼痛评分等。

表 3-3-1　改良早期预警评分(MEWS)

项目	评分/分						
	3	2	1	0	1	2	3
心率/(次·min^{-1})		<40	41~50	51~100	101~110	111~130	>130
收缩压/mmHg	<70	71~80	81~100	101~199		≥200	
呼吸/(次·min^{-1})		<9		9~14	15~20	21~29	≥30
体温/℃		<35		35~38.4		≥38.5	
意识				清楚	对声音有反应	对疼痛有反应	无反应

注:MEWS 评分 5 分是鉴别病情严重程度的最佳临界点,当患者 MEWS>5 分时病情恶化的可能性较大;当患者 MEWS>9 分时,死亡的危险性明显增加,患者外出时必须有医师和责护陪同,并备齐急救用物。

5. 绿色通道管理 主要用于需要建立绿色通道的患者,给予对应的绿色通道标记,并且绿色通道患者可按照先抢救后缴费、先治疗后登记的原则进行流程设计,在登记为绿色通道患者的情况下,能够跳过部分流程,直接进入后续的救治环节,最后进行各环节数据的补录。

6. 群体事件管理 对社会性或突发性群体事件能够给予独立管理,通过建立相对应的群体事件选项来登记群体事件的发生时间、发生地点、事件原因、事件类型等信息,记录该次群体事件的发生过程,并且直接关联或登记相关患者,在患者信息中标明来源于该次群体事件,对事件中无法确认身份的患者直接给予"三无人员"标记,待后期进行追溯。

二、急诊诊疗系统

(一)建设内容

所谓急诊诊疗流程是指从急诊患者到达医院急诊科至患者转出医院急诊科的过程中,所进行的各种诊疗活动的集合。以患者为中心,建立全诊疗周期管理,从医师接诊开始,对患者的初步诊断、诊中筛查、治疗处置、出科转归等业务流程进行设计,实现患者诊疗场景与业务流程的全面覆盖。

(二)建设要求

具备以《国际疾病分类第十一次修订本(ICD-11)》为标准的结构化疾病诊断库,同时支持诊断与鉴别诊断库,并且与 HIS 系统诊断相互同步。

具有急诊处方、检查、检验、治疗、手术等处方和处置的全流程管理,具备处方、处置的录入、审核、分析等功能,并提供药品字典、检验／检查字典、手术／治疗字典、药物过敏、合理用药等知识库内容。

支持以患者为核心,记录患者诊疗周期内的流转情况,包括入科、转诊、转区、出科去向等信息。

具有下达诊断、下达医嘱、查看检验／检查报告、会诊、出入科、转诊、转区、患者管理 8 项功能。

(三) 业务功能

进行患者管理、出入科管理、诊断管理、医嘱管理、检查管理、检验管理、会诊管理等内容设计,搭配申请单、上报管理等衔接功能。

(四) 业务流程

急诊诊疗系统流程如图 3-3-2 所示,系统连接患者管理、医嘱、诊断、会诊等子流程。

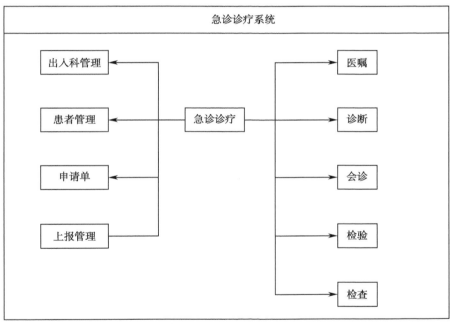

图 3-3-2　急诊诊疗系统流程

(五) 具体内容

急诊诊疗系统在经过建设内容、建设要求、业务功能、业务流程的梳理后,具体实现以下业务内容。

1. 患者管理　用于统一管理系统内的患者,使用“患者列表”的方式进行展示,患者列表信息包括患者姓名、性别、患者 ID、年龄、分诊时间、分诊等级、绿色通道、所属科室、所属区域、入科时间、滞留时间等,再使用患者所在科室与所在区域作为查询条件来查询患者。在诊疗期间,对医师关注的患者关键信息给予明确展示,包括过敏情况、绿色通道、“三无患者”、特殊患者、分诊等级等信息。

2. 出入科管理　主要用于医师将患者接入科或进行出科去向的操作管理,医师能够直接在患者列表中选中患者,将患者进行入科操作,拉入到所属科室中。对诊疗结束的患者进行出科操作,并登记去向信息,去向信息包括出院、转住院、转其他科室、死亡等。

3. 诊断管理 使用《国际疾病分类第十一次修订本(ICD-11)》诊断字典,用于急诊医师对患者下达诊断,下达的诊断分为主要诊断、一般诊断,可同步共享诊断信息给其他系统。

4. 医嘱管理 主要用于医师对患者下达医嘱,具有急诊处方、检查、检验、手术、治疗等处方与处置项目,并形成疾病处置知识库,对患者处置信息能够进行结构化处理,并支持信息共享。对关键或相应级别的药物、检验/检查、治疗、手术等信息,进行医师权限控制,支持不同级别的医师开立不同级别的医嘱。

5. 检验/检查结果查看 实现诊疗过程中,能获取到完整的检验、检查结果与报告,包括数据、图形、图像、趋势分析等内容,可随时查看报告内容,形成检验/检查状态、报告查看、报告提醒、趋势分析、结果引用等功能点,并支持其他系统能够仅引用检验/检查结果内容(可局部引用或全部引用)。

6. 会诊管理 实现医师会诊申请、会诊记录、会诊意见、会诊结果等功能点,为需要进行会诊的患者下达会诊申请,可选择相应科室的会诊医师进行会诊通知。会诊医师参与会诊后,可对本次会诊过程形成会诊记录,会诊医师填写会诊意见,由患者主治医师来填写会诊结果、完成会诊。

7. 申请单管理 申请单需与医嘱信息进行交互,能够根据开具的检验、检查、治疗、手术、会诊、转诊等医嘱情况,自动生成相应的申请单,实现智能开单。或通过手动进行申请单录入,包括检验申请、检查申请、手术申请、治疗申请、病理申请、会诊申请、转诊申请、输血申请等申请单。申请单可使用模板管理与条码管理、打印等功能点操作。

8. 上报管理 按照国家规定的特殊患者上报要求,实现上报管理,系统能对符合上报条件的患者进行上报登记,上报的患者信息可从系统中直接进行引用,包括医嘱、检验、检查、诊断信息等,进行登记后的数据与上报系统进行同步共享。

三、急诊电子病历系统

(一) 建设内容

急诊病历主要由急诊门诊病历和急诊留观病历、急诊抢救病历构成。急诊门诊病历与急诊留观病历、急诊抢救病历的不同,主要在于就诊周期、病历内容侧重点等方面。病历内容侧重点的不同,主要体现在模板的应用上。急诊门诊病历主要分初诊、复诊,其重点为该次诊疗中现病史,以及检验、检查、处方信息。急诊留观病历、急诊抢救病历在急诊门诊病历的基础上,多了每一次抢救或治疗的病程经过,具体到小时、分钟,这部分病历的书写能够很好地体现患者的诊疗经过,实现急诊专科化病历的管理体系。

(二) 建设要求

需依据《病历书写基本规范》要求,支持病历书写及时、完整、规范。需要包括急诊门诊病历、急诊留观病历、急诊抢救病历等。

系统需具备病历书写功能,录入疾病诊断(《国际疾病分类第十一次修订本(ICD-11)》)、处方、处置、检验、检查信息至病历内容中,并可直接引用患者基本信息、处方处置信息、检验/检查信息、知识库的内容。

具有结构化的病历编辑器,使用手工录入、数据录入 2 种方式,并支持文本、语音、图形图像等数据格式。

急诊电子病历需具备主诉、现病史、既往史、体格检查、实验室检查、诊断记录、治疗机会、医嘱等内容。

具有诊断库、医学术语库、病历模板库、病历质控规则库等知识库内容。

(三) 业务功能

病历书写、疾病诊断、模板管理、智能引用、数据元素、病历质控、病历审核、电子签名、病历打印。

(四) 业务流程

急诊电子病历系统流程如图 3-3-3 所示,围绕患者构建急诊门诊病历、急诊留观病历、急诊抢救病历,以及病历质控等。

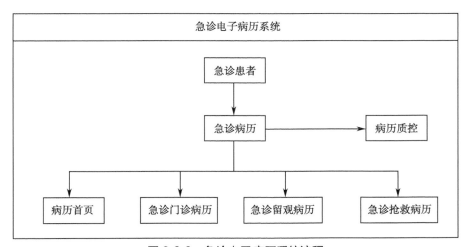

图 3-3-3　急诊电子病历系统流程

(五) 具体内容

急诊电子病历系统在经过建设内容、建设要求、业务功能、业务流程的梳理后,具体实现以下业务内容。

1. 病历书写　依据《病历书写基本规范》要求,确保病历书写及时、完整、规范。内容包括急诊门诊病历、急诊留观病历、急诊抢救病历、病历首页、病程记录、知情同意书、手术同意书、麻醉同意书、病危通知书等。使用结构化的病历书写编辑器进行录入,对图形图像、媒体内容进行标注与调用;使用医学专用符号及表达式功能对修改后的病历保留修改痕迹,可保留多次历史修改痕迹。

2. 信息引用　患者的临床信息数据可直接进行引用,包括患者基本信息、检验信息、检查信息等数据。

3. 诊断录入　可使用诊断库与诊断鉴别库对患者的诊断进行引用编辑。

4. 病历模板　建立各类病历文书模板,经科室审核后,即可作为医师病历书写、病历浏览的工具,各科室可维护独立的模板进行使用。

5. 数据元素　将病历中的各类临床信息转换为数据元素,在病历书写时能够以结构化选择的方式进行处理。将数据元素归类,以数据集的方式应用于结构化病历中。

6. 病历质控　电子病历的质量管理贯穿于电子病历的各个应用环节,利用各类医学库、标准库等知识库,辅助病历质量控制,实现病历智能化质控管理。系统需要支持环节质控与终末质控相结合、自动质控与人工质控相结合的多级质控体系,建立基于电子病历关键节点的病历质控知识库。

7. 病历信息共享　依照国家相关信息标准实现病历信息共享。

四、急诊手术系统

(一)建设内容

急诊手术系统由急诊手术室与急诊手术两方面业务构成。急诊手术,主要由急诊手术与特急手术 2 种手术构成。急诊手术是指病情紧迫,经医师评估后认为需要在最短的时间内进行手术,否则就有生命危险的手术,对患者的救治时间与实时性有非常高的要求。急诊手术系统需要总体建设,以实现患者从手术申请、手术排程、进入手术间、麻醉、进入复苏室,直至离开手术室的全程追踪管理为目的。

(二)建设要求

1. 具备手术申请、排班、手术信息核查、术前访视记录、手术信息共享、器材核对、术中麻醉、复苏监测、术后随访等内容。

2. 具有术前准备、麻醉开始、手术中、麻醉复苏、手术结束 5 个环节监控。

3. 具有麻醉前探视评估记录单、术前访视记录单、麻醉知情同意书、麻醉治疗计划书、术中麻醉记录、术后镇痛单、麻醉复苏单、麻醉小结等麻醉信息管理的功能。

4. 具有术前风险评估、术中风险预警和麻醉复苏效果评估 3 种评估体系。

(三)业务功能

手术申请、手术排程、术前访视、患者核对、器械核对、麻醉记录、手术记录、麻醉复苏、麻醉总结、术后随访、麻醉质控、麻醉文书、毒麻药品管理。

(四)业务流程

急诊手术系统流程如图 3-3-4 所示,包括急诊手术申请、安排、麻醉、手术及术后管理等流程。

(五)具体内容

急诊手术系统在经过建设内容、建设要求、业务功能、业务流程的梳理后,具体实现以下业务内容。

1. 手术申请　医护人员可对患者进行手术申请登记,并直接标记为急诊手术,手术申请可在手术室进行,自动生成手术申请单,通知相应手术室。手术申请包括 3 部分:患者信息、手术信息、麻醉信息。患者信息包括患者姓名、性别、年龄、患者 ID、床号、职业、职务、地址、电话、病情、主要诊断等。手术信息包括拟施手术、手术类型、手术体位、申请手术时间、申请医师、申请日期、手术医师、手术助手、洗手护士、巡回护士、术前禁忌证、术后可能发生的并发症等。麻醉信息包括麻醉方式、美国麻醉医师协会(American Society of Anesthesiologists,ASA)分级、麻醉前用药、麻醉医师、灌注医师、麻醉助手等。根据医院不同、手术不同,申请单内容会稍有不同。

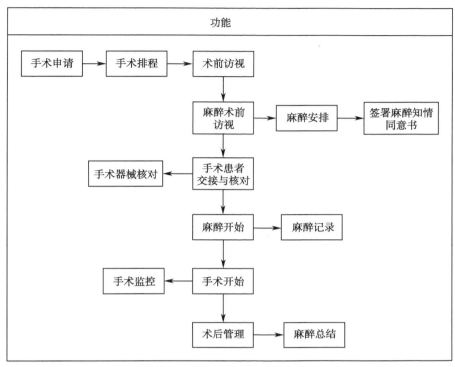

图 3-3-4 急诊手术系统流程

2. 手术排程 对已提交申请的手术进行排程,急诊与特急手术进行优先安排,可对手术申请信息进行再次编辑修改,可预览及打印手术通知单。手术排程可使用排程策略进行自动安排。排程时间表可按天或周进行打印。手术排程信息主要包括计划手术日期与时间、手术间、台次、手术类型、拟施手术、诊断、麻醉方式、手术医师、麻醉医师、申请时间、手术体位等。

3. 术前访视 术前访视包括手术计划、术前访视单,主要用于手术前对患者目前诊疗信息(医嘱、检验、检查、病历、病程记录等)进行查阅,对术前访视单与手术计划的信息进行录入。手术计划信息包括术前检查记录、术前会诊记录、心理状态、手术适应证、指征及禁忌证、术式、麻醉方法、问题与风险对策等。术前访视单信息包括患者姓名、性别、年龄、患者ID、床号、手术日期、接患者时间、麻醉方式、术前诊断、手术名称等信息。

4. 患者核对 手术交接时,需提供手术患者交接核查单,登记患者送入手术间与送回床位时的交接信息。患者交接核查信息包括患者基本信息、手术信息、带入手术室与带回病区的物品信息等,由巡回护士、手术医师、麻醉医师依次进行患者与手术信息的确认。

5. 器械核对 巡回护士与器械护士在术前、关闭体腔前后、缝合皮肤前共同清点器械、敷料、纱布、缝针等手术器械及敷料,并进行记录,对器械与敷料进行管理,保证完整性。使用器械与敷料清点单,进行清点记录与打印。

6. 麻醉访视 麻醉医师在手术前1天对患者情况进行访视与准备,形成麻醉访视记录,包括患者基本信息、既往史、治疗药物、体格检查、辅助检查、心脏功能分级、气道分级、ASA分级、麻醉计划、麻醉方式、麻醉药品、监测项目、风险预测等内容。

7. 麻醉知情同意书　麻醉同意书是麻醉医师在手术医师与患者签署《手术知情同意书》后,与患者进行麻醉前谈话,告知麻醉实施相关状况,并签署麻醉知情同意书。

8. 麻醉计划　用于麻醉医师制定麻醉计划,包括麻醉风险评估、麻醉方式、麻醉药品等内容,并填写麻醉计划附存于病历中。

9. 手术麻醉记录　对麻醉与手术过程进行记录,手术麻醉设备进行数据采集,包括麻醉机、监护仪、呼吸机、输液泵、血气分析仪等设备。手术麻醉记录对术前麻醉用药、术中患者生命体征、术中事件、各种操作、用药记录、输液记录、输血记录等信息进行记录,形成麻醉记录单,麻醉复苏单。对手术过程进行监控,使用手术录像方式进行视频存储,供手术结束后进行回看。

10. 麻醉总结与术后管理　可自动形成麻醉总结与手术总结,总结内容包括麻醉手术危险性分类、麻醉方式、麻醉效果、出室情况等信息。

11. 毒麻药品管理　对毒麻药品进行双人监管,使用统一的毒麻药品管理设备进行管理,取用毒麻药品时需要双人核对,使用监管条码进行全过程管理,使用后的空安瓿进行回收,清点空安瓿数量与使用药品数量。毒麻药品按天进行盘点,记录每天使用量与库存量,与全院药品进行统一管理,实现互联互通。

五、急诊护理系统

(一) 建设内容

医院护理业务主要包括护理记录、体温单、生命体征记录、各类观察记录、事件记录、治疗记录,以及各类护理文书等。急诊护理系统主要从有效患者识别、优化急诊护理流程、患者风险评估、药品使用安全、医嘱移动执行、护理要求规范等几个层面进行建设。抢救患者的生命体征信息直接从监护设备(如呼吸机、血气分析仪、输液泵等)实时采集相关参数,并自动记入护理记录,减轻护士工作量,以直观综合的图形化方式,再现患者的相关信息及主要的医疗事件。以临床医疗为目标的床旁移动信息系统,可实现医嘱及治疗执行的闭环管理,防止执行差错。

(二) 建设要求

1. 具备临床设备的数据采集能力,能够连接急诊临床设备(监护仪、呼吸机、血气分析仪等)进行自动化数据采集。

2. 具备患者身份识别功能,患者临床信息共享,包括医嘱信息、标本信息、执行情况等。

3. 具有医嘱自动转抄、医嘱提醒、医嘱确认、医嘱核对、医嘱执行功能等。

4. 支持急诊护理评估单智能录入,护理记录智能生成,支持信息引用、护理数据结构化管理等。

5. 对患者身份、医嘱及设备使用扫码识别确认的方式进行管理。

(三) 业务功能

床位管理、医嘱转抄、医嘱处理、护理记录、生命体征、液体平衡、护理计划、健康教育、护理提醒、移动护理、护理质控等。

(四) 业务流程

急诊护理系统流程如图 3-3-5 所示,包括护理计划、评估、记录、核对、执行多环节管理。

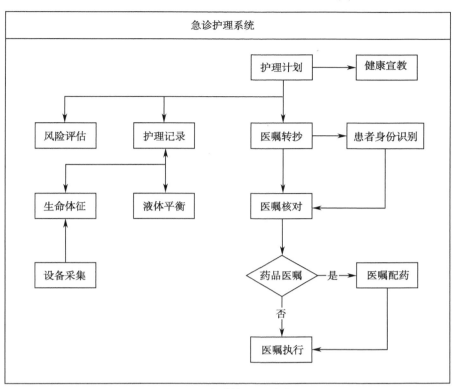

图 3-3-5　急诊护理系统流程

(五) 具体内容

急诊护理系统在经过建设内容、建设要求、业务功能、业务流程的梳理后,具体实现以下业务内容。

1. **患者床位管理**　主要用于管理科室各区域的床位与患者床位分配,在各区域的物理床位的维护进入系统床位字典中,可添加临时用床位,按区域不同进行床位管理。对区域内的患者进行床位分配,床位信息中能够明确展示患者的重要信息,包括床位号、患者姓名、性别、年龄、分诊等级、绿色通道、过敏史、特殊人群等,生命体征在床位卡中可以进行直观预警。支持患者的床位分配、调床、离开、特殊备注、床头卡等功能点。

2. **医嘱转抄**　对医师已下达的医嘱进行自动转抄,通过换算将医嘱按天数、频次进行分餐拆分,确保护士按每次剂量进行医嘱处理。

3. **医嘱处理**　主要用于对患者医嘱进行闭环处理。处理医嘱时先进行患者身份确认。医嘱处理分为药品类医嘱与非药品类医嘱,对于药品类医嘱,需要处理医嘱核对、医嘱配药、医嘱执行三步,非药品类医嘱需要处理医嘱核对、医嘱执行两步。医嘱需按单次进行处理,药品类医嘱执行时,需要录入药品的实入量,并做配伍禁忌审查,配伍不合理的药品系统能给出明确提示。检验类医嘱需要对标本进行采集管理,对非药品的检查、检验、治疗、处置类医嘱,需与临床信息进行共享。对输血医嘱、皮试医嘱进行双人核对管理。

4. **护理记录**　护理记录智能生成或录入,使用结构化的模板进行处理,尽量避免让护士手动录入护理记录,能够从医嘱、检验结果、检查结果、基本信息、知识库等信息中进行引用。可根据不同医院、不同区域制作护理记录单,包括急诊护理单、抢救护理单、留观护理单、危重症护理单。建立临床护理知识库、护理等级规则库、临床术语知识库、护理模板库等相关知识库内容。

5. 生命体征　通过连接患者的床旁医疗设备,实现患者生命体征信息的自动采集。采集数据需经过数据清洗,过滤掉异常或不稳定数据。临床医疗设备包括监护仪、呼吸机、血气分析仪、心电图机等设备。采集参数需要制作采集规则知识库,根据采集规则进行定时采集。设置生命体征预警值与危急值,在采集到的生命体征信息超过或低于预警值时,在界面中进行报警(在超过或低于危急值时,给护士进行提醒通知,并发出报警音)。生命体征信息采集后自动记录到护理记录中。

6. 液体平衡　计算患者的每日出入量与液体平衡。通过医嘱药品与液体进行入量的换算,对饮食形成换算规则知识库,计算每次饮食的入量,自动记录到患者入量信息中。对其他入量与出量手动录入,根据出入量平衡信息计算液体平衡,使用图表方式进行直观展示。每24小时进行液体平衡统计,统计总入量、总出量、总平衡信息。出入量自动记录到护理记录中。

7. 护理计划　护理计划是针对护理诊断制订的具体护理措施,包括护理方案、护理目标、护理措施等,依据患者轻重缓急的程度制订护理问题的解决方案,定义阶段性护理目标,对每个阶段的护理目标制订具体的护理措施。可依据疾病建立护理计划知识库、护理措施知识库,通过知识库直接为相关疾病患者进行护理计划定义。

8. 健康教育　健康教育用于护士对患者进行对应疾病的名词解释,比如病因、症状、治疗或日常护理、注意事项等内容。健康教育包括患者评估、健康教育记录、健康教育模板等功能点。建立结构化的健康教育项目知识库,对相应疾病使用结构化模板的方式,直接创建对患者的教育内容记录。健康教育内容记录可进行打印。

9. 护理提醒　对护理过程中规范的事项点、流程、内容建立护理提醒,实时通知护士处理相应的事项。例如书写错误、内容的完整性、书写的及时性、内容重复、未执行医嘱、审核医嘱、检验结果、检查结果、生命体征报警、危急值报警、输液完成、输血完成等。

10. 移动护理　使用移动端智能识别的方式帮助护士更加实时、准确地处理护理过程。可通过移动扫描装置,扫描患者身份唯一码,确认患者信息,扫描医嘱唯一码来确认医嘱,从而准确地进行核对、配药、执行。

11. 护理质控　对护理质量各要素进行计划、组织、协调和控制,使护理过程按标准满足服务需求。建立护理质控知识库,设置计划、考评点、整改计划和质控监控规则,设置临床数据集成和调阅、质量考评结果统计分析等功能点,使用统计分析工具进行图表方式的质控过程分析,提高护理质量管理工作效率。

六、急诊输液系统

(一) 建设内容

急诊输液系统可以实现对急诊患者输液全过程的跟踪和管理,以输液诊疗为主线的闭环输液信息处理流程,改进了传统输液流程,依托条形码技术、移动计算技术和无线网络技术,实现护士对患者身份及药物的条形码核对功能,杜绝医疗差错;依托无线呼叫技术实现患者求助时的及时响应,实现患者输液数据的全面整合及深层次应用。

（二）建设要求

1. 具备患者身份识别功能,患者临床信息共享,包括药品信息、执行情况、不良事件等。

2. 具有医嘱自动转抄、医嘱提醒、医嘱确认、医嘱核对、医嘱配药、医嘱执行等功能。

3. 具备使用移动设备来处理患者输液流程的功能,包括患者管理、输液管理、输液提醒等。

4. 具备用条形码或二维码技术核对患者信息和药物信息,进行两者的匹配的功能,以此排除人工确认带来的误差。

（三）业务功能

患者管理、输液室管理、输液医嘱、输液贴管理、移动支持、无线呼叫、输液大屏、不良事件、输液统计等。

（四）业务流程

急诊输液系统流程如图 3-3-6 所示,包括患者排队、确认、分配座位、输液核对、配液、执行、观察、输液完成等。

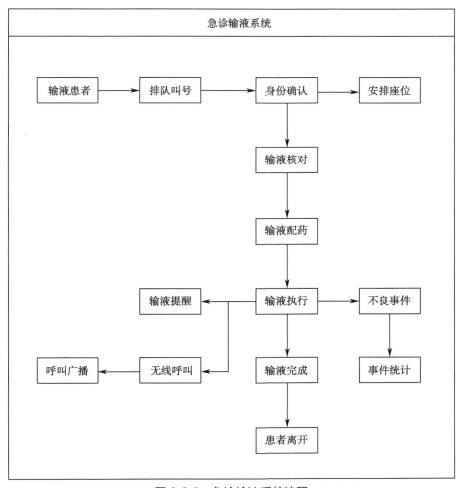

图 3-3-6　急诊输液系统流程

（五）具体内容

急诊输液系统在经过建设内容、建设要求、业务功能、业务流程的梳理后，具体实现以下业务内容。

1. 患者管理　管理急诊输液室的所有患者，统一进行安排与管理。包括急诊患者、门诊患者，自动同步共享输液患者信息、医嘱信息等内容。通过条形码或二维码对患者身份进行识别，确认患者信息。患者信息包括患者姓名、性别、年龄、患者 ID、过敏史、特殊人群等。

2. 输液室管理　管理输液室的护士、输液座位、输液患者，对输液室座位使用输液卡形式管理，对患者进行座位分配、更换等。输液卡展示座位信息与所在患者关键信息，包括座位编号、座位类型、患者姓名、性别、年龄、患者 ID、过敏史、特殊人群等。临时座位支持添加，对临时座位进行特殊标记。

3. 输液医嘱处理　患者输液医嘱信息自动进行同步共享，按天数、频次进行输液医嘱的拆分，按单次剂量进行处理。在识别患者身份信息后进行输液医嘱的处理，包括核对、配药、执行、结束等过程。

4. 输液贴管理　对输液室患者的医嘱可统一进行输液贴管理。输液贴是患者该次医嘱的唯一信息。打印患者的输液贴，输液贴中明确该袋液体信息、配药信息、患者信息、时间信息等内容，并且能够使用条形码或二维码形式作为唯一可识别标识，展示在输液贴中，供医嘱识别确认。输液贴可进行补打。对皮试类型的医嘱，在输液贴中明确展示皮试字样。

5. 移动输液支持　使用移动设备进行急诊输液的支持与移动输液管理，移动设备具有扫描装置，可对条形码与二维码进行扫描确认。移动输液管理支持急诊输液室患者管理、医嘱核对、医嘱配药、医嘱执行、结束输液、不良事件记录等功能点。直接扫描患者身份识别码，识别患者信息，再通过扫描患者的输液贴直接处理输液医嘱，核对、配药、执行、结束等过程直接扫描确认处理。对输液过程中的不良事件信息进行记录。对输液的皮试医嘱，进行双人管理。

6. 不良事件　对输液室与患者输液过程中的不良事件进行记录管理，可按不同条件、类型、发生时间、发生地点等登记不良事件。对输液过程产生的不良事件记录性质、类型、内容，与该次输液过程进行关联，便于后期追溯与统计。

7. 输液大屏　急诊输液室输液大屏分为排队大屏与呼叫大屏。排队大屏用于对输液患者进行排队叫号，有序管理，对在输液室登记后等待的患者，按登记的排序顺序进行叫号，进行座位安排与输液处理。呼叫大屏用于在输液中的患者呼叫护士与进行输液过程预警。输液过程中输液患者可使用呼叫器进行护士呼叫，呼叫信息展示在呼叫大屏中，护士收到呼叫通知后进行确认或计时自动关闭；对输液将结束或皮试将结束时，进行通知预警，预警信息展示在呼叫大屏中，明确进行提醒，以提高输液安全。

8. 无线呼叫　在输液座位上放置无线呼叫设备或器械，用于患者在需要护士帮助时进行主动呼叫。呼叫设备能够一键呼叫与呼叫取消，呼叫后能够在呼叫大屏与移动设备中进行通知展示。还可酌情控制呼叫频次，防止恶意呼叫情况发生。

9. 输液统计　对输液室的信息进行统计展示，如输液座位情况、座位使用率、输液患者数量、输液中患者数量、不良事件统计等内容。使用数值、图表等方式进行展示分析。

七、胸痛中心系统

(一)建设内容

胸痛中心系统是集多学科共同协作、全院资源整合来为急性高危胸痛患者提供早就医、早识别、早诊断,以及动态风险评估的新型模式。胸痛中心系统致力于协调各个部门之间的工作紧密衔接。完整的胸痛中心系统应该关联院前急救、院内急诊和急诊重症监护三个部分,三部分有机衔接是胸痛患者救治的关键保证,主要涉及院前胸痛筛查、院前溶栓治疗、胸痛地图、胸痛诊断、胸痛时间管理、患者随访、胸痛上报管理、胸痛质控等内容。

(二)建设要求

1. 具备胸痛中心时间路径,可根据胸痛患者的时间管理路径,管理胸痛患者时间。

2. 具备胸痛中心质控指标,依据胸痛中心质控要求建立胸痛质控管理。

3. 具备患者呼叫至溶栓的时间(呼 - 栓时间)(call-to-needle,C2N)、患者呼叫至通过球囊 / 支架等方式开通血管的时间(呼 - 球时间)(call-to-balloon,C2B)、首次医疗接触至溶栓时间(首 - 栓时间)(FMC-to-needle,F2N)、首次医疗接触至通过球囊 / 支架等方式开通血管的时间(首 - 球时间)(FMC-to-balloon,F2B)、进入医院到通过球囊 / 支架等方式开通血管的时间(门 - 球时间)(door-to-balloon,D2B)。

4. 具备胸痛患者首份心电图传输,心电数据波形采集、绘制、分析能力。

5. 具备胸痛患者时间点自动抓取功能,使用无线设备定位采集、临床医疗数据采集、手工登记采集等时间抓取方式。

6. 具备胸痛患者出院后定期或不定期进行随访功能。

(三)业务功能

院前胸痛筛查、院前溶栓治疗、胸痛地图、胸痛诊断、胸痛时间管理、患者随访、胸痛上报管理、胸痛质控等功能。

(四)业务流程

胸痛中心系统流程如图 3-3-7 所示,胸痛中心流程覆盖专用急救车、胸痛筛查、转运、在线地图支持、过程时间管理、质控管理、数据上报等。

(五)具体内容

胸痛中心系统在经过建设内容、建设要求、业务功能、业务流程的梳理后,具体实现以下业务内容。

1. 院前胸痛筛查　在院前急救车中,对胸痛患者进行院前检查与处置。支持胸痛患者转运过程中的心电图展示、心电图存档,同时与心电图机进行连接和采集,采集到的心电数据可还原为标准格式的心电图。对胸痛患者在急救车中的用药情况,进行记录,同时记录病史与用药史。支持首份心电图与后续心电图进行院内传输,让胸痛相关专科医师可实时了解患者病情,做出初步诊断,明确治疗路径。

2. 院前溶栓治疗　具备院前溶栓条件的急救体系,可在经过初步诊断后开始院前溶栓治疗。溶栓检查、溶栓治疗、首次抗血小板治疗时间、再灌注措施等信息,录入系统进行管理。

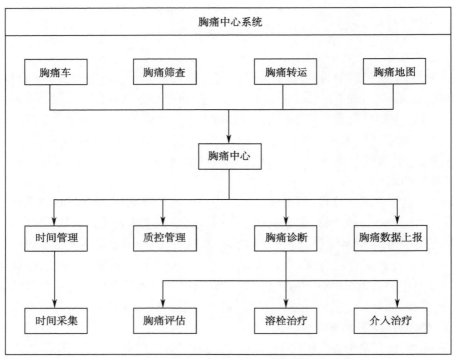

图 3-3-7 胸痛中心系统流程

3. 胸痛地图 胸痛地图具有指派和导航两大功能,地图中可清晰显示各级胸痛中心所在位置、收纳能力、可提供救治范围、是否可派车等信息,可一键联动最合适的胸痛中心,并同时预警附近的胸痛中心,做到一键联动、多级预警、最优派车、合理选择。

4. 胸痛诊断 包括 ST 段抬高型心肌梗死(STEMI)、非 ST 段抬高型心肌梗死(NSTEMI)、不稳定性心绞痛(UA)、主动脉夹层、肺动脉栓塞、非急性冠脉综合征胸痛、非心源性胸痛、放弃诊疗、病因未明等。根据胸痛诊断,开启不同的胸痛治疗路径。针对患者不同诊断内容,进行不同的处置和治疗信息管理,包括溶栓治疗、介入治疗、导管室管理等不同治疗处置管理。

5. 胸痛时间点 依据胸痛中心时间管理规范要求制作胸痛时间点,并包括呼 - 栓时间(call-to-needle,C2N)、呼 - 球时间(call-to-balloon,C2B)、首 - 栓时间(FMC-to-needle,F2N)、首 - 球时间(FMC-to-balloon,F2B)、门 - 球时间(door-to-balloon,D2B)等关键治疗时间。

6. 时间采集 可以使用无线定位设备、临床数据抓取、手工记录等方式记录患者的时间节点信息。通过到达急救现场或医院时,给患者佩戴可识别无线标签作为患者唯一识别标识,在经过不同场景下,如抢救室、CT 室、导管室等,自动实时采集时间节点,并存储到胸痛中心系统数据库中。其他时间节点可通过患者的临床数据信息抓取。

7. 患者随访 对出院后的胸痛患者定期或不定期进行随访,掌握患者的健康状态。可主动进行随访,询问患者目前相关的健康状态、有无异常等内容,进行随访记录。也可通过患者端 APP 进行患者主动健康状态上报,预先定义随访调查问卷,患者定期或不定期接受问卷调查,主动上报健康信息。

8. 胸痛上报管理　根据胸痛中心管理要求,对接胸痛中心上报系统,实现胸痛患者数据信息自动上报。可通过与医院临床系统对接,进行互联共享,整合患者临床医疗信息;根据数据上报要求,整理患者数据,进行自动上报。

9. 胸痛质控　胸痛质控指标包括以下内容。

(1)ST 段抬高型心肌梗死(STMEI)患者出现症状到首次医疗接触时间(S2FMC)。

(2)首次医疗接触(FMC)至首份心电图(ECG)时间(FMC2ECG)。

(3)心电图(electrocardiogram,ECG)远程传输比例。

(4)首份 ECG(远程传输和院内)至确诊时间。

(5)首次医疗接触至双联抗血小板治疗时间。

(6)再灌注比例。

(7)非 PCI 医院停留时间。

(8)直达导管室比例:绕行急诊及冠心病重症监护室(coronary heart disease care unit, CCU)。

(9)门 - 球时间(door-to-balloon)。

(10)首次医疗接触至导丝通过的时间。

(11)门 - 栓时间(door-to-needle)。

(12)急性冠脉综合征(ACS)患者 24 小时强化他汀治疗比例。

(13)院内病死率。

(14)STEMI 患者符合指南的出院带药处方数。

八、卒中中心系统

(一) 建设内容

卒中患者病情复杂,各项救治工作必须遵循"对患者治疗结果最有利"的优先次序进行,即时刻以"病情危重程度"划分患者具体情况,将需紧急处置的治疗操作在恰当的时间给予患者施治。完善的卒中救治流程既是对卒中发病及病理生理发展过程客观规律的反映,也是救治过程中科学决策、控制时间及顺利进行的重要保证。

卒中纵向救治流程建设是在传统单一的临床救治路径或流程基础上,将国内外最新指南提供的循证医学证据及处理措施,灵活地运用于整个救治过程中。目前,我国的院前急救,乃至急诊救治流程,各地区的标准都不统一,急救医疗质量较难把控。若此时建设一套完善的卒中纵向救治流程,将对推进卒中救治操作规范化起到一定的积极作用。因此,打造一套智能化、指导性强、可操作的卒中救治流程意义重大。

(二) 建设要求

1. 具备卒中中心时间路径,可根据卒中患者的时间管理路径,管理卒中患者时间。

2. 具备卒中中心质控指标,依据卒中中心质控要求,建立卒中质控管理。

3. 具备对接卒中患者的 CT 影像数据与心电图数据的能力。

4. 具备通过卒中地图查询有关卒中中心的医院信息的功能。

5. 具备卒中患者时间点自动抓取,使用无线设备定位采集、临床医疗数据采集、手工登记采集等时间抓取方式。

6. 具备卒中患者出院后定期或不定期进行随访。

（三）业务功能

包括卒中筛查、卒中地图、卒中处置治疗、卒中导管室、卒中时间管理、卒中质控管理、卒中数据上报、健康随访管理等。

（四）业务流程

卒中中心系统流程如图 3-3-8 所示，卒中中心系统流程覆盖专用急救车、卒中筛查、转运、在线地图支持、过程时间管理、质控管理、数据上报等。

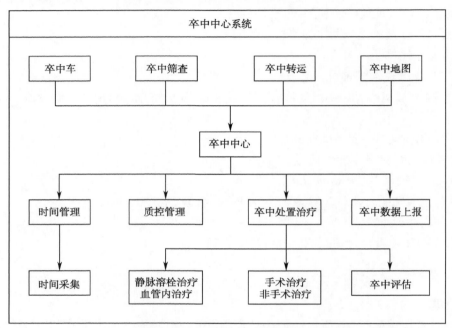

图 3-3-8　卒中中心系统流程

（五）具体内容

卒中中心系统在经过建设内容、建设要求、业务功能、业务流程的梳理后，具体实现以下业务内容。

1. 院前卒中筛查　院前卒中筛查，首先要对卒中患者做"FAST"评估，根据 F（F 代表 face，是指有无一侧的面部的口角歪斜，或者面部的麻木、无力）、A（A 代表 arm，是指有无上肢的无力，可以让患者双上肢抬举，看有无一侧肢体的力量差，不能抬举或者握力差）、S（S 代表 speech，看患者有无说话困难及言语的理解或者发音的问题）、T（T 代表 time，旨在强调时间，强调脑卒中的救治时间，溶栓时间窗）各情况进行登记，或使用中文版压力知觉量表（Chinese perceived stress scale，CPSS）、洛杉矶院前卒中筛查量表（Los Angeles prehospital stroke screen，LAPSS）进行病情评估。到达现场后，监测患者生命体征迹象，登记生命体征。登记患者的基本信息与发病情况，包括姓名、性别、年龄、身份证号、发病时间、发病地点、病史、用药史等信息。同时，检查头颅 CT 与心电图，进一步进行辨别。

2. 院前处置　检查卒中患者的血糖情况，判断有无低血糖，低血糖患者需要进行补充葡萄糖治疗。根据呼吸情况给予辅助呼吸治疗。

3. 卒中地图　卒中地图具有指派和导航两大功能,卒中地图可清晰显示各级卒中中心所在位置、收纳能力、可提供救治范围、是否可派车等信息,可一键联动最合适的卒中中心,并同时预警附近卒中中心,做到一键联动、多级预警、最优派车、合理选择。

4. 卒中治疗　根据卒中患者的不同类型,给予不同的治疗方案,包括一过性脑缺血发作、出血性卒中、缺血性卒中。对缺血性脑卒中,根据进一步评估结果,开始缺血性脑卒中 TOAST(trial of acute stroke treatment)分型,进行静脉溶栓治疗与血管内治疗。对出血性卒中,针对脑出血与蛛网膜下腔出血不同,可行手术治疗或非手术治疗,并且管理手术治疗的术前、术中、术后的过程信息,以及非手术治疗的用药信息与处置情况。

5. 卒中时间点　依据卒中中心时间管理规范的要求,制作卒中时间点,并包括缺血性脑卒中患者从发病到开始静脉溶栓的时间(onset-to-needle time,ONT)、脑卒中患者从发病到治疗的时间(onset-to-treatment time,OTT)、脑卒中患者从进入医院到血管穿刺成功所用的时间(door-to-puncture time,DPT)、急性缺血性卒中患者从进入医院到开始静脉溶栓药物治疗的时间(door-to-needle time,DNT)等关键治疗时间。

6. 时间采集　可以使用无线定位设备、临床数据抓取、手工记录等方式记录患者的时间节点信息。通过到达急救现场或医院时,给患者佩戴可识别的无线标签,作为患者唯一识别标识,在经过不同场景下,如抢救室、CT室、导管室等,自动实时采集时间节点,存储到卒中数据库中。其他时间节点可通过患者的临床数据信息抓取。

7. 患者随访　对出院后的胸痛患者定期或不定期进行随访,掌握患者的健康状态。可进行主动随访,询问患者目前相关的健康状态、有无异常等内容,进行随访记录。也可通过患者端 APP 进行患者主动健康状态上报,预先定义随访调查问卷,患者定期或不定期接受问卷调查,主动上报健康信息。

8. 卒中上报管理　根据卒中中心管理要求,对接卒中中心上报系统,实现卒中患者数据信息自动上报。可通过与医院临床系统对接,进行互联共享,整合患者临床医疗信息,根据数据上报要求,整理患者数据,进行自动上报。

9. 卒中质控　卒中专科质控报表包括以下内容。

(1)急诊 45 分钟内完成头颅 CT 影像学检查的比例。

(2)急诊就诊在 45 分钟内获得临床实验室诊断信息的比例。

(3)发病 2 小时内到院,发病 3 小时内 rt-PA 静脉溶栓治疗比例。

(4)入院 48 小时内阿司匹林或其他抗血小板药物治疗的比例。

(5)预防深静脉血栓的比例。

(6)住院 1 周内接受血管评价的比例。

(7)住院期间患者使用他汀类药物治疗的比例。

(8)出院时给予抗栓治疗的比例。

(9)出院时合并高血压的脑梗死患者给予降压治疗比例。

(10)出院时给予他汀类药物治疗比例。

(11)出院时合并糖尿病患者使用降糖药物比例。

(12)出院时房颤患者给予抗凝治疗比例。

(13)平均住院日。

(14)平均住院费用。

(15)平均住院药物费用。

(16)住院病死率。

九、创伤中心系统

(一)建设内容

创伤救治尤其是严重创伤救治,已成为我国健康领域的重大公共卫生问题。随着城市化和工业化进展,我国的创伤患者数量日益增多。严重创伤患者的病情危重、复杂,而时间是决定创伤患者预后的关键因素,患者等待救治的时间越长,其死亡风险也就越大。院前转运,在严重创伤患者的救治过程中起着至关重要的作用,而如果院前急救机构与接诊医院之间没有及时、有效的信息沟通,会导致接诊医师仓促应对、专科会诊延误等问题,进而极大地影响严重创伤患者的救治效果。为此,结合国内外在本领域内的最新进展和经验,以期通过规范化的严重创伤患者病情信息链接,在院前急救机构与接诊医院之间形成有效的信息联动和预警机制,使接诊医院能够提前掌握患者的病情信息并做好接诊准备,进而减少严重创伤患者等待救治的时间,最终提高患者的救治成功率。

(二)建设要求

1. 具有创伤信息录入及时、客观、准确、规范和完整的功能。

2. 具有创伤伤情评估功能,伤情评估包括简明创伤分级(abbreviated injury scale,AIS)、损伤严重程度评分(injury severity score,ISS)、创伤指数(trauma index,TI)、格拉斯哥昏迷评分(Glasgow coma scale,GCS)。

3. 具备创伤预警功能,通过检伤分类,启动相应的创伤预警。

4. 具备创伤信息与医院的临床管理系统互联互通的功能。

5. 具备院前急救信息与院内急诊信息形成全病程的创伤患者数据库的功能。

(三)业务功能

包括创伤筛查、院前检伤、创伤评估、创伤预警、创伤时间管理、创伤质控管理等。

(四)业务流程

创伤中心系统流程如图 3-3-9 所示,创伤中心系统流程覆盖现场处置、创伤评估、分级转运、在线地图支持、复苏管理、过程时间管理、质控管理、数据上报等。

(五)具体内容

创伤中心系统在经过建设内容、建设要求、业务功能、业务流程的梳理后,具体实现以下业务内容。

1. 创伤地图 创伤地图具有指派和导航两大功能,基于中国城市创伤救治体系,地图中可清晰显示各级急诊急救大平台之创伤复苏单元所在位置、收纳能力、可提供救治范围、是否可派车等信息。

2. 创伤筛查 登记创伤患者的基本信息,包括姓名、性别、年龄、职业、联系人、联系电话和身份证、护照等。登记受伤情况,包括事故发生时间、地点、致伤机制、受伤部位。登记患者病情,如头疼、恶心、呕吐、腹痛等,记录患者的生命体征,生命体征是患者进行体格检查时发现的具有诊断意义的征象。

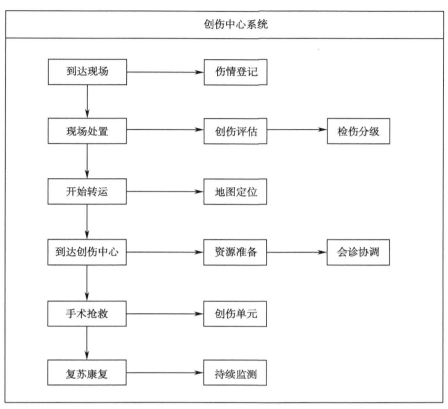

图 3-3-9 创伤中心系统流程

3. 院前检伤 院前急救人员根据患者损伤部位、生命体征、是否需要紧急处置,将患者伤情加以分类,并以绿色、黄色、红色、黑色标识加以区分。

(1)绿色标识:单部位损伤;生命体征稳定,没有生命危险;仅需简单处置。

(2)黄色标识:多部位损伤;生命体征不稳定,有生命危险;如不及时救治,患者可能会死亡。

(3)红色标识:单或多部位损伤;生命体征极不稳定,或难以逆转的濒死状态;如不迅速处置,患者可能会在 4 小时内死亡。

(4)黑色标识:无生命体征,临床宣告死亡。

4. 创伤评估 创伤评估包括 AIS、ISS、TI、GCS。单发伤患者,按照 TI 进行评估;多发伤患者需完成 TI 和 ISS,必要时需完成 GCS。

5. 创伤预警 院内急诊科接诊人员,根据院前检伤分类,启动院内相应的预警,并将预警信息发送给创伤救治团队和/或各相关专科医师。院内预警包括以下内容。

(1)绿色预警:通知相关创伤救治组医师在患者到达医院前到达急诊室,确保各项基本检查处于备用状态,6 小时内可实施急诊手术。

(2)黄色预警:通知所有创伤救治组值班医师,尽快赶到急诊室,确保监护设备开启、血管活性药品、晶体液、各辅助检查设施等处于备用状态,患者到达医院后 2 小时内可实施急诊手术。

(3)红色预警:通知所有创伤救治组值班医师,尽快赶到急诊室,确保监护设备开启、呼吸机开启及连接管路、插管设备到位,除颤仪、血管活性药品、晶体液、各辅助检查设施等处于备用状态,并通知血库做好配血准备,患者到达后即刻可实施抢救,30 分钟内可实施急诊手术。

6. 创伤时间点及急救信息 包括呼叫急救车时间、急救车派车时间、到达现场时间、离开现场时间、到达医院时间、院前(事故现场和急救车上)已采取的急救措施,以及根据当前伤情判断入院后急需的救治措施。

7. 创伤质控 满足《创伤中心医疗质量控制指标》规定的 16 项质控指标。

(1)严重创伤患者到达医院后至开始进行抢救的时间。

(2)从就诊到完成全身快速 CT、胸片和骨盆片的检查时间。

(3)患者需紧急输血时,从提出输血申请到护士执行输血的时间。

(4)存在有上呼吸道损伤、狭窄、阻塞、气管食管瘘等影响正常通气时建立人工气道的时间。

(5)张力性气胸或中等量气血胸时,完成胸腔闭式引流时间。

(6)抢救室滞留时间中位数:急诊抢救室患者从进入抢救室到离开抢救室的时间(以小时为单位)由长到短排列后取其中位数。

(7)严重创伤患者从入院到出院之间的手术次数。

(8)严重创伤患者重症监护病房住院天数。

(9)严重创伤患者呼吸机使用时长(以小时为单位)和呼吸机相关肺炎发生率。

(10)严重创伤患者(ISS>16 分者)抢救成功率。

(11)创伤患者入院诊断与出院时确定性诊断的符合率。

(12)年收治创伤患者人数。

(13)接受外院转诊患者比例。

(14)需要转诊治疗的创伤患者转诊比例。

(15)创伤患者年平均住院日。

(16)创伤患者次均住院费用。

十、危重孕产妇中心系统

(一)建设内容

依据《危重孕产妇救治中心建设与管理指南》要求,建设危重孕产妇中心信息化系统。满足危重孕产妇院前、院内救治过程衔接,开展危重孕产妇绿色通道管理。建立危重孕产妇中心数据库,将危重孕产妇患者全治疗周期的急救过程、转运过程、治疗过程、手术过程、恢复过程等临床诊疗数据信息,进行统一存管,为医疗质控和临床科研提供数据平台。

(二)建设要求

1. 具有危重孕产妇的危重程度分级功能。

2. 具有危重孕产妇评估、高危孕产妇评估功能。

3. 具备危重孕产妇绿色通道管理功能。

4. 具备危重孕产妇信息与医院的临床管理系统互联互通的功能。

5. 具备将院前急救信息与院内急诊信息形成全病程的危重孕产妇患者数据库的功能。

（三）业务功能

包括危重孕产妇筛查、绿色通道管理、抢救管理、危重孕产妇评估、时间管理、危重孕产妇质控管理等。

（四）业务流程

危重孕产妇中心系统流程如图 3-3-10 所示，危重孕产妇中心系统流程覆盖现场转运、危重评估、危重筛查、在线地图支持、绿色通道、过程时间管理、质控管理、数据上报等。

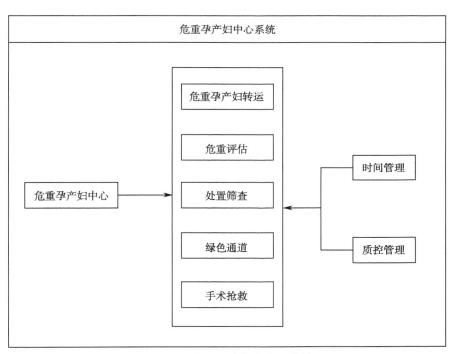

图 3-3-10　危重孕产妇中心系统流程

（五）具体内容

危重孕产妇中心系统在经过建设内容、建设要求、业务功能、业务流程等梳理后，具体实现以下业务内容。

1. 危重程度分级　使用《孕产妇妊娠风险评估表》进行妊娠风险评估，按照"5 色"进行危重程度分级，分为绿（低风险）、黄（一般风险）、橙（较高风险）、红（高风险）、紫（传染病），并进行分级标识。

2. 危重情况登记　对患者的病史、症状、体格检查、辅助检查进行登记与处理，对危重孕产妇的相关情况进行筛查，如妊娠期高血压、妊娠糖尿病等风险因素。对并发症进行记录登记。

3. 处置记录　对危重孕产妇进行输液或输血治疗、手术治疗等，对相应的治疗过程进行信息管理。

4. 危重孕产妇评估　评估包括妊娠风险评估，高危孕产妇评分，改良产科危重症评分等。

5. 危重孕产妇时间点　依据危重孕产妇中心建设标准制定危重孕产妇时间点,应至少包括发病时间、首次医疗接触时间、初步诊断、会诊时间、开始抢救时间、开通静脉通道时间、抢救结束时间、转诊时间等。

6. 危重孕产妇质控　依据危重孕产妇中心建设标准制定质控指标,采集医院危重孕产妇出院患者信息,结合已有的数据,形成多角度的质量控制统计报表。包括但不限于以下指标。

(1)危重孕产妇救治人数统计。

(2)危重患者来院方式统计。

(3)危重孕产妇死亡率统计。

(4)危重孕产妇救治结局统计(活产数、新生儿死亡数、死胎死产数)。

(5)孕产妇危急重症救治服务情况。

十一、危重儿童与新生儿中心系统

(一)建设内容

按照《危重新生儿救治中心建设与管理指南》要求,建设危重儿童与新生儿中心信息化系统。满足危重儿童与新生儿院前、院内救治过程衔接,开展危重儿童与新生儿绿色通道管理。对儿童与新生儿的治疗、处置、用药等使用标准知识库管理。建立危重儿童与新生儿中心数据库,将危重儿童与新生儿全治疗周期的急救过程、转运过程、治疗过程、手术过程、恢复过程等临床诊疗数据信息进行统一存管,为医疗质控和临床科研提供数据平台。

(二)建设要求

1. 具有危重儿童与新生儿中心知识库,包括疾病知识库、药品知识库、合理用药知识库等。

2. 具有新生儿危重评估、新生儿生理学评分、临床指数评分、小儿危重症综合评分等功能。

3. 具备危重儿童与新生儿绿色通道管理功能。

4. 具备危重儿童与新生儿信息与医院的临床管理系统互联互通的功能。

5. 具备将院前急救信息与院内急诊信息形成全病程的危重儿童与新生儿患者数据库的功能。

(三)业务功能

包括危重情况登记、危重评估、知识库、抢救记录、危重新生儿时间管理、危重新生儿质控管理等。

(四)业务流程

危重儿童与新生儿中心系统流程如图 3-3-11 所示,危重儿童与新生儿中心系统流程覆盖现场转运、危重评估、危重筛查、处置用药、在线地图支持、绿色通道、过程时间管理、质控管理、数据上报等。

(五)具体内容

危重儿童与新生儿中心系统在经过建设内容、建设要求、业务功能、业务流程的梳理后,具体实现以下业务内容。

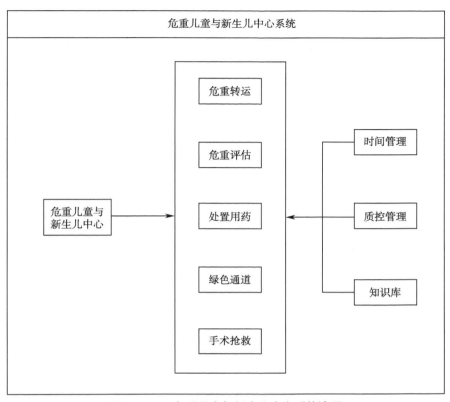

图 3-3-11　危重儿童与新生儿中心系统流程

1. 危重情况登记　登记患者的病史、症状体征、发病时间等信息。对患者等生命体征迹象、呼吸情况进行登记,给予患者初步诊断,明确治疗处置路线。

2. 危重评估　评估包括新生儿危重评估、新生儿生理学评分、临床指数评分、小儿危重症综合评分等。

3. 抢救管理　根据患者不同的初步诊断,进行抢救治疗。对高热、小儿惊厥、气道异物、过敏性休克、颅内高压、溺水、糖尿病酮症酸中毒、低血糖、心力衰竭、呼吸衰竭、急性肾衰竭、弥散性血管内凝血、腹部闭合性外伤、急性腹膜炎、肠梗阻等病情进行抢救管理,形成抢救记录。同时,儿童与新生儿治疗与用药需经过标准换算。

4. 知识库　依据儿童与新生儿治疗与用药规范,制定病情知识库、药品知识库、合理用药知识库等知识库内容。

5. 危重儿童与新生儿时间点　依据危重新生儿中心建设标准制定危重儿童与新生儿时间点,应至少包括发病时间、首次医疗接触时间、初步诊断、会诊时间、开始抢救时间、开通静脉通道时间、抢救结束时间、转诊时间等。

6. 儿童与新生儿质控　依据危重新生儿中心建设标准制定质控指标,采集医院危重儿童与新生儿出院患者信息,结合已有的数据,形成多角度的质量控制统计报表。包括但不限于以下指标。

(1)危重新生儿救治人数统计。

(2) 患者来院方式统计。

(3) 危重新生儿死亡率。

(4) 早产儿并发症发生率。

(5) 新生儿危急重症救治服务情况。

十二、急诊质控系统

(一) 建设内容

为提升急诊科医疗质量与安全管理,依据急诊质控规定与指标建设急诊质控系统。运用质量管理方法及工具开展急诊医疗质量安全管理,促进急诊医疗质量持续改进。使用多维度质控管理工具与统计分析方法,对质控内容、质控过程、质控指标进行多角度的质控策略、质控方法的实现。

(二) 建设要求

1. 具备急诊医疗过程管理、病历质控、分诊质控、合理用药等质控方法。

2. 具有护理质量安全管理、急诊设备管理、急诊药品管理等质控方法。

3. 具有死亡、疑难病例管理、危急值管理、不良事件管理等质控管理内容。

4. 具有根据不同医院定制质控指标、质控内容、质控项目等技术能力。

5. 具有数据清洗(计算机术语,指对数据进行重新审查和校验的过程,目的在于删除重复信息、纠正存在的错误,并提供数据一致性)功能,参与质控数据须为标准数据格式且真实有效的数据。

(三) 业务功能

包括急诊专业医疗质量控制指标、分诊质控指标、急诊常用质控指标、质控项目明细、质控报表等。

(四) 业务流程

急诊质控系统流程如图 3-3-12 所示,包括急诊专业医疗质量控制指标、病案质量、科室运行、分诊质控指标、急诊科室管理质控、医疗质量与安全、质控报表、质控项目配置。

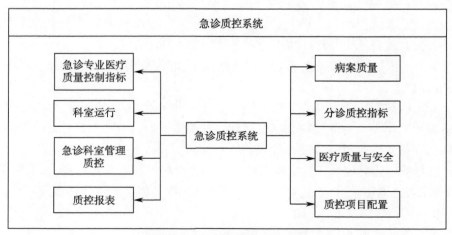

图 3-3-12　急诊质控系统流程

（五）具体内容

急诊质控系统在经过建设内容、建设要求、业务功能、业务流程的梳理后,具体实现以下业务内容。

1. 质控首页 质控首页明确展示目前急诊科最关注的质控内容,医院不同,关注的质控内容稍有不同。使用可配置的质控首页灵活搭配质控内容进行展示,常规包括年急诊人次分布热力图、急诊接诊各级患者比例、急诊分诊各级患者的分诊时间分布情况等。

2. 急诊专业医疗质量控制指标 依据急诊专业医疗质量控制指标的要求,实现以下质控指标。

(1)急诊科医患比。

(2)急诊科护患比。

(3)急诊各级患者比例。

(4)抢救室滞留时间中位数。

(5)急性心肌梗死门 - 药时间(急性心梗患者从进入医院至首次用药的时间)。

(6)急性心肌梗死门 - 球时间(急性心梗患者从进入医院至首次球囊扩张的时间)。

(7)急诊抢救室患者死亡率。

(8)急诊手术患者死亡率。

(9)心肺复苏术后自主呼吸循环恢复(return of spontaneous circulation,ROSC)成功率。

(10)非计划重返抢救室率。

3. 急诊分诊质控 对急诊分诊质控过程进行管理,实现以下指标。

(1)分诊患者性别比例。

(2)分诊患者病情分级比例。

(3)分诊患者评分使用情况统计。

(4)分诊患者分诊去向统计。

(5)分诊患者年龄分布统计。

(6)分诊准确率统计。

(7)分诊患者绿色通道使用情况统计。

4. 质控配置管理 依据不同医院对急诊科不同的质控管理内容,对质控内容进行灵活配置管理,对医院使用的质控项目进行个性化配置。

5. 质控项目明细 对质控内容的项目明细进行展示,按项目不同,显示其关键信息,项目明细可导出为 Excel 质控报表。

十三、急诊多学科会诊系统

（一）建设内容

急诊面对的危重患者通常需要多学科支持治疗,急诊多学科会诊系统支持多学科会诊、多学科科研等医疗协作管理,通过医嘱、电子病历、检查信息、检验信息等临床信息,形成多学科诊疗信息的融合,实现快捷会诊、医师协作、多方视频等功能应用,进而实现多学科诊疗模式的信息化管理。

（二）建设要求

1. 具备多学科会诊与多学科科研等功能,具有多方视频会议通话能力、会诊申请通知功能等。

2. 具备会诊申请管理、科室管理、协作结果管理、会诊级别管理等。

3. 具有患者信息共享能力,包括患者基本信息、医嘱信息、病历信息、检查信息、检验信息等临床信息。

（三）业务功能

包括多学科协作会诊申请、会诊通知、会诊记录、会诊意见、多方音视频通话服务、患者信息共享等。

（四）业务流程

急诊多学科会诊系统流程如图 3-3-13 所示,由会诊申请、多端接入、多方音视频及病历病情信息互动等组成。

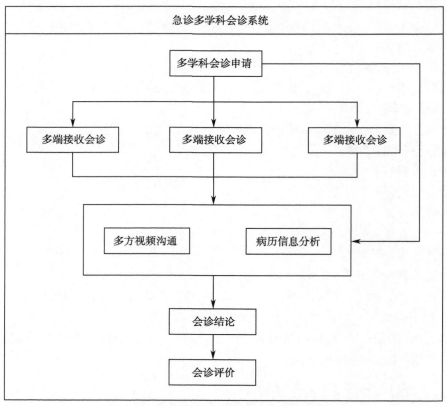

图 3-3-13　急诊多学科会诊系统流程

（五）具体内容

急诊多学科会诊系统在经过建设内容、建设要求、业务功能、业务流程的梳理后,具体实现以下业务内容。

1. 会诊申请　对需要进行多学科会诊的患者进行会诊申请,具有会诊申请及取消申请功能点。会诊申请包括申请会诊目的、会诊患者资料、会诊申请人、相关会诊科室等内容。

会诊申请发出后即创建多方协作会议室,会诊科室接收后自动加入进多方协作会议室中。

2. 会诊通知　会诊申请发布后,相关会诊科室会收到会诊通知,以多端使用消息方式进行推送,并对相关医师发送短信。会诊科室可通过通知直接进行会诊确认,确认后医师信息会登记到会诊确认名单中。会诊医师可通过 PC 端、移动端、网页端加入多方协作会议室。

3. 多学科协作会诊　通过多学科会诊音视频会议室,建立多科室间、多终端间的实时互动视频通话,同时,可查阅当前会诊患者的基本信息、医嘱、病历、检查影像、检验报告等临床信息。

4. 会诊记录　将会诊过程形成会诊记录,记录内容包括申请医院、申请人、被邀请人、会诊患者和病历概要,申请时间、会诊发起时间、会诊结束时间等。

5. 会诊意见　会诊医师填写会诊意见,会诊申请医师可查看所有会诊科室医师填写的会诊意见,并进行会诊描述。

6. 实时多方音视频服务　建立多个终端视频通道,实现跨平台视屏交互会诊服务,在同屏展示多个视频画面,并随时查看患者相关临床信息。对多学科视频协作过程进行录像,事后可随时进行回看。

7. 患者信息共享　整合患者临床信息进行互通共享,可在不同平台终端的会诊过程中查看患者临床信息。

(陈　松　王金忠　吴毅峰)

第四节　急诊急救智能化管理

一、智能化 5G 急救车

随着 5G 信息技术的高速发展,在急救场景合理运用新一代信息技术,可以实现医护人员、医疗信息、医疗设备、医疗资源互联互通,从而缩短救治流程,提高救治效率。在院前急救环节中,5G 的高带宽能够充分支持多路高清视频、VR/AR 等应用。5G 的低时延特点,能够良好地支持基于远程触觉传递的远程指导。5G 的大连接特点,能够在医院内外实现大量医疗设备联网,随时随地进行医疗应用与信息互通。通过 5G 网络,实时传输医疗设备监测信息、车辆实时定位信息、车内外视频画面,便于实施远程会诊和远程指导(图 3-4-1)。通过对院前急救信息采集、处理、存储、传输、共享,可以充分提升管理救治效率,提高服务质量,优化服务流程和服务模式。5G 可提供安全可靠的医疗数据传输,实现信息资源共享、系统互联互通,为院前急救、智慧医疗提供强大技术支撑。

(一)5G 急救车高清视频支持

5G 急救车基于 5G 网络实现实时移动交

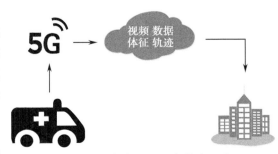

图 3-4-1　智能化 5G 急救车示意

互式的高清视频（1 080P、2K、4K）及远程会诊功能，对车内医疗设备进行实时数据采集、记录、存储、分析及转发，实现与急救中心或医院的临床管理系统的对接，从而提供急救智能辅助支持。

(二) 5G 急救车实时监测

5G 急救车基于 5G 网络实现远程监测，实时查看急救车内外高清视频，全景回放车辆轨迹和急救过程，权责清晰。

(三) 5G 急救设备采集传输

5G 急救车基于 5G 网络对车载通用型号的心电监护仪、除颤仪、心电图机、急救呼吸机、彩色超声诊断仪、心脏标志物免疫分析仪、血气分析仪等急救车必备医疗设备的数据，进行实时采集传输及远程监测，实现救护车和医院的数据同步，提高急救效率。同时，5G 急救车基于 5G 低时延的特点，在个人电脑（personal computer，PC）、手机、平板电脑（PAD）移动设备，以及医用显示器等多终端，对监测数据和电子病历进行同步显示，基于 5G 的边缘计算能力来提供数据分析、数据存储、急救质控管理和异常报警等。

(四) 5G 急救车远程协同救治

在急救人员、救护车、应急指挥中心、医院之间构建 5G 应急救援网络，在救护车接到患者的第一时间，将病患体征、病情等大量生命信息数据，实时回传到后台指挥中心，帮助院内医师做出远程正确指导，并提前制定抢救方案，实现患者"上车即入院"的愿景。

二、5G 远程医疗协作平台

5G 远程医疗协作平台建设是急诊与院前急救大平台建设的核心与关键，总体包括高可靠高清视讯系统建设、医学媒体内容存储分发系统建设、融合网络聚合传输服务系统建设、终端远程操控服务系统建设。

(一) 高可靠高清视讯系统建设

高可靠高清视讯平台是远程高效协同的通信基础，为区域内远程急诊急救业务提供音视频交互、医疗数据协同服务，是承载各急救站点机构间远程间会诊、科室协同、手术指导、急救协同、远程教学培训等业务的高清视频通信服务，是各级医疗卫生机构高效开展各类远程急救医疗业务服务的基础。

高可靠高清视讯平台，作为开展远程医疗业务所必需的基础音视频能力支撑，需具备设计合理、功能齐全、高度智能化等特点，且采用业界领先的互联网通信设计理念，运用领先于业界的视音频编解码技术、安全的网络技术和先进的开发技术，实现融合多接入、多网络平面的智能视讯平台。

(二) 医学媒体内容存储分发系统

医学媒体内容存储分发系统建设是开展远程医学教学培训服务基础，通过先进的分布式流媒体存储分发技术，快速高效完成教学课程在线互动直播、教学视频在线剪辑、教学视频全网点播/回看，并与高可靠高清视讯平台高度融合，充分实现了辖区内远程急诊急救医教一体化业务服务。

(三) 融合网络聚合传输服务系统

融合网络聚合传输服务系统是远程急诊、急救等场景中的基础，该系统建设覆盖区域不仅包含城市区间,也包含高原区域、边远山区,各区域接入网络运营商不同,网络质量不同,采用网络聚合传输服务,将目前三大运营商的网络进行聚合,实现多网传输,解决了网络不稳定、延时高、单运营商单点故障等问题。通过将 3G、4G、5G、有线网络进行聚合,达到带宽增大、带宽稳定的效果。

(四) 终端远程操控服务系统

医疗资源分配不均是整个行业所面临的现实问题,终端远程操控服务系统的应用,有助于解决远程设备协同、数据协同问题,可以满足医学专家在远程实时操控本地的医学设备,进行计算、策略设置等工作的需求,提高远程协作效率,节约专家资源消耗。

该系统建设区域内,急诊急救科室均配置高端医疗设备,但急诊急救科室专科医师缺乏,设备使用需要大量远程指导,为了更好地解决这个问题,可以利用远程设备操控技术,在保证目标设备安全的情况下,即在不安装任何软件、网络隔离的基础上,实现远程的设备操控。医技专家可以对急诊急救科室、病房进行指导、远程操控,从而提高患者医疗服务质量。

三、急诊急救物联网系统

急诊急救物联网系统(图 3-4-2)是在互联网概念的基础上,将其用户端延伸和扩展到任何物品与物品之间,进行信息交换和通信,解决定位和数据监测问题。在技术上,建立通用基础架构:多网合一、兼容 Wi-Fi、射频识别(radio frequency identification,RFID)、蓝牙、传感器等,通过条形码、二维码等技术对患者、医护人员、设备、器械、药品等进行标识、分类,通过多种传感器及医疗设备获取生命体征、环境等参数,利用读写器采集、处理感知数据,再通过路由器、中继器、基站、网关等实现感知数据的局部传输、汇集、融合和协同处理。物联网接入点(access point,AP)、交换机组成了该技术架构的网络传输层,是物联网感知与应用的数据链路。网络传输层负责完成地址解析、路由服务、网络维护、事务调度等任务,实现感知数据的上传和联动指令的下达。物联网定位服务器通过 Wi-Fi、RFID、蓝牙等提供人员设备位置信息,根据使用的不同物联网技术展开多种上层应用,总体包括急诊急救设备定位管理、急诊急救人员定位管理、急诊急救患者监测管理等。

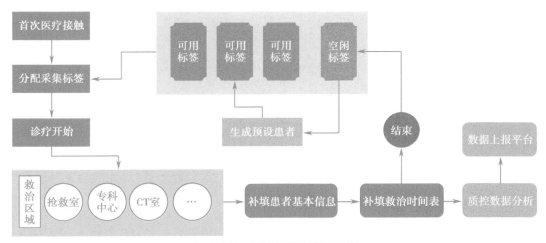

图 3-4-2　急诊急救物联网系统

(一) 急诊急救设备定位管理

急诊急救设备资源是医院资产管理不可或缺部分,通过物联技术(RFID 与蓝牙)既能够管理医院的设备资产,又可实现设备资源的可视化管理。通过智能化急诊抢救室及急诊急救设备物联网搭建、可视化业务应用系统的建设,以及与急诊科现有的业务协同,通过动态数据采集,进行数据分析和处理,实现智能化识别、定位、跟踪、监控和管理等应用。

(二) 急诊急救人员定位管理

人员定位管理,可应用在急诊急救多个应用场景中,如绿色通道管理、患者轨迹管理、时间质控管理等。人员定位管理通过使用蓝牙定位技术,能够高度定位人员的所在位置及行动轨迹,患者可在初次医疗接触时即刻佩戴采集标签装置(腕带、胸卡等),进入定位采集区域时即可对患者的位置、轨迹、时间等信息进行无感采集。对物理位置较近的区域,可以建立虚拟围栏,对相对位置较近的采集设备进行精确划分,避免误采集、无采集的发生。

(三) 急诊急救患者监测管理

急诊急救患者监测管理,利用物联网采集监测、传感器技术,对患者的体征、卧床、跌倒等状况自动采集与报警。如通过独立采集设备连接抢救室、留观室的监护设备(监护仪、呼吸机等),当监护设备开始工作时,采集设备即能够实时采集相关数据,并在统一的监护采集数据库中进行存储,通过数据清洗与规整后,可用于上层应用,如实时生命体征监测、危急值报警等。使用智能床垫或高精度定位设备对高跌倒或高走失风险人群进行管理,患者的在床、离床状态通过智能床垫进行监控(也可用于睡眠质量分析),对夜间患者离床、心率等体征异常进行报警,避免发生意外。高精度定位设备可对跌倒或其他意外时的瞬时动作偏差进行采集捕捉,即刻进行报警。

四、急诊急救互联网服务系统

急诊急救互联网服务系统,在传统急诊急救业务基础之上,以病历为基础、以患者为中心,构建医师、护师、管理者共管的急诊急救互联网医疗服务体系,实现"互联网＋医疗""互联网＋护理",充分拓宽医院急诊服务的范围,为患者与医务人员建立更便捷、更灵活的沟通新渠道,提高诊疗效率。

(一) 急诊急救互联网基础服务平台

建设急诊急救互联网服务系统的基础服务平台,根据目前急诊与急救信息化的现状,与临床业务系统进行数据集成,分析急诊现有业务流程和各信息系统的数据结构特点,通过云计算和大数据技术,对数据中心或临床业务系统的结果数据进行抽取、清洗,并以患者身份为索引进行归纳和存储,形成患者就诊记录和报告的有序关联。

(二) 急诊急救患者端

通过急诊急救患者端系统建设,将病案资料以数字化的形式提供给患者,按照患者就诊时间顺序、病历类别等进行分类排序,帮助患者整理、回顾就诊信息。针对部分常见病、慢性病患者,能够在线通过图文、电话、视频进行网络复诊,与医师进行实时互动,在线获取处方,实现足不出户即可问诊。

(三) 急诊急救医师端

通过急诊急救医师端建设,急诊医师在掌握患者病历资料后,可在线为常见病、慢性病患者进行诊断、开具处方、书写病历。从院内延伸到院外,通过随访功能及时了解患者院外的病情及用药情况,通过网络复诊、健康宣教等功能对患者的康复进行有效的干预。

(四)急诊急救护师端

通过急诊急救护师端建设,能够为患者提供护理线上咨询服务。护师能够查询相关的患者基本信息、咨询护理项目内容,并提供相应的解答与回访。通过双评估机制、配备护理工作记录仪等方式,加强风险防范。

五、急诊急救智能辅助决策系统

急诊急救智能辅助决策系统流程见图 3-4-3。临床知识库与辅助决策系统的建设,基于知识库,通过收集整理并建立起逻辑关系点,采用警告、提醒、文档管理,以及相关数据表达形式,为医师诊断、治疗提供决策支持及依据。同时,在诊疗过程中,通过急诊急救智能辅助决策系统提供并增补具体疾病的用药指南、诊疗常规、专家共识、专家意见等结构化数据,将其推送至相关临床信息系统进行使用。

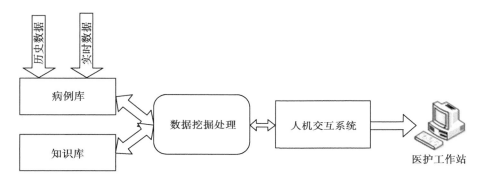

图 3-4-3　急诊急救智能辅助决策系统流程

临床辅助决策系统通过运用先进的大数据技术、以机器学习作为基础,通过灵活的系统架构,充分利用病历中结构化和非结构化数据,本着连接临床观察与临床知识、影响临床决策、改善临床结果的宗旨,在医疗工作流程中,通过正确的渠道,在正确的时间,利用正确的干预模式,向医疗人员和患者提供正确的诊疗信息(图 3-4-4)。

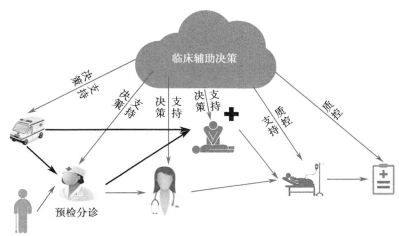

图 3-4-4　临床辅助决策系统构架

急诊急救智能辅助决策系统整体分为业务展示、逻辑控制、数据处理、基础数据几个部分。整体的逻辑获取患者主诉、现病史、既往史、检验、检查等信息,通过自然语言处理,获取机器学习模型可识别字段,机器学习服务根据患者信息,给出诊断、诊疗、药品、手术等方面的判断。同时,可以查询获取诊断、药品、手术等的医疗知识库中相关信息,以及相似病例,全方位提供可用参考信息。

(一) 自然语言处理

自然语言处理作为系统的关键环节,为机器学习提供了数据基础,通过自然语言处理,将患者主诉、现病史、既往史、体格检查等重要的患者信息,转化为机器学习可识别信息。

(二) 临床知识库

建立疾病医学术语知识库查询,包括疾病名、缩写、别名、ICD 疾病代码、概述、流行病学、病因、发病机制、临床表现、并发症、检验、检查、诊断、鉴别诊断、治疗、预防、预后等项目。

(三) 辅助诊断

以机器学习模型结合患者的主诉、现病史、辅助检查及其他病史内容,提供与患者病情相符的疑似诊断推荐,可在分诊、病历书写等环节给予辅助支持。急诊急救智能辅助决策系统可提供诊断分层,用以进一步明确推荐诊断。

六、急诊急救科研系统

急诊急救科研系统(图 3-4-5),通过建设急诊急救专科疾病资源数据中心,以病种为导向,以患者为单位,采集院前急救数据、院内急诊数据、医院临床数据,按照时间轴线将分散在各个临床工作系统中的数据进行集成与整合,汇总在急诊急救科研数据资源中,形成标准化、系统化、覆盖患者全病程的急诊急救科研资源体系。

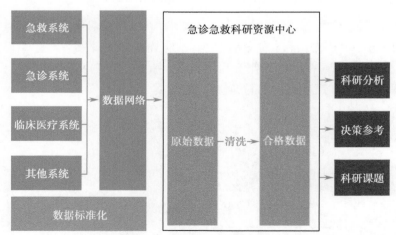

图 3-4-5　急诊急救科研系统示意

急诊急救专科疾病资源数据来源,包括医疗业务数据和非医疗业务数据。医疗业务数据是指患者在诊治活动中所产生的过程性记录数据,数据范围包括医嘱、检查报告、检验报告、住院病历等。医疗业务数据主要由院前急救系统、急诊临床系统与医院其他信息系统产生和管理。医疗业务数据除急诊急救相关信息系统的数据外,还包括医院信息系统(hospital information system,HIS)、电子病历系统(electronic medical record,EMR)、实验室信息管理系统(laboratory information management system,LIS)、放射科信息系统(radiology information system,RIS)、手术麻醉系统、ICU 管理系统、体检系统、随访系统等的数据。非医疗业务数据包括生物样本信息、生物组学数据、实验分析数据、临床研究数据、临床试验数据、流行病调查数据、预防免疫数据、环境因素及其他相关数据、国内外公开权威数据库数据、外部登记数据等。

急诊急救专科疾病资源数据中心建设,首先从数据源头进行标准化改造,其次将与专病相关的临床及样本数据,通过统一的平台进行抽取、清洗、校核、汇总,最终将专病数据以患者为中心进行规范化存储,并根据数据可视化需求进行多维、多主题的数据集市展示及数据检视,将丰富的医疗数据资源转化为研究资源,实现医学研究数据的即时可用,避免数据反复誊抄,提高科研效率,加快研究产出。

(一)基于国际标准的标准化数据元体系

数据元必须遵循统一的编码规则,有明确的数据元概念,采用标准的名词和术语。应依据国际标准和国家标准制定数据元模型,基于标准的医学名词术语进行数据元标准化,以《信息技术　数据元的规范与标准化第 1 部分:数据元的规范与标准化框架》(GB/T 18391.1—2009)和 2009 年卫生部发布的《卫生信息数据元标准化规则》(WS/T 303—2009)、《卫生信息数据模式描述指南》(WS/T 304—2009)、《卫生信息数据集元数据规范》(WS/T 305—2009)、《卫生信息数据集分类与编码规则》(WS/T 306—2009)为依据,借鉴国际相关学科实践经验,制定出统一的、符合国内外标准的医学数据元标准体系,为每一项数据赋予标准编码,以实现不同系统中的数据共享与交互。

数据标准化的目的是实现互操作性(互联互通),即系统之间能够传输数据,并且能够被准确地理解,数据标准化是实现不同领域、不同层次、不同部门间信息系统兼容和信息交换共享的重要基础和前提条件。

(二)具备临床数据采集整合能力

急诊急救专科疾病资源数据中心的建立,具有可从多种途径将数据进行抓取、汇总、清洗的数据采集方案,保证急诊急救专科疾病数据的及时性、完整性、准确性、一致性、关联性、溯源性。

通过系统间集成,将急诊急救专科疾病资源数据中心所需要的数据抽取并汇总到急诊急救科研系统中,实现临床数据共享、再利用,避免科研人员反复摘抄临床数据,节约人工成本,同时提高数据的及时性、准确性、一致性和溯源性。

(三)科研数据可视化

向科研人员提供直观、生动、可交互、可高度个性化定制的数据可视化图表,包含常规的折线图、柱状图、气泡图、饼图,用于地理数据可视化的地图、热力图,以及用于关系数据可视化的关系图;除此之外,还包括漏斗图,仪表盘。而且,科研数据可视化支持图与图之间的混搭,科研人员可多维度、多层面直接对科研数据进行结构化分析,提高科研人员科研效率。

(颜时姣　翁绮婧　陈 美)

第五节　急诊与院前急救大平台
网络安全体系建设

一、网络安全现状与差距

近年来,全国各医院医疗业务迅速增长,大部分基础设施(网络基础设施与信息基础设施)、设备(计算机和大型医疗设备)、人才资源的使用相继接近满负荷,甚至超负荷。随着市场经济体系的建立和卫生改革不断深化,医疗市场竞争日趋激烈,医院面临的内、外环境发生了根本变化,生存发展面临着前所未有的巨大压力。信息化技术能促进医院各项改革措施的落实,推动医院改革的深化,已日益成为提高医院科学管理水平、医疗服务质量和医疗工作效率的有力手段。加快医院信息化建设是深化医院改革、促进医院发展的必然要求。而以信息技术为核心的新技术,引导了医疗技术和医疗服务改革。充分利用信息技术,建立医疗信息服务平台,提高医疗服务水平和管理质量,实现医疗数字化、服务数字化、管理数字化、决策数字化、办公数字化,是医疗事业发展的大趋势。

各医院在大力发展信息化、建设数字医院的过程中,注重对基础设备的投入,对于信息安全情况的投入相对不足,各医院信息化业务系统在建设中尚存在"重建设,轻安全"的情况,这导致了人民群众的生命健康数据出现泄露的风险。

《信息安全技术　网络安全等级保护定级指南》(GB/T 22240—2020)、《信息安全技术　网络安全等级保护基本要求》(GB/T 22239—2019)、《信息安全技术　网络安全等级保护测评要求》(GB/T 28448—2019)、《信息安全技术　网络安全等级保护安全设计技术要求》(GB/T 25070—2019)、《信息安全技术　信息系统密码应用基本要求》(GB/T 39786—2021)等国家标准分别给出了网络安全等级保护定级备案、网络安全等级保护基本要求、网络安全等级保护测评要求、网络安全等级保护设计技术要求,以及信息系统密码应用基本要求。

(一)医院常见的安全认识误区

在对医院的信息化建设情况及等级保护需求进行调查的过程中发现,很多医院的信息化主管领导与安全管理人员在安全认识方面,容易出现以下误区。

1. 重视局部安全,但对整个网络安全体系构建认识不足,对医院信息系统建设中网络安全规划的重要性认识不足。建设过程中,在物理环境、网络、主机、应用、数据及管理各层面均采用了部分网络安全措施;但往往忽视整体的网络安全规划,不能做到从根本消除隐患。

2. 对网络安全运维、网络安全服务认识不足。在自身技术条件不足的情况下,网络安全运维长期缺位;不注意引入网络安全服务,直到出现网络安全事件才引起重视。

3. 认为网络安全只是技术问题,对网络安全管理认识不足,未能运行有效的网络安全管理体系,造成制度不到位、责任不明确,出现问题难以查找原因。网络安全不仅需要网络安全具体管理人员负责统筹管理,更需要全体用户都参与到网络安全防护中。需不断优化网络安全管理体系,通过网络安全宣传和培训不断提升网络的安全意识,从管理制度上明确网络安全相关的责任和义务。

4. 认为信息安全即网络安全,对物理、主机、应用、数据安全认识不足,尤其对应用安全认识不足。

5. 重视网络安全产品的采购,忽视网络安全机制的建立。认为要达到网络安全等级保护要求,把该采购的设备采购到位就行。然而,网络安全等级保护不仅仅是设备的堆砌,而是网络安全体系的建设。

(二) 现状总结

2017 年《中华人民共和国网络安全法》的正式实施,标志着网络安全等级保护 2.0 的正式启动。按要求,医院在信息化建设的过程中,需遵守网络安全"三同步"要求(同步规划、同步建设、同步使用),同步规划和建设网络安全设施,为信息系统的安全建设和管理提供系统性、针对性和可行性的指导,同时,对不同系统分等级实施保护,优化信息安全资源的配置。各医院在等级保护的基础上,保证信息系统正常、安全运行。

现阶段各医院的信息化建设已取得显著成效,但安全保护建设却明显滞后,主要体现在以下 6 个方面。

1. 信息化建设较快,但缺少对安全的统一规划　各医院信息化业务系统在建设中尚存在"重建设、轻管理""重规模、轻安全"的情况。医院的信息系统以各业务系统为主,这些业务系统的特点是具备较强的专业特性,多数信息系统在建设和使用中更多重视系统的可用性、系统的规模等,较少考虑系统的信息安全和防护。最终,导致医院的信息化安全建设缺乏统一考虑,依托于不同信息化建设过程中逐步形成的安全防御机制,难以形成一个协调一致的整体,存在各种漏洞。

2. 信息安全投入缺乏力度　近年来各医院在 HIS(医院信息系统)、LIS(检验管理信息系统)、影像存储与传输系统(picture archiving and communication system,PACS)等信息系统建设方面均取得了显著成效,卫生主管部门对信息安全建设也十分重视,但是苦于没有好的解决方案、安全建设经费不足等,信息安全问题仍然较为严重。多年来各医院在信息化项目中对信息安全的投入普遍偏少,以零敲碎打为主,信息安全往往只是作为一个项目的附属部分,采购少量设备解决部分问题,没有考虑到全面治理信息安全的隐患,更没有专项建设信息安全系统。很多医院仅具备防火墙、防病毒软件等简单的安全设备,能够对网络进行简单防护,但是急需增加安全投入,采购符合等级保护技术要求的安全设备、加强安全管理。

3. 安全组织体系不健全,网络安全专职人员偏少　管理是网络信息安全的核心,组织保证又是管理的基础。目前,各医院普遍缺乏有组织的研究和顾问机构,无法对网络信息安全理论和技术进行系统的研究和应用,缺乏对目前最新安全技术的跟踪学习。信息化安全的管理手段落后,通常是针对各应用系统进行管理,缺乏综合全面的安全管理、信息管理、制度管理、结构管理和变化管理,不能及时针对网络安全条件的改变做出调整;缺乏统一有效的网络信息安全管理的工具,通常是人工分析、手工操作。面对日益复杂的信息系统和层出不穷的安全威胁,网络安全专职人员较少,甚至没有。

4. 纵深安全防御尚未健全 现在安全风险的级别越来越高,从网络层、传输层,已经演变到应用层的威胁。对此,我们的防护措施也需要形成深度防御体系,应根据等级保护基本要求,从政策法规、物理安全、周边安全、应用安全和数据安全等各个角度来考虑,实现深度防御,层层设防。就各医院目前的信息安全现状而言,加强对一些关键层次的防护,形成深度防御体系,是相当必要和迫切的。

5. 缺失统一安全管理与态势感知 从技术层面分析,传统的信息安全建设重在建立防御纵深,但是对众多的安全设备缺乏统一的管理,致使各安全设备之间难以有效联动,发挥最佳的整体安全防御能力。因此,亟须建立一套贯穿整个安全防御纵深的横向的统一安全管理平台,实现对全网整体安全状况的实时态势监视,及时了解各个业务系统的总体安全情况。

此外,通过建立统一安全管理平台,还能够发现防御纵深机制下隐藏的安全风险,并充分利用已有安全投资,发挥出安全管理的协同性和主动性,真正建立起安全管理的监测、分析和响应的循环机制。

6. 对数据安全重视程度不够 医疗机构网络安全设计日常管理的众多数据,一旦泄露就会导致患者隐私泄露,如果发生数据安全问题就会产生非常恶劣的影响。

二、网络安全建设需求

医院的安全需求一般可以从物理层、网络层、系统层、应用层、管理层等方面加以划分。

在物理安全方面,根据实际情况建立相应的安全防护机制。在网络安全方面,解决医院信息网络的安全域划分和逻辑隔离,实现纵深的防御体系;对各个安全域,防范黑客入侵、非法访问;要解决信息在安全域间传输时的完整性、可用性、保密性问题;要解决移动接入终端身份鉴别和安全传输等问题。在系统安全方面,要解决操作系统安全、数据库安全、病毒及恶意代码防范等问题。从应用安全需求进行分析,要实现全网统一的身份鉴别和授权访问机制;要解决重要终端用户敏感信息和数据的完整性、可用性、保密性问题,防止数据泄露等。在安全管理方面,要考虑政策、法规、制度、管理权限、安全域划分等,制定切实有效的管理制度和运行维护机制;建设支撑安全管理的技术支撑体系。

(一) 物理层安全需求

1. 应建设安全可靠的机房,提供良好的物理运行环境,用以支撑应用系统的运行,防止电磁信息的泄露,防止水灾、火灾的破坏。

2. 建设完备的灾难备份系统,实现系统、数据和应用软件的备份。

3. 医院内网、外网处理不同类型的业务,因此需要进行物理隔离。

(二) 网络层安全需求

1. 实现安全域划分,并在此基础上实现安全、可控的逻辑隔离。

2. 对医院门户网站进行重点保护,确保不被篡改和挂恶意链接等。

3. 实现医院内网、外网的纵向隔离。

4. 对进出各安全域的信息和数据进行严格的控制,禁止对安全域的非法访问,对非法访问的事件进行预警,及时发现和响应各种网络攻击与破坏行为。

5. 对于各个安全域之间交互的信息和数据,保护其完整性、可用性、保密性,防止在传输过程中被篡改、破坏和泄露。

6. 及时升级安全设备,应用系统应为最新版本;设置复杂的密码策略、用户错误登录次数限制和超时自动退出;使用日志收集与分析系统,收集全网重要设备及应用的日志。

7. 对于管理的设备进行严格的 IP 访问控制,使用加密通道进行远程管理。

(三) 主机层安全需求

1. 能够及时发现和响应各种病毒及恶意代码的攻击、破坏和信息泄露行为。

2. 使系统内的操作系统能及时升级、安装安全补丁。

3. 设置严格的用户登录策略和复杂密码管理策略。

4. 使主机操作系统的用户权限最小化,并进行分权管理。

5. 对操作系统的日志进行收集并同时将审核日志传送到第三方日志服务器进行保存。

6. 使用加密通道对主机操作系统进行远程管理,并设置严格的 IP 访问控制策略。

7. 设置认证失败处理和超时退出措施,重要服务器需要设置双因子认证。

8. 对服务器运行状态进行监控。

(四) 应用层安全需求

1. 建立统一的强身份认证机制,实现与其他信任体系的交叉认证。

2. 对系统、应用、数据库系统进行审计,建立相应的安全审计机制。

3. 应用系统应设置登录次数限制,对登录用户进行标识,只允许同一时间、同一来源设置唯一登录。

4. 应用系统应设置严格的密码管理和访问策略。

5. 启用应用系统的日志收集与分析系统,并同时将审核日志传送到日志审计系统进行保存。

6. 设置认证失败处理和超时退出措施。重要应用系统需要设置双因子认证。

(五) 网络安全等级保护定级建议

作为定级对象,《信息系统安全等级保护管理办法》中将信息系统划分为五级,分别为:第一级,信息系统受到破坏后,会对公民、法人和其他组织的合法权益造成损害,但不损害国家安全、社会秩序和公共利益;第二级,信息系统受到破坏后,会对公民、法人和其他组织的合法权益产生严重损害,或者对社会秩序和公共利益造成损害,但不损害国家安全;第三级,信息系统受到破坏后,会对社会秩序和公共利益造成严重损害,或者对国家安全造成损害。第四级,信息系统受到破坏后,会对社会秩序和公共利益造成特别严重损害,或者对国家安全造成严重损害;第五级,信息系统受到破坏后,会对国家安全造成特别严重损害。

信息系统定级是进行等级保护设计的首要环节,根据国家信息安全等级保护实施指南,信息系统定级阶段的目标是信息系统运营、使用单位按照《信息安全技术　网络安全等级保护定级指南》(GB/T 22240—2020),确定信息系统的安全保护等级,信息系统运营、使用单位具有上级主管部门的,应当经上级主管部门审核批准。

对于医院等医疗机构,则根据承载业务的独立性,以应用系统为核心来划分定级对象,并针对不同的应用系统来设计保护措施,确定的保护对象分别为医院(综合管理)信息系统(hospital information system,HIS)、临床信息系统(climcal infoimation system,CIS)、医学影像存储与传输系统(picture achiving and commmunication system,PACS)、检验(管理)信息系统

(laboratory information system,LIS)、对外服务系统(门户网站)、医院办公自动化系统(OA)等,下面以此为例。

1. 医院(综合管理)信息系统(HIS)　HIS 覆盖了医院及其所属各部门的人流、物流、财流进行综合管理,包括医院内部所有信息,如收费、病案、药品管理、财务、经管、职能科室、总务后勤、医技等,范围大、信息量多。建议 HIS 保护强度为 3 级。

2. 临床信息系统(CIS)　CIS 的主要目标是支持医院医护人员的临床活动,收集和处理患者的临床医疗信息。建议 CIS 保护强度为 3 级。

3. 医学影像存储与传输系统(PACS)　PACS 意为影像归档和通信系统。它是应用在医院影像科室的系统,主要的任务就是把日常产生的各种医学影像(包括核磁、CT、超声、X光机、红外仪、显微仪等设备产生的图像)通过各种接口(模拟、DICOM、网络)以数字化的方式海量保存起来,当需要的时候在一定的授权下能够很快的调回使用,同时增加一些辅助诊断管理功能。建议 PACS 保护强度为 3 级。

4. 检验(管理)信息系统(LIS)　LIS 由临床化学、血液学、微生物学、免疫学、血凝学、血气分析、血库、尿液分析和质量控制等功能组成。建议 LIS 保护强度为 3 级。

5. 医院门户网站　医院门户网站主要指面向互联网开放的医院主页服务,作为医院宣传的主页,是医院对外展示的窗口。建议医院门户系统的定级为 2 级。

6. 医院办公自动化系统(OA)　OA 是面向医院,支持其综合办公业务的集成化信息系统。建议确定 OA 的定级为 2 级。

(六) 网络安全等级保护基本要求

根据医院信息系统定级分析,信息系统需要满足二、三级的等级保护要求,按照《信息安全技术网络安全等级保护基本要求》(GB/T 22239—2019),网络安全等级保护基本要求的内容如下。

1. 安全物理环境　对于医院信息系统,信息系统的安全物理环境要求包括的内容有物理访问控制、防盗窃和防破坏、防雷击、防火、防水和防潮、温湿度控制、电力供应。

2. 安全通信网络　对于医院信息系统,信息系统的安全通信网络要求包括的内容有通信传输、可信认证。

3. 安全区域边界　对于医院信息系统,信息系统的安全区域边界要求包括的内容有边界防护、访问控制、可信验证。

4. 安全计算环境　对于医院信息系统,信息系统的安全计算环境要求包括的内容有身份鉴别、访问控制、入侵防范、恶意代码防范、可信验证、数据完整性、数据备份恢复。

5. 安全管理制度　对于医院信息系统,信息系统的安全管理制度要求包括的内容有岗位设置、人员配备、授权和审批。

6. 安全管理人员　对于医院信息系统,信息系统的安全管理人员要求包括的内容有人员录用、人员离岗、安全意识教育和培训、外部人员访问管理。

7. 安全建设管理　对于医院信息系统,信息系统的安全建设管理要求包括的内容有定级和备案、安全方案设计、产品采购和使用、工程实施、测试验收、系统交付、服务供应商选择。

8. 安全运维管理　对于医院信息系统,信息系统的安全运维管理要求包括的内容有环

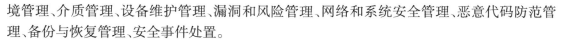

境管理、介质管理、设备维护管理、漏洞和风险管理、网络和系统安全管理、恶意代码防范管理、备份与恢复管理、安全事件处置。

(七)安全管理策略

针对医院信息系统,加强安全管理制度及系统建设过程、后期维护过程的管理力度,加强对人员安全意识的培训,降低系统因人为因素造成安全事故的概率,内容包括以下5个方面。

1. 安全管理制度　针对医院信息系统,其三级系统的安全管理制度,在二级策略的基础上,要求机构形成信息安全管理制度体系,对管理制度的制定要求和发布过程进一步严格和规范。

2. 安全管理机构　针对医院信息系统,其三级信息系统的安全管理机构建设要求,对于岗位设置,不仅要求设置信息安全的职能部门,而且机构上层应有一定的领导小组全面负责机构的信息安全的全局工作。授权审批方面,加强授权流程控制及阶段性审查。沟通与合作方面,加强与外部组织的沟通和合作,并聘用安全顾问。同时,对审核和检查工作进一步规范。

3. 人员安全管理　针对医院信息系统,其三级信息系统的人员安全管理在二级要求的基础上,增强了对关键岗位人员的录用、离岗和考核要求,对人员的培训教育更具有针对性,外部人员访问的要求更具体。

4. 系统建设管理　针对医院信息系统,其二级信息系统的系统建设管理对建设过程的各项活动都要求进行制度化规范,按照制度要求进行活动的开展。对建设前的安全方案设计提出体系化要求,并加强对其进行的论证工作。

5. 系统运维管理　针对医院信息系统,其二级信息系统的系统运维管理在控制点上增加了监控管理和安全管理中心,对介质、设备、密码、变更、备份与恢复等都采用制度化管理,并更加注意过程管理的控制,其中对介质的管理,重点关注了介质保密性和可用性管理;安全事件根据等级分级响应,同时加强了对应急预案的演练和审查等。

三、网络安全建设方案／设计

(一)网络安全等级保护体系

安全技术体系,以等级保护框架为基本要求,通过各种安全技术措施的组合从外到内构建纵深、主动的防御体系,对业务系统实行分域保护,实现保障业务安全、稳定运行,有效应对网络安全事件,维护业务数据的完整性、保密性和可用性的目标。安全技术体系主要涵盖了物理安全、云安全、终端安全、网络安全、主机安全、应用安全及数据安全等层面,从身份认证、访问控制、内容安全、监控审计到备份恢复,全方位打造安全的新一代数据中心,保证信息系统整体的安全保护能力。

随着物联网、大数据、人工智能等新型技术的出现和使用,传统安全手段面临严峻挑战,难以防御外部高级持续性威胁(advanced persistent threat,APT)攻击、新型病毒、内部恶意用户的威胁等,而新型安全技术,是应对新型威胁和攻击,整合现有安全资源,补齐安全短板的重要防御手段。

1. 构建分域的安全体系　医院信息安全等级保护解决方案,在总体架构上将按照分域保护思路进行,将医院信息系统从结构上划分为不同的安全区域,各个安全区域内部的网络设备、服务器、终端、应用系统形成单独的计算环境,各个安全区域之间的访问关系形成边界,各个安全区域之间的连接链路和网络设备构成了网络基础设施。因此,方案将从保护计算环境、保护边界、保护网络基础设施3个层面进行设计,并通过统一的基础支撑平台(采用安全管理平台)来实现对基础安全设施的集中管理,构建分域的控制体系。

2. 构建纵深的防御体系 医院安全保障体系解决方案,包括技术和管理两个部分,针对医院信息系统的通信网络、区域边界、计算环境,综合采用访问控制、入侵检测、恶意代码法防范、安全审计、防病毒、传输加密、集中数据备份等多种技术和措施,实现医院业务应用的可用性、完整性和保密性保护,并在此基础上实现综合集中的安全管理,并充分考虑各种技术的组合和功能的互补性,合理利用措施,从外到内形成一个纵深的安全防御体系,保障信息系统整体的安全保护能力。

3. 保证一致的安全强度 医院信息系统应采用分级的办法,采取强度一致的安全措施,并采取统一的防护策略,使各安全措施在作用和功能上相互补充,形成动态的防护体系。

4. 实现安全管理 信息安全管理的目标,就是通过采取适当的控制措施来保障信息的保密性、完整性、可用性,从而确保信息系统内不发生安全事件、少发生安全事件、即使发生安全事件也能有效控制事件造成的影响。通过建设集中的安全管理平台,实现对 IT 计算环境所有资产进行安全监控,实现对信息资产、安全事件、安全风险、访问行为等的统一分析与监管,通过关联分析技术,使系统管理人员能够迅速发现问题,定位问题,有效应对安全事件的发生。

(二)医院信息系统网络安全域规划

1. 医院网络安全域划分 为了实现医院信息系统的等级化划分与保护,需要依据等级保护的相关原则规划网络的安全区域,并定义各区域的安全级别。

根据医院信息系统中各类业务的业务功能及相关业务系统的安全级别,建议将网络划分为多个网络区域,对应等级保护的相关要求,按各区域所运行业务系统的安全级别,对所属网络区域进行定级建设,并在各网络区域中针对业务及应用的类型、特点等因素进行子区域划分,并对各子区域进行分级保护。具体划分如下。

(1)核心交换区:按等级保护三级要求,建设该区域网络环境、医院网络主干、数据交换传输区域。

(2)三级业务服务器区:按等级保护三级要求,建设该区域网络环境,用于存放医院信息系统的应用服务器,应用服务器是医院信息系统软件的直接载体,这一区域的设计,直接关系 HIS 等系统软件能否正常高效运行,在方案设计中,应用服务器区采用高性能以太网交换机设计,采用千兆链路组网,保证应用服务器区的性能。同时,在接入路由器之后、应用服务器之前,放置防火墙、入侵防御系统(intrusion prevention system,IPS)等安全设备,确保应用服务器区的安全,避免由于应用服务器区的故障导致整个医院信息系统受到影响。

(3)核心数据(数据存储备份)区:按等级保护三级要求,建设该区域网络环境,针对医院信息系统的数据存储备份区,采用存储区域网络(storage area network,SAN)存储网络技术,实现对大量医疗信息数据的高速存储;备份包括本地服务器备份、同城容灾和备份两种方

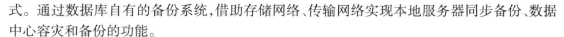

式。通过数据库自有的备份系统,借助存储网络、传输网络实现本地服务器同步备份、数据中心容灾和备份的功能。

(4)外网 DMZ 区(WEB 网站):按等级保护二级网络要求,建设该区域网络环境,它是连接 Internet 公网,供公众访问的医院信息系统网站。包括基于 WEB 应用的众多 WEB 服务器、邮件服务器等,是医院信息系统对外发布信息、进行医患信息查询的公众服务区。

(5)外网应用服务器区:按等级保护二级网络要求建设该区域网络环境,是提供医院日常办公等功能的区域,包括内部邮件、工资查询、内部新闻等办公系统。

(6)安全管理区:按等级保护二级要求建设该区域网络环境,用于部署网络管理系统、安全管理系统及各产品管理中心所使用的服务器设备。

(7)用户接入区:按等级保护一级网络要求建设该区域网络环境,该区域包括以下子区域。

1)内网办公终端子区域:部署日常办公的终端设备,可实现对内部办公系统、业务系统的访问。

2)外网办公终端子区域:部署日常办公的终端设备,可实现对外部办公系统、业务系统的访问。

2. 医院信息系统网络安全规划设计　通过对医院信息系统的规划,建议采用如下方式建设医院信息系统网络安全保障体系(图 3-5-1)。

(三)医院信息系统网络边界安全建设方案

1. 网络架构安全　网络架构的安全是网络安全的前提和基础,选用主要网络设备时,需要考虑业务处理能力的高峰数据流量,要考虑冗余空间满足业务高峰期需要;网络各个部分的带宽,要保证接入网络和核心网络,满足业务高峰期需要;按照业务系统服务的重要次序定义带宽分配的优先级,在网络拥堵时优先保障重要主机。分区分域合理规划路由,业务终端与业务服务器之间建立安全路径;绘制与当前运行情况相符的网络拓扑结构图。根据各部门的工作职能、重要性和所涉及信息的重要程度等因素,划分不同的网段或虚拟局域网(vitrual local area network,VLAN)。保存有重要业务系统及数据的重要网段,不能直接与外部系统连接,需要和其他网段隔离,单独划分区域。重要区域与其他区域之间部署网闸或者防火墙等隔离设备,并启用访问控制列表(access control list,ACL)进行访问控制。为保证网络业务的连续性,应考虑提供关键节点的硬件冗余设计,包括通信线路(含业务数据链路和带外管理链路)、网络设备、安全设备、计算设备,并部署链路负载均衡设备。

由于网络协议及文件格式均具有标准、开发、公开的特征,因此数据在网络上存储和传输过程中,不仅仅面临信息丢失、信息重复或信息传送的自身错误,而且会遭遇信息攻击或欺诈行为,导致最终信息收发的差异性。因此,在信息传输和存储过程中,必须要确保信息内容在发送、接收及保存的一致性,并在信息遭受篡改攻击的情况下,提供有效的察觉与发现机制,实现通信的完整性。而数据在传输过程中,为能够抵御不良企图者采取的各种攻击,防止遭到窃取,应采用加密措施保证数据的机密性。对于信息传输和存储的完整性校验,可以采用的技术包括校验码技术、消息鉴别码、密码校验函数、散列函数、数字签名等技术手段。对于信息传输的完整性校验,应由传输加密系统完成,通过识别传输协议类型对网络数据进行隧道封装,为用户认证提供安全加密传输,并实现全业务数据在复杂网络环境下

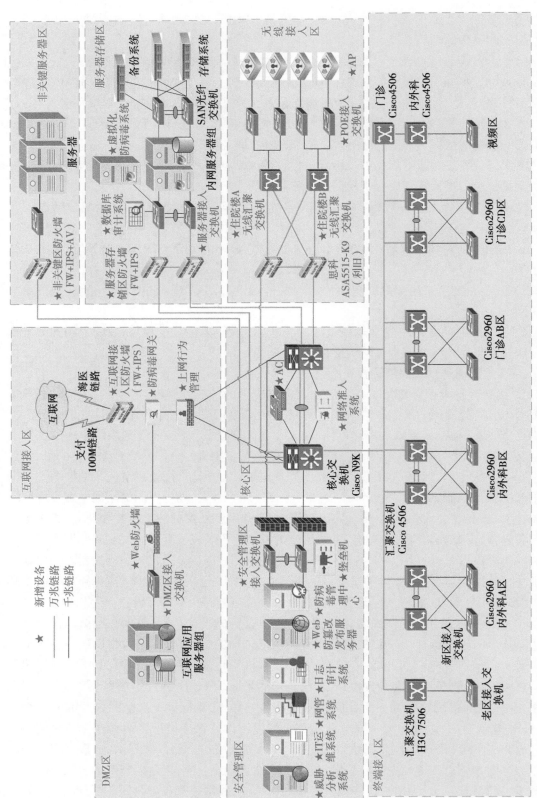

图 3-5-1　医院信息系统网络安全保障体系示意

的传输。对于信息存储的完整性校验,应由应用系统和数据库系统完成。建议部署安全套接层(secure socket layer,SSL)/互联网安全协议(internet protocol security,IPSec)安全接入网关或下一代防火墙来实现。对于信息传输的通信保密性,应由传输加密系统完成。部署SSL虚拟专用网络(virtual private network,VPN)系统或下一代防火墙,保证远程数据传输的数据保密性。

2. 终端接入安全　通过在用户接入区部署终端安全管理系统,提高终端接入安全能力。通过网络、终端等多种技术监管手段,实现接入终端有效发现、识别、认证、管控和违规接入阻断报警,确保终端及用户应具备唯一身份标识。依据终端的接入类型、所属单位及终端所处的物理位置,选择相应的接入方式。对全网的接入终端实行不间断监控,检查接入终端注册认证状况、安全基线、高危漏洞修复、基础安全软件安装等安全要求,实现接入终端合规、可控、可查。终端接入安全具体功能如下。

(1)终端及用户应具备唯一身份标识。

(2)终端身份标识:优先基于支持国密算法的可信芯片,对于无法植入可信芯片的终端,应采用白盒加密、沙箱等安全技术,确保终端身份可信、唯一。

(3)用户身份标识:采用支持国密算法的设备级用户身份标识与生物指纹相结合的组合标识。

(4)根据终端的接入类型、所属单位及终端所处的物理位置,选择相应的接入方式。

(5)应对全网的接入终端实行不间断监控,对违规接入的终端及时告警、阻断。

(6)接入终端注册认证。注册认证内容应至少包括终端及其用户的身份标识,注册认证记录应随用户的变化而改变。对未注册认证的终端应予以及时阻断。

(7)接入终端满足终端安全基线、高危漏洞修复、基础安全软件安装等安全要求。

3. 网络流量安全防护　对终端网络流量实时监测和控制,保护终端网络安全。具体如下。

(1)确保与其他终端的网络隔离,阻断与其他终端的网络连接。

(2)对网络连接的端口、协议类型等进行有效管理,封闭高危端口,阻断未知协议。

(四)医院信息系统主机安全建设方案

1. 终端安全防护　基于已有PC终端建设终端安全防护功能,通过多种方式联合鉴别登录操作系统的用户身份,实现对用户的身份鉴别,确保登录安全;对终端网络流量实时监测和控制,保护终端网络安全;通过终端安全的基线核查、安全加固、补丁管理等手段,为终端操作系统提供安全防护,防止因操作系统脆弱性而引发的攻击行为;通过密码管理、补丁管理等手段,对终端应用和数据进行实时监测控制,保护终端应用及数据的安全。及时发现并阻止通过本地网卡、代理等方式连接外部网络。

2. 安全基线与系统加固　通过安全基础设施的基线核查、安全加固、补丁管理等手段,利用安全基线检测、安全配置、漏洞修复等技术,为操作系统提供安全防护,防止因操作系统脆弱性而引发的攻击行为;支持修改系统配置,满足终端安全基线与安全配置的要求;支持及时安装系统补丁,修复系统漏洞。

3. 恶意代码检测与防护　通过安全基础设施的恶意代码检测服务,检测识别病毒、蠕虫、木马、僵尸网络、勒索软件等恶意代码,降低恶意代码活动所带来的系统破坏、数据窃取、资源耗用等的影响,防止利用病毒对终端发起的网络攻击。具体如下。

(1)支持安装、运行恶意代码检测软件,确保对恶意代码的实时检测与查杀或隔离。

(2)支持通过关闭病毒传播端口、取消共享等方式切断病毒传播途径。

4. 应用及数据防护 通过安全基础设施的密码管理、补丁管理等手段,对终端应用和数据进行实时监测控制,保护终端应用及数据的安全。具体如下。

(1)配置进程黑白名单,阻断黑名单进程。

(2)通过安装补丁、更新版本等方式,及时修复应用软件漏洞。

(3)通过文件加密、内容加密等多种方式,保障不同场景下的终端数据安全。

(4)管控终端外设配置,防止数据经外设传递。

5. 终端安全监控 建设终端安全监控能力,实时监控终端网络、系统运行,以及应用、数据的使用情况,及时发现终端环境异常,确保终端运行环境安全。结合数据分级分类,以深度内容分析为基础,覆盖终端网络、设备、应用等数据通道,保护重要数据资产的安全。通过采集、分析终端用户行为数据,发现存在风险和威胁的终端及其使用人。终端应具备实时检测所处网络环境、用户登录状态、安全基线配置、系统和应用漏洞、高危端口和服务、恶意代码、违规软件和进程、违规外联、异常流量和敏感文件存储外发等安全要素的能力,并实现实时告警。

(1)基础配置监测系统基础监测:监测系统的版本信息、补丁安装信息、网络环境信息、外设信息。

(2)服务监测:是指对终端计算机运行的 Windows 服务进行检测,确保系统和应用必需的 Windows 服务正常运行,不必要的 Windows 服务处于关闭状态。

(3)注册表监测:注册表监测是指对终端计算机运行的 Windows 注册表项进行监测,确保系统和应用必需的 Windows 注册表项处于正常状态,未被修改和删除。

(4)弱密码监测:通过对账户弱密码的监测,有效防止终端系统账户密码被设为空或是弱密码,确保终端安全性。通过对账户弱密码的监测包含系统账户是否存在弱口令,系统账户密码是否符合复杂度要求,如密码长度最小值、最长最短使用期限及密码历史个数等。

(5)共享资源监测:通过对终端的共享资源进行控制和管理,监测并上报用户电脑上有哪些共享资源,有效监测及管理计算机终端的共享资源,降低桌面维护复杂度及成本。包含检测并上报用户电脑上存在有哪些共享资源,设定是否允许开启共享资源。对于不允许开启共享资源的终端,可以下发策略强制取消已经设置了的共享资源。

(6)安全基线监测:监测内容包含组策略对象、高级审核、审核、系统访问、服务、注册表、浏览器、权力分配、对象访问权限。

(7)威胁检测:通过对已知病毒、未知病毒、木马恶意程序及各种加壳的病毒文件进行监测、清除,确保终端始终处于安全无毒的使用环境。终端病毒监测主要通过病毒查杀、主动防御、云检测能力等,来实现对计算机终端的病毒、木马、恶意程序及各种加壳的病毒文件进行监测、清除的目的,实时防护计算机终端不受病毒、木马感染,增强终端的安全性。

(8)网络监测:网络环境变化监测,实时监测设备所处网络环境,以适配不同的安全策略。

(9)流量监控:对终端的流量进行监测,必要时依据策略控制异常流量或超过限制的流量,并进行告警。

6. 终端用户行为检测　通过采集、分析终端用户行为数据,发现存在风险和威胁的终端及其使用人。具体如下。

(1)采集并传递终端用户上网、操作文件、使用外设和修改配置等行为数据,为安全大数据提供数据支撑。

(2)具备终端用户异常行为实时检测能力,对异常行为及时提示、告警。

(3)非法外联监测:指的是监测和管控内网终端非法利用各种外设或网络技术连接至其他网络的违规行为,有效防止终端用户通过非法外联的违规行为,使内网设备暴露在外网环境及对涉密文件外泄,以此保障内网安全及相关利益。

(4)非法外联行为监测:实时、高效发现设备的非法外联行为,并报警或禁止。

(5)程序运行监测:通过对终端应用程序使用历史进行审计和记录,有效防止终端计算机使用的不规范行为,为规范终端应用程序使用提供依据。程序运行监测能够对终端应用程序使用历史进行审计和记录,可以针对所有进程进行审计,也可以仅针对指定进程进行审计,能够记录应用程序进程的开启、关闭和持续运行的时间和历史记录。

(6)文件操作监测:通过定义对终端文件操作的审计与控制功能,实现对计算机终端文件的审计与管控,维持计算机终端的安全稳定。文件操作监测,可以针对指定目录中的文件或指定后缀名的文件的读、写、新建、复制、删除、改名、移动等操作行为进行审计,对指定目录中的文件或指定后缀名的文件的读、写、新建、删除、改名、移动等操作行为进行阻断。同时,对于计算机终端共享目录的访问,以及终端用户对网络文件的访问也可进行详尽的审计。

7. 终端数据监测　结合数据分级分类,以深度内容分析为基础,覆盖终端网络、设备、应用等数据通道,保护重要数据资产的安全。具体如下。

(1)具备对终端各类数据通道中传递的文件内容的监控能力。对检测出的敏感信息,支持警告、阻止等响应方式。

(2)具备对常见办公类文档格式分析及数据还原的能力。

(3)具备识别、提取各类图形文件中的文本数据的能力。

8. 终端安全响应　终端安全响应功能可以实现,在管理员或者运营运维平台,对终端的安全级别和管控措施需要调整的时候,对其管控指令作出响应。管控措施包含安全基线、病毒查杀、行为管控、网络管控等。

针对内部终端被动泄密的问题,多数因为终端的安全策略配置不够严谨或者计算机本身存在安全漏洞。通过终端安全管理系统,主动探测和一键修复功能,对入网计算机终端的安全测试进行检查和评分,对存在安全隐患的计算机终端强制禁止入网,并提供一键策略修复技术,解决终端可能存在的安全隐患,实现全网终端的统一安全管理效果。

9. 安全环境感知　通过采集、传递终端多维度的环境信息,结合设备身份及用户身份,为可信评估提供终端实时、准确的数据。具体如下。

(1)终端环境感知的内容包括:终端硬件资产信息、配置信息及其变化情况;终端系统账户登录情况及其变化;终端所处的网络环境及其变化情况;终端操作系统内核防护环境、上网防护环境、系统隔离环境及其变化情况;终端操作系统内存进程、文件、注册表等关键对象的变化情况；终端安全配置、恶意代码检测、系统垃圾留存等情况；终端浏览器的属性、配置及变化情况；终端除浏览器外的其他应用软件的安装、运行情况。

(2)应实时感知并记录终端可信环境的状态和变化，在终端访问业务数据时，为可信评估提供实时准确的终端环境信息。

(3)终端可信环境状态的传递，应基于国密算法，确保数据传输过程中的真实性和不可伪造性。

10. 主动防御　主动防御技术是一种新颖的防御思路。目前主流的安全解决手段都是"兵来将挡，水来土掩"的思想，而主动防御却是主动出击，从攻击者的思维角度出发，在入侵行为对信息系统发生影响之前，能够及时精准预警，实时构建弹性防御体系，避免、转移、降低信息系统面临的风险。实现基于网络流量，运用静态检测、动态检测、威胁情报和流量还原等技术，识别、发现网络中的潜在威胁，作为对于边界防火墙的一个补充。实现如下功能。

(1)已知威胁检测：检测流量中的恶意扫描、拒绝服务攻击、协议攻击、恶意代码、恶意文件和隐蔽通道等已知网络威胁。

(2)未知威胁检测：使用静态检测、动态检测和沙箱检测等结合方式，对未知恶意代码和未知高级攻击行为进行检测识别。

(3)关联威胁情报：通过威胁情报对恶意域名、恶意IP、恶意统一资源定位器(uniform resource locator, URL)和恶意代码等进行预警。

(4)加密流量威胁检测：支持加密流量威胁检测能力。系统需提供威胁建模能力，能够结合各类数据进行关联分析、以发现针对业务系统的渗透攻击和威胁事件。检测规则需要能够基于网络特点或未来的业务变化而进行灵活调整，并提供界面化的快捷配置方法。支持从流量威胁和文件多个维度，展示攻击扩散路径和影响范围。在攻击威胁展示维度方面，有效呈现高级威胁的多个攻击阶段，包括外部渗透阶段、命令与控制阶段、内部扩散阶段、数据窃取阶段，并直观清晰地呈现来自不同地区的外部攻击源、命令控制服务器，以及企业内部受到危害和影响的主机。需要建立独立的威胁情报库，并支持定期通过远程获取(在线查询、推送或离线拷贝至本地威胁情报库)进行情报更新，情报采集应支持外源式情报输入和内源式情报筛选，情报类型应包括基础知识型情报、威胁型情报、漏洞型情报、事件型情报等。其中外源式情报要求采用订购、共享等多种模式获取与输入，应包含自建情报库、公共情报库及第三方威胁情报库，情报内容至少包括互联网IP情报、恶意域名情报、恶意URL情报等。内源式情报通过系统内部部署的检测设备产生，内容至少包括内部IP情报、恶意访问情报等。加密流量威胁检测具备初步的情报筛选和标注机制，能够有效识别高频情报。威胁型情报必须能够为平台威胁监测、风险分析、溯源画像等其他功能提供必要的支撑。

11. 安全态势感知　安全态势感知是一种基于全网环境的，动态、整体地洞悉安全风险的能力，是以安全大数据为基础，引入机器学习、人工智能分析算法，帮助用户从基于全网的全局视角，提升对安全威胁的发现识别、理解分析、响应处置能力的一种技术，其最终目的是支持用户决策与行动，是安全能力的一种落地技术。安全态势感知技术又包括了以下4个组成部分。

(1)业务逻辑梳理：信息安全的核心目标，是解决组织核心业务的安全、稳定运行，如果安全检测系统不了解信息系统的资产有哪些、业务逻辑关系如何,而是无论在哪一个客户的网络中都复用同一套安全判断准则,那么它提供的检测能力显然是脱离实际的。所以,未知威胁检测和安全感知的首要需求就是看清业务逻辑,即能够对业务系统的核心资产进行识别,梳理用户与资产的访问关系;安全态势感知技术对业务资产存在的脆弱性进行持续检测,及时发现新业务上线及系统更新产生的漏洞及安全隐患,识别新增业务资产及业务访问关系。

(2)潜在威胁关联及发现:信息安全是一个涉及多个领域的复杂问题,攻击者可能包括外部黑客、心怀不满的人员,以及内外勾结等各种情况,攻击途径更是包括了暴力攻击、社会工程学、恶意代码、APT、漏洞利用等数百种不同手段。防御者需要全面监控,但攻击者只需要一点突破即可。

新一代的未知威胁检测和安全感知技术,正是由于其对现有业务及其逻辑关系具备深入的理解,从而有别于传统检测系统,能够实现更加全面的潜伏威胁检测和安全态势感知分析能力。黑客攻击过程,特别是以窃取信息为目的的 APT 攻击,都具备较长的攻击链条,如果能够对网络内部信息资产已发生的安全事件进行持续检测,就能够通过对不同事件和告警之间的关联分析,真正还原整个攻击链,从而及时遏止黑客进一步攻击,在产生实际危害前,进行封堵。对内部用户、业务资产的异常行为进行持续检测,通过建立合法行为基线,对传统入侵防御系统无能为力的内鬼作案和内外勾结窃取敏感信息行为进行监控。针对新型威胁快速更新迭代的特点,就更加需要建立海量威胁型情报关联体系,通过国内外权威情报库和云端关联强化新型威胁检测能力。

(3)安全事件分析告警及举证分析:信息安全系统除了需要能够及时发现问题外,还需要保障系统的易用性,确保客户技术人员能够方便快速的发现安全问题、了解影响范围、定位问题源头,提供相应的展示告警和分析举证服务。只有人性化的安全事件分析告警和举证分析服务,才能真正为安全保障部门的事件分析和应急处置提供有效帮助。安全态势感知技术能够打破传统的网络拓扑展示局限,采取基于系统业务逻辑的业务访问视图,使得"安不安全、哪里不安全"一目了然。同时,从运维和安全应急人员视角,在失陷业务、风险用户和有效攻击等不同维度,通过安全态势感知技术分析和展示安全风险,方便定位安全问题。

(4)辅助分析决策:除了专业的威胁检测和风险分析效果,安全感知的核心目标是全面展示安全态势与辅助安全决策分析。

1)安全态势展示:可视化的形式呈现关键业务资产及针对关键业务资产的攻击与潜在威胁,通过全网攻击监测、分支机构监管、风险外联监测等多个不同视角的大屏展示,提供对失陷业务和主机的报告导出和分析服务,为信息安全主管提供驾驶舱式的辅助决策服务。

2)辅助安全决策分析:通过访问逻辑展示、主机威胁活动链分析、安全日志举证和查询,以及基于特定资产的深度业务逻辑分析和威胁攻击链钻取,可以快速定位问题影响和源头,进行相应的分析研判。

(五)医院信息系统数据安全及备份恢复安全建设方案

数据安全保护不是能够通过单一的技术手段就可以解决的,建设以数据为核心的泄露防护体系,对关键数据进行全生命周期的保护至关重要。针对大数据泄露防护面临的问题,构建以数据安全为核心的动态安全防控体系,通过数据治理、安全机制、风险识别和审计溯源等,重点识别和控制数据访问、应用和流转等动态过程中的安全风险。

数据治理:通过大数据治理实现数据分类分级、数据摸底,能够从全域的角度"看得见、看得清"所有的数据,包括数据存储、使用流转情况和对应的数据安全策略。掌握数据流动情况,包括表之间的流动、系统之间的流动、部门之间的流动、单位之间的流动等。部署安全防护措施:在大数据基础设施、数据挖掘分析和共享交易等方面,采取安全防护措施,保障数据安全。

主动识别和控制风险:通过收集基础设施、用户操作、数据流转等方面的日志数据,识别用户对数据的异常操作风险和数据的异常流动风险;安全审计与溯源分析:通过细粒度的数据行为审计与溯源能力建设,形成事后可审计、可溯源、可追责的威慑体系。

1. 数据完整性　在医院信息系统安全建设中,在外网业务服务区域部署了数据库系统及磁盘阵列,存储设备将使用 Hash 校验的方法确保数据的完整性,传输过程的完整性受到损坏则采取数据重传的机制;存储的数据采取同城、异地相结合的备份方式,防止单一数据损坏造成的损失。

2. 隐私保护框架模型　隐私保护的场景包括了 4 个实体:隐私主体(所有者)、数据采集者、隐私侵犯者和隐私保护机构。图 3-5-2 是隐私保护的框架模型。

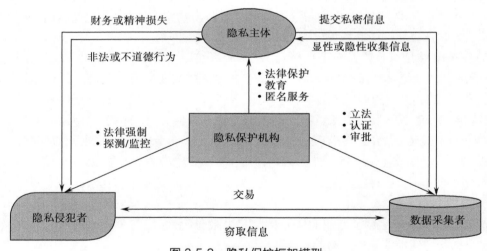

图 3-5-2　隐私保护框架模型

(1)隐私主体:指作为隐私所有者的个人或团体,对隐私具有所有权和处分权。

(2)数据采集者:指隐私主体在接受各种服务过程中,与之进行交互的团体或个人,例如医院出于业务的需要收集隐私主体的私密信息。

(3)隐私侵犯者:指对隐私主体的私密信息进行非法或不道德的获取、存储和使用的团体或个人。数据采集者未经隐私主体同意,对其私密信息进行非法或不道德的使用时,也会成为隐私侵犯者。

(4)隐私保护机构:指保护隐私主体的私密信息不为他人侵犯的团体(个人)、软件技术等,如相关政府部门、行业协会、第三方隐私保护机构,以及认证程序、隐私保护软件等。

3. 隐私保护的技术措施　为了确保信息的真实性、完整性和不可否认性,应遵守以下3个原则:①所有电子化的信息应根据所有者属性加密,使其能够安全地存储、传输和访问;②保障信息系统中隐私信息的真实性、完整性和可用性;③信息的访问和共享过程应该通过签名和认证。可以采取以下5种保护措施来保障信息系统中的隐私。

(1)数据匿名化:在信息系统使用中、研究机构的数据分析工作中、各种消费服务的信息传递中,要保护用户隐私信息的安全。公开发布数据时,去掉身份信息,对数据进行泛化处理,保留数据的整体分布规律。

(2)加密和数字签名:对数据库加密,对数据字段加密,并管理加密密钥,保护信息系统中用户隐私信息的安全。信息系统的使用者创建或更改数据时,要进行数字签名,保证信息数据的不可否认性。

(3)身份认证和访问控制:根据角色级别、用户类型及其对信息系统的重要性来选择是否进行身份认证,对不同的用户选择恰当的身份认证手段。访问控制策略,要有时间维度和空间维度的限制,具有访问权限的用户,只有在规定范围的时间和空间内,才可以访问信息系统。

(4)网络通信的安全保障:网络安全设备(如防火墙、入侵检测系统等)可以监控网络的数据流、对危险的网络行为进行报警,自动检测并处理安全事件,降低使用风险,确保医疗业务数据通信的安全性。

(5)安全审计:对每项服务所涉及的系统、用户、工作人员、信息数据的行为进行记录,帮助安全人员审计信息系统的可靠性和安全性。

4. 可信计算　可信计算指的是硬件安全模块支持下的可信计算平台。可信计算平台由信任根、硬件平台、操作系统和应用系统组成。可信硬件安全模块担任信任根的角色,它是一个含有密码运算部件和存储部件的小型片上系统,通过密钥技术、硬件访问控制技术和存储加密等技术,保证系统和数据的信任状态。数据通过信任根 - 硬件 - 操作系统 - 应用系统这条"信任链"保证其安全性。目前,我国的可信计算软硬件的发展已基本达到体系化要求,有些方面属于国际领先水平。

可信计算以运算和防护并存,采用主动免疫的新计算模式,相比传统安全技术有本质的区别。基于硬件密码芯片,从平台加电开始,到应用程序执行,构建完整的信任链,逐级认证,而未获认证的程序不能执行,从而使信息系统实现自身免疫,构建起高安全等级的主动防御体系。可信计算技术在基本不增加额外成本的情况下对于"震网""火焰""心脏滴血""永恒之蓝"、APT 攻击、0 Day(指还没有补丁的漏洞)攻击、供应链攻击等,一批新型网络攻击武器及攻击方式具有突出的优越性和强大的防御能力。利用可信计算技术,可以从结构上大大增强云计算系统的可信性和安全性。

通过可信设备验证、远程证明、可信网络连接等技术,可防止身份盗用,可以保护系统及数据安全等。可信计算技术的出现,为医疗信息安全带来了全新革命。基于可信软硬件产品搭建的可信云平台系统,可应用于医疗卫生领域,有效保障医疗数据和患者隐私安全,为医疗业务应用保驾护航。

5. 云内安全　随着云计算和大数据技术的引入,越来越丰富的业务对数据中心的流量模型产生巨大冲击。数据中心的流量,由早期的大多南北向流量转变为东西向流量,数据中心的安全要求也越来越复杂,特别是如何有效地对云计算系统中虚拟机之间的东西向流量进行安全防护,已成为云计算安全的重点。

传统安全建设均以传统的硬件堆叠来解决静态的安全问题,无法适应云化、弹性、按需的特性要求,对东西向流量的安全防护更是无能为力。针对这个问题,当前主要通过全流量引流的方式,将云计算系统需要检测和防护的流量牵引出来,经过相应安全设备的清洗之后,再将流量回注到业务系统中。

云内安全一般采用安全资源池化的方式为用户提供服务,用户的安全资源能够根据具体的需求进行动态扩容和收缩。安全资源池平台,是基于软件定义安全技术的安全能力交付平台,只要通过标准 X86 服务器搭配上安全资源池系统,就能以安全组件的形式向用户提供丰富的安全资源,且安全资源池与云平台解耦,广泛应用于新建、已建、扩建的云场景及传统数据中心安全建设场景。在安全资源池平台,可将防火墙、上网行为管理、SSL VPN、数据库审计和日志审计等各类硬件设备以软件形式提供,通过旁路部署策略引流,与需要进行差异化安全保护的租户虚拟私有云(virtual private cloud,VPC)网络打通,为租户提供丰富的、可编排的、精细化的安全服务。租户通过简单的自助服务申请,开通流程即可快速获得对应的安全服务。针对由东向西的数据传输,安全资源池提供分布式防火墙,将安全防护从数据中心边界延展到核心,实现虚拟机之间的微隔离,对数据中心内部流量进行 2~4 层安全防护,最大程度降低恶意攻击对数据中心内部的影响。

6. 数据分级分类管理　数据分级分类管理主要指对医疗大数据智能化过程中的数据进行分类、分级管理,利用数据分级分类结果对数据进行标识,配合数据授权、数据鉴权,确保数据的安全使用。数据分级是指针对数据内容的敏感程度或数据的开放范围划分数据级别,构建完善的数据分级管理体系。数据分类是指针对数据来源、数据种类(数据集)、业务属性(数据项)等划分数据类别,构建科学合理的数据分类管理体系。

(1)数据分级:按照数据的来源、属性敏感级别、字段内容敏感级别等敏感级别规则,对数据统一进行分级管理,支持根据数据集成或数据内容设定敏感级别,数据级别权限内容支持向下兼容,高级别数据权限可访问低级别数据。

(2)数据分类:数据分类支持原始库、资源库、主题库、知识库、业务库的分类管理;支持数据元和数据项的分类管理;支持通过数据来源的特定值对数据分类;支持动态增加分类项;数据分类的粒度应细化到数据表级和字段级。

7. 数据采集安全　在数据采集和传输过程中,采用数据源采集设备身份认证和数据传输加密技术,保障数据采集、传输安全。通过签名、加密等方式,防止数据传输过程中发生敏感数据泄露、传输双方身份抵赖等情况,通过数据校验保证数据传输过程的完整性。数据采集安全包括采集传输安全、采集设备认证、身份鉴别和属性授权 3 部分。

(1)采集传输安全:通过数据加密保护功能,对传输协议、链路进行加密保障传输安全;通过数据加密保护功能,对数据进行签名和验证,防止身份抵赖。

(2)采集设备认证:数据源采集设备均应注册登记;支持对数据源采集设备进行身份识别和认证。

(3)身份鉴别和属性授权:在进行数据采集前,必须经过身份认证以及访问控制系统的鉴别,确保其身份的正确性以及具备访问数据的合法性。

8. 数据接入安全　在数据接入过程中,采用数据对账服务和数据读取访问控制技术,保障数据接入安全;通过安全基础设施提供的认证服务,对数据接入进行身份认证,确保接入的合法性;通过安全基础设施提供的权限管理服务,鉴别数据的访问权限,确保没有超出授权使用范围。

9. 数据处理安全　数据处理是按照数据接入环节的数据定义。数据处理主要包括数据提取、数据清洗、数据关联、数据比对、数据标识和数据分发,为数据组织和数据服务提供支撑。在数据分发服务将数据处理结果分发到数据资源库的过程中,对数据资源库账号进行安全管理,保障数据的安全。数据处理安全具体功能为通过零信任体系提供的特权账号管理服务,对原始库、资源库、主题库、知识库、业务库、业务要素索引库的账号进行安全管理,防止这些账号被篡改;数据分发服务访问数据资源库时,应通过特权账号管理服务获取数据库账号。

10. 数据治理安全　数据治理是对数据资源全生命周期的规划设计、过程控制和质量监督。数据治理主要包括数据资产管理、数据安全管理、数据开发管理、数据质量管理和数据运维管理等。采用数据授权与鉴权、数据加密、数据操作审计、运维和测试数据脱敏、高敏感数据加密等技术,防止在数据治理过程中出现数据泄露和篡改。当数据到达数据生命周期的末期,或者用户提出特定数据销毁需求时,对数据进行彻底删除,确保数据删除之后不能再被恢复。

(1)数据操作审计:对数据库和数据文件系统的操作过程,进行细粒度记录和管理。具体功能为通过安全管理中心提供的安全审计服务,对分布式文件系统、分布式数据库和数据仓库、关系型数据库、非关系型数据库等的数据操作行为进行审计;根据预置规则或语义分析,发现并记录异常数据操作行为、高危操作行为、敏感数据操作行为。

(2)运维测试数据脱敏:在生产或测试环境中,通过脱敏规则对敏感数据进行处理,实现敏感数据的安全保护。通过安全基础设施的数据脱敏服务,对生产环境中的敏感数据访问进行脱敏处理,脱敏后的数据级别应低于脱敏前的级别;通过安全基础设施的数据脱敏服务,对导出到测试环境的敏感数据进行脱敏处理,脱敏后的数据级别应低于脱敏前的级别。通过安全防护体系提供的数据脱敏服务,对生产环境中的敏感数据访问进行脱敏处理,脱敏后的数据级别应低于脱敏前的级别;通过安全防护体系提供的数据脱敏服务,对导出到测试环境的敏感数据进行脱敏处理,脱敏后的数据级别应低于脱敏前的级别;提供灵活可配置的脱敏策略及脱敏算法,保证脱敏后数据对业务应用可识别、可统计。

1)动态数据脱敏:动态数据脱敏(dynamic data masking,DDM)一般用于生产环境,在访问敏感数据时进行脱敏,提供的动态数据脱敏方式,包括假名化技术、泛化技术、K-匿名模型、差分隐私模型、数据合成技术、随机技术、抑制技术等。

2)静态数据脱敏:静态数据脱敏是只有授权的管理员或用户,在必须知晓的情况下,才可通过特定应用程序与工具访问脱敏数据,从而降低敏感数据在共享、传输时的泄露风险。

3)数据库到数据库脱敏:源端数据库不落地脱敏到目标端数据库,整个脱敏过程都是在内存中进行,数据不落地。

4)数据库到文件脱敏:数据库脱敏到文件,源数据在整个脱敏过程中,数据不落地。

5)文件到文件脱敏:源文件脱敏到目标文件,数据从源文件脱敏到目标文件中。

6)脱敏规则管理:脱敏规则分类为可恢复与不可恢复两类。

(3)高敏数据加密:对运维人员和数据分析人员在运维和数据分析过程中接触的高敏感数据进行加密处理,防止高敏感数据泄露。具体功能为通过安全防护体系提供的密钥管理或加解密服务,对高敏感数据进行基于国产密码算法的加密存储保护;加解密能力对业务系统透明,确保加密后的数据不能影响业务正常访问。

(4)数据销毁:数据销毁方式可分为软销毁和硬销毁两种。软销毁又称为逻辑销毁,通过数据覆盖等软件方法销毁数据;硬销毁是指采用物理破坏或者化学腐蚀的方法把数据物理载体完全破坏掉。利用销毁硬盘介质或数据安全擦除技术,确保数据无法恢复。通过物理损毁、消磁等方式,实现硬盘介质的有效销毁;存储空间被释放或再分配给其他用户前,其保存的数据应完全删除。

11. 数据组织安全 数据组织是指根据数据应用需求,按照数据定义的标准,制定统一的、流程规范的组织方案,用以实现数据资源分类建库。数据组织主要包括原始库、资源库、主题库、知识库、业务库、业务要素索引库等。通过文件加密、数据库加密等方式,保障数据存储安全。

(1)文件加密:通过安全基础设施的密码计算服务,对文件进行加密。

(2)数据库加密:对保存在数据库中的数据进行加密,阻止数据库文件被下载或者被复制,防止分析数据文件时数据被泄露和破坏。通过安全基础设施的密码计算服务,对数据库进行字段级、表级和库级加密。

12. 数据服务安全 数据服务是指各类数据资源对外提供的访问和管理能力,数据资源包括原始库、资源库、主题库、业务库、知识库,以及元数据、数据资源目录等。采用数据服务访问控制、数据授权、数据鉴权、数据操作审计、数据泄露检测溯源等技术,保障数据服务安全。

(1)数据访问控制:在数据源采集设备抽取数据或从指定位置读取数据的过程中,应验证设备身份,并鉴别访问请求权限。数据读取访问控制具体功能如下:通过零信任体系提供的权限管理服务,根据最小权限原则为设备分配数据访问权限;通过可信 API 代理服务访问源数据采集设备;通过零信任体系提供的认证管理服务,对设备进行身份认证,确保设备身份的合法性;通过零信任体系提供的权限管理服务,鉴别设备的访问权限,确保没有超出授权使用范围;通过安全基础设施实时分析用户对数据的访问行为,自动建立合法访问数据的特征模型。同时,通过独特的访问控制和数据系统虚拟补丁等防护手段,及时发现并阻断漏洞攻击和违反企业规范的数据访问请求;可进行攻击检测、多因子认证、访问控制、防漏扫、自动建模和审计等。能具备有效阻断危险访问、提供高性能和丰富的报表,帮助医院有效保护核心数据,保障业务运营安全,并快速满足数据访问控制合规要求的功能。

(2)数据授权:根据用户属性、数据属性,以及用户对数据的操作行为,配置用户数据访问权限策略。数据授权功能如下:通过零信任体系提供的权限管理服务,基于用户级别和数据级别,配置数据访问权限策略,策略应包括业务范围界定、数据分级分类、数据访问频度、时间范围界定等;数据访问权限应细化到记录和字段;支持静态授权和动态授权,可根据用户的环境属性及安全状态动态调整访问权限。

(3)数据鉴权:基于数据的访问权限策略,对数据的访问权限进行鉴别。具体功能为支持对用户身份、服务请求和资源访问权限进行鉴别;鉴权能力应覆盖本地的全部数据访问行为。

(4)数据操作审计:对数据库和数据文件系统的操作过程,进行细粒度记录和管理。具体功能如下:通过安全管理中心提供的安全审计服务,对分布式文件系统、分布式数据库、数据仓库、关系型数据库、非关系型数据库、大数据系统等的数据操作行为进行审计;根据预置规则或语义分析,发现并记录异常数据操作行为、高危操作行为、敏感数据操作行为、越权行为、数据系统漏洞攻击行为,同时根据风险告警配置及时告警;能够对数据库所面临的风险进行多方位的评估。通过对数据库操作进行审计,通过日志记录提供事后追查机制。可进行单双向审计、多条件日志检索、风险告警集中展示、灵活策略配置、实时报表等。支持探针、镜像方式部署,为数据库的各类应用环境提供高度灵活的部署方案,对数据库的访问活动进行全方位的监控与审计。

(5)数据泄露检测:通过数据分级分类标签,检测发现违反数据保护策略的敏感数据,定位泄露的源头,防止敏感数据泄露。通过安全基础设施的数据泄露检测服务,检测出敏感数据的访问用户和访问时间,继而进行有针对性的进一步追踪和排查,实现敏感数据泄露检测和溯源。

13. 数据备份和恢复　"高可靠、高可用"是急诊与院前急救大平台数据中心网络的核心技术要求。从保证业务连续性的需求考虑,除了实现单个数据中心内的网络设备和网络架构冗余,还需要考虑建设双活数据中心,抵抗由于数据中心或大规模片区网络故障造成的不可用场景。备份中心按照具体业务需求可建设同城或异地备份中心。

双活数据中心场景,可采用业务数据和应用全部部署在主用中心,并与备份中心实时同步,实时切换的方案;也可采用业务数据和应用交叉灾备,部分部署在主中心、部分部署在备份中心,以实现负载分担。以上2个方案中,主备中心之间应具备大带宽低时延的网络连接,满足实时备份能力。

双活数据中心网络技术主要包括光层传输连接、IP层网络连接、全局负载均衡3个层次。其中光层和IP层承载技术及联动保护等详见IP+光技术,IP层网络连接,参见采用NVO3(network virtualization over layer 3)/VXLAN(virtual extensible LAN)技术,本部分重点介绍全局负载均衡技术。为优化、提高医共体数据中心的网络服务能力和质量,提升用户体验,网络部署智能域名系统(domain name system,DNS)系统对互联网访问请求进行全局负载均衡,针对来自不同省份/区域、不同运营商的业务请求,按照就近访问、择优响应原则,分发到不同的认证服务中心进行响应。

全局负载均衡系统具备以下3个主要功能:①本地负载均衡器作为探针设备,感知本中心的认证服务器的网络连通性、应用可用性、负载情况。②主中心(主用)的全局负载均衡设备,对用户发起的DNS访问请求进行响应。通过分析用户IP地址的省份属性、运营商属性(电信、联通、移动等),以及当前4个认证服务中心内服务器的健康状况、负载情况,对用户的访问进行全局调度,如就近访问、业务量最小优先访问等策略。③开启DNSSec等安全防护功能,对于DNS攻击进行安全防护。当系统受到DNS flood(域名系统洪水)攻击时,能够自动将结果解析到高防机房抗攻击。

　　客户通过互联网访问认证中心,经过智能 DNS 调度的流程如下,智能 DNS 功能由下图中黄色高亮的权威 DNS 服务器开启。光纤网络为主备数据中心之间提供单通道 10G/100G/400G、总带宽 Tbps 级别的高速通道,为数据库集群、主备存储、数据同步提供满足大二层、三层的网络连接。

　　随着软件定义网络(software defined network,SDN)跨域技术的发展,IP 路由层和光层可以协同部署,在运维方面的优势越发突显。IP+ 光层的协同,需要由两层控制器架构组成,即 Super 控制器拉通 IP 控制器和光控制器,实现整网的一体化维护。如图 3-5-3 所示,Super 控制器(Agile Controller-Super)是 SDN IP+ 光层解决方案的核心组件,可以实现端到端协同管理;IP 控制器(agile controller-WAN)是实现 IP WAN 网络 SDN 的关键控制功能。

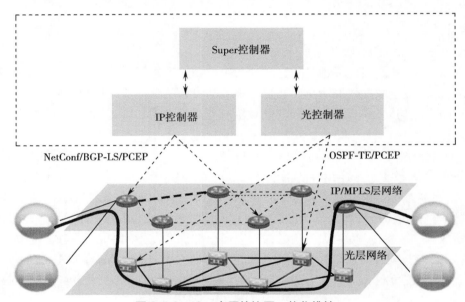

图 3-5-3　IP+ 光层的协同一体化维护

　　通过部署 IP+ 光层协同运维方案,可以在 Super 控制器的界面上集中呈现 IP 层、电层、光层拓扑,选中某条 IP 链路后,可以呈现此链路经过的电层、光层路径信息,方便网络端到端的跨层运维。通过 IP+ 光层的协同,在部署 IP 链路时能够自动创建光层隧道,将 IP 和光层的资源、组织协同起来,避免由于运维团队不同导致网络部署时间长的问题,降低运维成本。另外,IP+ 光层协同也可以提高网络的整体可靠性。在没有 IP+ 光层协同的情况下,IP 层的主备路径可能经过同一个物理光缆,如果光缆发生故障,将导致上层 IP 主备路径同时中断。通过 IP+ 光层的协同,可以让 IP 主备路径经过不同的物理光路。IP+ 光层当前可实现主要功能如下:①可实现 IP 层(L2/L3)和光层(L0/L1)网络视图统一可视,告警统一管理、统一运维,降低运维投入。②可实现 IP 层(L2/L3)和光层(L0/L1)业务一键式发放,具体包括存储传输、以太传输、光传送和交换设备相关业务,统一自动化发放配置。避免传统 IP 层和光层业务分别手动配置,提升效率。③可实现 IP 层(L2/L3)和光层(L0/L1)主备业务流自动部署在不同链路,避免单点故障导致业务中断,提升网络可靠性。

　　14. 数据容灾备份　随着急诊与院前急救大平台数字化进程的推进,数据逐渐成为急危重病一体化救治的核心,对承载数据的 IT 系统的稳定性要求也越来越高。虽然急诊与院前急救大平台可以拥有稳定性极高的 IT 设备,但还是无法防止各种自然灾害对生产系统造成不可恢复的毁坏。为了保证业务和数据的可靠性和可用性,同时能够应对大范围自然灾害对数据的破坏,完善的数字灾备解决方案仍然是数据中心建设的重点。业界主流的灾备技术及保护效果如图 3-5-4 所示。

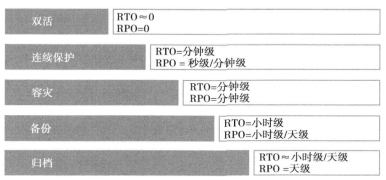

图 3-5-4　灾备技术及保护效果
注:RTO,恢复时间目标,指系统发生故障到恢复业务所需的时间;
RPO,恢复点目标,是指业务数据恢复后与最新数据之间的差异度。

各类灾备技术不能互相替换,根据大平台实际情况和业务特点合理选择多种灾备保护技术,保证业务系统和数据在灾难发生后能够快速恢复。

(1)本地双活保护:为满足急诊与院前急救大平台核心业务系统持续稳定运作,抵御各类软硬件故障灾难导致数据丢失、业务中断,需要建设同城或同院区双活体系架构。

双活方案采用存储数据镜像实时双写技术,实现存储双活架构,为两个数据中心同时提供读写服务;结合数据库扩展集群、应用集群和虚拟化高可用技术,实现任意数据中心故障时,另外一个数据中心继续承载业务系统,实现业务连续运行、数据不丢失。整个双活解决方案从存储层、前端网络层、主机 / 应用层、数据库层、仲裁与管理层进行设计。

1)存储层:在 2 个数据中心分别部署存储阵列,基于存储镜像实时双写技术实现,实现 2 个数据中心存储数据实时镜像,互为冗余。同时,双活卷、双活文件系统对应用体现为普通卷、普通文件系统,简化上层软件管理。

2)网络层:数据中心之间数据中心网络、数据传输网络采用波分设备连接或裸光纤直连(≤25km),满足双活数据中心网络时延要求。基于数据库、虚拟化时延要求,双活数据中心间网络距离建议不超过 100km。

3)主机 / 应用层:2 个数据中心的虚拟机服务器构成 1 个虚拟化集群,提供跨数据中心的虚拟机应用迁移和自动故障转移;对于支持集群部署应用,基于应用集群技术,实现跨数据中心的应用故障转移。

4)数据库层:2 个数据中心的数据库服务器构成 1 个数据库扩展集群,提供跨数据中心的自动负载均衡和自动故障转移功能。

5)仲裁:为保证各种异常情况下,存储双活集群能够进行仲裁,建设在第三方仲裁站点部署仲裁服务器 / 阵列,以保证异常情况下的业务连续性。

6）管理层：通过双活管理软件实现双活数据中心的可视化管理，并通过管理软件直观地展示双活业务的物理拓扑。

（2）数据保护：在本地双活、远程容灾方案基础上，基于存储数据保护能力构建数据保护解决方案，满足双活存储均遭损坏场景、勒索病毒等病毒场景、人工误删场景、常规灾备演练场景、开发测试场景等数据保护要求。建议针对核心业务系统数据库、关键业务虚拟机、关键应用数据部署数据保护，典型数据保护方案设计如下。

1）在其中一台双活存储中配置高密度保护副本功能（如副本周期 1 分钟内），生产存储提供双活和数据连续保护能力。

2）于灾备存储上配置高密度保护副本功能（如副本周期 15 分钟内），灾备存储的同时，提供容灾和备份保护的能力。

3）通过数据保护管理软件提供容灾可视化、容灾管理、数据保护等策略配置和一键式操作能力。

4）数据保护副本再利用，在不影响生产业务的情况下，用于业务测试主机上的软件开发、测试等用途。

5）基于已有灾备架构构建数据保护，充分利用现有硬件资源，降低数据保护复杂性。同时，启动恢复过程后，存储将指定时间点的差异数据块整体回滚到生产数据 LUN 中（而不是逐个 I/O 回放），数据和业务恢复时间更快，在回滚时不会引入额外的主机、网关设备开销。建议基于自动化数据保护管理软件，减少配置、测试、回滚、业务切换、主机启停等动作和其他用户定义操作，简化和加速恢复过程。

（3）灾备管理：容灾解决方案基于各类复制技术，涉及多种业务应用、软件平台和硬件产品，传统手工的保护与恢复步骤操作复杂、恢复时间长，无法直观获取容灾方案全局拓扑和网元部件实时状态。为了解决传统灾备管理难题，建议在容灾数据中心部署可视化、流程化、简单快捷的操作灾备管理软件。典型的灾备管理软件部署架构如图 3-5-5 所示。

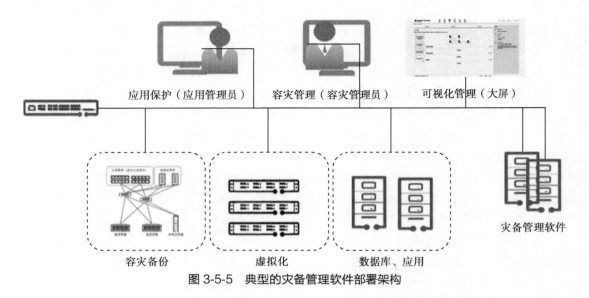

图 3-5-5 典型的灾备管理软件部署架构

灾备管理软件建议从以下 4 个方面与医共体容灾环境结合,用于简化容灾方案的管理复杂度和成本。

1)应用感知:识别针对 HIS/EMR 等核心业务数据库、保证核心应用数据一致性。

2)容灾管理:基于核心系统数据库、虚拟化、关键应用制定保护策略,实现定期容灾测试,以及灾难发生时一键式切换和关键应用自动拉起。

3)可视化容灾:采用软件可视化进行容灾管理,随时掌握容灾的路径、状态。

4)数据管理:数据中心内数据统一管理,实现备份及数据再利用。

(六) 安全管理中心建设方案

安全管理中心主要由安全管理平台和安全监测等系统组成。在医院部署安全管理平台作为全网安全管理系统的核心,在管理范围上主要是安全设备,在事件采集分析上主要是医院信息系统的安全设备。

1. 安全控制管理　对重点设备实现状态监控,对主要指标实现阈值管理,管理员不需要登录设备就可以掌握设备的状况,快速判断众多设备的运行状况。

对重点设备实现远程集中管理,降低管理员在管理异地设备、多种类设备、多数量设备时,因为管理工具多、IP 地址多、访问方式多等造成的管理混乱,解决管理不直接、不方便的问题,让管理员在一个平台上实现对设备的远程集中管理,方便快捷。

2. 设备监控　安全管理中心将对设备提供一个全面的监控和管理,从边界和网络设备到应用、中间件和数据库,通过全面的监控,能够及时发现业务系统内性能薄弱的环节,协助管理员及时发现造成业务访问困难的瓶颈和业务访问中断的故障点。

(1)网管协议监控:通过网管协议方式监控设备是指该设备支持网络管理协议(SNMP),安全管理平台通过 SNMP 采集设备状态信息。状态信息包括:网络端口状态(启用 / 关闭)、网络接口流量、CPU 使用率、内存使用率等。根据采集的状态信息设置阈值报警,根据报警的类别和等级设定以不同的方式通知管理员,包括弹出窗口、声音提示、发送邮件等。

(2)端口监控:通过设备应用的端口来监控设备是否正常运行,设定设备服务端口,由安全管理平台采用轮循的方式固定时间间隔来访问该服务端口,以此来判断该设备的服务是否运行。

3. 安全日志收集与分析管理　将安全设备、主机、中间件、数据库的安全日志采集到安全管理平台,安全管理平台能够集中保存安全日志和审计事件,保证不被私自篡改,由安全管理平台根据统一的审计策略进行统一审计。

4. 安全事件的查询与实时监控　安全管理平台支持多种查询条件的事件查询功能,根据用户、地址、端口、协议、事件类型、危险级别等进行查询和关联日志记录查询。在查询列表中,用户可以对事件的详细信息进行查看。

安全管理平台还能够提供列表形式的日志活动频道,操作人员可以在控制台上监视到设备或应用系统产生的实时日志,对相关事故进行告警确认、清除等操作,或启动相关日志历史信息查询浏览功能。

安全事件采用可视化查询,可使用户更好地理解复杂的攻击、快速定位安全问题、提高决策能力,甚至发掘人为可能不知道的信息。

5. 安全事件的深度感知　安全管理平台能够提供被管理系统的总览图和各种级别的

拓扑图。有别于一般的网管系统的拓扑图,安全管理平台的拓扑图重点不是在各种网络设备之间的连接关系及设备自身的健康情况,其重点在监视各个安全设备及系统所管理区域的安全状况。

6. 统计和报表功能 安全管理平台可以对所有事件、风险、通知、资产和数据库中存储的其他资源创建报表,用于对现有安全态势的分析和作为未来安全投入预算的依据。

(黄斌文 王 伟 曹增林)

第四章

通用技术与方法

第一节　心肺复苏救治流程

一、院外第一目击者心肺复苏方案

（一）未接受过心肺复苏培训的第一目击者心肺复苏方案

对于未接受过心肺复苏培训的第一目击者，只要判断患者无意识即可对患者进行持续胸外心脏按压，可不用行口对口人工呼吸，具体方法如下。

急救者可采用跪式或踏脚凳等不同体位，将一只手的掌根放在患者胸部的中央，两乳头连线，将另一只手的掌根置于第一只手上。手指不接触胸壁。按压时双肘须伸直，垂直向下用力按压，成人按压频率为 100~120 次 /min，下压深度 5~6cm，每次按压之后应让胸廓完全回复。按压时间与放松时间各占 50% 左右，放松时手掌根部不能离开胸壁，以免按压点移位。如需要更换按压者，尽量减少切换时间，建议在 10 秒钟内完成转换。

（二）接受过心肺复苏培训的第一目击者心肺复苏方案

对于接受过心肺复苏培训的第一目击者，需要按照 2018 年美国心脏协会（American Heart Association，AHA）推荐的心肺复苏指南认真操作，包括胸外按压（circulation，C）、开放气道（airway，A）、维持呼吸（breathing，B）顺序，并尽快启动自动体外除颤仪（AED），如果有其他救援人员携带 AED 到达现场，建议早期除颤，具体方法如下。

1. 胸外按压（circulation，C）　急救者可采用跪式或踏脚凳等不同体位，将一只手的掌根放在患者胸部的中央，胸骨下半部上，将另一只手的掌根置于第一只手上，手指不接触胸壁。按压时双肘须伸直，垂直向下用力按压，成人按压频率为 100~120 次 /min，下压深度 5~6cm，每次按压之后应让胸廓完全回复。按压时间与放松时间各占 50% 左右，放松时手掌根部不能离开胸壁，以免按压点移位。如双人或多人施救，应每 2 分钟或 5 个周期 CPR（每个周期包括 30 次按压和 2 次人工呼吸）更换按压者，并在 10 秒内完成转换。

2. 开放气道（airway，A）　采用 30∶2 的按压通气比开始 CPR，能使首次按压延迟的时间缩短。目前，常用仰头抬颏法开放气道，具体方法为施救者将一只手置于患者的前额，然后用手掌推动，使其头部后仰；将另一只手的手指置于颏骨附近的下颌下方；提起下颌，使颏骨上抬。

注意：在开放气道同时应该用手指挖出患者口中异物或呕吐物，有假牙者应取出假牙。

3. 人工呼吸（breathing，B）　将患者仰卧置于稳定的硬板上，托住颈部并使头后仰，用手指清洁其口腔，以解除气道异物，急救者以右手拇指和示指捏紧患者的鼻孔，用自己的双唇把患者的口完全包绕，然后吹气1秒以上，使胸廓扩张；吹气毕，施救者松开捏鼻孔的手，让患者的胸廓及肺依靠其弹性自主回缩呼气，同时均匀吸气，以上步骤再重复一次。对婴儿及年幼儿童复苏，可将婴儿的头部稍后仰，用口唇封住患者的嘴和鼻子，轻微吹气入患者肺部。如患者面部受伤则可妨碍进行口对口人工呼吸，可进行口对鼻通气。深呼吸一次并将嘴封住患者的鼻子，抬高患者的下巴并封住口唇，对患者的鼻子深吹一口气，移开救护者的嘴并用手将受伤者的嘴敞开，这样气体可以出来。

（三）医务人员到达现场或转运途中的心肺复苏方案

标准单人心肺复苏＋呼吸球囊辅助通气，必要时气管插管。

1. 再次判断患者意识、心搏及呼吸　具体方法如下。

（1）判断意识：双手拍打患者双肩并呼叫患者，观察有无反应。

（2）判断心搏、呼吸：解开伤者外衣，触摸颈动脉，同时观察胸廓起伏，判断心搏、呼吸情况。

若心搏、呼吸停止，立即行心肺复苏，并记录抢救开始时间。

2. 胸外按压（C）准备　使患者去枕平卧，胸部下垫按压板或平躺在硬路面；按压通气比例为30∶2。

（1）按压部位：两乳头连线的中点或剑突上两横指。

（2）按压手法：采用双手叠扣法，腕肘关节伸直，利用身体重力，垂直向下用力按压。

（3）按压深度：胸骨下陷5~6cm；按压频率：100~120次/min。

3. 开放气道（A）　清理呼吸道：将患者头侧向一方，用右手示指清理口腔内异物。

开放气道方法为仰面抬颏法、托颌法。常用仰面抬颏法，方法为抢救者左手小鱼际置于患者前额，手掌用力向后压使其头部后仰，右手中指、示指剪刀式分开放在患者颏下并向上托起，使气道伸直，颈部损伤者禁用，以免损伤脊髓。

4. 人工通气（B）　使用简易呼吸器通气2次，采用"EC手法"，每6~8秒行人工呼吸1次，8~10次/min，每次呼吸约1秒，通气约0.5L，可见胸部起伏。

持续心肺复苏，胸外按压与人工呼吸比为30∶2，以此法周而复始进行，直至复苏。

5. 观察心肺复苏有效指征　观察心搏、呼吸：触摸颈动脉（小于10秒），观察呼吸情况。

（1）观察意识：观察瞳孔变化、压眶反应、对光反射。

（2）观察循环：观察颜面、口唇、甲床发绀变化、末梢循环改善情况，测量血压。如患者呼吸、心搏、意识等均未恢复，可继续心肺复苏直至超过30分钟，如仍未恢复，则宣布临床死亡。

如伤者意识、心搏、呼吸等恢复正常，可停止心肺复苏，予以监护处置。

二、院内心肺复苏——团队心肺复苏方案

（一）人员配备

至少5名抢救人员（以A、B、C、D、E指代）：A负责气道管理（开放气道、插管、吸氧、呼

吸机、冰帽）；B 负责胸外按压、除颤、系统性的全身检查及处置；C 负责建立静脉通道、心电监护、血压监测、血气监测、静脉给药；D 负责建立静脉通道、留置导尿、抢救记录；E 负责抢救协调及指挥。

（二）物品摆放要求

根据复苏的需要，抢救仪器、药品、物品定位放置。气管插管盘、简易呼吸器、呼吸机、中心供氧、吸引装置、多功能监护仪等放在抢救床的头侧。

心电监护、除颤仪放在抢救床的右侧，抢救车、急救药品、输液泵、微量泵等放在抢救床的左侧。

（三）人员明确分工

个人位置区域工作固定，见图 4-1-1。

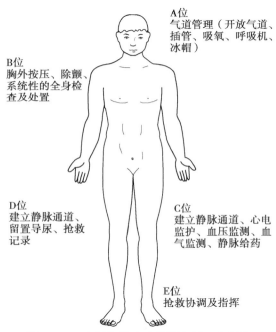

图 4-1-1　心肺复苏个人位置区域工作固定

三、AED 操作流程

（一）AED 启动标准

对心源性猝死及昏迷、生命体征不稳定、心搏骤停的患者，在事发现场第一时间连接 AED 监护。

（二）AED 的意义

能够现场立即除颤。院前心搏骤停，在意识丧失的 3~5 分钟内立即实施 CPR 及除颤，以及 CPR 与 AED 的早期有效配合使用，是抢救心搏 / 呼吸骤停患者的最有效抢救手段。

（三）AED 具体使用方法

1. 打开 AED，启动 AED，依据视觉和声音的提示操作进行操作（有些型号需要先按下电源）。

2. 迅速给患者贴上电极片，通常而言，2 块电极板分别贴在右胸上部和左胸左乳头外侧，具体位置可以参考 AED 机壳上的图样和电极板上的图片说明。

3. 插上电源，将电极板插头插入 AED 主机插孔。

4. AED 开始自动识别患者心律　流程：开始分析心律，在必要时除颤，按下"分析"键（有些型号在插入电极板后会发出语音提示，并自动开始分析心率，在此过程中请不要接触患者，即使是轻微的触动都有可能影响 AED 的分析），AED 将会开始分析心率，分析完毕后，AED 将会发出是否进行除颤的建议，当有除颤指征时，不要与患者接触，同时告诉附近的其他任何人远离患者不要与之接触，由操作者按下"放电"键除颤（等待系统分析）。

5. 除颤结束后，AED 会再次分析心律，如未恢复有效灌注心律，操作者应进行 5 个周期 CPR，然后再次分析心律、除颤、CPR。

（四）AED 使用注意事项

1. AED 瞬间可以达到 200J 的能量，在给患者施救过程中，请在按下通电按钮后立刻远离患者，并告诫身边任何人不得靠近、接触患者。

2. 患者在水中不能使用 AED，由于水会降低 AED 功效，患者胸部如有汗水需快速擦干胸部。如果在使用完 AED 后，患者没有任何生命特征（没有呼吸和心搏），需要马上进行持续心肺复苏，有条件者及时送医院救治。

（五）AED 除颤成功判定标准

1. AED 心电监护或心电图示窦性心律或规则的室上性心律。

2. 可触及大动脉搏动或测得血压。

（陈　松　史键山　陈　美）

第二节　患者病情严重程度分级及处理

一、院前急救创伤患者评估流程

（一）现场检伤分类的目的

现场检伤分类是为了合理利用事件现场有限的医疗救援人力、物力，对大量伤病者进行及时有效的检查、处置，尽可能挽救生命，最大限度减轻伤残程度，以及安全、迅速将全部患者转运到有条件行进一步治疗的医院。如果现场伤病员数量不多，且有充足的医疗救护力量，应对所有伤员同时进行检查、处理。如现场伤病员较多，又没有足够的医疗救护人力、物力时，必须先对全部伤病员进行快速检伤分类，确定哪些有生命危险应最先获得救治，哪些可暂缓救治（图 4-2-1）。

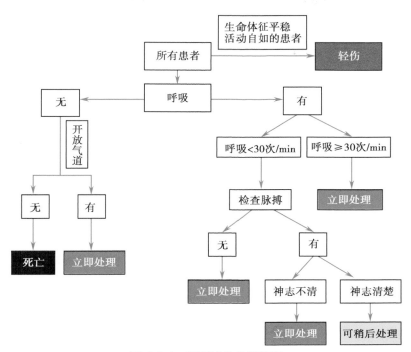

图 4-2-1　现场检伤分类流程

(二)"DRCAB"评估流程

1. D——Danger　现场评估救护者、患者及周围人员的安全是第一重要的,这一理念我们不断予以重申,救援人员进入现场前,一定要确保周围环境的安全。此外,对于伤员周围环境的审查,往往会提示我们该伤员可能的受伤机制和伤情轻重。

2. R——Response　意识状态的评估,迅速判断伤员是否清醒,是否有所反应。最好是根据 Glasgow 评分,对伤员进行意识状态的评估。对于意识丧失、呼吸停止及大动脉搏动不能触及的伤员,立即进行心肺复苏。

3. C——Circulation　循环状态的评估,主要包括脉搏、末梢循环,以判断伤员出血情况,同时也应迅速观察患者全身有无可见的活动性出血,并采取相应的止血措施,这是在创伤早期挽回伤者生命的重要手段。

4. A——Airway　气道的评估。溺水、火灾、泥石流等通常会引起患者不同程度的气道梗阻,特别是火场逃生的伤员,气道梗阻往往在数分钟到几小时的时间内迅速发生。此外,一部分重度颅脑损伤的患者,由于受伤前曾饱食,往往在治疗过程中会出现大量喷射性呕吐,从而导致吸入性的气道梗阻。而一旦出现气道梗阻而未能及时干预,患者往往会在几分钟内失去生命。作为院前急救医师,不仅需要能够对各种伤员的气道条件进行准确评估,还要清楚地认识到其有可能进一步加重的发展趋势,以便在创伤早期对患者的气道提前给予适当的保护。

5. B——Breathing　呼吸的评估,包括呼吸频率、节律以及双侧的呼吸音是否对称,需要使用听诊器听诊双侧胸壁的肺尖、肺底 4 个听诊区。大部分气道通畅的患者都能够自主呼吸,但一部分患者的自主呼吸并不能维持其自身机体的氧供需求,这种情况下,就需要我们给予一些有效的呼吸支持手段,如鼻导管吸氧、面罩吸氧、无创正压通气(non-invasive positive ventilation,NPPV)、间歇正压通气(intermittent positive pressure ventilation,IPPV)、徒手面罩加压气囊辅助通气等。通常来讲,即便有正常自主呼吸的严重创伤患者,我们仍然建议常规给予低流量的鼻导管吸氧,旨在尽可能提高患者血液中的氧含量,以便在创伤大量失血时能够维持机体的基本氧供。

(三)二次评估

在进行快速"DRCAB"伤情评估之后,危及生命的情况已做处理,这时需要对伤员进行全面的初步评估,包括伤员的姓名、性别、年龄、体重、体位、表情、活动能力、出血情况,以及从头到脚各个部位详尽检查。

初步评估之后,伤员的主要创伤已经得到了初步的处置。二次评估是为了检查出伤员的全部创伤,发现在初步评估时没能发现或没来得及处理的次要伤情,同时,检查评定之前的治疗效果。强调全面、详尽,并对潜在危险做出适当的判断。

(四)途中评估

在将伤员搬上救护车之后,伤员已经处于相对安全的环境中,首要的一项工作就是与接收医院取得联系,建立救治通道,简要地向院内急诊医务人员报告伤员情况,请求做好接诊准备,为伤员的院内救治争取宝贵的时间,同时,在途中要密切关注伤员生命体征的变化,以及止血包扎与固定情况,观察包扎敷料有无渗血(图 4-2-2)。

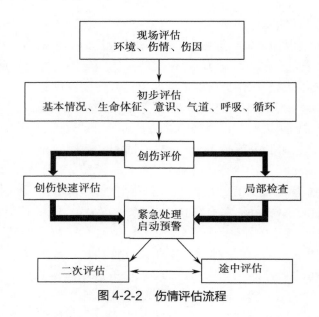

图 4-2-2　伤情评估流程

二、急诊患者病情严重程度分级方案

目前,临床上常用的为 2011 年卫生部制定的急诊患者严重程度分级(表 4-2-1)和北京协和医院制定的急诊患者病情严重程度分级标准(表 4-2-2)。

（一）急诊患者病情严重程度分级标准一（2011 年卫生部版）

表 4-2-1　急诊患者严重程度分级表（2011 年卫生部版）

患者分类	Ⅰ级 （濒危患者）	Ⅱ级 （危重患者）	Ⅲ级 （急症患者）	Ⅳ级 （非急症患者）
严重程度	病情可能随时危及生命，需立即采取干预措施	病情有进展至生命危险及致残危险者	患者有急性症状和急诊问题，但目前没有明确危及生命或致残危险	患者目前没有急性发病情况
常见临床表现	气管插管患者/无呼吸/无脉搏患者，急性意识改变患者，无反应	患者来诊时呼吸循环状况尚稳定，但其症状的严重性需要很早引起重视，有可能发展为Ⅰ级，如急性意识模糊/定向力障碍，多发伤、心绞痛等，严重影响患者自身舒适感的主诉，如严重疼痛（疼痛评分>7/10）	患者进展为严重疾病和出现严重并发症的可能性很低，也无严重影响患者舒适感的主诉，但需要急诊处理缓解患者症状	无或很少主诉不适
护士接诊	即刻	即刻	在一定时间段内安排患者就诊	
医师接诊	即刻	尽快安排		
接诊场所	抢救室	抢救室或候诊室	诊室，在留观和候诊过程中出现异常者，病情分级考虑上调一级	

（二）急诊患者病情严重程度分级标准二

表 4-2-2　北京协和医院急诊患者病情严重程度分级标准

患者分类	Ⅰ级（危急）	Ⅱ级（危重）	Ⅲ级（紧急）	Ⅳ级（不紧急）
常见临床表现	①心搏/呼吸骤停；②有或紧急需要气管插管；③心率>28 次/min 或<40 次/min；④收缩压>220mmHg 或<60mmHg；⑤SpO_2<85%（经吸氧不能改善），如果有 COPD 病史标准下调 5%；⑥体温>41℃；⑦意识状态：昏迷（新近出现的意识障碍），伴或不伴有惊厥/全身抽搐；⑧复合伤；⑨急救车转来时明确急性心肌梗死	①内脏性胸痛，气促，含服硝酸甘油不缓解；②心率140~160 次/min 或40~50 次/min；③收缩压 200~220mmHg 或 60~80mmHg；④SpO_2为85%~90%（经吸氧不能改善），如果有 COPD 病史标准下调 5%；⑤休克指数>1.2（休克指数＝心率/收缩压）；⑥意识状态：昏睡（强烈刺激下有防御反应）；⑦活动性出血	①心率120~140 次/min 或50~55 次/min；②收缩压180~200mmHg 或80~89mmHg；③休克指数 0.8~1.2（休克指数＝心率/收缩压）；④SpO_2 90%~95%（经吸氧不能改善），如果有 COPD 病史标准下调 5%；⑤意识状态：嗜睡（可唤醒，无刺激情况下转入睡眠）	①心率 55~120 次/min；②收缩压 90~180mmHg；③休克指数<0.8（休克指数＝心率/收缩压）；④SpO_2>95%，如果有 COPD 病史标准下调 5%；⑤意识状态：清醒
处理时限	即刻	10min	30min	120min

（三）院外急救患者严重程度分级标准

1. 濒危患者 呼吸/心搏骤停、张力性气胸、严重呼吸困难者，立即抢救。

（1）呼吸/心搏骤停的现场处置：见第四章第一节。

（2）张力性气胸的急诊处置：予以急诊床边行胸腔穿刺减压术。

2. 危重患者 病情有进展至生命危险和致残危险者。判断呼吸，无自主呼吸、自主呼吸≥30次/min或者<6次/min的患者，应立即处理。呼吸频率<30次/min或者≥6次/min的患者，进一步检查颈动脉搏动，未触及搏动的应立即处理。可触及搏动的患者，进一步判断患者神志情况，神志异常者，应立即处理；监测血压，评估有无高血压急症与亚急症及低血压情况，及时处置；待病情稍稳定后尽快上车。

3. 急性病症或轻症患者 当前明确没有危及生命和致残危险者直接上车。

4. 死亡患者 联系公安局，料理后事及注销户口。

三、急诊危重患者处置方案

（一）血压改变处理流程

1. 高血压的处置（血压超过180/120mmHg，需要处理） 院前急救时需要处理的高血压主要为高血压急症和高血压亚急症。

（1）高血压急症：指原发性或继发性高血压患者，在某些诱因作用下，血压突然显著升高（一般超过180/120mmHg），同时伴有进行性心、脑、肾等重要靶器官功能不全表现。

1）治疗原则：应持续监测血压及生命体征；去除或纠正引起血压升高的诱因及病因；酌情使用有效的镇静药以消除恐惧心理；尽快静脉应用合适的降压药控制血压，以阻止靶器官进一步损害，对受损的靶器官给予相应的处理；降低发生率并改善结局。

2）药物选择：根据受累的靶器官及肝肾功能状态选择药物。经过初始静脉用药血压趋于平稳，可以开始口服药物，静脉用药逐渐减量至停用（表4-2-3）。

表4-2-3 高血压急症静脉注射或肌内注射用降压药

药名	剂量	起效时间	持续时间	不良反应
硝普钠	6.25~12.5μg/(kg·min)起泵入，根据血压调整剂量（围手术期高血压）2.5~10.0μg/(kg·min)，根据血压反应可以逐渐增加剂量；最大剂量10μg/(kg·min)（妊娠高血压；其安全级别C级）	立即	2~10min	低血压、心动过速、头痛、肌肉痉挛。连续使用超过48~72h或剂量>2μg/(kg·min)时可能导致氰化物中毒
硝酸甘油	5~100μg/min，静脉注射（高血压急症合并心肌缺血）	2~5min	5~10min	头痛、呕吐
酚妥拉明	2~5mg，静脉注射（诊断嗜铬细胞瘤及治疗其所致的高血压发作，包括手术切除时出现的高血压，也可以根据血压对本品的反应用于协助诊断嗜铬细胞瘤）	1~2min	10~30min	心动过速、头痛、潮红

续表

药名	剂量	起效时间	持续时间	不良反应
尼卡地平	0.5~10μg/(kg·min),静脉注射(围手术期高血压,高血压症) 起始剂量5mg/h静脉滴注,根据血压反应逐渐增加至15mg/h(妊娠高血压,安全级别C级)	5~10min	1~4h	心动过速、头痛、周围水肿、心绞痛、恶心、头晕,与硫酸镁合用可能抑制子宫收缩
艾司洛尔	0.15~0.3mg/(kg·min)泵入(围手术期高血压);250~500μg/kg静脉注射,继以50~300μg/(kg·min)静脉滴注(高血压急症)	1~2min	10~20min	低血压、恶心
美托洛尔	3~5mg静脉推注,间隔5min重复,最大可用到15mg(围手术期高血压)	5~10min	5~10h	低血压、心力衰竭、心脏传导阻滞、头晕、疲劳、抑郁、支气管痉挛
拉贝洛尔	25~50mg静脉注射,15min可重复,总量可达200mg;围手术期高血压可以静脉泵入,1~4mg/min,高血压急症时20~80mg静脉注射,0.5~2.0mg/min静脉滴注	5~10min	3~6min	恶心、呕吐、头麻、支气管痉挛、传导阻滞、体位性低血压
乌拉地尔	10~50mg(静脉注射),6~24mg/h	5min	2~8h	低血压、头晕、恶心、疲倦
依那普利	1.25~5mg每6h(静脉注射)	15~30min	6~12h	高肾素状态血压陡降、变异度较大
地尔硫䓬	5~10mg静脉注射,或5~15μg/(kg·min)泵入(围手术期高血压,高血压急症)	5min	30min	心动过缓、房室传导阻滞、低血压、心力衰竭、外周水肿、头痛、便秘、肝毒性
肼屈嗪	10~20mg,静脉注射 10~40mg,肌内注射	10~20min 20~30min	1~4h 4~6h	心动过速、潮红、头痛、恶心
硫酸镁*	5g稀释至20ml,静脉慢推5min,继以1~2g/h维持;或5g稀释至20ml,每4h一次深部肌内注射,总量25~30g/d(妊娠高血压,严重先兆子痫)	立即(静脉注射) 20min(肌内注射)	30min	潮红、出汗、口干、恶心、呕吐、心慌,量大则抑制肌肉兴奋性、膝腱反射消失,呼吸抑制

注:急症降压药物使用详见各种药物的说明书;*非高血压药物。

3)降压幅度及速度:在不影响脏器灌注基础上降压,逐渐将血压调控至适宜水平。初始阶段(1小时内)血压控制的目标为平均动脉压的降低幅度不超过治疗前水平的25%。在随后的2~6小时内将血压降至较安全水平,一般为160/100mmHg左右。如果可耐受这样的血压水平,在之后24~48小时内逐步降压达到正常水平。

对于妊娠合并高血压急症的患者,应尽快、平稳地将血压控制到相对安全的范围(<150/100mmHg),并避免血压骤降而影响胎盘血液循环。

4)注意事项:高血压急症的血压控制是在保证重要脏器灌注基础上的迅速降压。已经存在靶器官损害的患者,过快或过度降压容易导致其组织灌注压降低,诱发缺血事件,应注意避免。

(2)高血压亚急症:指血压显著升高,但不伴急性靶器官损害。多数患者服药依从性不好或治疗不足。

降压幅度及速度:在24~48小时内将血压缓慢降至160/100mmHg。目前,尚没有证据说明紧急降压治疗可以改善预后。可通过口服降压药控制,如钙通道阻滞剂(calcium channel blockers,CCB)、血管紧张素转化酶抑制剂(angiotensin converting enzyme inhibitor,ACEI)、血管紧张素受体拮抗剂(angiotensin receptor blocker,ARB)、β受体阻滞剂、α受体阻滞剂等,还可根据情况应用袢利尿剂。

2. 低血压的处置(血压小于90/60mmHg)　低血压指引起患者收缩压低于90mmHg伴或不伴舒张压低于60mmHg的一类疾病。

(1)治疗原则:其治疗方法应根据患者病因不同而异,院前主要根据患者病史、查体进行初步评估。

(2)目前临床上常用的升压药物

1)重酒石酸去甲肾上腺素

A.适应证:用于治疗急性心肌梗死、体外循环、嗜铬细胞瘤切除等引起的低血压;对血容量不足所致的休克或低血压,本品作为急救时补充血容量的辅助治疗,以使血压回升暂时维持脑与冠状动脉灌注;直到补足血容量治疗发挥作用;也可用于治疗椎管内阻滞时的低血压及心搏骤停复苏后血压维持。

B.用法:用1~2mg加入到0.9%氯化钠溶液或5%葡萄糖溶液(5% GS)100ml内静脉滴注,根据病情调整用量,对危急患者可用1~2mg 0.9%氯化钠溶液或5%葡萄糖溶液稀释到10~20ml,缓慢静脉推注,根据血压调节其剂量,血压回升后,再用滴注法维持;使全身小动脉与小静脉都收缩,增高外周阻力,使血压上升。

C.注意事项:①不宜长时间持续使用;②高血压、动脉硬化、无尿患者忌用;③应避光贮存,如变色或有沉淀,不宜再用;④不宜与碱性药物合用,以免失效;⑤静脉给药时应选粗大静脉并要防止药液漏出血管外,造成皮肤坏死;⑥用药时要随时测量血压,调整给药速度,使血压保持在正常范围内。

2)盐酸肾上腺素

A.适应证:主要用于过敏性休克、支气管哮喘及心搏骤停的抢救。

B.用法:0.5~1mg皮下注射,0.1~0.5mg缓慢静脉推注,疗效不好时可改用4~8mg加入5% GS 500~1 000ml静脉滴注。

C.注意事项:①高血压、器质性心脏病、冠状动脉病变、糖尿病、甲状腺功能亢进症、洋地黄中毒、外伤性及出血性休克、心脏性哮喘等患者慎用;②用量过大或皮下注射时误入血管后,可引起血压突然上升而导致脑出血;③可出现心悸、头痛、心律失常副作用,严重时可由于心室颤动而致死。

3)盐酸多巴胺

A.适应证:用于各种类型休克,包括中毒性休克、心源性休克、出血性休克、中枢性休克、特别对伴有肾功能不全、心排血量降低、周围血管阻力较低并且已补足血容量的患者更有意义。

B. 用法：20mg 加入 5% GS 200~300ml 稀释后缓慢滴注，开始每分钟 20 滴左右，随后根据血压情况可加快速度或加大浓度。

C. 注意事项：①大剂量时可使呼吸加速、心律失常，停药后即迅速消失；②使用前应以补充血容量及纠正酸中毒；③静脉滴注时应密切观察血压、心率、尿量和一般状况。

4）盐酸多巴酚丁胺

A. 适应证：临床用于治疗器质性心脏病心肌收缩力下降引起的心力衰竭、心肌梗死所致的心源性休克及术后低血压。

B. 用法：250mg 加入 5% GS 250ml 或 500ml 中稀释后静脉滴注，每分钟 2.5~10μg/kg。

C. 注意事项：①输注时可有心悸、恶心、头痛、胸痛、气短等不良反应；②梗阻性肥厚型心肌病患者禁用；③用药期间应定时或连续监测心电图、血压、心排出量。

5）重酒石酸间羟胺

A. 适应证：用于休克早期的治疗，防治椎管内阻滞麻醉时发生的急性低血压。用于因出血、药物过敏、手术并发症及脑外伤或脑肿瘤合并休克而发生的低血压的辅助性对症治疗，也可用于治疗心源性休克或败血症所致的低血压。

B. 用法：肌内注射 10~20mg/ 次，15~100mg 加入液体 250~500ml 中缓慢静脉滴注，一般为 20~30 滴 /min，应根据血压情况调整。

C. 注意事项：①不可与环丙烷、氟烷等药品同时使用，易引起心律失常；②甲状腺功能亢进症、高血压、充血性心力衰竭及糖尿病患者慎用；③有蓄积作用，如用药后血压上升不明显，必须观察 10 分钟以上才能决定是否增加剂量，以免增量致使血压过高；④连用可引起快速耐受性；⑤不宜与碱性药物共同滴注，可引起分解。

（二）呼吸频率改变的处理

正常成人呼吸频率正常值为 12~20 次 /min。呼吸频率是不大引起注意、容易被忽略的体征。临床常见呼吸频率改变主要如下。

1. 呼吸增快　指呼吸频率增快，成人每分钟呼吸超过 24 次。常见于高热、缺氧等患者。因血液中二氧化碳积聚、血氧不足，可刺激呼吸中枢，使呼吸加快。发热时体温每升高 1℃，呼吸每分钟增加约 4 次。

对于既往有呼吸系统疾病的患者，呼吸增快可能是原有疾病的加重。无呼吸系统疾病患者，可能是出现新的变化或新的问题。呼吸增快是感染性休克早期的改变，呼吸深大且加快是酮症酸中毒的主要症状。呼吸频率持续＞30 次 /min 且不缓解，需警惕呼吸肌疲劳，不能缓解时则需气管插管、呼吸机辅助通气。在呼吸机辅助通气时，出现节律的异常需调整呼吸参数等。

2. 呼吸减慢　呼吸频率减少，成人每分钟呼吸少于 10 次。见于颅内疾病、安眠药中毒等，这是由于呼吸中枢受抑制所致。

（三）心律失常改变处理流程

院前及急诊需要处置的心律失常，主要分为快速性心律失常（简称心动过速）及缓慢性心律失常（简称心动过缓）。

1. 心动过速处理流程

(1)对于心动过速患者的识别与评估：生理性心动过速,通常指在跑步、饮酒、重体力劳动及情绪激动时心率加快。正常成人静息情况下心率为60~100次/min,而心动过速主要指标心率>150次/min。

基于心电图对心动过速的识别与评估,包括：①窦性心动过速;②房性心动过速;③心房扑动;④心房颤动;⑤室性心动过速;⑥室上性心动过速;⑦折返性室上性心动过速(窦房结折返性心动过速、房内折返性心动过速、房室结折返性心动过速、房室折返性心动过速);⑧自律性增强性室上性心动过速(自律性房性心动过速);⑨非阵发性心动过速;⑩触发激动所致的室上性心动过速(房性心动过速伴房室传导阻滞);⑪多源性房性心动过速。

(2)初步处理：若院前能够识别则进入初步处理流程;若院前判读心电图困难,则上传心电图结果至院内心电图科进行结果判读,判读结果通过大平台网络实时传输至院前接诊医师处。

(3)院内心动过速心电图判读要点

1)窦性心动过速

A. P波：窦性心动过速时的P波由窦房结发出,Ⅱ导联P波直立,avR导联P波倒置,窦性心动过速时的P波较正常窦性心律时的P波振幅稍高,在Ⅱ~Ⅲ导联中更明显。这是因为窦性心动过速时,激动多发生于窦房结的头部,此部位系心房前结间束的起始部位,窦性激动多沿着前结间束下传。

B. P-R间期在0.12~0.20秒。

C. P-P间期常受自主神经的影响,可有轻度不规则,但P-P间期间差异应<0.12秒。

D. QRS波形态、时限正常。心房率与心室率相等。

E. 频率：成人P波频率100~160次/min,多在130次/min左右,个别可达160~180/min。婴幼儿的心率较成人略高,不同年龄窦性心动过速的诊断标准不同,如1岁以内应>140次/min,1~6岁应>120次/min,6岁以上与成人相同,应大于100次/min,通常不超过160次/min。个别婴幼儿的窦性心动过速频率可达230次/min左右。

2)房性心动过速

A. 自律性房性心动过速：①心动过速的P波形态和心房激动顺序不同于窦性心律;②心房刺激不能诱发、拖带和终止心动过速,但(不总是)可被超速起搏所抑制;③心动过速发作与终止时可出现温醒(warm up)与冷却(cool down)现象。

B. 异常自律性房性心动过速：①房内传导或房室结传导延缓,甚至房室结传导阻滞不影响心动过速的存在;②刺激迷走神经和静脉注射腺苷不能终止心动过速。

3)折返性房性心动过速

A. 心动过速的P波形态和心房激动顺序不同于窦性心律。

B. 心房程序刺激和分级刺激能诱发和终止心动过速。

C. 出现房室结传导阻滞不影响心动过速的存在。

D. 部分心动过速能被刺激迷走神经方法和静脉注射腺苷所终止。

E. 心房心内膜标测及起搏可判断折返环的部位、激动方向与顺序。

4)触发活动引起房性心动过速

A. 心动过速的P波形态和心房激动顺序不同于窦性心律。

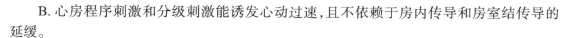

B. 心房程序刺激和分级刺激能诱发心动过速,且不依赖于房内传导和房室结传导的延缓。

C. 起搏周长、期前刺激的配对间期直接与房性心动过速开始的间期和心动过速开始的周长有关,具有刺激、周长依赖的特点。

D. 心动过速发生前,单相动作电位上有明显的延迟后除极波。

E. 心房刺激能终止或超速抑制心动过速。

F. 部分心动过速能被刺激迷走神经方法和静脉注射腺苷所终止。

5) 心房扑动

A. P 波消失,代以形态,间距及振幅均绝对整齐呈锯齿状 F 波,频率 250~350 次 /min,常见的房扑多为 2 : 1 传导。

B. 以心电图特征可分为 2 型:Ⅰ型扑动波频率 300 次 /min 左右,Ⅱ、Ⅲ、aVF 导联 F 波为负向,Ⅱ型扑动波频率 250 次 /min,Ⅱ、Ⅲ、aVF 导联 F 波直立,起搏治疗可终止 Ⅰ 型,对 Ⅱ 型无效。

C. 心房扑动伴室内差异传导,束支传导阻滞或预激综合征时,应注意与室性心动过速鉴别。

6) 心房颤动(房颤)

A. 阵发性心房颤动患者的临床表现特点:①男性患者多见,常无器质性心脏病;②阵发性心房颤动可频繁发作,动态心电图可见发作持续数秒到几个小时不等;③常伴有频发房性期前收缩,房性期前收缩可诱发心房颤动;④房性期前收缩的联律间期多数<500 毫秒,常有 R-on-T 现象,并诱发短阵心房颤动;⑤激动、运动等交感神经兴奋时可诱发心房颤动发作;⑥年龄较轻的局灶起源性心房颤动患者,心房颤动发作次数相对少。心房常不大,多数为一支肺静脉受累;⑦阵发性心房颤动发作时,如频率不快,可无明显症状。如心率快,患者诉心悸、心慌、胸闷、气短、心脏乱跳、烦躁、乏力等。听诊心律不齐、心音强弱不等,查体脉搏快慢不一及脉搏短绌,可有多尿等。如心室率过快,还可引起血压降低甚至晕厥。

B. 持续性及慢性心房颤动患者的临床表现特点:①持续性(或慢性)心房颤动的症状与基础心脏病有关,也与心室率快慢有关。可有心悸、气短、胸闷、乏力,尤其在体力活动后心室率明显增加,并可出现晕厥,尤其是老年患者,由于脑缺氧及迷走神经亢进所致。②心律不规则。第 1 心音强弱不均、间隔不一;未经治疗的心房颤动心室率一般在 80~150 次 /min,很少超过 170 次 /min;心率>100 次 /min,称快速性心房颤动;>180 次 /min 称极速性心房颤动;有脉搏短绌。③可诱发心力衰竭或使原有心力衰竭或基础心脏病加重,特别是当心室率超过 150 次 /min 时,可加重心肌缺血症状或诱发心绞痛。④血栓形成易感性增强,因而易发生栓塞并发症。心房颤动持续 3 天以上者,心房内即可有血栓形成。年龄大、有器质性心脏病、左心房内径增大、血浆纤维蛋白增加均是发生血栓栓塞并发症的危险因素。

7) 室性心动过速

A. 症状:室性心动过速发作时的临床表现并不一致。患者可出现心慌、胸闷、胸痛,黑矇、晕厥。其临床特征是发病突然,经治疗或自限性突然消失,发作时病人突感心悸、心率加快、精神不安、恐惧、心前区不适,头或颈部发胀及跳动感。非持续性室性心动过速的人通常无症状,仅在体检或 24 小时动态心电图中发现。

B. 体征：听诊心率轻度不规则，第一、二心音分裂，收缩期血压可随心搏变化，如发生完全性房室分离，第一心音强度经常发生变化，颈静脉间歇出现巨大 a 波，当心室搏动逆传并持续夺获心房，心房与心室几乎同时发生收缩，颈静脉呈现规律而巨大的 a 波。

C. 心电图：可记录到连续 3 次以上快速的宽大畸形 QRS 波，与 P 波无关，有时可见到心室夺获和室性融合波。①心室率常在 150~250 次 /min 之间，QRS 波宽大畸形，时限增宽。②T 波方向与 QRS 主波相反，P 波与 QRS 波之间无固定关系。③Q-T 间期多正常，可伴有Q-T 间期延长，多见于多形室速。④心房率较心室率缓慢，有时可见到室性融合波或心室夺获。

8）室上性心动过速：心电图特征为一系列快速、规则的 QRS 波群，频率 160~220 次 /min，平均 200 次 /min。QRS 波群大多不增宽畸形，保持窦律时形态，ST 段压低和 T 波倒置常见；但若伴有束支传导阻滞、室内差异传导或预激综合征时则 QRS 波可增宽变形。

根据其发生机制，主要的类型如下。

A. 折返性室上性心动过速

a. 窦房结折返性心动过速典型心电图表现：①由连续 3 个以上的窦性期前收缩组成的心动过速，频率为 100~160 次 /min，平均为 130 次 /min；②P′ 波形态与正常窦性 P 波相同或相似；③P′-R 间期的长短与心动过速的频率有关，但通常大于 0.12 秒，小于 0.20 秒；④R-P′间期>P′-R 间期；⑤心动过速终止前 P′-P′ 间期可突然延长；⑥心室率规则也可不规则；⑦心动过速呈阵发性；⑧房性期前收缩可诱发及终止心动过速。

b. 房内折返性心动过速典型心电图特点：①3 个或 3 个以上的连续而频速的 P′ 波（房性期前收缩）多出现在 QRS 波之前，R-P′/P′-R>1，P′ 波在 QRS 波后少见，P′ 波形态与窦性 P 波不同，P′-R 间期直接受心动过速的频率的影响；②频率 100~150 次 /min，个别可大于 160 次 /min，P′-P′ 间期规则，大多为阵发性，即突发突止；③QRS 形态正常，时限 ≤ 0.10 秒，R-R 间期相等或不等（2∶1 或 3∶1 房室阻滞）；④可由适时的房性期前收缩诱发或终止发作；⑤发作时第 1 个异位 P′ 波是提前发生的，在每次阵发性发作时联律间期相等（P-P′ 间期）；⑥刺激迷走神经的方法：如颈动脉窦按压（carotid sinus massage，CSM）不能终止心动过速，但可诱发房内折返性心动过速（intra-atrial reentrant tachycardia，IART）；⑦可合并房室传导阻滞，使心室率慢于心房率，但心动过速不终止；⑧房室结折返性心动过速。

c. 慢 - 快型房室结折返性心动过速（AV nodal reentrant tachycardia，AVNRT）典型心电图特点：慢 - 快型 AVNRT 又称典型 AVNRT，成年人最常见，约占 AVNRT 的 90%，系慢径路前传，快径路逆传。①突然发作，突然终止。②P 波呈逆行性，心动过速时，心房与心室几乎同时激动。多数患者因 P 波埋在 QRS 波群中而见不到，约 30% 的患者 P 波紧随 QRS 波之后（R 后 P），R-P 间期 /P-R 间期<1，P 波在 Ⅱ、Ⅲ、aVF 导联倒置，在 aVR 导联直立。部分患者在 V₁ 导联 QRS 波终末部有小 r 波，实为 P 波的一部分。③QRS 波形正常，频率为 140~220 次 /min，发作时大多为 150~160 次 /min，多在 200 次 /min 以下，节律规则。④诱发心动过速发作起始的房性期前收缩是经慢径路下传，所以 AVNRT 的第 1 个心搏的 P-R 间期延长，即显示有双径路特征。⑤适时的房性期前收缩电刺激，可诱发及终止 AVNRT 发作，窦性期前收缩、交接区性期前收缩、室性期前收缩也可诱发（少数情况下）。⑥颈动脉窦按压刺激迷走神经方法：可使部分患者终止发作；或仅使心动过速频率有所减慢。⑦伴有房室或室房传导阻滞

而使心房、心室频率不一致者罕见。

d. 快 - 慢型 AVNRT 典型心电图特点：快 - 慢型 AVNRT 又称非典型 AVNRT 或罕见型 AVNRT。特点是快径路前传、慢径路逆传，即慢径路不应期反而比快径路更长。心房逆传激动顺序与典型的 AVNRT 不同，心房最早激动处常在冠状静脉窦口。此型很少见。发作持续时间较长，多见于儿童。多为病理性或由药物所致。具体特点如下。①P 波，由于激动沿慢径路逆传速度慢，所以逆行 P 波在前一心动周期的 T 波之后，下一个 QRS 波之前；体表心电图容易辨认；P 波在 Ⅱ、Ⅲ、aVF 导联倒置或呈双相，在 aVR、V₁ 导联直立。②P-R 间期短而固定，R-P 间期长，P-R 间期长短不一无规律③QRS 波多呈室上性，少数伴束支传导阻滞，QRS 波也可呈宽大畸形。R-R 间期规则，心律绝对整齐。心率为 100~150 次 /min。④诱发快 - 慢型 AVNRT 的期前收缩无 P-R 间期延长。⑤可由房性期前收缩诱发，轻度增快的心率也可诱发。可见到快 - 慢型 AVNRT 开始继发于窦性心动过速之后，常常是窦性心律逐渐变快，然后发生 AVNRT。AVNRT 的结束可以是 P 或 R 波结尾。⑥心动过速不易自然终止，药物效果差，食管左心房调搏较难诱发成功，程序电刺激不易显示双径路（双通道）特征。

e. 房室结折返性心动过速的特殊类型：①房室结折返性心动过速伴下端共同径路 2∶1 传导阻滞。有学者发现房室束以上发生 2∶1 房室传导阻滞时，房室结折返性心动过速仍可继续存在，表明下端共同径路位于房室束的近端。有报道发现 5 例 AVNRT 伴 2∶1 房室传导阻滞患者，其体表心电图只见到位于 R-R 之间的倒置 P 波。②房室结折返性心动过速伴二度 Ⅰ 型结房逆向传导阻滞。AVNRT 可伴前向及逆向阻滞而不中止心动过速，前者的发生率在电生理检查中约为 15%。而逆向阻滞者罕见，多为二度 Ⅰ 型及 2∶1 逆传阻滞，且无治愈者。③房室结折返性心动过速伴频率依赖性交替性束支传导阻滞。④房室结折返性心动过速与房室折返性心动过速并存。当患者有预激综合征的旁道与房室结内双径路合并存在时，用食管心房调搏即能分别诱发出 AVNRT 和房室折返性心动过速（atrio-ventricular reentrant tachycardi，AVRT）。能在调搏中互相转变。当激动在折返环路中发生"碰撞"，即可产生拖带现象。

f. 前传型房室折返性心动过速的心电图特点：①心率 150~240 次 /min，大多 ≥ 200 次 /min，突发突止。②P′ 波起始的房性 P′ 波与心动过速期间的 P′ 波形态不同。也肯定不同于窦性 P 波。③适时的房性期前收缩或室性期前收缩自发或电刺激可诱发及终止发作。④部分患者可出现 QRS 波电交替现象。⑤诱发心动过速发作起始的心搏（房性期前收缩），其 P′-R 间期无突然延长现象，表明 AVRT 无须房室结双通道的参与。⑥兴奋迷走神经（如使用颈动脉按压术）可终止心动过速。⑦心动过速发作起始时易出现功能性束支阻滞，如束支阻滞发生在旁路同侧，则 R-R 间期延长 30 毫秒以上；如束支阻滞发生在旁路对侧，则 R-R 间期不变。⑧在同次发作中可出现正常 QRS 波形，也可出现束支阻滞的 QRS 波形。⑨心房、心室、房室传导系统及旁路是构成折返环的必需部分，心动过速发作时始终保持 1∶1 房室关系。若出现二度以上房室传导阻滞，当有漏搏时即可肯定应排除 AVRT。⑩显性预激旁路所致前传型 AVRT 患者当心动过速发作时 δ 波消失，不发作时呈现典型预激综合征，P-R 间期短、宽 QRS 波形，有 δ 波。

g. 逆传型房室折返性心动过速的心电图特点：①心率 150~250 次 /min，多为 200 次 /min

左右。绝对整齐。②逆行 P′ 波出现在 QRS 波后,位于 R-R 间期的前半部分。③QRS 波宽大畸形呈完全性预激图形,时间>0.12 秒,多为 0.14 秒左右。呈宽 QRS 波心动过速。④适时的电刺激可诱发及终止发作。⑤使用兴奋迷走神经的方法如颈动脉按压可终止心动过速。

h. 多条房室旁路折返性心动过速心电图特点:①窦性心律时,心房激动经不同旁路下传心室引起电轴改变,图形各异;②多条房室旁路的患者发作前传与逆传型房室折返性心动过速交替出现时,因折返途径变动,心动周期呈现不一致性。

B. 自律性增强性室上性心动过速

a. 自律性房性心动过速心电图特点:①心房率通常为 150~200 次 /min;②P 波形态与窦性者不同,在 Ⅱ、Ⅲ、aVF 导联通常直立;③常出现二度 Ⅰ 型或 Ⅱ 型房室传导阻滞,呈现 2:1 房室传导阻滞,呈现 2:1 房室传导者也属常见,但心动过速不受影响;④P 波之间的等电线仍存在;⑤刺激迷走神经不能终止心动过速,仅加重房室传导阻滞;⑥发作开始时心率逐渐加速。

b. 非阵发性心动过速心电图特点:①QRS 波正常,其前后可有逆行 P′ 波,心率 70~150 次 /min;②一般 R-R 间期匀齐;③可见房室干扰脱节。

C. 触发激动所致的室上性心动过速

a. 房性心动过速伴房室传导阻滞心电图特点:①P 波为房性异位 P 波,在短阵发作时,可见其与窦性 P 波有差异,P 波也可呈逆行 P 波,洋地黄中毒引起的房性心动过速伴房室传导阻滞,其异位 P 波除极方向虽仍正常,但振幅很小,不同于窦性心动过速的 P 波。②P 波位于 QRS 波之前,P-R 间期<R-P 间期。③心房率为 150~250 次 /min,心房律中 P-P 间期可规则,也可不规则(甚至相差 0.12 秒),由洋地黄过量引起者半数患者心房率不规则,且随着洋地黄的继续使用而房率逐渐增快。④QRS 波为室上性形态,时限均正常。⑤在房室传导阻滞时可有以下几种形式:二度 Ⅰ 型房室传导阻滞;二度 Ⅱ 型房室传导阻滞,可呈(2:1)~(4:1)房室传导阻滞,以 2:1 房室传导阻滞最常见;交替性文氏现象(双层传导阻滞)。心室率不规则系由心房率本身不规则所致,心室率不规则时可误诊为心房颤动,此时应注意 V₁ 导联或食管导联的 P 波规律。

b. 多源性房性心动过速心电图特点:①在同一导联上有 3 种或以上不同形态的 P′ 波,P′ 波清楚可见。没有一种 P′ 波被认为是主要的,即无主导起搏点;②P′-P′ 间期有等电位线,P′-P′ 间期、R-R 间期完全不等;③P′-R 间期不等、多变;④心率为 100~250 次 /min,一般在 160 次 /min 以上,偶有低于 100 次 /min 者;⑤常伴有较明显的房室传导阻滞,故心室率也较慢;⑥心房激动 P′ 波均可下传到心室;⑦QRS 波形态多在正常范围内,偶也可有束支传导阻滞的波形。由于不同形态的 P′ 波,意味着发自心房的不同部位的激动,故名为多源性房性心动过速。多源性房性心动过速(multifocal atrial tachycardia,MAT)伴有其他类型的房性心律失常,是其心电图的特点之一。

(4)快速性心律失常(心动过速)的处理

1)如患者符合上述快速心律失常中任何一项,则立即给予初步处理:①维持患者气道通畅,监测血氧饱和度,吸氧(如果有低氧血症),必要时辅助呼吸。②心电监护以确定心率并监测血压。③建立静脉通路。

2)初步处理完成后立即评估是否存在以下情况：①低血压；②急性意识状态改变；③休克征象；④缺血性胸部不适；⑤急性心力衰竭。

具体评估内容如下。

A. 低血压：卒中后收缩压（SBP）90mmHg，和/或舒张压（DBP）60mmHg 的状态称为低血压。卒中后尤其是收缩压在 100mmHg 以下者，可以影响到脑的最佳血液灌注，加之老年人血管腔狭窄，血液黏滞性增加，应及时升压治疗。

B. 急性意识状态改变：正常人意识清醒，无嗜睡、昏睡、昏迷等状态。患者对外界刺激的反应缓慢、迟钝提示脑部有病变。

a. 清醒状态（clear headed state）：被检查者对自身及周围环境的认识能力良好，应包括正确的时间定向、地点定向和人物定向。当问诊者问及姓名、年龄、地点、时刻等问题时，被检查者能做出正确回答。

b. 嗜睡状态（somnolence state）：意识清晰度降低为主的意识障碍的一种形式。指患者意识清醒程度降低较轻微，呼叫或推动患者肢体，患者可立即清醒，并能进行一些简短而正确的交谈或做一些简单的动作，但刺激一消失就入睡。此时，患者吞咽、瞳孔、角膜等反射均存在。

c. 意识模糊（confusion）：指患者意识障碍的程度较嗜睡深，对外界刺激不能清晰地认识；空间和时间定向力障碍；理解力、判断力迟钝，或发生错误；记忆模糊、近记忆力更差；对现实环境的印象模糊不清、常有思维不连贯，思维活动迟钝等。

d. 昏睡状态（stupor state）：意识清晰度降低较意识模糊状态为深。呼喊或推动肢体不能引起反应。用手指压迫患者眶上缘内侧时，患者面部肌肉（或针刺患者手足）可引起防御反射。此时，深反射亢进、震颤及不自主运动，角膜、睫毛等反射减弱，但对光反射仍存在。

e. 浅昏迷（superficial coma）：指患者随意运动丧失，呼之不应，对一般刺激全无反应，对强疼痛刺激如压眶、压甲根等有反应，浅反射消失，腱反射、舌咽反射、角膜反射、瞳孔对光反射存在，呼吸、脉搏无明显变化。

f. 深昏迷（deep coma）：指患者对各种刺激均无反应，完全处于不动的姿势，角膜反射和瞳孔对光反射均消失，大小便失禁，呼吸不规则，血压下降，此时可有去大脑强直现象。后期患者肌肉松弛，眼球固定，瞳孔散大，濒临死亡。

g. 谵妄（delirium）：一种急性意识障碍，表现为定向障碍、错觉、幻觉、情绪不稳、行为紊乱等，有时可有片断的妄想。

C. 休克征象

a. 休克早期：在原发症状体征为主的情况下出现轻度兴奋征象，如意识尚清，但烦躁焦虑，精神紧张，面色、皮肤苍白，口唇甲床轻度发绀，心率加快，呼吸频率增加，出冷汗，脉搏细速，血压可骤降，也可略降，甚至正常或稍高，脉压缩小，尿量减少。

b. 休克中期：患者烦躁，意识不清，呼吸表浅，四肢温度下降，心音低钝，脉细数而弱，血压进行性降低，可低于 50mmHg（1mmHg=0.133kPa）或测不到，脉压小于 20mmHg，皮肤湿冷发花，尿少或无尿。

c. 休克晚期：表现为弥散性血管内凝血（disseminated intravascular coagulation，DIC）和多器官功能衰竭。①DIC 表现：顽固性低血压，皮肤发绀或广泛出血，甲床微循环淤血，血管活性药物疗效不佳,常与器官衰竭并存。②急性呼吸功能衰竭表现:吸氧难以纠正的进行性呼吸困难,进行性低氧血症,呼吸促,发绀,肺水肿和肺顺应性降低等。③急性心力衰竭的表现:呼吸急促,发绀,心率加快,心音低钝,可有奔马律、心律不齐。若出现心律缓慢、面色灰暗、肢端发凉,也属心力衰竭征象。中心静脉压及脉肺动脉楔压升高,严重者可有肺水肿表现。④急性肾衰竭表现:少尿或无尿、氮质血症、高血钾等水电解质和酸碱平衡紊乱。⑤其他表现:意识障碍程度反映脑供血情况。肝衰竭可出现黄疸,血胆红素增加,由于肝具有强大的代偿功能,肝性脑病发病率并不高。胃肠道功能紊乱常表现为腹痛、消化不良、呕血和黑便等。

D. 缺血性胸部不适

a. 心绞痛:①缺血性心肌病患者常见的临床症状之一。多有明确的冠心病病史,并且绝大多数有 1 次以上心肌梗死的病史。②心绞痛并不是心肌缺血患者必备的症状,有些患者也可以仅表现为无症状性心肌缺血,始终无心绞痛或心肌梗死的表现。可是在这类患者中,无症状性心肌缺血持续存在,对心肌的损害也持续存在,直至出现充血型心力衰竭。③出现心绞痛的患者,可能随着病情的进展、充血性心力衰竭的逐渐恶化,心绞痛发作逐渐减轻甚至消失,心绞痛症状仅表现为胸闷、乏力、眩晕或呼吸困难等症状。

b. 劳力性呼吸困难:①轻度心力衰竭患者,仅在体力活动时出现呼吸困难,休息后消失。开始仅剧烈活动或体力劳动后出现呼吸急促,如登楼、上坡或平地快走等活动时出现气急。②随着肺充血程度的加重,可逐渐发展到更轻的活动或体力劳动后,甚至休息时也发生呼吸困难。③肺部体征:心源性者双肺底有较多湿啰音,肺源性者双肺有弥漫干啰音。

E. 急性心力衰竭

a. 特点:往往是缺血性心肌病发展到一定阶段必然出现的表现,早期进展缓慢,一旦发生心力衰竭进展迅速。多数患者在胸痛发作或心肌梗死早期即有心力衰竭表现,这是由急性心肌缺血引起心肌舒张和收缩功能障碍所致。

b. 症状:常表现为劳力性呼吸困难,严重时可发展为端坐呼吸和夜间阵发性呼吸困难等左心室功能不全表现,伴有疲乏、虚弱症状。

c. 体格检查:可见颈静脉充盈或怒张,心界扩大,肝大、有压痛,肝颈静脉回流征阳性。心脏听诊第一心音减弱,可闻及舒张中晚期奔马律。两肺底可闻及散在湿啰音。晚期如果合并有右心室功能衰竭,出现食欲缺乏、周围性水肿和右上腹闷胀感等症状。

3)进一步处理:如不存在上述情况则继续监测和观察患者。如评估后出现上述情况任意一项,通过大平台联系专科指导,并给予患者进一步处理。

A. 同步直流电复律治疗

a. 适应证:①心房颤动。房颤持续时间 1 年以内;快速心房颤动用药物控制不满意,患者有明显不适症状;原发病经治疗或手术后仍有房颤持续者,如甲状腺功能亢进症基本得到控制后、心脏手术后;预激综合征合并的快速房颤。②心房扑动。非阵发的心房扑动电复律比药物治疗效果好,安全性高,转复成功率高,常作为首选方法。③室上性心动过速。一般在迷走神经刺激方法和药物治疗无效或心动过速持续,引起循环系统障碍时采用。④室性心动过速。一旦出现血流动力学障碍或心绞痛,或在急性心肌梗死等紧急情况下宜及早进行电复律。

　　b.禁忌证：①洋地黄中毒所致的心律失常,低钾未纠正。②病态窦房结综合征合并的心律失常,所谓慢快综合征,一般禁用电复律。非常必要转复时需先安置心内电极起搏后再行药物或电转复。③明显心力衰竭或心脏扩大。④二尖瓣病变伴巨大左心房或大量反流。

　　c.电复律前的准备：①严格掌握适应证与禁忌证。施术前1天常规查血电解质,若有低钾、酸中毒应及时纠正,积极控制心力衰竭,改善心功能。②在复律前24~48小时停用洋地黄类药物以减轻心肌应激状态。③转复前给予胺碘酮0.2g静脉注射可提高复律的成功率。④做好患者及家属的解释工作。⑤仪器及急救器材。检查除颤器地线、示波器、充电放电性能、电极板、导联线等是否齐备及其功能状态,特别是同步性能是否良好,即是否在放电时能保证在R波下降支上放电而不是在易损期放电。急救药品、氧气、吸引器、气管插管、心电图机、背垫木板等须准备齐全。

　　d.方法及内容：①患者空腹,排空小便,建立静脉通道,仰卧于木板床(或背垫木板),测血压,观察心率,选择以R波为主的心电示波导联。②将电极板的导线插头插入除颤器插座,电极板上均匀涂上导电糊或以0.9%氯化钠溶液纱布包裹(纱布应有5~6层厚)备用。③快速静脉注射地西泮(安定)20~30mg,若注射后仍清醒如常可追加10mg,若无效或不能用地西泮(安定)者可选硫喷妥钠0.125~0.25g稀释于20ml 0.9%氯化钠溶液中缓慢静脉注射。此时须严密注意呼吸并给予充足氧气。当按上述给药后患者进入朦胧状态时即可施术。④在麻醉同时按下"体外除颤"按钮,将除颤器充电,一般心房扑动需电量最小,50~100Ws即已足够。室上性心动过速100Ws左右,心房颤动100~150Ws,室性心动过速200Ws。若1次复律不成功可重复进行或稍增加电量,直至复律3次或电量达300Ws为止。⑤根据不同除颤器的要求,电极板分别放置在心尖和左肩胛后或心尖和右胸第2肋间部位,务必使电极板紧贴胸壁避免有空隙,以防放电灼伤皮肤。操作者及有关人员必须注意不与患者及病床接触,以免遭电击。⑥放电后立即观察示波心律,进行心脏听诊并作心电记录,测血压、呼吸,观察神志情况,直至完全清醒。转复窦性心律后可继续以奎尼丁0.2g静脉注射,每6~8小时1次或根据窦律稳定情况,酌情给予其他复律药物治疗。

　　e.并发症：①心律失常。转复后可能有窦性心动过缓、交界性逸搏及房性早搏,此为窦房结苏醒或迷走神经张力增高所致,往往在短时间自行消失,一般无须特殊处理。若长时间存在缓慢性心律失常,则可能为窦房结功能障碍,须采取措施。②室性异位心律。少见,个别患者若出现心脏停搏或室颤等严重情况,可按心肺复苏处理。③栓塞症。发生率<1%,常见于电复律后1周内。有栓塞史者在复律前后须抗凝治疗,新近栓塞史或超声检查疑有巨大血栓者以不做电复律为宜。④皮肤灼伤。电极板放电区出现红斑或水疱,严重者可涂以烫伤油膏。⑤呼吸暂停。少数患者可出现持续1~2分钟的呼吸暂停,多数能自行恢复或做人工呼吸而恢复。前胸部及四肢疼痛约占40%,无须特殊处理。⑥低血压。可能由于原有心脏损害或反复电击所致心肌损害,后者可表现ST段压低或抬高,血清酶肌酸激酶(creatine kinase,CK)、乳酸脱氢酶(LDH)轻度升高,多数在数小时后恢复。

　　f.操作中评估地西泮的禁忌证、用法用量、注意事项：①孕妇、妊娠期妇女、新生儿禁用;②本品含苯甲醇,禁止用于儿童肌内注射。③用法用量。成人常用量：基础麻醉或静脉全麻,10~30mg。镇静、催眠或急性酒精戒断,开始10mg,以后按需每隔3~4小时加5~10mg。24小时总量以40~50mg为限。癫痫持续状态和严重频发性癫痫,开始静脉注射10mg,每隔

10~15分钟可按需增加甚至达最大限用量。破伤风可能需要较大剂量。静脉注射宜缓慢，每分钟2~5mg。④注意事项。对苯二氮䓬类药物过敏者，可能对本药过敏；肝肾功能损害者能延长本药清除半衰期；癫痫患者突然停药可引起癫痫持续状态；严重的精神抑郁者使用，可使病情加重，甚至产生自杀倾向，应采取预防措施；避免长期大量使用而成瘾，如长期使用应逐渐减量，不宜骤停；对本类药耐受量小的患者初用量宜小。

以下情况慎用：严重的急性乙醇中毒，可加重中枢神经系统抑制作用；重度重症肌无力，病情可能被加重；急性或隐性发生闭角型青光眼可因本品的抗胆碱能效应而使病情加重；低蛋白血症时，可导致易嗜睡、难醒；多动症者可有反常反应；严重慢性阻塞性肺部病变，可加重呼吸衰竭；外科或长期卧床患者，咳嗽反射可受到抑制；有药物滥用和成瘾史者。

如果无以下情况：①低血压；②急性意识状态改变；③休克征象；④缺血性胸部不适；⑤急性心力衰竭。则进一步判断QRS波是否≥0.12秒，如果不是≥0.12秒，则继续监测观察。如果是≥0.12秒，则考虑通过大平台专线联系专科医生制定治疗计划。推荐处置：静脉注射胺碘酮。

B. 胺碘酮

a. 评估适应证：胺碘酮口服适用于房性早搏及室性早搏；对反复性阵发性室上性心动过速、心房颤动、心房扑动、室性心动过速及室颤可防止反复发作，也可防止预激综合征伴室上性心律失常的发作，也可用于心房颤动或心房扑动电转复后的维持治疗。另外，有抗心绞痛作用。胺碘酮静脉注射适用于阵发性室上性心动过速，尤其是伴有预激综合征者，也可用于经利多卡因治疗无效的室性心动过速。

b. 评估禁忌证、注意不良反应：交叉过敏反应，对碘过敏者对本品也可能过敏。本品可以通过胎盘进入胎儿体内。新生儿血中原药及代谢物为母体血浓度的25%。已知碘也可通过胎盘，故孕妇使用时应权衡利弊。本品及代谢物可从乳汁中分泌，服本品者不宜哺乳。

下列情况应禁用：①甲状腺功能异常或有既往史者；②碘过敏者；③Ⅱ或Ⅲ度房室传导阻滞，双束支传导阻滞（除非已有起搏器）；④病态窦房结综合征。

下列情况应慎用：①窦性心动过缓；②Q-T延长综合征；③低血压；④肝肾功能不全；⑤肺功能不全；⑥严重充血性心力衰竭；⑦心脏明显增大，尤其注意心肌病者。白内障、心律失常、心源性晕厥、心动过缓及房室传导阻滞慎用。对疑有潜在的窦房结病变出现室上性心动过速者慎用，否则可能会出现较长时间的窦性停搏。对心脏显著增大，尤其是心肌病患者静脉注射该药属相对禁忌，因可导致心源性休克。

不良反应：消化系统可见恶心、呕吐、食欲不振、腹胀、口干，如在饭中或饭后服用可减轻反应。长期用药者，15%~40%发生无症状性肝功能异常，氨基转移酶可升高1.5~4倍，不需停药，但需密切观察。此药所致的甲状腺功能亢进较常见于摄碘低的地区，而甲状腺功能减退常见于摄碘高的地区。偶尔可发生畏光、光晕、视物模糊或不适感。也有报告发生色觉不良、视乳头病变及视乳头水肿者。此药也可引起碘疹、暴露部位有暗蓝色色素沉着（蓝皮症），出现结节性红斑、瘀斑、脱发及银屑病等。

c. 用法用量：①成人用量为前10分钟给药150mg（15mg/min）；静脉推注，以150mg加于20ml的5%葡萄糖溶液中推注（按3mg/kg计算）。随后6小时给药360mg（1mg/min）；360mg药物溶解于500ml的5%葡萄糖溶液中，微量泵静脉泵入，设置给药速度1mg/min。

②用药期间,应经常复查心电图,如 Q-T 间期明显延长(>0.48 秒)者停用。经常注意心率、心律及血压的变化,如心率小于 60 次 /min 者停用。

2. 心动过缓处理流程

(1)对于心动过缓患者的识别与评估:心率低于 50 次 /min 为心动过缓。基于心电图心动过缓的识别与评估,包括①窦性心动过缓。②一度房室传导阻滞(一度Ⅰ型房室传导阻滞、一度Ⅱ型房室传导阻滞、一度Ⅲ型房室传导阻滞)。③二度房室传导阻滞:a. 二度Ⅰ型(文氏型);b. 二度Ⅱ型(莫氏型)。④三度房室传导阻滞。

(2)初步处理:若院前能够识别则进入初步处理流程。若院前判读心电图困难,则根据上传心电图结果至院内心电图科进行结果判读,判读结果通过大平台网络实时传输至院前接诊医师处。

(3)院内心动过缓心电图判读要点

1)窦性心动过缓

A. 窦性 P 波的形态,窦性心动过缓与窦性心动过速时 P 波形态,窦性心动过缓有较大差异,这是由于窦性心动过缓时窦房结的起搏点多位于尾部,其发出的激动多沿中结间束下传;而窦性心动过速时窦房结的起搏点多位于头部,激动多沿前结间束下传。虽然窦房结的头、尾相差仅 15mm,但由于结间束优先传导的特点,所以两者的窦性 P 波形态有差异,Ⅱ、Ⅲ导联的 P 波较正常窦性心律的 P 波稍低平。

B. 窦性 P 波的频率成人应<60 次 /min,通常为 40~59 次 /min,多在 45 次 /min 以上。也有慢至 35 次 /min 左右者(甚至有 20 次 /min 的报道),<45 次 /min 为严重的窦性心动过缓。婴幼儿窦性心动过缓的心率,在 1 岁以下应<100 次 /min,1~6 岁应<80 次 /min,6 岁以上应<60 次 /min。

C. P-R 间期 0.12~0.25 秒。

D. QRS 波,每个 P 波后紧随一正常的 QRS 波,形态、时限均正常。

E. T 波、U 波,窦性心动过缓时正常,也可表现 T 波振幅较低,U 波常较明显。

F. Q-T 间期按比例延长,但校正后 Q-Tc 间期则在正常范围内。正常 Q-Tc=Q-T(s),应 ≤ 0.42 秒。

2)一度房室传导阻滞(一度Ⅰ型房室传导阻滞,一度Ⅱ型房室传导阻滞,一度Ⅲ型房室传导阻滞)

A. 每一个窦性 P 波均能下传心室并产生 QRS-T 波群。

B. P-R 间期>0.20 秒(成人);小儿(14 岁以下)P-R 间期 ≥ 0.18 秒。

C. P-R 间期大于正常最高值(视心率而定)。

D. 心率无显著改变时,P-R 间期较先前增加 0.04 秒以上,即使 P-R 间期在正常范围仍可诊断。

E. 一度房室传导阻滞心电图分型

a. 一度Ⅰ型房室传导阻滞:心电图表现为 P-R 间期逐渐延长,但未继以漏搏,其阻滞水平在房室结。文氏型一度房室传导阻滞可分为下列 3 型。①完全隐匿型文氏型一度房室传导阻滞:在常规心电图上仅表现为一度房室传导阻滞,只有在给予人工期前刺激引起较长的代偿期后方能出现 P-R 间期的文氏现象。②不完全隐匿型文氏型一度房室传导阻滞:多在期前收缩的代偿期以后出现 P-R 间期缩短和逐搏延长的文氏现象。这是由于在期前收缩的代偿期后 A~V 区脱离了不应期而传导功能暂时改善引起的。插入性室性期前收缩由于没有代偿期常引起期前收缩后 P-R 间期更延长而形成逆文氏现象。③完全显示型文氏型一度房室传导阻滞：主要是一度房室传导阻滞合并二度窦房阻滞。窦房阻滞无论系Ⅰ型还是Ⅱ型均可引起 P-P 间期有规律地长短交替。长的 P-P 间期使 A~V 区的传导功能得以恢复，P-R 间期缩短；以后由于 P-P 间期变短，下传的 P 波逐搏落在 A~V 区相对不应期的更早阶段而使 P-R 间期逐搏延长；窦房阻滞出现长的 P-P 间期时，P-R 间期的文氏周期也终止。此型在联律性期前收缩时也有机会得以完全显示。

b. 一度Ⅱ型房室传导阻滞：也称为 P-R 间期固定型房室传导阻滞，即通常所说的一度房室传导阻滞，最为常见。

c. 一度Ⅲ型房室传导阻滞：也称为 P-R 间期不定型房室传导阻滞。延长的 P-R 间期长短不一。P-R 间期也可随心率快慢而改变，在长的 R-R 间距之后，P-R 间期较短，在短的 R-R 间距之后，P-R 间期较长。其原因可能与迷走神经张力的波动有关。

3）二度房室传导阻滞

A. 二度房室传导阻滞是电激动自心房传至心室过程中有部分传导中断，即有心室脱漏现象，可同时伴有房室传导延迟。

B. 二度房室传导阻滞可分 2 型：①二度Ⅰ型（文氏型）心电图表现为 P-R 间期逐渐延长直至 QRS 波群脱落（P 波不能下传），R-R 间期逐渐缩短直至 1 个 P 波不能下传，包含受阻 P 波在内的 R-R 间期小于正常窦性 P-P 间期的 2 倍，通常以 P 波数与 P 波下传数的比例来表示房室阻滞的程度。②二度Ⅱ型（莫氏型）心电图表现为 P-R 间期固定，每隔 1 个或数个心动周期出现 1 个或数个心室漏搏，下传心动周期的 P-R 间期可正常或延长。心室漏搏次数越多，心室率越慢，预后越差。

4）三度房室传导阻滞

A. 心房心室各自激动，互不相干，呈完全性房室分离。P-R 间期不固定，心房率快于心室率。

B. 心房节律可以为窦性心律、房性心动过速、心房扑动或心房颤动。

C. 心室节律可以为房室交界区逸搏心律，心室率 40~60 次 /min 或室性逸搏心律，心室率 20~40 次 /min。

（4）心动过缓的处理

1）如患者符合上述诊断中任何一项，则立即给予患者以下初步处理。①维持患者气道通畅，监测血氧饱和度，吸氧（如果有低氧血症），必要时辅助呼吸。②心电监护以确定心率并监测血压。③建立静脉通路。

2）初步处理完成后立即评估是否存在以下情况：①低血压；②急性意识状态改变；③休克征象；④缺血性胸部不适；⑤急性心力衰竭。

具体评估内容：

A. 低血压：卒中后收缩压（systolic blood pressure，SBP）90mmHg 和 / 或舒张压（diastolic blood pressure，DBP）60mmHg 的状态称为低血压。卒中后尤其是收缩压在 100mmHg 以下者，可以影响到脑的最佳血液灌注，加之老年人血管腔狭窄，血液黏滞性增加，应及时升压治疗。

B. 急性意识状态改变：正常人意识清醒，无嗜睡、昏睡、昏迷等状态。患者对外界刺激的反应缓慢、迟钝提示脑部有病变。

a. 清醒状态（clear headed state）：被检查者对自身及周围环境的认识能力良好，应包括正确的时间定向、地点定向和人物定向。当问诊者问及姓名、年龄、地点、时刻等问题时，被检查者能做出正确回答。

b. 嗜睡状态（somnolence state）：意识清晰度降低为主的意识障碍的一种形式。指患者意识清醒程度降低较轻微，呼叫或推动患者肢体，患者可立即清醒，并能进行一些简短而正确的交谈或做一些简单的动作，但刺激一消失又入睡。此时，患者吞咽、瞳孔、角膜等反射均存在。

c. 意识模糊（confusion）：指患者意识障碍的程度较嗜睡深，对外界刺激不能清晰地认识；空间和时间定向力障碍；理解力、判断力迟钝，或发生错误；记忆模糊、近记忆力更差；对现实环境的印象模糊不清、常有思维不连贯，思维活动迟钝等。

d. 昏睡状态（stupor state）：意识清晰度降低较意识模糊状态为深。呼喊或推动肢体不能引起反应。用手指压迫患者眶上缘内侧时，患者面部肌肉（或针刺患者手足）可引起防御反射。此时，深反射亢进、震颤及不自主运动，角膜、睫毛等反射减弱，但对光反射仍存在。

e. 浅昏迷（superficial coma）：指患者随意运动丧失，呼之不应，对一般刺激全无反应，对强疼痛刺激如压眶、压甲根等有反应，浅反射消失，腱反射、舌咽反射、角膜反射、瞳孔对光反射存在，呼吸、脉搏无明显变化。

f. 深昏迷（deep coma）：指患者对各种刺激均无反应，完全处于不动的姿势，角膜反射和瞳孔对光反射均消失，大小便失禁，呼吸不规则，血压下降，此时可有去大脑强直现象。后期患者肌肉松弛，眼球固定，瞳孔散大，濒临死亡。

g. 谵妄（delirium）：一种急性意识障碍，表现为定向障碍、错觉、幻觉、情绪不稳、行为紊乱等，有时可有片断的妄想。

C. 休克征象

a. 休克早期：在原发症状体征为主的情况下出现轻度兴奋征象，如意识尚清，但烦躁焦虑，精神紧张，面色、皮肤苍白，口唇甲床轻度发绀，心率加快，呼吸频率增加，出冷汗，脉搏细速，血压可骤降，也可略降，甚至正常或稍高，脉压缩小，尿量减少。

b. 休克中期：患者烦躁，意识不清，呼吸表浅，四肢温度下降，心音低钝，脉细数而弱，血压进行性降低，可低于 50mmHg 或测不到，脉压小于 20mmHg，皮肤湿冷发花，尿少或无尿。

c. 休克晚期：表现为 DIC 和多器官功能衰竭。①DIC 表现：顽固性低血压，皮肤发绀或广泛出血，甲床微循环淤血，血管活性药物疗效不佳，常与器官衰竭并存。②急性呼吸功能衰竭表现：吸氧难以纠正的进行性呼吸困难，进行性低氧血症，呼吸急促、发绀、肺水肿和肺顺应性降低等。③急性心力衰竭表现：呼吸急促，发绀，心率加快，心音低钝，可有奔马律、心律不齐。如出现心率缓慢、面色灰暗、肢端发凉，也属心力衰竭征象。中心静脉压及脉肺动脉楔压升高，严重者可有肺水肿表现。④急性肾衰竭表现：少尿或无尿、氮质血症、高血钾等水电解质和酸碱平衡紊乱。⑤其他表现：意识障碍程度反映脑供血情况。肝衰竭可出现黄疸，血胆红素增加，由于肝具有强大的代偿功能，肝性脑病发病率并不高。胃肠道功能紊乱常表现为腹痛、消化不良、呕血和黑便等。

D. 缺血性胸部不适

a. 心绞痛：①缺血性心肌病患者常见的临床症状之一。多有明确的冠心病病史，并且绝大多数有 1 次以上心肌梗死病史。②心绞痛并不是心肌缺血患者必备的症状，有些患者也可以仅表现为无症状性心肌缺血，始终无心绞痛或心肌梗死的表现。可是在这类患者中，无症状性心肌缺血持续存在，对心肌的损害也持续存在，直至出现充血性心力衰竭。③出现心绞痛的患者，可能随着病情的进展、充血性心力衰竭的逐渐恶化，心绞痛发作逐渐减轻甚至消失，心绞痛症状仅表现为胸闷、乏力、眩晕或呼吸困难等症状。

b. 劳力性呼吸困难：①轻度心力衰竭患者仅在体力活动时出现呼吸困难，休息后消失。开始仅剧烈活动或体力劳动后出现呼吸急促，如登楼、上坡或平地快走等活动时出现气急。②随着肺充血程度的加重，可逐渐发展到更轻的活动或体力劳动后，甚至休息时也发生呼吸困难。③肺部体征：心源性者双肺底有较多湿啰音，肺源性者双肺有弥漫干啰音。

E. 急性心力衰竭

a. 特点：往往是缺血性心肌病发展到一定阶段必然出现的表现，早期进展缓慢，一旦发生心力衰竭进展迅速。多数患者在胸痛发作或心肌梗死早期即有心力衰竭表现，这是由急性心肌缺血引起心肌舒张和收缩功能障碍所致。

b. 症状：常表现为劳力性呼吸困难，严重时可发展为端坐呼吸和夜间阵发性呼吸困难等左心室功能不全表现，伴有疲乏、虚弱症状。

c. 体格检查：可见颈静脉充盈或怒张，心界扩大，肝大、有压痛，肝颈静脉回流征阳性。心脏听诊第一心音减弱，可闻及舒张中晚期奔马律。两肺底可闻及散在湿啰音。晚期如果合并有右心室功能衰竭，出现食欲缺乏、周围性水肿和右上腹闷胀感等症状。

3）进一步处理：如不存在上述情况则继续监测和观察患者。如评估后出现上述情况任意一项，通过大平台联系专科指导，并给予患者进一步处理。

A. 阿托品治疗

a. 禁忌证：①对其他颠茄生物碱不耐受者，对该品也不耐受；②孕妇静脉注射阿托品可使胎儿心动过速；③该品可分泌入乳汁，并有抑制泌乳作用；④婴幼儿对该品的毒性反应极为敏感，特别是痉挛性麻痹与脑损伤的小儿反应更强，环境温度较高时，因闭汗有体温急骤升高的危险，应用时要严密观察；⑤老年人容易发生抗 M 胆碱样副作用，如排尿困难、便秘、口干（特别是男性），也易诱发未经诊断的青光眼，一经发现，应立即停药。该品对老年人尤易致汗液分泌减少，影响散热，故夏天慎用。

下列情况应慎用：①脑损害，尤其是儿童；②心脏病，特别是心律失常、充血性心力衰竭、冠心病、二尖瓣狭窄等；③反流性食管炎、食管与胃的运动减弱、下食管括约肌松弛，可使胃排空延迟，从而促成胃潴留，并增加胃食管的反流；④青光眼患者忌用，20 岁以上患者存在潜隐性青光眼时，有诱发的危险；⑤溃疡性结肠炎，用量大时肠能动度降低，可导致麻痹性肠梗阻，并可诱发加重中毒性巨结肠症；⑥前列腺肥大引起的尿路感染（膀胱张力减低）及尿路阻塞性疾病，可导致完全性尿潴留。存在青光眼及前列腺肥大者忌用。

b. 阿托品的具体给药剂量及方法：静脉注射。第一剂 0.5mg（静脉推注）；每隔 3~5 分钟重复 1 次；最多 3mg。如阿托品无效，则给予肾上腺素治疗。

B. 肾上腺素治疗

a. 禁忌证及注意事项：①交叉过敏反应。对其他拟交感胺类药不能耐受者,对本品也不能耐受。②本品易通过胎盘,使子宫血管收缩,血流减少,导致胎儿缺氧,孕妇应用本品必须权衡利弊。③老年人长期或大量使用,可使心排血量减低。④心源性哮喘,因本品兴奋心脏,增加心肌耗氧量,可诱发严重心律失常,故临床一般禁用于器质性心脏病、高血压、冠状动脉性心脏病、甲状腺功能亢进和糖尿病患者,老年人慎用。

b. 肾上腺素的具体给药剂量及方法：静脉输注给药,一般输液速度为 2~20μg/(kg·min),逐步调高速度至患者有反应,然后根据病情变化,逐步调低速度。

（陈 松 史键山 陈 美）

第三节 气道评估与处置流程

一、气道评估

以保证患者生命安全为首要目标,同时按 "CHANNEL 原则" 初步评估患者气道情况。"CHANNEL 原则" 气道评估如下。

1. C(崩溃气道) 崩溃气道是指患者处于深度昏迷、濒临死亡、循环崩溃时,不能保证基本的通气氧合。此时需按紧急气道处置。

2. H(低氧血症) 急诊气道管理首先需要纠正低氧血症。对于自主呼吸节律尚稳定的患者,可以经鼻导管或面罩进行氧疗；若自主呼吸不稳定或通气氧合情况仍不正常,须给予球囊面罩通气。所有通气均应注意气道开放,避免 CO_2 潴留。若以上方法不能纠正低氧血症时,可判断为紧急气道。紧急气道重点在于尽快建立有效人工气道,按困难气道流程处理,必要时直接选用有创气道技术。球囊面罩通气：该技术的操作关键是密闭和开放气道。若单人操作时通气不满意,则考虑双人加压辅助通气,配合手法开放气道、口咽或鼻咽通气道同时使用,当患者存在误吸和反流风险时,应给予环状软骨压迫。年龄 ≥55 岁、肥胖(BMI>26kg/m²)、络腮胡、无牙、鼾症者易出现困难面罩通气。球囊面罩通气分为 4 级,1~2 级可获得良好通气,3~4 级为困难面罩通气。

Sellick 手法(图 4-3-1) 对于气道自我保护能力不足的患者,尤其合并饱腹情况下,建议人手充足时,使用 Sellick 手法压迫环状软骨来防止反流误吸。使用示指和大拇指下压环状软骨,封闭食道防止反流。需要注意正确动作。该手法至气管插管完成、气囊充气后停止。在环状软骨环使用 20~40N(10N≈1kg)的力量将其压向椎体,即可产生足够的压力封闭食道防止反流。部分

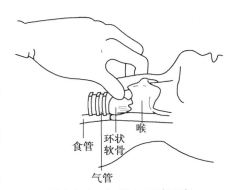

图 4-3-1 Sellick 手法示意

患者使用 Sellick 手法时可能影响插管或球囊面罩通气,暂停压迫环状软骨即可。

3. A(人工气道) 对于尚能维持通气氧合的患者,仍需根据病情判断是否需要建立人工气道。人工气道包括无创气道和有创气道。无创气道包括,经口/经鼻气管插管、声门上技术(喉罩)等。有创气道包括,气管切开、环甲膜穿刺/切开等。其中气管插管是建立人工气道的主要方法。

气管插管的适应证:不能保护或维持气道;不能有效通气或不能维持基本氧合;根据经验判断患者可能出现上述情况。

气管插管的禁忌证:在致命性呼吸衰竭的情况下,无绝对禁忌证。相对禁忌证有喉头水肿、急性咽峡(喉)炎、气管黏膜下血肿、气管离断、严重凝血功能障碍。

4. N(颈部活动度) 常规气管插管需要调整体位至嗅物位,以便于增加插管成功率。但需要关注患者有无合并颈部疾患,包括颈部活动受限、颈部损伤、颈部制动,体位配合困难等。这些情况应用直接喉镜插管难以充分暴露视野,增加气管插管难度;目前,建议改用可视喉镜、支气管镜等其他可视化的插管技术。

5. N(狭窄) 各种原因导致气管内径减小甚至完全阻塞,包括气管外组织压迫(如肿瘤、局部脓肿、血肿)、气管内异物、气管自身病变(如局部放疗、瘢痕挛缩),这类情况会增加气管插管的难度。

6. E(评估) 经口气管插管要求口轴、咽轴、喉轴这3轴尽可能调整在同一直线上,对于不能达到的患者,提示应用直接喉镜暴露声门困难。

7. L(外观) 快速观察患者有无特别的外观特征,以确定是否有气管插管或通气困难的情况,如颈部粗短、过度肥胖、下颌短小、尖牙过长、外伤畸形等一些会导致特殊面部结构改变的情况。

二、明确气道情况,建立人工气道

(一)原则与目标

明确患者气道情况,按照"降阶梯"的思路进行准备,建议使用气道管理车,以提供立即可取的气道管理设备,迅速建立人工气道。有条件的患者可选择快速诱导插管程序。遇到困难气道时,遵循优先维持通气与氧合的原则,切忌盲目多次尝试。人工气道的建立方式遵循简便、有效、最小创伤原则,优选可视化技术。

(二)喉镜下显露分级

患者配合或经适当镇静、镇痛、肌松后,可进行喉镜显露分级,进一步评估气道情况。由于视野暴露程度不同,喉镜显露分级Ⅰ~Ⅱ级提示应用喉镜气管插管容易,Ⅲ级提示困难,Ⅳ提示极度困难。Ⅲ~Ⅳ级提示困难气道。

对于喉镜显露分级Ⅰ~Ⅱ级的情况,操作者可以尝试直接气管插管。但如果遇到困难,切忌反复多次尝试,建议最多操作2次。若插管失败,立即按困难气道处理。

(三)困难气道处理

1. 基本要求 面对困难气道,首先使用球囊面罩,保证患者通气氧合良好。同时,通过大平台寻求有经验的医师的支援,进入困难气道处理流程。应用无创气道可视化技术增加插管成功率。可视化技术近年来已广泛应用于临床。它使得声门显露更为容易、清晰,便于气管插管进行。

2. 评估是否需行紧急气管插管术　紧急气管插管技术已成为心肺复苏及伴有呼吸功能障碍的急危重症患者抢救过程中的重要措施，是呼吸道管理中应用最广泛、最有效、最快捷的手段，对抢救患者生命、降低病死率起到了至关重要的作用。

（1）紧急气管插管的禁忌证：无绝对禁忌证。

1）如有喉头急性炎症，由于插管可以使炎症扩散，故应谨慎。

2）喉头严重水肿者，不宜行经喉人工气道术。

3）严重凝血功能障碍，宜待凝血功能纠正后进行。

4）巨大动脉瘤，尤其位于主动脉弓部位的主动脉瘤，插管有可能使动脉瘤破裂，宜慎重。如需插管，则操作要轻柔、熟练，患者要安静，避免咳嗽和躁动。

5）如果有鼻息肉、鼻咽部血管瘤，不宜行经鼻气管插管。

（2）紧急气管插管步骤

1）借助喉镜在直视下暴露声门后，将导管经口腔插入气管内。

2）将患者头后仰，双手将下颌向前、向上托起以使口张开，或以右手拇指对着下齿列、示指对着上齿列，借旋转力量使口腔张开。

3）左手持喉镜柄将喉镜片由右口角放入口腔，将舌体推向侧后缓慢推进，可见到悬雍垂。将镜片垂直提起前进，直到会厌显露。挑起会厌以显露声门。

4）如采用弯镜片插管，则将镜片置于会厌与舌根交界处（会厌谷），用力向前上方提起，使舌骨会厌韧带紧张，会厌翘起紧贴喉镜片，即显露声门。如用直镜片插管，应直接挑起会厌，声门即可显露。

5）以右手拇指、示指及中指如持笔式持住导管的中、上段，由右口角进入口腔，直到导管接近喉头时，再将管端移至喉镜片处，同时双目经过镜片与管壁间的狭窄间隙，监视导管前进方向，准确轻巧地将导管尖端插入声门。借助管芯插管时，当导管尖端入声门后，应拔出管芯后再将导管插入气管内。导管插入气管内的深度，成人为4~5cm，导管尖端至门齿的距离18~22cm。

6）插管完成后，要确认导管已进入气管内再固定。确认方法如下。

A. 压胸部时，导管口有气流。

B. 人工呼吸时，可见双侧胸廓对称起伏，并可听到清晰的肺泡呼吸音。

C. 如用透明导管时，吸气时管壁清亮，呼气时可见明显的"白雾"样变化。

D. 患者如有自主呼吸，接呼吸囊随着呼吸而张缩。

7）气管插定管的固定：质地柔软的气管插管要与硬牙垫一起固定，可用胶布、寸带双固定，防止移位或脱出。寸带固定不宜过紧，以防管腔变形，定时测量气管插管与在门齿前的刻度，并记录。同时，用约束带束缚双手，防止患者初醒或并发精神症状时自行拔管而损伤咽喉部。每日更换牙垫及胶布，并行口腔护理。

8）注意事项

A. 动作轻柔，以免损伤牙齿。待声门开启时再插入导管，避免导管与声门相顶，以保护声门、后部黏膜、减少喉头水肿的发生。

B. 防止牙齿脱落误吸。术前应检查患者有无义齿和已松动的牙齿，将其去除或摘掉，以免在插管时损伤或不小心致其脱落、滑入气道，引起窒息而危及生命。

C. 防止气囊滑脱。如果气囊固定在导管上,一般不会滑脱。但如果导管与气囊分开,应选择与导管相匹配的气囊,并用丝线捆扎在导管上,防止其滑脱落入气道,造成严重的后果。

D. 防止插管意外。气管插管时,尤其是在挑起会厌时,由于迷走神经反射,有可能造成患者的呼吸、心搏骤停,特别是生命垂危或原有严重缺氧、心功能不全的患者更容易发生。因此,插管前应向患者家属交待清楚,取得理解和配合。插管时应充分吸氧,并进行监测,备好急救药和器械。

(陈 松 史键山 陈 美)

第四节 吸 氧 流 程

一、常见的吸氧方案

1. 鼻导管吸氧法。
2. 鼻塞法。
3. 面罩吸氧法。

以上 3 种吸氧方式可逐层,一般先以鼻导管为主,如患者血氧饱和度未达目标值,可逐级改为面罩吸氧。

二、患者的血氧饱和度目标

既往有慢性阻塞性肺疾病伴有 CO_2 潴留风险的患者,经皮血氧饱和度(SpO_2)推荐目标为 88%~93%。无 CO_2 潴留风险的患者,SpO_2 推荐目标为 94%~98%。

当患者存在低氧血症时,予以吸氧治疗:大多数的学者将标准大气压下 $PaO_2<$ 60mmHg、$SpO_2<90\%$,作为低氧血症的标准。

三、各吸氧方案选择的原因以及操作方法

(一)鼻导管法

鼻导管是临床最常用的吸氧装置。鼻导管吸入氧体积分数与氧流量有关。在潮气量 500ml、频率 20 次/min、呼气末暂停 0.5 秒、吸呼比 1∶2、口鼻无效腔 50ml、氧气流速 ≤5L/min 情况下,可采用公式 V(吸氧浓度)=21+4×吸入氧流量(L/min)进行计算。

但是,由于患者呼吸方式不同,导致计算值偏离实际吸氧浓度。此外,鼻导管吸氧无法充分湿化,超过 5L/min 的流速时,患者难以耐受。

鼻导管操作的评估、准备与步骤如下。

1. 评估
(1)患者的缺氧程度、血氧饱和度情况。

(2)患者目前的病情(低氧血症)。

(3)患者的鼻腔有无分泌物堵塞,有无鼻中隔偏曲。

2. 准备

(1)要求:着装整齐、洗手、戴口罩。

(2)备物:治疗盘、氧气表、湿化瓶、蒸馏水缸及水 200ml、小药杯、橡胶管及玻璃接头、鼻导管或鼻球、扳手、无菌棉签、弯盘、胶布、止血钳或别针、钢笔、记录单、无菌纱布、洗手液、氧气筒在床边并有"四防"标识。

3. 操作步骤

(1)携物至床边,核对患者信息、说明解释治疗目的。

(2)安装氧气表:打开总开关,吹尘,旋紧氧气表。

(3)将蒸馏水倒入湿化瓶(1/3~1/2 满)及小药杯,上湿化瓶,接橡皮管,关流量表开关,开总开关,开流量表开关,试流量表、橡皮管及各接头有无漏气,关流量表开关。

(4)给氧:①鼻导管法——清洁鼻腔,连接鼻导管,开流量表试通畅与否,润滑鼻导管,关流量表,分离鼻导管,测量插管深度(鼻尖到耳垂的 2/3),插管,调节流量大小,连接鼻导管。②鼻球法——清洁鼻腔,连接鼻球,试通畅与否,调节流量大小,插鼻球至鼻腔。

(5)胶布固定,用止血钳或别针固定橡皮管于床单上(橡皮管上段应留出一定的长度,防止翻身时牵扯,导致鼻导管或鼻球脱出)。

(6)记录给氧时间、观察病情、询问患者需要。从备物至记录停止 4 分钟内完成。

(二)鼻塞法

1. 适用于较长时间用氧者,无导管刺激黏膜的缺点,患者舒适,使用方便。

2. 洗净鼻腔,将鼻塞塞入一只鼻孔,鼻塞大小以恰能塞严鼻孔为宜,勿深塞入鼻腔。

3. 调节流量同鼻导管法。

(三)面罩吸氧法

1. 普通面罩　普通面罩可提供 40%~60% 的吸入氧体积分数,适用于低氧血症且不伴有高碳酸血症风险的患者。使用时,面罩需紧贴口鼻周围,由弹力带固定于枕部。小于 5L/min 的氧气流速时,面罩内的 CO_2 将难以被完全冲刷,导致 CO_2 复吸,因此,普通面罩吸氧的氧气流速不应低于 5L/min。

普通面罩吸氧的评估、准备、操作步骤及注意事项如下。

(1)评估:患者的缺氧程度、血氧饱和度情况;患者鼻导管通气的治疗情况;患者的鼻腔有无分泌物堵塞。

(2)准备

A.要求:着装整齐、洗手、戴口罩。

B.备物:氧气筒及连接装置、盛有 1/3~1/2 冷开水的湿化瓶、一次性面罩或吸氧管、检验氧流量通畅的装置(盛有冷开水的小碗)、棉签缸、记录单、弯盘。

(3)操作步骤

A.吹尘:旋转氧气筒阀门,吹筒口灰尘后调节流量阀,确定流量表完好,连接通畅,关闭流量调节阀待用。

B.清洁鼻腔:确定鼻腔通畅。

C. 吸氧：打开流量阀，再次核对、调节流量；确定吸氧装置通畅，确定可用；然后将面罩固定于患者口鼻和脑后。

D. 观察疗效，询问患者感觉，告知勿自主调节流量，注意用氧安全。

E. 记录：洗手后记录用氧时间和氧流量。

（4）注意事项

A. 正确指导患者，操作规范有序，沟通有效。

B. 用氧安全：防火、油、热、震。

C. 浓度与流量：吸氧浓度（%）=21+4× 氧流量（L/min），低浓度<40%（1~2L/min），中浓度 40%~60%（3~4L/min），高浓度>60%（4~6L/min）。

D. 氧气筒内氧气勿用尽，保留到 0.5mPa（5kg/cm^2）。

2. 文丘里面罩　文丘里面罩（Venturi 面罩）是可调节的高流量精确给氧装置。吸氧体积分数设定<40% 时与实测值误差<2%；吸入氧体积分数设定为 40% 以上时与实测值相差 10% 左右。文丘里面罩的作用原理为氧气经狭窄的孔道进入面罩，产生喷射气流，使面罩周围产生负压，与大气的压力差促使一定量的空气流入面罩。随着供氧流速的增加，进入面罩内的空气流速也相应增加，且喷射入面罩的气流通常大于患者吸气时的最高流速要求，因此，吸氧体积分数恒定。此外，高流速的气体不断冲刷面罩内部，呼出气中的 CO_2 难以在面罩潴留，故无重复呼吸。文丘里面罩可提供 24%、28%、31%、35%、40% 和 60% 浓度的氧气。因文丘里面罩可以实现高流量低浓度给氧，适合伴高碳酸血症的低氧患者。使用文丘里面罩时，首先设定患者的吸入氧体积分数，其次根据患者的呼吸情况决定面罩提供的气体流量，最后调节氧源的给氧流量。

评估、准备、操作步骤及注意事项如下。

（1）评估：患者的缺氧程度、血氧饱和度情况；患者治疗情况；患者的鼻腔有无分泌物堵塞。

（2）准备

A. 文丘里吸氧面罩、氧气流量表、吸氧装置、棉签、胶布、吸氧记录单、消毒洗手液、笔。

B. 操作者洗手、戴口罩，将所用物品携至床旁。

C. 核对患者，向患者解释操作目的，取得患者同意。

（3）操作步骤

A. 协助患者取安全、舒适卧位。

B. 检查鼻腔是否通畅，用湿棉签清洁两侧鼻孔。

C. 安装氧气表并检查是否漏气，连接一次性吸氧装置，接文丘里呼吸面罩，检查面罩各部分功能是否良好。

D. 调节氧浓度。在面罩与导管连接处有 1 个调节装置，可以调节 6 个浓度，分别为 24%、28%、31%、35%、45%、50%。

E. 将吸氧面罩与患者面部紧密贴合并妥善固定。

F. 观察患者缺氧改善情况。

G. 记录给氧时间、氧流量。

H. 清洁患者面部及整理床位。

（4）注意事项

A. 氧气表是否安装是否漏气，文丘里面罩是否功能良好。

B. 氧流量调节不能随便调节。

C. 患者缺氧状态是否改善。

D. 告知患者吸氧的注意事项。

（陈 松 史键山 陈 美）

第五节 声门上气道技术（喉罩）操作流程

一、评估患者是否需要喉罩通气

当喉及喉下气道无痉挛性梗阻时，可以采用声门上气道技术，特别是在患者气管插管失败或以球囊面罩无法通气的时候。

喉罩是一种常用的声门上气道工具，常用作紧急通气的辅助工具。如喉镜暴露困难、通气困难、纤维支气管镜引导插管时，喉罩可有效地发挥桥梁作用，将气管导管插入声门。处理严重低氧血症患者时，可建立有效的气道，便于后续处理。安全性方面，喉罩合并的胃内容物的误吸，并不比气管插管的患者高。但喉罩的长久稳定性不如气管插管，置管后需注意固定，而且，清醒患者有强烈的不适感，往往难以耐受。

（一）适应证

全身麻醉患者，急救与复苏的患者，困难气道。

（二）禁忌证

1. 气管受压和气管软化患者，麻醉后可能发生呼吸道梗阻。

2. 咽喉部病变，如咽部脓肿、血肿、水肿、组织损伤等患者。

3. 胸腔手术患者。

4. COPD+ 正压通气。

5. 长时间神经外科手术。

二、喉罩置入操作步骤

1. 常规法 用左手从后面推患者的枕部，使颈伸展、头后仰，右手示指和拇指握，持充分润滑的喉罩，喉罩的开口面向患者颏部，紧贴上切迹的内面，将喉罩的前端插入口腔内，然后向上用力将喉罩紧贴硬腭推送入口腔，用示指放在通气导管与通气罩的结合处，向里推送喉罩，尽可能用示指将喉罩推送至下咽部，下端进入食管上口，上紧贴会厌腹面底部，罩内的通气口正对声门，喉罩位置恰当时，可有落空感，同时还会感到有阻力。

2. 逆转法 置入方法与常规法基本相同，只是先将喉罩口朝向硬腭，置入口腔至咽喉底部后，轻巧旋转 180°（喉罩口对向喉头）后，再继续往下推置喉罩，直至不能再推进为止。

3. 侧位法 喉罩以 45° 角滑过硬腭,同时通气罩近端压向一侧,通气罩远端压向另一侧。置入过程中,应以通气罩的远端侧面作为与硬腭的接触边,顺势将喉罩以 45° 滑过硬腭并推入口咽部,一旦通气罩到达喉咽位置,即将其放正(开口面向咽喉)。

三、注意事项

喉罩机械通气过程中,气道阻力超过 $30cmH_2O$,患者无胸廓起伏,血氧下降。当吞咽反射没有被抑制时,会厌会阻挡从喉罩来的气体进入气管。肌松药代谢完全后,声门紧闭,从喉罩来的气体也进不了气管。在给患者置入喉罩时,没有推头步骤或推头不到位,容易将舌根推向后,部分或完全阻挡喉罩出气口,造成通气阻力增高及喉罩漏气。

(陈 松 史键山 陈 美)

第六节 环甲膜穿刺操作流程

一、适应证

异物阻塞、喉上外伤、上呼吸道吸入性损伤、热损伤或腐蚀性损伤、血管神经性水肿、上呼吸道出血、会厌炎和假膜性喉炎(导致急性喉梗阻),或其他经口插管失败的紧急情况。

二、环甲膜位置

环甲膜位于甲状软骨和环状软骨之间,前无坚硬遮挡组织(仅有柔软的甲状腺通过),后通气管,它仅为一层薄膜,周围无要害部位,因此利于穿刺。如果自己寻找,可以低头,然后沿喉结最突出处向下轻轻地摸,在 2~3cm 处有 1 个黄豆大小的凹陷,此处即为环甲膜位置所在。

三、穿刺操作

患者仰卧位,头后仰,局部消毒后术者用示指、中指固定环状软骨两侧,以一粗注射针垂直刺入环甲膜。由于环甲膜后为中空的气管,因此,刺穿后有落空感,术者会觉得阻力突然消失。接着回抽,如有空气抽出,则穿刺成功。患者可有咳嗽等刺激症状,随即呼吸道梗阻的症状缓解。若上呼吸道完全阻塞难以呼吸时(这里所说的上呼吸道是喉部以上的呼吸道),需另刺入气管导管针,为呼吸建立通路。

四、并发症

1. 出血 对于凝血功能障碍的患者宜慎重考虑。
2. 食管穿孔 食管位于气管的后端,若穿刺时用力过大过猛,或没掌握好进针深度,均可穿破食管,形成食管气管瘘。

3. 皮下或纵隔气肿

(陈 松 罗之谦 杨 航)

第七节 气管插管操作流程

一、适应证

1. 因严重低氧血症和 / 或高 CO_2 血症,或其他原因需要较长期机械通气,而又不考虑进行气管切开的患者。

2. 不能自行清除上呼吸道分泌物、胃内反流物和出血,随时有误吸危险者。

3. 下呼吸道分泌物过多或出血需要反复吸引者。

4. 上呼吸道损伤、狭窄、阻塞、气道食管瘘等影响正常通气者。

5. 因诊断和治疗需要,在短时间内要反复插入支气管镜者,为了减少患者的痛苦和操作方便,也可以事先行气管插管。

6. 患者自主呼吸突然停止,紧急建立人工气道行机械通气者。

7. 外科手术和麻醉。比如,需要长时间麻醉的手术,低温麻醉及控制性低血压手术,部分口腔内手术预防血性分泌物阻塞气道,特殊的手术体位等。

二、禁忌证

无绝对禁忌证,相对禁忌证如下。

1. 喉头急性炎症。

2. 喉头严重水肿者,不宜行经喉人工气道术。

3. 严重凝血功能障碍。

4. 巨大动脉瘤,尤其位于主动脉弓部位的主动脉瘤。

三、具体操作步骤

(一) 摆放体位

患者取仰卧位,用抬颏推额法,以寰枕关节为转折点使头部尽量后仰,以便使镜片和气管在一条直线上。

(二) 给氧

使用简易呼吸器面罩加压给氧,交予助手给患者吸 100% 纯氧 2~3 分钟,使血氧饱和度保持在 95% 以上,插管时暂停通气。

(三) 准备导管

选择相应规格的气管导管,用注射器检查充气套囊是否漏气,在导管内放入导丝并塑形,在气管导管前端和套囊涂好润滑油。

(四) 准备喉镜

气管导管准备好后,选择合适形状和大小的喉镜镜片,检查光源后关闭,放置备用。

(五) 准备牙垫、固定胶布和听诊器

(六) 暴露声门

打开喉镜,操作者用右手拇、示指拨开患者上下齿及口唇,左手紧握喉镜柄,把镜片送入患者口腔的右侧向左推开舌体,以避免舌体阻挡视线,切勿把口唇压在镜片与牙齿之间,以免造成损伤。然后,缓慢地把镜片沿中线向前推进,暴露患者的口、悬雍垂、咽和会厌,镜片可在会厌和舌根之间,挑起会厌,暴露声门。

(七) 插入气管导管

操作者用右手从患者右口角将气管导管沿着镜片插入口腔,并对准声门送入气管内,请助手帮助将导丝拔除,继续将导管向前送入一定深度,插管时导管尖端距门齿距离通常在21~23cm。注意气管导管不可送入过深,以防止进入单侧主支气管造成单侧通气。操作过程中如声门暴露不满意,可请助手从颈部向后轻压喉结,或向某一侧轻推,以取得最佳视野。

(八) 确认导管位置

给导管气囊充气后,立即请助手用简易呼吸器通气,在通气时观察双侧胸廓有无对称起伏,并用听诊器听诊胃区、双肺底、双肺尖,以双肺呼吸音对称与否判断气管导管的位置正确无误。

(九) 固定导管

放置牙垫后将喉镜取出,用胶布以"八字法"将牙垫与气管导管固定于面颊。

四、确认气管套管在位方法

(一) 视

1. 观察人工呼吸时,可见双侧胸廓对称起伏,并可听到清晰的肺泡呼吸音。
2. 用透明导管时,吸气时管壁清亮,呼气时可见明显的"白雾"样变化。
3. 患者如有自主呼吸,接呼吸囊可见其随着呼吸而张缩。

(二) 触

按压胸部时,导管口有气流。

五、气管插管的固定

质地柔软的气管插管要与硬牙垫一起固定,可用胶布、寸带双固定,防止移位或脱出。寸带固定不宜过紧,以防管腔变形,定时测量气管插管在门齿前的刻度,并记录。同时,用约束带束缚双手,防止患者初醒或并发精神症状时自行拔管而损伤咽喉部。每日更换牙垫及胶布,并行口腔护理。

六、注意事项

(一) 动作轻柔,以免损伤牙齿

待声门开启时再插入导管,避免导管与声门相顶,以保护声门、后部黏膜,减少喉头水肿

的发生。

（二）防止牙齿脱落误吸

术前应检查患者有无义齿和已松动的牙齿,将其去除或摘掉,以免在插管时损伤或不小心致其脱落、滑入气道,引起窒息而危及生命。

（三）防止气囊滑脱

如果气囊固定在导管上,一般不会滑脱。但如果导管与气囊分开,应选择与导管相匹配的气囊,并用丝线捆扎在导管上,防止其滑脱落入气道,造成严重后果。

（四）防止插管意外

气管插管时,尤其是在挑起会厌时,由于迷走神经反射,有可能造成患者的呼吸、心搏骤停,特别是生命垂危或原有严重缺氧、心功能不全的患者更容易发生。因此,插管前应向患者家属交待清楚,取得理解和配合。插管时应充分吸氧,并进行监测,备好急救药和器械。

（陈　松　罗之谦　杨　航）

第八节　气管切开操作流程

一、适应证

无法进行气管插管的患者建立长久、稳定的确定性气道。急诊紧急情况下,有条件时首选经皮快速气管切开技术。

二、评估禁忌证

1. 张力性气胸者(插管闭式引流后可上呼吸机)。
2. 低血容量性休克、心力衰竭尤其是右心衰竭者。
3. 肺大疱、气胸及纵隔气肿未引流前。
4. 大咯血者。
5. 心肌梗死者(心源性肺水肿)。

三、准备

合适的气管套管,气管切开器械,氧气、吸引器、麻醉插管或支气管镜,以及抢救药物。气管套管有底板、内管、外管和管芯4部分,底板和外管相连处不能完全固定,应保留一定灵活度,以免妨碍颈部转动和上仰、下俯的动作。但两者连接处必须牢固,以防外管脱落。内管和外管必须吻合无间隙,但在插入或取出时,又要求灵活而无阻力,这样既可避免分泌物积存,又可避免发生内管插入或拔出困难。内管、外管的长度必须一致,每一套管都有1根管芯,其顶端呈圆锥形,插入外管后应与外管口吻合,使套管容易插入气管内,插入后立即将其拔出,放入内套管。

麻醉：一般用1%普鲁卡因（一般是已配好浓度的瓶装麻醉药，若不是目标浓度则加0.9%氯化钠溶液配制成所需浓度）作局部浸润麻醉，对于情况十分危急的患者，为了争取时间，可以在无麻醉下进行手术。

四、紧急气管切开术手术方法

（一）体位

一般都选用仰卧位，头部由一名助手扶住，使头颈部保持在正中位，肩下用一小枕垫高，头后仰，使气管向前突起，易于暴露，分离和切开，但后仰也不可过分，以免增加呼吸困难。如患者因呼吸十分困难不能平卧时，可采用坐位方法，最好患者正坐于有两臂的靠椅中，身靠椅背，一助手站在椅后，扶住患者头部，使头颈部保持正中位，头向上向后仰起，使气管向前突出，以利手术进行。

（二）切口

有直切口和横切口2种，直切口暴露气管较好，但伤口愈合后瘢痕较明显；横切口术后瘢痕较小，但暴露气管较差，而且切开处易有分泌物积贮。所以，一般较多采用直切口——颈前正中切口，自甲状软骨下缘至胸骨上窝处切开皮肤和皮下组织。若作横切口，则可于环状软骨下缘一横指处切开。

（三）分离舌骨下肌群

用血管钳或直剪刀沿中线作纯性分离，将舌骨下肌群自白线处向两侧分开，分离时可能在颈前遇到较粗的静脉，可向两侧牵开。

（四）分离甲状腺峡部

在分离舌骨下肌群后，即可看到甲状腺覆盖在气管前壁，大致相当于气管第2~4环处，如甲状腺峡部不过宽，只要将其上拉，就可暴露气管，若峡部较宽，可用血管钳将其分离挟住，于正中切断后缝扎，应向两侧拉开，使气管前壁得到良好暴露，并可避免术后峡部向下移位而影响气管套管插入。

（五）确认气管

分离甲状腺后，可透过气管前筋膜隐约看到气管环，用手指可摸到软骨的环状结构，小儿的气管较软，气管与颈总动脉有时难以区别，可用空针穿刺，如有空气抽出即可确认为气管。

（六）切开气管

一般要求在第2~4气管环之间，若于甲状腺峡部以上部位切开气管，往往易损伤环状软骨，导致喉狭窄，造成以后拔管困难。切开气管时，宜用尖头刀自下向上挑开，注意刀尖不宜插入过深，以免刺穿气管后壁，并发气管食管瘘。有时插入气管套管有困难时，可在切口两侧半月形切除少许软骨，便于导入气管套管。对儿童患者不宜这样做，以免术后产生气管狭窄。

（七）插入气管套管

用弯血管钳或气管扩张器撑开气管切口，将事先准备好带管芯的套管用拇指顶住管芯后端，顺势向切口内插入，并迅速取出管芯，此时若有分泌物自管口咳出，证实套管确已插入气管，如无分泌物咳出，可用少许纱布纤维置于管口，看其是否能随呼吸飘动，如确认套管不在气管内,应立即拔出套管,重新插入。

(八)创口处理

套管插入后应用带子将其牢缚于颈部,松紧要适度,以免套管脱出,止血应彻底,切口过长时,可于上、下端适当缝合 1~2 针,最后,用专用纱布垫围好伤口,以防感染。

(陈 松 罗之谦 杨 航)

第九节 无创通气流程

一、无创通气评估

所谓无创正压(机械)通气,是指通过鼻罩、面罩或接口器等方式连接患者,无须气管插管或切开的正压机械通气。

(一)适应证

无创正压通气(non invasive positive pressure ventilation,NIPPV)主要适用于轻中度呼吸衰竭的早期救治;也可用于有创或无创通气序贯治疗和辅助撤机。其参考指征如下。

1. 患者状况 ①神志清醒;②能自主清除气道分泌物;③呼吸急促(频率>25 次 /min),辅助呼吸肌参与呼吸运动。

2. 血气指标 海平面呼吸室内空气时,动脉血氧分压(PaO_2)<60mmHg(1mmHg=0.133kPa)伴或不伴二氧化碳分压($PaCO_2$)>45mmHg。

(二)禁忌证

1. 绝对禁忌证 心脏骤停或呼吸骤停(微弱),此时需要立即心肺复苏、气管插管等生命支持。

2. 相对禁忌证 ①意识障碍;②无法自主清除气道分泌物,有误吸的风险;③严重上消化道出血;④血流动力学不稳定;⑤上呼吸道梗阻;⑥未经引流的气胸或纵隔气肿;⑦无法佩戴面罩的情况,如面部创伤或畸形;⑧患者不配合。

相对禁忌证者应用 NIPPV 需综合考虑患者情况,权衡利弊后再做决策,否则增加 NIPPV 治疗失败的风险,或可能导致患者损伤。

二、操作步骤

(一)操作程序

合理的应用规程对提高 NIPPV 的临床疗效十分重要。由于治疗的病种和严重程度等因素的差异比较大,应该根据实际的情况灵活应用。程序参考如下。

1. 开始用低的压力(容量)、用自主触发(有后备频率)的模式。压力限制型:吸气压 0.785~1.18kPa(8~12cmH_2O),呼气压 0.294~0.490kPa(3~5cmH_2O)。容量限制型:潮气量 10ml/kg。

2. 按照患者的耐受性,逐渐增加吸气压[至 0.981~2.45kPa(10~25cmH_2O)]或潮气量

（至 10~15ml/kg），以达到缓解气促、减慢呼吸频率，增加潮气量和理想的人机同步性。

3. 注意监测血氧饱和度（SaO₂），需要时给氧，使 $SaO_2 > 90\%$。

4. 检查漏气，必要时调整固定带的张力。

5. 有指征时加用湿化器。

6. 对躁动的患者考虑使用浅镇静药（如静脉用氯羟去甲安定 0.5mg）。

7. 需要时反复鼓励和检查患者。

8. 间歇监测血气（开始 1~2 小时后，以后按需而定）。

三、注意事项

注意观察和及时防治以下常见的不良反应和并发症，有利于提高 NIPPV 的临床疗效。

1. 口咽干燥。

2. 罩压迫和鼻梁皮肤损伤。

3. 恐惧（幽闭症）。

4. 胃胀气。

5. 误吸。

6. 排痰障碍。

7. 漏气。

8. 睡眠性上气道阻塞。

（陈　松　罗之谦　杨　航）

第十节　有创机械通气操作流程

一、适应证

包括各种呼吸衰竭、呼吸困难疾病、心功能不全继发呼吸功能不全、脑功能不全、呼吸肌肉病变等疾病。

（一）阻塞性通气功能障碍

慢性阻塞性肺疾病（chronic obstructive pulmonary disease，COPD）急发、哮喘急发等。

（二）限制性通气功能障碍

神经肌肉疾病、弥漫性肺间质纤维化、胸廓畸形等。

（三）肺实质病变

急性呼吸窘迫综合征（acute respiratory distress syndrome，ARDS）、肺炎、心源性肺水肿等。尤其是严重呼吸衰竭合并有下列情况者，尽早建立人工气道，进行机械通气：①意识障碍，呼吸不规则。②气道分泌物多且有排痰障碍。③有较大呕吐反吸可能性者，如球麻痹或腹胀、呕吐者。④全身状态较差，疲乏明显者。⑤严重低氧血症和 / 或二氧化碳潴留达到危

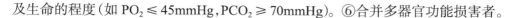

及生命的程度（如 $PO_2 \leqslant 45mmHg$，$PCO_2 \geqslant 70mmHg$）。⑥合并多器官功能损害者。

二、禁忌证

有创机械通气无绝对禁忌证，相对禁忌证为气胸及纵隔气肿未行引流者。

三、心搏／呼吸骤停患者的机械通气初始设置推荐

（一）模式（mode）——容量控制通气（volume control ventilation，VCV）

在实施心脏按压时会引起气道压力的剧烈变化，若选择了压力控制模式，必定不能保证有效通气量，影响 CPR 的效果。所以在临床上推荐使用容控模式来保证有效通气，但心脏按压的同时，还是会引起气道压的急剧升高，那么在选择容控模式时，建议适当调高报警上限来防止气道峰压急剧升高至高压限制，呼吸机自动切换为呼气而导致的通气不足。

（二）触发灵敏度（trigger sensitivity）——0~2cmH₂O

压力触发设置到最高数值或关闭触发灵敏度；为避免在按压过程中频繁导致的误触发，造成过度通气、影响冠脉灌注和心肺复苏成功率，建议将触发灵敏度尽量调至压力触发的最高限，如果呼吸机不提供压力触发，那就将流量触发调至最高。当然，如果呼吸机上有关闭触发的功能，直接关闭触发即是最好的选择。

（三）通气频率——10 次 /min

对于已建立高级气道的患者，心肺复苏指南推荐 6~8s 进行 1 次通气（即通气频率为 8~10 次 /min）；为方便记忆，2015 年心肺复苏指南将通气频率改为 10 次 /min，且无须中断按压来同步通气。

（四）潮气量——6~7ml/kg

CPR 过程中过度通气同样会增加胸腔内压，使回心血流减少，心排血量（CO）下降，还会降低心搏骤停患者的存活率。此外，对于未建立高级气道的患者，过度通气易引起患者胃胀气及反流误吸等相应并发症；考虑到 CPR 过程中 CO 仅为正常时的 25%~33%，经肺摄取的 O_2 和排出的 CO_2 均大幅度减少，较低的分钟通气量即可维持机体有效的氧合和通气。所以，不需要设置过高的潮气量，多项研究及指南推荐成人 CPR 过程中潮气量（volume tidal，TV）500~600ml（6~7ml/kg）即足够。

（五）流速——递减波

CPR 机械通气时，使用减速波比方波能明显降低气道峰压，从而减轻气压伤的发生，减少呼吸机触发高压报警的概率，因此，可提高呼吸机使用的依从性，故减速波是比方波更为合适的流速模式。

（六）氧浓度（fraction of inspiration O₂，FiO₂）——100%

虽然有研究表明患者复苏后立即吸入高浓度氧可能有害，但在 CPR 过程中低灌注的状态下，机体的氧输送尚不能超出氧需求，目前绝大多数专家认为在 CPR 过程中应给予最大的氧浓度。

（七）呼气末正压（PEEP）——0cmH₂O

PEEP 可能会因为增加胸腔内压，使得回流入心脏的静脉血减少，CO_2 下降，血压降低；

也可以间接增加颅内压,使得脑灌注压下降。因此在 CPR 过程中推荐设置 PEEP 为 0。

(陈 松　罗之谦　杨 航)

第十一节　静脉通道建立的流程

一、常见的建立静脉通道的选择方案

1. 周围静脉穿刺术。
2. 锁骨下静脉穿刺插管术。
3. 颈内静脉穿刺插管术。
4. 股静脉穿刺术。
5. 静脉切开法。
6. 骨髓腔内输液。

使用的顺序:以创伤患者为例,参考英国国家卫生与临床优化研究所(National Institute for Health and Care Excellence,NICE)颁布的指南。

二、各静脉通道选择的原因及操作方法

(一)周围静脉穿刺术

周围静脉穿刺是临床应用最广泛、最基本的技术操作,也是临床治疗、抢救患者的重要给药途径之一。周围静脉穿刺术水平的高低直接影响急诊、危重患者抢救的成功率和临床疗效。因患者年龄、疾病、治疗不同,周围静脉穿刺术穿刺部位的选择也各不相同,成人常采用四肢远端浅表静脉,在非特殊情况下,以上肢远端的浅静脉为主要穿刺部位。一般选择容易固定的静脉,如桡侧皮静脉、尺侧皮静脉、前臂正中静脉,下肢可穿刺隐静脉。用静脉留置导管,可避免急救和转运途中的滑脱与静脉壁损伤。

1. 适应证
(1)一般输液。
(2)危重患者的紧急输液处理。
2. 术前准备
(1)了解、熟悉患者病情,争取清醒患者配合。
(2)如果部位需要,可先行局部备皮。
(3)器械准备清洁盘,穿刺针包。
(4)不同型号的周围静脉套管针。
3. 操作方法及内容
(1)检查套管针包装有无破损,是否已过有效期。备好用物携至患者处,做好解释工作。
(2)挂好备用液体,准备专用密封敷料。

（3）选择弹性好、走向直且清晰的四肢静脉，扎止血带，常规消毒皮肤。

（4）打开套管针，左手固定静脉下端皮肤，右手持针柄，针头斜面朝上进行穿刺。

（5）见套管尾部有回血后，用左手固定针柄，右手缓缓将套管推入血管，同时拔出针芯。

（6）固定，将胶布贴在固定翼上。

4. 注意事项

（1）严格无菌技术操作，每天更换输液导管。静脉推药时，应常规消毒导管接头。

（2）每天更换穿刺点敷料，常规消毒穿刺点，观察局部有无红肿。一般导管保留 4~7 天。

（3）若颈外静脉插管插入过深，则较难通过锁骨下静脉与颈外静脉汇合角处，此时可牵拉颈外静脉使汇合角变直，若仍不能通过则应停止送入导管，并轻轻退出少许，在此固定输液，防止盲目插入，导管在血管内打折。如导管质硬，可能会刺破血管发生意外。

（4）根据病情密切观察输液速度，不可随意打开调节器，使液体输入失控。

（5）当暂停输液时可用 0.5% 肝素 2ml 封管，防止血液凝集在管腔内。若已经发生凝血，应先用注射器抽出血凝块，再注入药液，若血块抽不出时，应边抽边拔管，切忌凝血块推入血管内。

（6）局部出现肿胀或漏水，可能硅胶管已脱出静脉，应立即拔管。并剪下一段硅管送培养及做药敏试验。

（二）锁骨下静脉穿刺插管术

1. 适应证 适用于需持续补液的患者，以使患者免遭频繁穿刺浅静脉之苦，必要时也可用作采血化验、插管加压输液、中心静脉压测定、放置 Swan-Ganz 导管、输入胃肠外营养、临时安装起搏器。该静脉口径大，位置恒定，为深静脉穿刺之首选静脉。

2. 穿刺方法 此处介绍在抢救中独显优势的"三中点法"（图 4-11-1）。步骤如下。

（1）患者取舒适体位，选锁骨中点下缘为 A 点，胸壁和上臂形成的腋窝皱褶为 B 点，A 点与 B 点的连线中点为穿刺进针点（C 点），如腋窝皱褶点因皮下脂肪多而难以确定，可以用该处胸大肌肌腱定位。

（2）与胸壁呈 30°~40° 角，朝锁骨中点方向进针，浅可在 2~3cm、深可在 4~5cm 处即可刺入锁骨下静脉（理想部位为图中虚线部分），Seldinger 法依次置入导丝，拔出穿刺针。

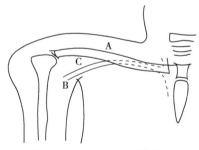

图 4-11-1 "三中点法"锁骨下静脉穿刺

（3）扩张穿刺局部皮肤后即可沿导丝插入静脉导管。抽吸导管仍有回血，插管即告成功。拔去导丝，固定导管。

3. "三中点法"优势 "三中点法"锁骨下静脉通路技术与其他的静脉穿刺方法相比，有其独特的优势。

（1）解剖位置相对固定，部位易显露，穿刺成功率高。

（2）容易保持穿刺针口清洁，换药固定，并发症少。

（3）输液间期用肝素封闭，患者可自由活动，立卧位均可携带。

（4）导管视病情发展，可作长期留置。

总之,"三中点法"定位准确、操作快速、容易掌握、成功率高、各种并发症少,是目前抢救急诊危重患者值得推荐的一种安全、快速、有效的静脉通路新技术、好方法。

(三) 颈内静脉穿刺插管术

颈内静脉可分为 3 段,甲状软骨上缘水平以上为上段,甲状软骨上缘水平以下再分成中、下段。上段在胸锁乳突肌内侧,中段在由胸锁乳突肌的胸骨头和锁骨头与锁骨所形成的三角内,下段在胸锁乳突肌的锁骨头前部的后侧。

1. 穿刺方法有 3 种

(1)前路穿刺:穿刺点在胸锁关节和耳垂后方乳突之间连线的中点,于胸锁乳突肌的内侧缘进针,针头指向同侧乳头,针与冠状面呈 30°~40° 角。

(2)中路穿刺:在胸锁乳突肌的胸骨头和锁骨头与锁骨所形成的三角的顶点,颈总动脉搏动的稍外侧进针,针头指向同侧乳头,针与皮肤面呈 30° 角,进针 2~4cm 即可。

(3)后路穿刺:在胸锁乳突肌外侧缘后方,锁骨上 2 横指处进针。针头指向同侧胸锁关节的后面。

2. 穿刺注意事项

(1)颈内静脉是上腔静脉系的主要属支之一,离心脏较近,当有心房舒张时管腔压力较低,故穿刺插管时要防止空气进入形成气栓。

(2)穿刺时穿刺针进入方向不可过于偏外,因静脉角处有淋巴导管(右侧)或胸导管(左侧)进入,以免损伤。

(3)穿刺针不可向后过深以免损伤静脉后外侧的胸膜顶,造成气胸。

(4)选右侧颈内静脉比左侧安全幅度大,且易于成功,因右侧颈内静脉与右侧头臂静脉、上腔静脉几乎呈垂直位,插管插入颈内静脉后可继续向下垂直推进也无失误的可能。

(5)穿刺针进入静脉后可抽到回血,确认是静脉血后即可开始插管。

(四) 股静脉穿刺术

1. 适应证

(1)外周浅静脉穿刺困难,但需采血标本或需静脉输液用药的患者。

(2)髂静脉、肾静脉、腰静脉、肝静脉、腔静脉、肺动脉、右心腔、头臂静脉、甲状腺静脉等部位或脏器的造影及介入治疗。

(3)心导管检查术。

2. 下列情况不建议行股静脉穿刺术

(1)下肢存在血栓。

(2)穿刺部位存在感染、创面。

(3)有出血倾向或凝血功能障碍者。

(4)严重肥胖、大量腹水等腹腔内高压影响静脉回流。

3. 操作方法

(1)在腹股沟韧带中部下方 2~3cm 处,触摸股动脉搏动,确定股动脉走形。方法是左手示、中、无名指并拢,成一直线,置于股动脉上方。临床上,经常因患者过度肥胖或高度水肿,致股动脉搏动摸不到,此时,穿刺点选在髂前上棘与耻骨结节连线的中内 1/3 段交界点下方 2~3cm 处,穿刺点不可过低,以免穿透大隐静脉根部。

(2)能摸到股动脉搏动时,手指感觉摸实动脉的走行线,以股动脉内侧 0.5cm 与腹股沟皮折线交点为穿刺点;肥胖者穿刺点下移 1~2cm。

(3)右手持穿刺针,针尖朝脐侧,斜面向上(很重要),针体与皮肤成 30°~45° 角。肥胖者角度宜偏大。

(4)沿股动脉走行进针,一般进针深度 2~5cm。持续负压。

(5)见到回血后再作微调。宜再稍进或退一点。同时下压针柄 10°~20°,以确保导丝顺利进入。

(五)静脉切开法

休克或循环血量减少时,周围静脉瘪陷,致使静脉穿刺困难,此时应积极行静脉切开。因为中心静脉穿刺便捷和实用,常代替静脉切开。静脉切开步骤如下。

1. 物品准备　静脉切开包,这是急救室必备的器材。

2. 切开部位　选择血管粗、易固定的部位,通常选在下肢内踝前行走的大隐静脉处。切开处静脉近心端可扎止血带。

3. 消毒铺洞巾,必要时加局麻。在选定的静脉处横行(或纵行、斜行)切开皮肤 1~2cm。用蚊式钳钝性分离静脉周围组织后,用血管钳挑出静脉。

4. 在静脉下引出 2 条结扎线,两线之间最好有 1cm 以上的静脉段。

5. 结扎远端的线,提起近心侧的线,在其间用眼科剪刀斜行剪开静脉直达内腔。直视下向静脉腔内插入导管数厘米后,结扎牵引线以固定导管。

6. 接输液装置,缝合皮肤,覆盖敷料。

7. 注意事项　剪开血管时,难以掌握剪口的大小。可用 6 号注射针头横行刺穿静脉,并稍向上挑起静脉,用尖刀片沿注射针划断其上方的部分,即可切开部分静脉壁。切开口的大小,取决于针头穿过静脉横断面的位置,一般以穿过静脉断面的 1/2 为宜。

(六)骨髓腔内输液

骨髓腔内输液,又称骨内置管或骨髓内置管,可在紧急情况下建立输液、输血、复苏给药途径,同时还可采集标本送检,可作为暂时性应急措施,直至其他静脉通路建立。

1. 适应证

(1)复苏时静脉穿刺 3 次失败或时间超过 90 秒。

(2)静脉输液困难,而又须快速补液或紧急用药时。

2. 禁忌证

(1)穿刺局部有感染征象。

(2)胫骨、骨盆骨折。

3. 操作步骤

(1)患者取仰卧位,大腿放在硬平面上,穿刺侧小腿稍外展,腘窝处略垫高。

(2)穿刺点取胫骨粗隆下 1~3cm 之前正中平坦面上。

(3)术者戴无菌手套,常规消毒皮肤,铺孔巾。

(4)用左手掌抓住大腿、膝部及穿刺部位上方与侧面,以五指握住膝部固定胫骨近端。

(5)酌情局麻下使用骨髓穿刺针进行穿刺。进针方向与胫骨长轴垂直,或呈 60° 角向下刺入胫骨干。用捻转或顶钻方式轻巧有力地刺入。

(6)阻力突然降低,提示已进入骨髓腔,停止进针,取出针芯或打开针帽抽取骨髓以证实。此时穿刺针无须支持即能保持直立。

(7)用注射器向针管内注入 10~15ml 的 0.9% 氯化钠溶液,检查推注时有无阻力,周围软组织是否肿硬。

(8)去掉注射器,连接输液装置,固定穿刺针管,用大块无菌敷料包扎支持。一般用输液泵保持一定压力,输注液体。

(9)若失败,则拔针,换对侧再做。

4. 注意事项

(1)穿刺部位皮肤应绷紧,以免穿刺针滑出骨外,引起周围软组织损伤。

(2)穿刺方向须避开骺板。

(3)外展小腿时不可用力过猛,以免损伤膝、髋关节。

(4)注意预防以下并发症:感染、皮肤坏死、胫骨骨折、骨筋膜隔室综合征、无临床意义的肺栓塞及骨骺损伤。

(陈 松 罗之谦 杨 航)

第十二节 心电、血氧、血压监护的操作流程

一、物品准备

主要有心电监护仪,心电、血压等监护插件连接导线,电极片,0.9% 氯化钠溶液棉球,配套的血压袖带。

二、操作程序

1. 连接心电监护仪电源。
2. 将患者平卧位或半卧位。
3. 打开主开关。
4. 用 0.9% 氯化钠溶液棉球擦拭患者胸部贴电极处皮肤。
5. 贴电极片,连接心电导联线,屏幕上心电示波出现。
6. 将袖带绑在至肘窝上两横指处。测量—设置报警限—设置测量时间。

三、心电监护仪各电极安放的位置

5 个电极安放位置如下。
1. 右上(RA) 胸骨右缘锁骨中线第一肋间。
2. 右下(RL) 右锁骨中线剑突水平处。
3. 中间(C) 胸骨左缘第四肋间。
4. 左上(LA) 胸骨左缘锁骨中线第一肋间。

5. 左下（LL）　左锁骨中线剑突水平处。

四、监护系统监测心电图时主要观察指标

1. 定时观察并记录心率和心律。
2. 观察是否有 P 波,P 波的形态、高度和宽度如何。
3. 测量 P-R 间期、Q-T 间期。
4. 观察 QRS 波形是否正常,有无"漏搏"。
5. 观察 T 波是否正常。
6. 注意有无异常波形出现。

五、经皮血氧饱和度监测

(一) 方法

将经皮血氧饱和度监测仪红外线探头固定在患者指端,监测到患者指端小动脉搏动时的氧合血红蛋白占血红蛋白的百分比。

(二) 注意事项

1. 使用时应固定好探头,尽量使患者安静,以免报警及不显示结果。
2. 严重低血压、休克等末梢循环灌注不良时,可影响其结果的准确性。
3. 血氧探头的插头和主机面板"血氧"插孔一定要插接到位,否则有可能造成无法采集血氧信息,不能显示血氧值及脉搏值。
4. 要求患者指甲不能过长,不能有任何染色物、污垢或是灰指甲。若血氧监测很长一段时间后,患者手指会感到不适,应更换另一个手指进行监护。
5. 患者和医护人员也不应碰撞及拉扯探头和导线,以防损坏而影响使用。
6. 血氧探头放置位置应与测血压手臂分开,因为在测血压时,阻断血流,而此时测不出血氧,且屏幕显示"血氧探头脱落"字样。

六、血压监护

(一) 方法

袖带展开后应缠绕在患者肘关节上 1~2cm 处,袖带的导管应放在肱动脉处,且导管应在中指的延长线上,松紧程度应以能够插入 1~2 指为宜。

(二) 注意事项

1. 袖带过松可能会导致测压偏高;袖带过紧可能会导致测压偏低,同时会使患者不舒适,影响患者手臂血压恢复。
2. 手臂应和人的心脏保持平齐,血压袖带充气时应嘱患者不要讲话或乱动。
3. 测压时,手臂上袖带的位置应和心脏保持平齐,患者不要讲话或动弹。
4. 测压手臂不宜同时用来测量体温,会影响体温数值的准确。
5. 不应打点滴或有恶性创伤,否则会造成血液回流或伤口出血。
6. 一般而言,第一次测压值只作为参考。

（陈　松　罗之谦　杨　航）

第十三节　体外心肺复苏操作流程

一、体外心肺复苏(extracorporeal cardiopulmonary resuscitation,ECPR)的临床适应证

1. 年龄 18~75 周岁。

2. 心脏骤停发生时有第一目击者行 ECPR,从患者心脏骤停到开始持续不间断高质量 ECPR 时间间隔不超过 15 分钟。

3. 导致心脏骤停的病因为心源性、肺栓塞、严重低温、药物中毒、外伤、急性呼吸窘迫综合征等可逆病因。

4. ECPR 进行 20 分钟无自主循环恢复(ROSC)、血流动力学不稳定或出现自主循环但自主心律不能维持。

5. 心脏骤停患者为器官捐献的供体或即将接受心脏移植。

二、ECPR 的临床禁忌证

(一) 禁忌证

1. 心脏骤停前意识状态严重受损。

2. 多脏器功能障碍。

3. 创伤性出血无法控制,消化道大出血,活动性颅内出血。

4. 有明确的拒绝心肺复苏的意愿。

5. 左心室血栓。

6. 严重的主动脉瓣关闭不全。

(二) 相对禁忌证

1. 主动脉夹层伴心包积液。

2. 严重的周围动脉疾病。

3. 严重脓毒症。

4. 心脏骤停时间已超过 60 分钟。

三、ECMO 的操作步骤

1. 由体外循环医师、外科医师、ICU 医师和护士组成 ECMO 工作小组,分工明确。

2. 在床旁或手术室进行置管并连接管路。

3. 动、静脉插管与动、静脉管道连接成功后,台上、台下分别检查核对管道,确保无误后,先打开静脉管道钳,启动 ECMO 泵至转速在 1 500r/min 以上,再打开动脉管道钳(以防

止血液逆流),ECMO 开始运转。

(李 琪 王 伟 曹增林)

第十四节 张力性气胸针刺减压操作流程

一、针刺减压的操作

(一) 适应证
不稳定性张力性气胸的急救。

目的:恢复正常的灌注和氧合。

(二) 方法
1. 避开厚实的肌肉、乳腺组织、皮下气肿区域。

2. 首选穿刺点在锁骨中线第 2 肋间。根据患者具体情况,也可选择腋前线第四或第五肋间隙。

3. 以标准的 14G 或 16G 穿刺针或血管导管插入胸膜腔最深处,以保证胸膜腔与室内空气连通。

4. 同时予以氧疗,纠正缺氧。

(三) 注意事项
1. 操作者须熟悉解剖标志,确保找准解剖位置。

2. 14G 套针长度 4.5cm,有可能不够长以至不能减压所有张力性气胸。

3. 穿刺导管可因血液、组织或扭曲堵塞导致穿刺减压效果不佳。穿刺导管针进胸后如无明显气体溢出,穿刺针应连接一个注射器推注 2ml 气体,确保导管通畅。

4. 针刺减压效果不好的其他原因:原有肺病患者局限性张力性气胸或肺破口大,致使气体聚集在胸膜腔的速度比从狭小的穿刺针抽出的速度快。

5. 如果胸壁厚导致前路针刺减压失败,应在胸壁厚度薄一点的第 5 肋间隙腋前线尝试穿刺。如果在这两点针刺减压都失败,对确诊为张力性气胸的患者,可行胸腔闭式引流术。一般情况下,针刺减压已足以达到减压效果。

6. 张力性气胸未解决之前,避免使用正压通气。

7. 针刺减压不能用于单纯气胸或血胸。

8. 如果误诊张力性气胸而行针刺减压,有造成医源性气胸或医源性张力性气胸的风险。

9. 在转移途中,如需反复针刺减压,应持续观察和再次评估。

(李 琪 王 伟 曹增林)

第十五节　胸腔闭式引流术操作流程

一、适应证

1. 张力性气胸针刺减压无效者。

2. 大量血胸阻碍肺膨胀致呼吸功能严重受影响者。

3. 已针刺减压的张力性气胸、大量气胸,因地处偏远需长途转运者。

4. 在上述指征都不存在时,单独正压通气不是绝对指征;有显著的气胸风险者(如已有皮下气肿)应考虑胸腔闭式引流。

二、禁忌证

凝血功能障碍伴有出血不易控制者。

三、操作步骤

(一)准备事项

1. 了解病史,体检,阅读相关超声报告、X 线片、CT 等影像学资料,以便协助定位。

2. 准备胸腔闭式引流手术包,含刀片、止血钳、剪刀、缝合针、缝合线、纱布、棉球、0.9%氯化钠溶液、局麻药、直径合适的引流管(外径约 0.8cm 的透明塑料管或硅胶管),也可用穿刺套管、闭式引流水封瓶。

3. 向患者、家属解释手术的目的和手术操作过程。

4. 张力性气胸应先穿刺抽气减压。

(二)操作步骤

1. 体位　一般取半坐卧位,或根据病情取平卧位、侧卧位。

2. 置管定位　引流气体一般取患侧锁骨中线外侧第 2 肋间、患侧腋前线第 4~5 肋间或腋中线第 5 肋间;引流液体时一般选在腋中线或腋后线第 6~8 肋间。

3. 摆好体位后根据体检、影像学结果在胸壁作切口标记。常规消毒皮肤,戴口罩、帽子、无菌手套,铺无菌巾,局部麻醉等。局部麻醉通常用 0.5%~1% 利多卡因或 0.5% 普鲁卡因(需皮试),行胸壁全层浸润直至胸膜壁层;再稍进针抽吸,抽出液体或气体,确定进入胸腔。

4. 沿肋间做 1.5~3.0cm 的切口,瘦小胸壁薄者切口可短些。用止血钳钝性分离胸壁各层组织,于肋骨上缘穿破壁层胸膜进入胸腔,有液体溢出或气体溢出。

5. 用一手指或止血钳伸入切口做引导,再用另一把血管钳沿长轴夹住引流管前端,将引流管送入胸腔,使引流管侧孔在胸内 2cm 左右。引流管远端接水封瓶。

6. 观察水柱波动是否良好(如果水柱无波动则调整引流管的位置),缝合切口,固定引流管。

(李　琪　王　伟　曹增林)

第十六节　烧伤院前急救电话指导的处置流程

1. 尽快脱离热 / 火源；发生火灾时，嘱呼救者及患者不要呼喊，避免呼吸道烧伤。
2. 指导尽快灭火，脱离火源后在地上滚动灭火，附近如有水源，可快速用水淋灭身上的火，从而大幅度减轻烧伤程度。
3. 用清净水冲洗创面，特别是眼睛、头面部、手部，直至不痛为止。
4. 小心脱去衣服（最好是剪开），再次用清净水冲洗创面后，用干净衣服遮盖创面。
5. 如伤者感觉口干，可喝淡盐水或矿泉水补液。
6. 在安全地点等待救护人员的到来。

（李　琪　王　伟　曹增林）

第十七节　包扎术操作流程

一、包扎的目的

保护伤口减少污染，压迫止血，固定骨折、关节并止痛。最常用的材料是绷带、三角巾和四头带。无上述物品时，可就地取材用干净毛巾、包袱布、手绢、衣服等替代。

二、包扎方法

根据包扎部位的形状不同，而采取以下 7 种基本方法进行包扎。

（一）环形包扎法

这是绷带包扎法中最基本、最常用的，一般小伤口清洁后的包扎都是用此法。它还适用于颈部、头部、腿部及胸、腹等处。方法为：第一圈环绕稍作斜状，第二、三圈作环形，并将第一圈斜出的一角压于环形圈内，这样固定更牢靠些。最后用粘膏将尾固定，或将带尾剪开成两头并打结（图 4-17-1）。

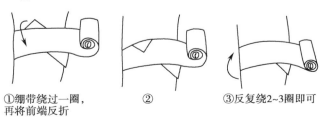

①绷带绕过一圈，再将前端反折　　②　　③反复绕2~3圈即可

图 4-17-1　环形包扎法

（二）蛇形包扎法（斜绷法）

斜行延伸，各周互不遮盖，用于需由一处迅速伸至另一处时，或做简单的固定（图 4-17-2）。

（三）螺旋形包扎法

以稍微倾斜螺旋向上缠绕，每周遮盖上周的 1/3~1/2。用于包扎身体直径基本相同的部位，如上臂、手指、躯干、大腿等（图 4-17-3A）。

（四）螺旋回旋包扎法（折转法）

每周均向下反折，遮盖其上周的 1/2，用于直径大小不等的部位，如前臂、小腿等，使绷带更加贴合（图 4-17-3B）。但不可在伤口上或骨隆突处回折，而且回返应呈一直线。

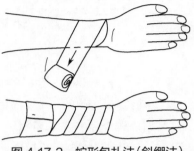

图 4-17-2　蛇形包扎法（斜绷法）

（五）"8"字包扎法

是重复以"8"字形，在关节上下作倾斜旋转，每周遮盖上周的 1/3~1/2，用于肢体直径不一致的部位，或屈曲的关节，如肩、髋、膝等部位，应用范围较广（图 4-17-4）。

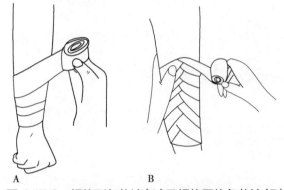

A　　　　　　　　　　　B

图 4-17-3　螺旋形包扎法（A）及螺旋回旋包扎法（B）

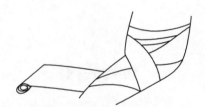

图 4-17-4　"8"字包扎法

（六）回旋包扎法

大部分用于包扎没有顶端的部位，如指端、头部或截肢残端（图 4-17-5）。

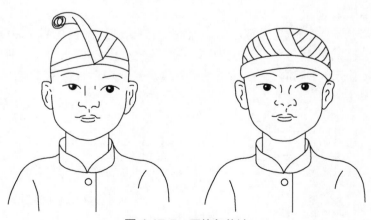

图 4-17-5　回旋包扎法

（七）三角巾包扎

三角巾包扎的优点较多，如制作方便，操作简捷，也能与各个部位相适应，适用于急救的包扎。

1. 头部包扎法

（1）风帽式头部包扎法（图 4-17-6）：将三角巾顶角和底边中点各打一结，将顶角结处放额部，底边中点结处放枕结节下方。两角向面部拉紧，并反折包绕下颌，两角交叉拉至枕后打结。

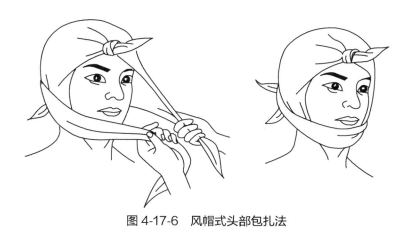

图 4-17-6　风帽式头部包扎法

（2）帽式头部包扎法（图 4-17-7）：将三角巾底边向上反折约 3cm 后，其中点部分放前额（平眉），顶角拉至头后，将两角在头后交叉，顶角与两角拉至前额打结。

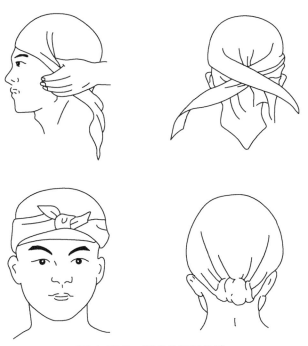

图 4-17-7　帽式头部包扎法

2. 面部包扎法(图 4-17-8)

(1)三角巾顶角打一结,放下颌处或将顶角结放头顶处。

(2)将三角巾覆盖面部。

(3)将底边两角拉向枕后交叉,然后再在前额打结。

(4)在覆盖面部的三角巾对应部位开洞,露出眼、鼻、口。

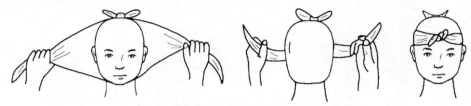

图 4-17-8　面部包扎法

3. 肩部包扎法(图 4-17-9)

(1)将三角巾一底角拉向健侧腋下。

(2)顶角覆盖患肩并向后拉。

(3)用顶角上的带子,在上臂上 1/3 处缠绕。

(4)再将底角从患侧腋后拉出,绕过肩胛与底角,在健侧腋下打结。

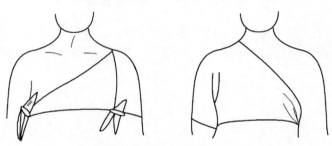

图 4-17-9　肩部包扎法

4. 胸部包扎法

(1)单胸包扎法(图 4-17-10):将三角巾底边横放在胸部,顶角超过伤肩,并垂向背部;两底角在背后打结,再将顶角带子与之相接。此法如包扎背部时,在胸部打结。

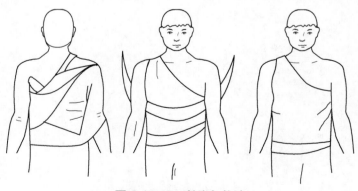

图 4-17-10　单胸包扎法

（2）双胸包扎法（图 4-17-11）：将三角巾打成燕尾状，两燕尾向上，平放于胸部；两燕尾在颈后打结；将顶角带子拉向对侧腋下打结。此法用于背部包扎时，将两燕尾拉向颈前打结。

5. 四肢三角巾包扎法

（1）肢体包扎法：以三角巾底边为纵轴折叠成适当宽度（4~8cm）的长条，放伤口处包绕肢体，在伤口旁打结。

（2）肘、膝关节包扎法：根据伤情将三角巾折叠成适当宽度的长条，将中点部分斜放于关节上，两端分别向上、下缠绕关节上下各一周并打结。

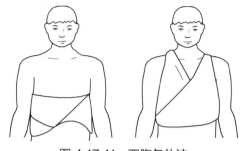

图 4-17-11　双胸包扎法

（3）手、足包扎法：将手（足）放在三角巾上，顶角从指（趾）端向上拉，覆盖手（足）背，再将底边缠绕腕（踝）部后，将两角在手腕（足踝）部打结。

（李　琪　王　伟　曹增林）

第十八节　搬运术操作流程

伤病员在现场进行初步急救处理后，以及在送往医院的过程中，都必须经过搬运这一重要环节。规范、科学的搬运术对伤病员的抢救、治疗和预后都是至关重要的。从整个急救过程看，搬运是急救医疗不可分割的重要组成部分，仅将搬运视作简单体力劳动的观念是错误的。

当现场找不到担架，而转运路程又较近、病情较轻时，可以采用徒手搬运法。但是，此法无论对搬运者或患者都较劳累。

一、单人搬运

对病情较轻、能够站立行走者可采用此法。单人搬运法是用搀扶、背、抱等方法搬运。

（一）搀扶法

救护者站于患者一侧，使患者靠近他的一臂搂着自己的头颈，然后救护者用外侧的手牵其手腕，另一手伸过患者背部扶持其腰，使患者身体略靠着救护者。上肢骨折伤员多能自己行走，可用搀扶法。

（二）抱持法

患者能够站立，救护者站于患者一侧，一手托其背部，一手托其大腿，将其抱起。如患者卧于地上，则救护者先屈一膝跪地，用一手将其背部稍稍扶托起，另一手从腘窝处托起，将患者抱起。患者若还有知觉，可让其一手抱着救护者的颈部。

（三）背负法

将患者背起。如患者卧于地上，救护人可躺其一侧，一手紧握伤者肩部，另一手抱起腿，用力翻身，使其伏于救护人背上，而后慢慢起来。

二、双人搬运法

双人搬运法是用双人椅式、平托式、拉车式等方法。

（一）椅托式

甲乙两人在患者两侧对立，甲以右膝、乙以左膝跪地，各以一手入患者大腿之下互相紧握，另外之手彼此交替搭于肩上，支托患者背部。

（二）拉车式

一人站在患者的头部，两手插其腋下，抱入怀内；一人站其足部，立在患者中间，然后步调一致前行。

三、多人搬运法

多人搬运法是用平卧托运等方法。

注意事项：对病情较重、有复杂创伤的患者不能徒手搬运。

四、担架搬运法

担架是运送患者最常用的工具。担架的种类很多，常用的有帆布担架、绳索担架、被服担架、门板、床板，以及铲式、包裹式、充气式担架。

用担架搬运的方法：由2~3个人，分别用手托伤员的头、胸、骨盆和腿，动作一致地将伤员轻轻地移上担架，平放到担架上，并加以固定。患者头部向后，足部向前，这样后面抬担架的人，可以随时观察患者的变化。抬担架人的脚步、行动要一致，平稳前进。向高处抬时，如上台阶、过桥、上楼，前面的人要将担架放低，后面的人要抬高，以使患者保持水平状态，下台阶时则相反。不同的病情选用不同的担架。下肢骨折伤员可用普通担架搬运。

注意事项：脊柱骨折时要用硬担架或木板，并要填塞固定；颈椎和高位胸椎骨折时，除要填塞固定外，还要有专人牵引头部。

（李　琪　王　伟　曹增林）

参考文献

［1］中国医师协会急诊医师分会, 中国医疗保健国际交流促进会急诊急救分会, 国家卫生健康委能力建设与继续教育中心急诊学专家委员会. 无创正压通气急诊临床实践专家共识 (2018)[J]. 中华急诊医学杂志, 2019, 28 (1): 14-24.

［2］文才, 余涛, 王立祥. 心肺复苏过程中机械通气策略研究进展 [J]. 中华危重病急救医学, 2017, 29 (9): 853-856.

［3］中华医学会急诊医学分会复苏学组, 成人体外心肺复苏专家共识组. 成人体外心肺复苏专家共识 [J]. 中华急诊医学杂志, 2018, 27 (1): 22-29.

［4］中华医学会创伤学分会创伤危重症与感染学组, 创伤急救与多发伤学组. 胸部创伤院前急救专家共识 [J]. 中华创伤杂志, 2014, 30 (9): 861-864.

［5］于学忠, 黄子通. 急诊医学 [M]. 北京: 人民卫生出版社, 2015, 100-120

［6］沈洪, 刘中民. 急诊与灾难医学 [M]. 3 版. 北京: 人民卫生出版社, 2018, 150-200.

［7］王辰, 席修明. 危重症医学 [M]. 2 版. 北京: 人民卫生出版社, 2017, 120-200.

第五章
急诊与院前急救大平台特种车辆

第一节 卒 中 车

一、卒中车建设背景

卒中是人类致残和致死的主要病因之一。据世界卫生组织统计,每6人中就有1人在其一生中会罹患卒中。在美国每年有79.5万人发生脑卒中,其中死亡12.9万,死亡率为16.23%。在中国40岁以上现患和曾患脑卒中人数为1 242万,估计每年新发生脑卒中约300万,死亡110万,死亡率为36.67%。急性缺血性卒中(acute ischemic stroke,AIS)是最常见的卒中类型,约占全部卒中的70%。"时间就是大脑"阐明了AIS治疗的关键点。有研究报告,一旦脑的大血管急性完全闭塞,闭塞时间每增加1分钟,就有190万个神经元和140亿神经突触丢失或功能损害。静脉输注重组组织型纤溶酶原激活剂(recombinant tissue plasminogen activator,rt-PA)溶栓是美国食品药品监督管理局推荐的AIS治疗方案。AIS造成了脑血管的堵塞、局部脑组织血流量减少,缺血部位核心的脑细胞常迅速死亡,最终导致局部脑功能丧失,因此,任何有效的治疗均需要尽快开始。

脑血管再灌注,是保证AIS预后的主要手段。静脉溶栓是脑再灌注的首选措施。在国外,AIS发病3小时内溶栓效果最好,4.5小时内溶栓也可接受,6小时内溶栓仍可获益;在我国,也有采用尿激酶进行静脉溶栓的方法,可将溶栓时间窗扩宽至6小时。近期 *New England Journal Of Medicine* 的研究显示,在患有缺血性卒中和可挽救的脑组织损伤的患者中,在卒中发病后4.5~9.0小时使用阿替普酶治疗,可获得较高比例的无神经缺损或轻微神经功能缺损。但是,目前对AIS患者的溶栓治疗,一些医疗机构可能存在一定时间上的延迟。静脉溶栓的延迟将降低AIS的良好预后,且每延迟1小时,预后的危险因素将增加6%。

目前,我国的AIS的救治分为院前急救、急诊抢救和院内专科治疗3个阶段,患者要经历急救中心接警、出车、现场急救、转运、急诊就诊、获取检验资料、临床决策、溶栓治疗等一系列繁琐流程,时间损耗大,施救效率低。如头颅CT检查需要等患者到达医院后再到CT室进行,极易导致AIS诊断时间延误,最终影响治疗给药时间。

目前,国内外的指南均推荐AIS患者恢复血流的最主要措施是静脉溶栓。而我国的研究显示,仅有 25% 的 AIS 患者在 3 小时内到达医院。在 AIS 患者的救治中,院前延误是一个亟待解决的突出问题。另外,我国不同医疗机构院前急救的模式各有不同,且在院前院内信息共享、院前院内衔接、区域统一调度指挥及多学科协作效率等方面存在问题。

我国脑卒中患者的致死率、致残率仍较高,其主要原因是患者就医延迟,院前和院内处置时间过长。时间窗内接受溶栓治疗的比例较低,致使救治效率低下。

二、卒中车的概念及配置

(一) 移动 CT 脑卒中救护车 / 移动卒中单元(mobile stroke unit,MSU)的概念

移动 CT 脑卒中救护车 / 移动卒中单元也可称为"卒中车"。科技的发展拓宽了移动卒中单元的定义,随着远程可视通信系统、POCT 及移动 CT 等技术的出现,使得"移动卒中单元"真正地"移动"起来。"移动卒中单元"的概念首先由德国 Fassbender 博士于 2003 年提出,并于 2010 年开始在临床应用,取得了显著的临床效益。"移动卒中单元"通常以救护车或救援直升机等为运载工具,装配小型移动 CT、便携式血液检测仪器、影像信息支持系统,卒中相关医师可以在"移动卒中单元"上进行神经症状学评估、血糖及凝血指标检测和头部 CT 扫描,一旦确定 AIS 患者适合溶栓,可及时给予 rt-PA 静脉溶栓治疗,以赢得卒中救治的"黄金时间(60 分钟)"。卒中车将移动 CT 和相关的检验仪器装配在救护车上,形成集神经症状学检查、CT 诊断和静脉溶栓治疗于一体的快速救治模式。因此,卒中车最大的特点是将传统上到院内才能做的检查与治疗转移到院前,使 AIS 患者的诊断与治疗转移至院前,这就减少了患者因转运而可能造成的诊断与治疗的延误,增加 AIS 患者"时间窗"内溶栓概率。

(二) 卒中车的主要设备

包括移动 CT、POCT、心肺复苏急救设备、生命功能监测仪器等。一般运载工具是救护车,同时也可采用直升机或船舶等。

1. 移动 CT 扫描仪　移动 CT 是"移动卒中单元"的核心技术装备,通常救护车为运载工具。目前,可选用的移动 CT 主要有国产 MCT-I 型 16 排移动 CT,其性能特点为:整机尺寸为 1 350mm × 980mm × 1 100mm(高 × 宽 × 长),质量为 270kg。探测器为 16 排,空间分辨率: 9 线对(LP)/cm。数据无线传输,笔记本电脑工作站,兼容 PACS 系统。该移动 CT 可以进行水平位平扫及增强、肢体骨螺旋扫描三维成像、CT 脑血管造影(CT angiography,CTA)和 CT 脑灌注成像(CT perfusion imaging,CTPI)。移动 CT 有 X 线自动防护,中心辐射剂量为 36.27mGy。16 排移动 CT 在龙门架与主机架底座之间安装了两条直线精密机械导轨,龙门架在直线导轨上轴向平行滑动扫描。在机架底座与移动 CT 的 4 个车轮之间安装有减振器,防止救护车在运输过程中因颠簸、冲击造成 CT 机损坏。使用电源为 220V 交流电,50Hz,10A。

2. 移动 CT 车载固定　16 排移动 CT 固定:该扫描仪的整机体积和质量小,通过直线机械导轨轴向平行滑动扫描,需要的工作空间和载荷小。运载工具为常规的中型救护车,整车长度<6 000mm,总质量 ≤ 4 500kg。车辆改装技术简便、工程量小,成本低。利用 4 个"马蹄形"固定座将扫描仪的 4 个车轮套住,插上门栓即可锁定移动 CT,打开门栓即可拆卸扫描仪,装卸方便,应用范围广,使用效率高。

卒中车,在院前有先进的 CT 设备对 AIS 患者进行头颅 CT 扫描,相对于传统转运后进入院内才开始准备 CT 扫描,是一个巨大提升。一是患者 CT 诊断时间大大前移;二是在大平台院前院内信息化建设下,CT 扫描图像上传至院内专家团队,可早早地鉴别缺血性脑卒中与出血性脑卒中,为后期的完善检查与确定性治疗提供充足的准备时间。推荐选用 16 排移动 CT,该扫描仪体积和质量小,辐射剂量低、扫描功耗小,工作空间小$(1.2m^2)$,固定及拆卸灵便,成本低,使用效率高。

3. 检验相关设备　推荐卒中车内使用床旁快速检测(point of care test,POCT)。POCT 是指在床旁对患者进行快速临床检验的技术,20 世纪 80 年代便携式 POCT 的检测仪开始出现,主要应用于血糖监测。随着分子免疫、生物生化、生物芯片等技术的发展,POCT 可检测的项目也越来越多,包括血气分析、心肌标志物检测、心功能指标检测、炎症指标检测、血生化检测、凝血功能检测、妊娠试验检测、尿液分析等。相比传统临床中心检验室,POCT 的检测仪体积小,携带方便,操作简单,能够及时采样、及时处理,快速得到患者的检验结果,因此对于急危重患者特别适用。根据有关研究数据表明,POCT 检测项目大部分可在 15 分钟内得到检验结果,比中心实验室快 46 分钟,这样可有利于患者病情的快速诊断、对急危重患者进行及时处理,充分缩短危重患者的救治时间,保障患者良好的预后。POCT 操作不需专业技术人员,对院前医务工作者进行合适的技术培训的质控监测,可以保证院前医务人员快速掌握各项 POCT 技术,因此,POCT 的院前普及应用,具有良好的可行性。

在院前即可对卒中患者进行 POCT 血液生化检查,相对于传统转运后进入院内才开始准备血液生化检查,POCT 将检查时间前移至院前,并且避免院内进行采血室—化验室—急诊报告等多部门周转,减少延误。同时,在大平台 APP 的协助下,POCT 结果可实时录入 APP 中,无论是接诊医生全程治疗患者,还是院内交接患者,责任医生皆可通过大平台终端设备直接获得 POCT 结果。另外,POCT 血糖仪可在救护车上实施血糖监测,排除低血糖引起的意识障碍等,类似卒中表现的患者;伴有高血糖的 AIS 患者,静脉溶栓与降血糖处理可以同步进行,以免延误溶栓治疗最佳时机。POCT 血凝仪可以检测凝血酶原时间、凝血酶时间、血浆纤维蛋白原、部分活化凝血活酶时间等指标。上述凝血指标的检测用于筛查脑卒中伴有凝血功能异常者,保障患者溶栓用药安全。

(三) 卒中车的人员配备

1. 急诊医师 1 名,承担卒中车 AIS 诊断与鉴别诊断、CT 影像分析及溶栓治疗任务,熟练掌握心、肺、脑复苏急救技术。

2. 护师(士) 1 名,担负卒中车 AIS 急救护理技术,协助医师完成卒中各项检查、诊断及溶栓治疗任务。

3. CT 技师 1 名(可由经培训的护士担任),担负卒中车移动 CT 头部扫描任务。

(四) 卒中车的信息化建设

卒中车利用 4G 或 5G 移动无线网络系统,将移动 CT 扫描数据无线传输到大平台终端,并与高级卒中中心或卒中专家终端网络连接,实时获得卒中专家团队的技术支持和指导,使脑卒中的院前急救、急诊抢救、院内专科治疗的全过程形成一条完整的"救治链"。

卒中患者的院前救治是整个医疗救治过程的薄弱环节,因为院前缺乏先进且全面的医疗设备及足够诊治患者的专家团队。卒中车车载设备有效地满足了 AIS 患者院前医疗硬件需求,但是,将卒中相关专家团队车载至院前现场,在实际操作中是不可行的。大平台通过加强院前院内信息化建设,将院前患者检查结果与院内专家意见互通有无,即时共享,成为提升 AIS 患者院前诊治效果的有力手段。近期,德国 Geisler 等证实,包括远程视频检查(4G 网络)和治疗决策在内的对卒中车中 AIS 患者的远程评估,在技术上是可行的,具有令人满意的视听质量。同时,远程神经科医师对车上患者的诊断、神经系统检查和治疗决策的评估是高度可靠的。

三、卒中车建设的意义

卒中车的设计理念,使得患者在转运过程中就能及时获得诊断治疗方案,将救治工作由院内转到院外,治疗"前移",极大地保障了患者的生命安全,降低了死亡率和致残率。在移动 CT、POCT 的帮助下,接诊医师可以将患者的检查过程"提前",把检查关口前移。通过大平台院前院内信息化建设及院内卒中专家团队,将 AIS 患者的检查和诊断多点、同步进行,并通过无线网络迅速汇总结果,达到早期做出准确诊断、明确病情、开展治疗的效果。卒中车使 AIS 患者检查关口前移,大平台使卒中车"分秒必争"抢救患者。大平台系统地引导接诊医师在卒中车上,对 AIS 患者进行检查、诊断及溶栓治疗,这一流程的建立对 AIS 患者的救治工作具有深远的意义。

(陈 松 史键山 翁绮婧)

第二节 胸 痛 车

一、胸痛车建设背景

胸痛是急诊科医师常见的病情主诉,也是一种不容忽视的疾病"预告",占急诊内科患者的 5%~20%。从急性冠脉综合征、急性肺栓塞、主动脉夹层、张力性气胸等疾病相关的高危胸痛,到肺炎、带状疱疹等疾病导致的中、低危胸痛。急诊室医师快速识别、规范处置高危胸痛患者,是降低胸痛相关疾病患者死亡率、改善预后的重要环节。

急性 ST 段抬高型心肌梗死(STEMI)急诊救治现状的多中心注册研究显示,相比欧美地区,我国 STEMI 治疗存在以下问题:①急性胸痛的鉴别诊断缺乏规范流程,容易出现诊断不及时,导致不良后果;②医疗资源应用不合理。一些低危患者收入院观察并接受了冠脉造影术,而约 2/3 的高危 ACS 患者却并未接受 PCI 治疗;③多种原因导致 ACS 治疗延迟。仅有 18.8% 的患者在胸痛发作后 1 小时就医,有高达 64.9% 的患者在发病后 2 小时,甚至更晚才到达医院,丧失了挽救患者的黄金时间。80.9% 的患者接受再灌注治疗的时间延迟。

急性冠脉综合征发病率和死亡率逐年增加，且呈年轻化趋势。对于胸痛救治存在以下 5 个方面问题：①胸痛救治时间延迟明显，在二级医院为 5 小时，在三级医院长达 8 小时；②诊断流程繁杂，主要表现为急诊救治环节大约有十几项，用时平均需要 2 小时以上；③治疗欠规范，主要表现为约 2/3 的高危患者没有接受介入检查；④医疗管理理念更新较慢，急救平台尚未完全达到高质量建设；⑤医疗设备信息化程度低，传输效率不高。针对以上问题产生，在大平台的理念下，胸痛车作为一特种专车应运而生，能够解决院前延迟问题及信息传达延迟问题。

二、胸痛车的概念及配置

（一）胸痛车的概念

胸痛车是在大平台理念下产生的，是一辆带着"移动胸痛单元"到达呼救现场的特种专车，车内配备了先进床旁检验设备及医疗监护设备，是一个洁净、移动救治单元。车内具有车载移动检查设备（如 POCT、床旁心电图、床旁超声、移动 DR）及车载心电监护设备，同时配备静脉溶栓药物及各类抢救药物等设施。车内具有可视系统，与平台实时共享信息，接受院内小组指导。

从患者被抬上急救车开始，医护人员就利用车载专用设备开展心电图检查、POCT、床旁超声检查等，同时，迅速将患者信息包括患者病情上传至院内信息大平台系统，使院前院内信息一体化。院内平台信息工作小组成员，可以与患者语音、视频，远程同步、"面对面"对患者进行询问病史、查体。以 STEMI 患者为例，一旦经院内信息平台小组成员明确诊断 STEMI，同时，患者存在溶栓适应证且无禁忌证，确诊后即可在车上进行溶栓，院内导管室或杂交室提前做好准备，救护车到达医院门口后，"零通道"进入医院导管室，患者被直接送入并接受手术。这样将会大大缩短患者的救治时间。

（二）胸痛车的主要设备

胸痛车配备院内先进的医疗技术及设备，将急救战线快速前移。如移动数字化 X 线摄影（digital radiography，DR）、心电图仪、简易床旁超声仪、快速床旁检验设备。

1. 移动 DR　移动 DR 是指将计算机数字化处理技术与 X 线摄影技术相结合的一种先进的 X 线摄影技术，成功地实现了摄影数字化采集、处理、传输、显示和尺寸的一体化。因其体积小，相较传统的普通 X 线摄影移动性强，操作时间短，再加上数字化处理技术，又具有 X 线曝光剂量低、成像速度快、图像处理功能强大、图像质量高等优点，移动 DR 很快在临床得到广泛应用，尤其是用于急危重患者、自身条件不允许活动的患者。移动 DR 可以较快地帮助临床医生得到检查信息，为患者抢救赢得救治时间。

对于胸痛患者，移动 DR 主要用于明确诊断气胸及筛查可疑主动脉夹层。气胸的 DR 表现主要为患侧肺野外带可见带状异常透亮无肺纹理区，内侧缘可见发线状被压缩肺组织外缘，伴或不伴有纵隔向健侧偏移。主动脉夹层的 DR 表现主要为正、侧位胸部平片可见上纵隔影增宽，主动脉局部或广泛性膨隆，若观察到主动脉内膜的钙化影与主动脉外缘的距离增宽（正常为 3mm），则高度提示主动脉夹层可能。

2. 心电图仪　心电图仪是胸痛车中必备设备之一，指南中要求胸痛患者需在 10 分钟内进行心电图检查。

3. 床旁超声仪 急诊床旁超声对于急性心肌梗死具有明确的早期诊断价值,如果发现心脏收缩运动出现节段性室壁运动减弱,可考虑患者存在急性心肌梗死,床旁超声对于诊断肺栓塞的灵敏度为81%,特异度为99%,对急性主动脉夹层具有明确的临床诊断价值。

4. 检验相关设备 POCT检测的肌钙蛋白,可在急诊胸痛患者入院后快速准确地识别或除外AMI,它与中心实验室检验的肌钙蛋白的诊断性能相近。POCT检验的D-二聚体与中心实验室比较,其检测结果几乎一致,并且能够快速排除患者是否存在肺栓塞的可能,D-二聚体水平<0.5μg/ml为排除主动脉夹层的良好预测因子,灵敏度为94.0%,特异度为56.8%。

(三)胸痛车的人员配置

依照"胸痛单元"的人员配置,要求每辆胸痛车内至少配置1名急诊科医师及1名护士,车上人员不但要求掌握专业临床知识,且熟练掌握心电图、临床检验、床旁超声、心电图操作及结果判读,而护士需要具备丰富的护理知识,并能协助医师处理患者的危重情况。

(四)胸痛车的信息化建设

胸痛车最大的特点是车内装载"大平台"信息集成与智能分享系统,实现院前院内信息一体化,无缝衔接院前院内信息沟通、实现病患信息共享。通过"大平台"信息系统,可实现院内对车内的远程诊断、远程咨询、远程会诊等。

车内信息化系统包含在急诊与院前急救大平台APP中,可通过5G无线网络实时进行数据传输。胸痛车上医疗设备采集的患者检查、化验数据,实时传送至医院分诊台工作站。具体如下。

胸痛车上配备的十二导联或十八导联心电图机、肌钙蛋白检测仪,以及监护仪等设备采集的患者检查、化验数据,利用5G无线网络实时传输到医院胸痛中心,并将相关数据实时转发至分诊台工作站、导管室工作站、大平台胸痛指挥中心及胸痛系统,建立院前急救、院内抢救"零通道"。对于需要"零通道"进入手术室的患者,导管室工作站软件能实时地显示通过移动胸痛单元(即胸痛车)采集的患者心电图、肌钙蛋白及生命体征等信息,可以了解急救过程中患者的有关信息,提前做好导管室准备工作,通过系统可以记录患者到达导管室的时间、知情同意时间、签署知情同意时间、启动导管室时间、导管室激活时间、溶栓开始时间、急性心肌梗死介入治疗救治时间、球囊扩张时间及再灌注时间等治疗信息和时间节点信息。

胸痛车内,大平台同时提供各种数据库支持及标准化操作指导,辅助车内医疗人员更好地胜任对胸痛患者的常规救治任务。车内导航地图与胸痛地图衔接在一起,车内人员可根据胸痛地图,为患者快速转运选择最佳路径,大大缩短患者的救治时间。

三、胸痛车建设的意义

胸痛车作为特种专车,能够迅速有效地利用车中各种先进设备,尤其是搭载信息化建设,在车中实现疾病的快速救治,实现院前院内信息化,实现无缝连接,大大缩短患者生命抢救的时间。

(李琪 王伟 曹增林)

第三节 创 伤 车

一、创伤现状

创伤至今仍是影响全球的公共健康问题之一,是人群中第四大致死性疾病,也是 45 岁以下人群第一位的致死原因。根据世界卫生组织数据报道,全球每年死于创伤的人数超过 500 万,给社会及家庭造成了严重的经济负担,每年社会成本高达数十亿美元。而随着社会经济发展,机动车越来越普及,工业化进程也越来越快,交通事故、职业事故等致伤事件越来越频繁。第二次世界大战硝烟已去,但局部战争仍时有发生,所造成的战伤创伤死亡人数仍无法预估。

随着我国社会经济快速发展,虽然急诊创伤医学专业取得了巨大的成就,但创伤救治水平仍然有待提高。姜保国教授提出,目前我国的创伤救治存在 6 大方面问题:①没有成熟的城市创伤救治网络体系;②院前救治缺乏规范性培训,与发达国家差距较大,导致现场抢救成功率低;③院前转运时间长,常常需要进行二次转运,从而导致患者错过入院救治的最佳时间;④院前与院内缺乏有效的信息沟通,导致医院经常在没有任何预警的情况下接收重症创伤患者;⑤大部分综合医院创伤救治能力低,很多创伤患者即使到达急诊室也需要长时间等待才能获得救治;⑥院内缺乏规范的创伤救治流程,导致我国创伤死亡率明显高于国际水平。根据创伤患者死亡的特点,创伤死亡主要有 3 个时间段,分别是创伤事故发生后 1 小时、2~4 小时,以及 1~4 周。第一时间段是在院前,大约有 50% 创伤患者死亡;第二时间段主要是在急诊室,大约有 30% 创伤患者死亡;第三时间段主要是在 ICU 治疗期间。创伤患者死亡的主要时间段是在院前,而创伤车的出现,将救援前移,及时实施抢救治疗,为伤员的进一步救治抢占先机,可以极大地降低创伤患者院前死亡率。

二、创伤车的概念

创伤车是"创伤复苏单元"和"手术车"的结合体,是具有诊断功能的移动手术室,配备了先进的医疗影像、床旁检验设备及医疗监护设备的洁净、移动救治单元,具有车载移动检查(如移动彩超、移动 X 线或移动 CT)、移动检验(POCT)技术及麻醉机等设施。这些移动救治单元,使创伤后患者现场行损伤控制手术成为可能。创伤车是大平台管理系统在院前的载体之一,车上设备数据实现信息化,重要数据均可实时共享。移动化的"创伤复苏单元"和"手术车",具有急救医疗设备齐全、药品齐全、救治功能齐备、信息系统集成一体化、人员合理、机动性强等特点,主要用于无法快速转运至院内但病情极危重的创伤患者的复苏和治疗,医疗人员可以在车内实施快速的控制性手术,如大血管破裂的快速血管吻合术、张力性气胸的单向导管的穿刺减压术、血气胸的闭式引流术、筋膜间隙综合征的切开减压术、

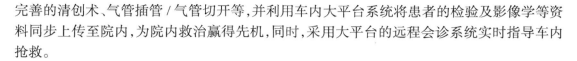

完善的清创术、气管插管 / 气管切开等,并利用车内大平台系统将患者的检验及影像学等资料同步上传至院内,为院内救治赢得先机,同时,采用大平台的远程会诊系统实时指导车内抢救。

三、创伤车的用途

(一)自然灾害、交通事故或大型活动的紧急医学救援

自然灾害在全球各个地区频繁发生,据灾害统计数据记录,仅 20 世纪发生的自然灾害事件就涉及全球 207 个国家和地区,灾害种类包括地震、台风、海啸、滑坡、瘟疫、森林火灾、洪水、火山喷发等。各种自然灾害导致的损失也越来越大,这些灾害造成的创伤多以挤压、冲击等机械伤为主,伤者极易因直接伤害而死亡。此外,随着社会经济高速发展,机动车辆的快速普及,建筑业的蓬勃发展,矿产、石油的开发,导致各种交通事故、职业事故发生率逐年上升,而创伤车可像普通救护车一样,直接奔赴灾区,且因救治功能齐全,可快速对伤者直接实施救治,在卫生应急和救死扶伤的过程中,发挥了不可替代的作用。此外,在奥运会、亚运会、世博会等大型活动中,创伤车可以担负应对突发紧急医疗救治的任务,为大型活动的正常举行保驾护航。第二次世界大战的硝烟已远去,但局部战争仍时有发生,为了应对有可能发生的战争,仍需进行大型的野外拉练、指挥作业,甚至大规模的军事演习,而创伤车具有快速机动、功能多样、诊疗一体等特点,可以很好地满足军事行动的救护需要,减少因军事行动带来的伤残。

(二)日常院前急救任务

创伤车与普通救护车最大的区别在于,创伤车设备齐全,功能强大。我国地域辽阔,偏远地区医疗条件差,重症创伤患者在院前转运时间长,易错过最佳救治时间。创伤车移动性强,各种救治功能齐备,在院前就可以进行损伤控制性手术与复苏。因此,对于偏远地区的创伤救治,特别是怀疑有多发伤或复合伤的创伤患者,可以首选派出创伤车,在院前就可对伤者进行快速救治,并且可根据患者病情决定是否车内实施创伤控制性手术,即使患者病情暂时不需要急诊手术,也可以运用创伤车的设备提前完成院内相关检查,必要时可进行紧急输血等抢救治疗,使其到达院内可以直接通过"零通道"进入手术室。

四、创伤车的设置要求

通过对各种自然灾害、交通、职业事故、战争等的实践救援,人们对急救医疗体系的认识逐渐加强,急救医疗体系和急救医疗设施也在不断完善,为创伤车的诞生和发展提供了坚实的理论基础和物质基础。可根据实际需要,设计出急救医疗设备齐全、药品齐全、救治功能齐备、信息系统集成一体化、人员合理、机动性强的创伤车,从而满足社会需求。

(一)创伤车的主要设备

1. 移动 DR　由于我国院前急救条件有限,暂时还未将移动 DR 应用于院前急救,但已应用到院前体检、院前灾难"移动医院"中。随着"急诊与急救大平台"理念体系的建设,设计的创伤车将配有车载移动 DR,对院前创伤患者的张力性气胸、血气胸、心包积液、腹部空腔脏器损伤、骨盆骨折等多种创伤都可提供快速诊断,并做出及时处理,可极大地改善院前

创伤患者的预后。

2. 便携式超声　20 世纪 80 年代腹部创伤超声重点评估（focused abdominal sonography for trauma，FAST）技术在欧美等发达国家开始应用，现已在医学界得到广泛推广及应用，尤其应用于急危重创伤患者病情评估及指导治疗。FAST 检查最早是应用于腹部创伤，快速判断腹腔是否存在游离性液体，现已扩展到对胸腔、心包及盆腔等全身多个部位的检查，对快速评估闭合性急诊创伤患者病情，是一种重要的检查手段。根据国内外研究结果，FAST 检查与普通超声检查在特异度和准确率上差异无统计学意义，但 FAST 超声较普通超声用时短、移动性强、操作方便。我国有研究数据显示，急诊医师完成 FAST 操作平均只需 3 分钟。与 CT 检查相比，虽然 FAST 灵敏度较 CT 差，但具有价格便宜、简单、快速、可重复、无创、无辐射等优点。多项研究结果表明，对于重症急诊创伤患者，应用 FAST 检查可减少 CT 检查的应用，缩短手术准备时间和住院时间，在《欧洲创伤性严重出血和凝血病管理指南（第 4 版）》也推荐早期应用 FAST 检查检测创伤患者的体内有无游离性积液。目前，超声检查技术在我国普及度还不够，主要还是超声科医师掌握该技术，但在欧美、日本等国家，已经要求急诊医师必须掌握超声技术。我国虽然起步比较晚，但进展快，全国多家医院已纷纷举办急诊医师超声培训班，为 FAST 检查在急诊与院前的广泛应用打下良好的基础。

基于上述优点，FAST 检查在创伤车中对院前急救将发挥巨大作用。有研究表明，经过适当培训后，车内创伤外科医师、急诊医师、急诊 ICU 或创伤 ICU 医师完全可以掌握 FAST 检查技术，可及时诊断创伤患者是否存在胸腹腔、心包损伤等，以及是否存在游离性气体、液体，并根据病情决定是否进行车内抢救或快速转运，有效缩短了术前准备时间，为伤者抢救争取了时机。

3. 检验相关设备　将 POCT 应用于院前的创伤车内，医务人员在车内就可对伤者进行快速病情评估并及时了解病情进展，尤其是对院前创伤性凝血功能障碍、呼吸衰竭、急性多器官功能衰竭、脓毒症、不明原因的休克、心脑血管急症等危重症的诊断和处理具有重要意义。即使是普通的创伤患者，也可以在车内完成各项 POCT 检测技术，及时将检验信息共享至院内，缩短院内术前准备时间或加快入院检查时间，充分把握伤者救治时机，从而改善患者预后。

（二）创伤车的人员配置

现代救援医学是以急救医学、灾难医学、临床急诊及危重病监护医学为基础，集社会学、管理学、灾难学，以及通信、运输、建筑、工程、消防、生物医学工程等专业为一体的一门综合学科。而创伤车主要应用于危重症创伤患者的急救与复苏治疗，需根据伤者不同病情，采取不同的救治手段，所以，要求创伤车的医疗人员是能够完成各种救治并熟练掌握各种先进技术的复合型人才，这样才能在各种灾害情形下完成救援任务。

依照"创伤复苏单元"的人员配置，要求每辆创伤车内至少配置 2 名创伤外科医师和护士，2 名医师不但要求掌握专业临床知识，且熟练掌握心电图、临床检验、FAST 超声、X 射线操作技术及具备结果判读能力，而护士需要具备丰富的护理知识，并能协助医师进行车内损伤控制性手术。

（三）创伤车的急救医疗设备配置及信息化建设

根据实际需要及可行性，且由于车内空间限制，急救医疗设备要尽可能"小、少、精"，且科技含量高，能适应不同创伤救治需要，从而真正实现创伤车成为院前的移动"创伤复苏单元"和"手术车"，车内可包括手术台、麻醉机、监护仪、除颤仪、呼吸机、治疗车、便携式超声、移动 DR、POCT、车载视频服务器等。根据创伤车先进的急救医疗配置，医疗人员可在创伤车内对伤者进行快速临床检验、X 射线诊断，对危重患者进行急救护理、损伤控制性手术等，并及时通过车内大平台系统同步传输患者信息至院内，请院内专家实行远程会诊、远程监护、远程诊断、远程咨询，甚至远程操作机器臂实施手术。

五、创伤车建设的意义

（一）系统集成，信息共享

创伤车最大的特点是，车内装载"大平台"信息集成与智能分享系统，实现院前院内信息一体化，无缝衔接院前院内信息沟通、实现病患信息共享。通过"大平台"信息系统，可实现院内对车内的远程诊断、远程咨询、远程会诊、远程手术等，并将伤者的基本信息、病史、化验结果、影像学结果及病情进展等实时共享至院内，便于院内专家及时指导车内救援，并让院内做好抢救患者的下一步准备，也便于及时储存患者的医疗信息，为医学发展提供珍贵资料。创伤车内，大平台同时提供各种数据库支持及标准化操作指导，辅助车内医疗人员更好地胜任创伤患者的各种救治任务。车内具有地理信息系统及全定位系统，可实时对路况进行转播，指导创伤车以最快的路线转运至院内进行救治。

（二）机动性强，功能完备

创伤车具有急救医疗设备齐全、药品齐全、救治功能齐备、信息系统集成一体化、人员合理、机动性强等特点，相比目前的"创伤复苏单元"机动性更强，更加符合急诊急救的需求，类似于国际救援中"车载型移动医院"，只是更加精简，机动性也更强，但功能却同样完善。根据两者的人员配置比例，创伤车在灾害现场 24 小时内的工作能力，可分类处置 14 名伤员、心肺复苏 3 名、抗休克治疗 3 名、进行损伤控制性手术 3 台、三大常规检测 100 人份、X线拍片 100 人份。应急诊急救需要，创伤车不但不受地理限制，且功能强大，可运用到各种灾害救援及战争现场，甚至在大平台理念下普及至院前急救，可以预见创伤车的诞生将快速推进急救医疗体系的发展。

六、创伤车与大平台

创伤车是大平台管理系统在院前的载体，是移动的"创伤复苏单元"和"手术车"，车内配置最先进的医疗设备和复合型医疗人才。可根据车内大平台信息系统中的创伤救治流程之车内处置的流程（图 5-3-1），对创伤患者在转运过程中进行实时监控、数据库支持和标准化操作，以及对车内抢救治疗给予远程无线指导。而且，创伤车在移动状态下，地理信息系统、全球定位系统、无线数据通信等网络技术，可为急救指挥中心提供快速、实时的、清晰的现场医疗图像信息、数据及自动跟踪系统，同时快速指导创伤车转运至院内。创伤车是大平台在院前的可视化、信息化、规范化、流程化的集成创新实体，将各种医疗资源和信息系统融合成一体而真正运用到实际，为院前急诊创伤患者建立了真正的急诊急救大平台。

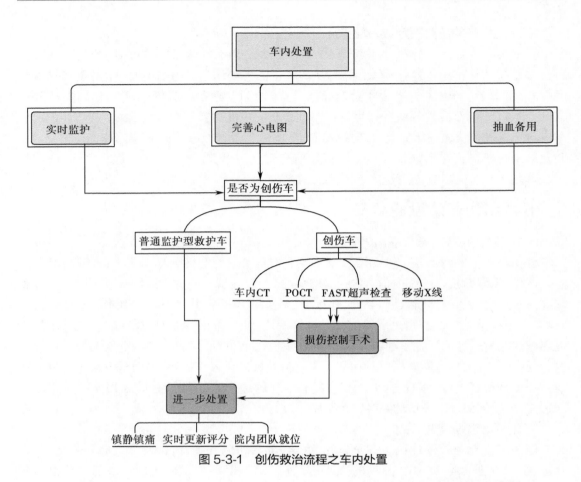

图 5-3-1　创伤救治流程之车内处置

（程少文　罗之谦　杨　航）

参考文献

［1］HASSAN Q, BASHIR M Z, SHAH M M. Physical trauma-a leading cause of medico legal cases at DHQ Hospital Abbottabad [J]. J Ayub Med Coll Abbottabad, 2010, 22 (2): 156-159.

［2］JIANG B, LIANG S, PENG Z R, et al. Transport and public health in China: The road to a healthy future [J]. Lancet, 2017, 390 (10104): 1781-1791.

［3］王正刚, 张连阳. 创伤死亡曲线研究现状 [J]. 中华创伤杂志, 2011, 27 (4): 382-384.

［4］GRANVILLE F, MEHTA A, PIKE S. Destinations, disasters and public relations: Stakeholder engagement in multi-phase disaster management [J]. J Hosp & Tourism Manag, 2016, 28: 73-79.

［5］KUTCHER M E, KORNBLITH L Z, NARAYAN R, et al. A paradigm shift in trauma resuscitation: Evaluation of evolving massive transfusion practices [J]. JAMA Surgery, 2013, 148 (9): 834-840.

［6］DEMAIO A, JAMIESON J, HORN R, et al. Non-communicable diseases in emergencies: A call to action [J]. Plos Curr, 2013, 5 (5): ecurrents. dis. 53e08b951d59ff913ab8b9bb51c4d0de.

［7］MIZOBATA Y. Damage control resuscitation: A practical approach for severely hemorrhagic patients and its effects on trauma surgery [J]. J Intensive Care, 2017, 5 (1): 4.

［8］ KAMEDA T, TANIGUCHI N. Overview of point-of-care abdominal ultrasound in emergency and critical care [J]. J Intensive Care, 2016, 4 (1): 53.

［9］ ROSSAINT R, BOUILLON B, CERNY V, et al. The European guideline on management of major bleeding and coagulopathy following trauma: Fourth edition [J]. Critical Care, 2016, 20: 100.

［10］ MCPARTLIN D A, O'KENNEDY, RICHARD J. Point-of-care diagnostics, a major opportunity for change in traditional diagnostic approaches: Potential and limitations [J]. Expert Rev Mol Diagn, 2014, 14 (8): 979-998.

［11］ JULIANO M, WASON C. Comparison of point-of-care versus laboratory troponin testing in an emergency department setting [J]. Mil Med, 2017, 182 (7): e1938-e1940.

［12］ JEONG C W, JOO S C, RYU J H, et al. Development of a mini-mobile digital radiography system by using wireless smart devices [J]. J Digit Imaging, 2014, 27 (4): 443-448.

［13］ PATHI R, LANGLOIS S. Evaluation of the effectiveness of digital radiography in emergency situations [J]. Australas Radiol, 2015, 46 (2): 167-169.

［14］ 吕传柱, 周才旺, 张玉霞, 等. 院前急救在急救医学与医疗卫生服务体系中的重要作用 [J]. 中国急救医学, 2002, 22 (6): 370-371.

［15］ 程少文, 吕传柱, 彭磊, 等. 大数据时代下我国的创伤精准医学 [J]. 医学研究杂志, 2017, 46 (9): 5-7.

［16］ 付小兵. 建设具有中国特色的网络化创烧伤救治体系以提高救治成功率的理论与实践 [J/CD]. 中华损伤与修复杂志 (电子版), 2019, 14 (1): 9-13.

［17］ 付小兵. 进一步推进具有中国特色的创面防控创新体系建设 [J]. 中华创伤杂志, 2017, 33 (4): 289-292.

［18］ 姜保国. 严重创伤救治规范 [M]. 北京: 北京大学医学出版社, 2015: 12-19.

第六章
急诊与院前急救大平台之胸痛理论概述

第一节　胸　痛　概　述

急性突发胸痛是急诊科患者就诊的主要症状之一,急性胸痛可由许多严重急症引起,按病因的不同,通常分为心血管系统疾病和非心血管系统疾病,前者又称为心源性胸痛。常见导致胸痛的疾病有急性冠脉综合征(acute coronary syndrome,ACS)、肺栓塞、张力性气胸、主动脉夹层等,其中以 ACS 引起的心源性胸痛危害最大。ACS 包括 ST 段抬高型心肌梗死(ST-segment elevation myocardial infarction,STEMI)、非 ST 段抬高型心肌梗死(non ST elevation myocardial infarction,NSTEMI)和不稳定型心绞痛(unstable angina,UA),其中 STEMI 发病率约占中国急性心肌梗死(acute myocardial infarction,AMI)患者的 80%。非心源性胸痛主要有张力性气胸、肺栓塞、主动脉夹层、食管自发性破裂等。上述疾病如不能及时得到有效诊治,死亡率极高,因此,及时诊断、有效处理是急性胸痛诊治的关键。

一、中国胸痛现状

(一)胸痛的流行病学

急性胸痛是一种常见的,具有高度生命威胁的急症,发生率占急诊科总就诊人数的 5%~30%。引发胸痛发病的原因复杂且多变,不同原因引起的胸痛导致患者的预后也千差万别,可分为急性创伤性胸痛和急性非创伤性胸痛。急性非创伤性胸痛包括急性冠脉综合征、主动脉夹层、急性肺栓塞等高危胸痛,而心血管相关性胸痛更为常见,它们具有以下特点:①起病急骤,发病迅速;②鉴别诊断困难;③有效救治时间窄;④治疗的效果及近远期预后具有高度的时间依赖性。即使目前我国大多数医院均有针对急性胸痛诊治的绿色通道,但仍未能避免较高的治疗延迟现状。

冠状动脉粥样硬化性心脏病(coronary atherosclerotic heart disease,CHD)是一种常见且严重危害人类生命健康的心血管疾病。《中国心血管健康与疾病报告 2022》显示中国心血管病患病率处于持续上升阶段,并推算心血管病现患人数 3.3 亿人。在中国,随着过去数年计划生育政策的实施及预期寿命的提高,中国已进入老龄化社会。2017 年至 2020 年中国 CHD 患病人数从 23.3 百万人增至 25.3 百万人,年均复合增长率为 2.78%,2022—2027 年中国心血管病用药行业投资分析及"十四五"发展机会研究报告预计 2022 年中国 CHD 患病人数将达到 26.7 百万人。在冠心病中急性心肌梗死（acute myocardial infarction，AMI）是较为严重的一种类型，其主要的病理生理基础是在冠状动脉粥样硬化的基础上，发生不稳定斑块的溃烂、破裂，继而引发急性血栓形成阻塞冠状动脉，导致受累冠状动脉血流供给的心肌发生严重的急性缺血坏死；从心电图上可分为 ST 段抬高型心肌梗死和非 ST 段抬高型心肌梗死，而其中 STEMI 患者占所有 AMI 患者的 86%，STEMI 的发病率及死亡率均高，目前，最主要且有效的治疗方式为早期经皮冠状动脉介入治疗（percutaneous coronary intervention，PCI），及时开通"罪犯"血管、恢复受累心肌血供，即遵照所谓"时间就是心肌"的理念。虽然我国目前的 PCI 治疗技术已经比较成熟，但是，根据《中国卫生健康统计年鉴 2019》，2018 年中国城市居民冠心病死亡率为 120.18/10 万，农村居民冠心病死亡率为 128.24/10 万。2002—2018 年急性心肌梗死（AMI）死亡率总体呈上升态势，从 2005 年开始，AMI 死亡率呈快速上升趋势，农村地区 AMI 死亡率于 2007 年、2009 年、2011 年超过城市地区，自 2012 年开始农村地区 AMI 死亡率明显升高，并于 2013 年起持续高于城市水平。AMI 不仅带来高发病率及死亡率，而且还产生高额的住院费用，例如在 2015 年中国心脑血管疾病的总住院费用中，仅急性心肌梗死就高达 153.4 亿元。高额的医疗费用在对患者家庭生活质量产生影响的同时，还导致了社会经济负担的增加。急性心肌梗死的治疗效果及预后情况，具有高度的时间依赖性，研究发现，当冠状动脉完全闭塞 20~30 分钟后，受累心肌有少数坏死，40 分钟后坏死面积约为总面积的 30%，3 小时后受累面积约达 50%，6 小时后约为 70%，而 24 小时后受累心肌可高达 80%。可见，梗死面积大小是由梗死血管支配的心肌的总缺血时间决定的。因此，早期有效恢复灌注治疗，尤其是在 3 小时内的再灌注治疗，可以使梗死面积缩小一半以上，从而保护患者的心脏功能，改善患者近期及远期预后。目前，已有众多方法来减少再灌注恢复时间。有研究表明，再灌注时间<60 分钟，可减少梗死后 30 天心肌梗死再发率和死亡率。因此，AMI 救治的核心理念是尽可能缩短心肌总缺血时间，即遵照"时间就是心肌，时间就是生命"的理念，尽早开通受累心肌的"罪犯"血管，及时恢复受累心肌血供，更好地挽救存活心肌，同时减少并发症的发生，改善预后。急性心肌梗死再灌注治疗的主要手段为 PCI，美国心脏协会（American Heart Association，AHA）的指南要求，患者从门诊就诊到球囊开放（简称"门 - 球时间"，door-to-balloon，D-to-B/D2B）在 90 分钟内完成，在这个时间内完成可明显改善 AMI 预后，减少死亡率。我国地域辽阔，地区发展尚不均衡，并非所有医院均具有 PCI 能力，不同医院对急性心肌梗死救治能力差距较大，导致目前 D-to-B 可能远远超过指南要求的时间，因此 AMI 患者的预后差异较大。

（二）胸痛的救治模式

急性心肌梗死最主要的治疗手段为早期 PCI 治疗，但近年来我国 AMI 患者接受早期直接 PCI 治疗的只有 30% 左右，这个数据仅仅统计了在具有 PCI 能力医院就诊的患者，如果按我国具有 PCI 能力医院的 AMI 总发病人数为 50 万 / 年来计算，那么这个比例会更低，甚至只有 5% 左右。导致这种现状的原因，与患者对 AMI 的认知度不够、PCI 知情同意签署延迟、经济问题，以及基层医院医务人员或非急诊、心血管专科医务人员对胸痛及胸痛中心相关知识缺乏相关。

胸痛中心建设的规范化，对急性胸痛患者救治效率有着决定性作用，而推动胸痛中心规范化建设和运行,最有效的措施就是加强推行胸痛中心认证及再认证工作。各个国家均很重视胸痛中心的认证及再认证工作。目前,美国、德国及中国的认证体系是国际上公认较全面的胸痛中心认证标准的 3 个体系。这 3 个国家通过积极推行胸痛中心认证工作,显著降低了 AMI 的死亡率。美国胸痛中心的发展及认证标准是最早的,但在建立初期并未能显著提高 AMI 患者的救治效率。在"时间就是心肌,时间就是生命"的早期实行心肌再灌注理念的支持下,美国胸痛中心 ACS 病死率开始降低,提高了患者近期预后及生活质量。依托胸痛中心认证及再认证平台,并进行持续的改进,胸痛中心的未来将对 ACS 救治起到重大作用,让越来越多的 AMI 患者获得及时而有效的救治。胸痛中心的建立,要注意提高临床医师对胸痛的诊断和鉴别诊断的能力,对胸痛患者进行危险分层及评估,整合多学科优势,也要注重医疗管理的理念,合理利用医疗资源。胸痛中心的建立和认证工作,使我国STEMI 救治水平较未成立前明显提高。我国胸痛中心注册数据显示,胸痛中心成立以后,心电图在院前传输比率明显提高,高达 61.97%,较之前上升 10%,且呈逐年上升趋势。直接 PCI 治疗的 AMI 患者达 97%,D-to-B 平均为 75 分钟。从美国、德国及中国的认证标准来看,具体要素有一定的差异,但其建立胸痛中心的基本核心理念均是加强急救体系建设。加强全国各地区各级医院对胸痛中心认证标准的深刻认识并用实践来推动胸痛中心规范化建设,可提高急诊对疾病的诊治能力。目前全球多个医院内设立有"胸痛中心"的国家,如英国、法国、加拿大、澳大利亚、德国等国家,它们的研究一致显示:①胸痛中心能较明显缩短 STEMI 患者从门诊就诊到球囊开放时间(简称"门 - 球时间"door-to-balloon,D-to-B)、首次医疗接触(first medical contact,FMC)时间及首次心电图时间,且其 D-to-B 已达到<90 分钟时间标准;② FMC 时间虽然明显缩短,但平均时间仍然较长,需要对大众加强胸痛和胸痛中心相关知识的健康宣教;③手术知情同意签署时间是影响 D-to-B 的主要因素,因此需要重视对手术知情同意签署时间的管理;④胸痛中心的成立能明显提高急性 STEMI 患者住院期间救治成功率与远期存活率;⑤胸痛中心能缩短 STEMI 患者住院时间,减少住院费用;⑥胸痛中心能明显改善急性胸痛患者住院期间预后,降低死亡率。

二、胸痛中心的诞生

为了改变胸痛救治的状况,作为高危胸痛患者规范化诊治的新的医疗急救模式——胸痛中心被推进大众视野。在欧美发达国家,胸痛中心的运作模式已经非常成熟,并且积累了许多经验,甚至胸痛中心的成功与否已经成为衡量一个医院救治水平高低的重要标准之一。1981 年美国建立了第一家胸痛中心,胸痛中心的概念,在早期是为改善 AMI 患者预后而提出来的,随后全球大部分国家纷纷建设了具有自己国家特色的胸痛中心,这些胸痛中心在 ACS 诊治中起到了至关重要的作用。大量研究一致表明,在胸痛中心建设模式下的 AMI救治,能够显著降低 AMI 患者确诊时间,有效缩短 STEMI 患者恢复再灌注的时间。目前,由美国胸痛中心协会、德国心脏病学会进行的国际认证工作非常具有权威性,且流程十分规范,对胸痛患者诊治具有很高的效率,获得了全球各医疗机构的广泛认可和模仿。

(一)国外胸痛中心建设

1981 年,美国针对威胁人类生命安全的重要元凶——心血管疾病,率先提出了胸痛中心概念,并成功组建首家胸痛中心。截至目前,全球已经不少国家、医院设立有"胸痛中心"。已建立的胸痛中心数据表明,胸痛中心模式能显著降低 ACS 患者发病风险或者避免 AMI 发生,并能准确筛查出肺动脉栓塞、张力性气胸、主动脉夹层等非心源性胸痛及 ACS 低危患者,减少非高危胸痛患者误诊率,降低高危胸痛患者漏诊率,并且减少对非高危胸痛患者的过度治疗。胸痛中心模式能够明显改善高危胸痛患者的预后,其中最明显的是改善 AMI 患者的预后。

美国、德国及中国 3 个国家分别制定了一套符合国家特色的、较全面的胸痛中心认证体系标准。近年来,通过这 3 种认证体系认证的胸痛中心所在医院,急性冠脉综合征患者的死亡率显著降低。

在美国,大部分医院在胸痛中心模式下,急性 STEMI 患者平均再灌注时间在 90 分钟以内,同时其住院天数、再次就诊次数和再住院次数也相应缩短。与传统模式相比,胸痛中心模式下的急性高危胸痛患者的诊治,使患者避免了一些不必要的检查,相应地减少了患者的医疗费用。然而,德国急救基本理念是尽快将经过专门培训的医师送至需要急救患者的身边,专业培训的医师可在现场展开高危胸痛急救诊治工作。美国虽然最先建立胸痛中心,但初期并不成熟,未能显著缩短 AMI 再灌注时间。按<90 分钟的门 - 球时间为标准,美国大部分医院在十几年前达标率都很低,同时按照 2015ACC/AHA/SCAI 对 ST 段抬高型心肌梗死(STEMI)患者的急性 PCI 指南研究显示诊治率偏低。胸痛中心重点强调的是体系的建设,而不是技术要求。为加强胸痛中心认证工作,美国在 2002 年专门成立了以胸痛中心培训、教育及认证为主要宗旨的胸痛中心协会(Society of Chest Pain Center,SCPC),2012 年更名为心血管病患者护理协会。2015 年,心血管病患者护理协会与美国心脏病学会合并,长期从事胸痛中心认证及不断修改认证内容的工作,进而促进了胸痛中心模式的良性发展。胸痛中心主要分类包括:一般胸痛中心、直接经皮冠状动脉介入治疗(primary percutaneous coronary intervention,PPCI)胸痛中心及心肺复苏胸痛中心。我国的"基层版胸痛中心"与美国一般胸痛中心相似,而 PPCI 胸痛中心与我国的"标准版胸痛中心"类似,但两者又不完全一致。美国胸痛中心认证标准的核心,是加强与院前急救体系合作,具体表现在院前急救中救护车对高危胸痛患者及时完成首份心电图,并实时传输至具有 PCI 能力的医院,进而缩短转院延误,明显缩短再灌注时间。及时完成院外首份心电图检查,是成功实现 AMI 患者尽快确诊并早期行心肌再灌注治疗的关键。由此可见,在美国胸痛中心认证标准中,主要强调首份心电图时间,以及快速转运。

德国在 AMI 救治方面领先于大部分国家。在具备急诊 PCI 条件的医院支撑下,德国心脏学会(German Cardiac Society,GCS)在急诊科建立胸痛单元(chest pain unit,CPU),以提高对急性胸痛患者的早期诊断和规范诊治。2008 年 GCS 首次建立胸痛中心认证标准,并在 2014 年对上述标准进行了修订,目的是强调对胸痛诊疗环节的整合、团队建设及人员培训的重要性。德国认证标准的基本特征是,要求在具有急诊 PCI 能力的医院急诊室成立属于心血管内科的实体 CPU,并且要配备专门的人员、房间(监护室、观察室等)及专用的各类医疗设施等。CPU 需要对所有类型胸痛患者进行评估。德国认证标准的基本特征是硬件达标,如 CPU 应至少配备 4 张监护床位,须具备在 15 分钟内完成由 CPU 转运至院内导管室、重症监护室的条件。明确诊断为 AMI 的患者,要尽可能快地直达导管室完成 PCI 手术。实际情况中,医院管理缺乏相关的质量控制,很多非高危胸痛患者被过度检查治疗。同时,还存在 ACS 患者对冠心病的二级预防治疗了解不足、处理不积极等情况。因此,亟须建立完整的急诊救治体系,优化并规范目前胸痛诊疗流程,对不同等级胸痛进行实时评估和危险分层,把 ACS 中的 AMI 作为救治示范,并积极推广建立以规范化诊治为主要目的的胸痛中心。美国建立了区域协同救治方案,同时在美国心血管协会(AHA)协助下,救治方案起到了明显效果。2010 年,大部分医院 D-to-B 降至 60 分钟以内。2011 年在美国心脏病学会(American College of Cardiology,ACC)的推动下,再次缩短了 AMI 再灌注时间,例如通过"绕行方案"可明显缩短再灌注时间。为了强调整个医疗体系作为一个整体,美国心脏病学会建议,将指南中门 - 球时间改为首次医疗接触(FMC)时间到实施再灌注时间。目前,美国胸痛中心已经参与到心血管疾病患者的全程管理中,为患者提供全程医疗服务,同时,注重急性胸痛诊治路径的管理,这些在胸痛中心的建设中起到了示范作用。

德国在 2005 年成立了首家胸痛中心,经过 8 年的发展,截至 2013 年已有共 146 家医院成立胸痛中心及相关单元,同时其他国家,如法国、新加坡、韩国、英国等也相继建立了胸痛中心。多个国家胸痛中心数据一致显示,胸痛中心的建立显著降低了急性高危非创伤性胸痛患者确诊及转诊时间,缩短了 ACS 特别是 AMI 患者早期再灌注治疗时间;对比建立胸痛中心之前,明显缩短了住院时间,针对高危胸痛不必要的检查费用也大大减少,改善了 AMI 患者的生活质量、就诊满意度及预后。胸痛中心模式下,接诊医师采取规范化的诊查与治疗方案,提高急性高危胸痛患者诊断准确率。在胸痛中心模式下,住院期间医疗费用较传统住院方式下明显减少,特别是住院前 1~3 天的医疗费用较前减少 50%~80%。国外一些胸痛中心发展较成熟,且不断探索新的管理方式,如移动远程医疗系统使用、系统工程应用等,并加强对医疗急救系统管理在 AMI 诊治中的作用。

(二)我国胸痛中心建设

1. 胸痛中心建设现状 我国胸痛中心建设起步较晚,并且已认证的各地区胸痛中心发展不一致。同时,院前运转模式、管理模式、质控方法、医院级别的不一致导致了各胸痛中心对 AMI 救治疗效差异大,因此亟须统一的培训和认证。国内胸痛中心的认证工作开始于 2013 年 3 月,稍晚于国外。经过不断的实践与发展,目前我国的胸痛中心认证体系已成为继美国、德国后的第 3 个比较完善的认证体系。2010 年,我国各级医疗机构内的胸痛中心在《"胸痛中心"建设中国专家共识》指导下积极开展认证与再认证工作,且取得了明显效果,这在我国胸痛中心的发展中起到了重要作用。该共识强调了胸痛诊治流程的规范性,尤其是高危胸痛诊治的规范性,并明确了胸痛中心建立的组织架构及核心职能。2011 年,广州军区广州总医院建立了国内首家以胸痛区域协作救治体系为核心理念的胸痛中心模式,2012 年 8 月广州军区广州总医院及上海交通大学医学院附属胸科医院等成为经 SCPC 认证的首批胸痛中心所在医疗机构。截至 2017 年 12 月,我国总计建立 406 家胸痛中心,且需要申请认证胸痛中心的医院数量呈逐年递增趋势。2017 年 11 月 9 日,中国胸痛中心总部官网数据显示,我国注册认证胸痛中心医院数量约达 2 507 家。为了提高急性胸痛的救治,我国大部分具有 PCI 能力的三级甲等医院的胸痛中心与基层不具备 PCI 能力的医院合作,构建网络体系,共同制定高危胸痛规范诊治转运流程,并加强对基层医院相关科室的培训与宣教,在 AMI 救治方面取得明显成效。中国人民解放军南部战区总医院(原广州军区广州总医院)的胸痛中心,作为我国最早的胸痛中心,在 AMI 救治方面起到了示范作用,同时也取得了美国胸痛中心认证资格。自成立以来,不断与周边医院合作,并利用远程监护系统如互联网、远程医疗等新型信息技术,成功实现了院前院内准确衔接,将再灌注时间缩短至平均69分钟,与首诊于非 PCI 医院的 STEMI 患者相比,再灌注时间明显缩短,改善了患者预后。通过加强区域合作,AMI 再灌注时间较合作前也有明显缩短。由此可见,我国胸痛中心建设虽然起步较晚,但仍然取得了显著成效,为下一步胸痛中心建设增强了信心,对急性心血管疾病救治有重大指导意义。

　　我国胸痛中心的模式介于美国模式与德国模式之间,对于距离具备 PCI 能力的医院较近的患者,救治核心是尽快转运至医院行急诊 PCI,而对于偏远地区无法在有效时间窗内进行急诊 PCI 的患者,则旨在早期由专业培训医师进行干预性治疗。我国胸痛中心起步虽然较晚,但仍取得一定成绩,比如,大部分具有胸痛中心的医院均改善了 AMI 患者预后并缩短了其住院时间。因此胸痛中心在我国急性冠脉综合征(acute coronary syndrome,ACS)救治方面起到了了不可忽视的作用。2013 年 9 月 14 日,《中国胸痛中心认证标准》发布,这是由中华医学会心血管病学分会牵头发起的,首个正式发布的认证标准,其核心理念是:针对急性高危胸痛患者特别是 AMI 患者,在具有急诊 PCI 能力的大型医院和其周边的无 PCI 能力的基层医院,建立区域化胸痛协同救治网络体系。经过 2 年多的实际运行,我们发现在具有 PCI 能力的医院建设胸痛中心,可以显著缩短急性胸痛患者的救治时间,但对于无 PCI 能力的医院(特别是基层医院)转诊的 AMI 患者,其再灌注时间并未得到明显改善。为此,于2015 年 9 月 13 日中国胸痛中心认证工作委员会发布了《中国基层胸痛中心认证标准(第一版)》。该标准主要针对不具备急诊 PCI 能力的医院,倡导其做好将患者转运至具备 PCI 能力的医院的工作,同时,鼓励基层医院有条件尽力开展急诊 PCI 救治。《中国胸痛中心认证标准(2015 年 11 月修订)》和《中国基层胸痛中心认证标准(第一版)》组成了我国胸痛中心认证体系两大认证标准,在该认证标准指导下,ST 段抬高型心肌梗死患者总体救治效率有所提高。美国的认证标准中,把需要 PCI 治疗的 AMI 患者送至具有 PCI 救治能力的医院,接受早期再灌注介入治疗是其核心,而非在首次医疗接触时对 AMI 患者给予较多干预性治疗。

　　我国胸痛中心开始建设的时间较欧美发达国家晚,并且不同地区、不同医院对胸痛中心建设、运行的管理模式也并不相同,导致 AMI 再灌注时间达标率低,同时 AMI 患者预后差距也较大。为了改变这一现状,中华医学会推动发布了我国首个《胸痛基层诊疗指南》及相关《高危胸痛疾病诊治指南》,要求医院按其推荐的诊治方案对急性胸痛患者进行规范化诊治,从而改善心肌梗死患者预后。但指南的约束力主要集中在三级甲等医院,以及具有 PCI 能力的医院,而基层医院对胸痛中心尚缺乏足够的认识和学习,导致对 ACS 患者的救治能力相对较弱。

　　为保证通过初次认证后的胸痛中心,继续按照认证标准,保持高效的流程运作,执行精确的数据管理,进一步提高胸痛相关疾病的救治效率和水平,2018 年中国胸痛中心认证工作委员会颁布了《中国胸痛中心再认证标准》,由新成立的天津、上海 2 个再认证办公室负责再认证工作。改善 AMI 患者特别是 STEMI 患者的预后,需要不断推动胸痛中心建设,同时加强认证及再认证工作,并且进行流程持续改进,充分发挥区域协同救治体系的作用。同时,规范化的胸痛中心模式能够快速启动介入导管室,甚至允许部分患者绕行急诊科与心内科,直达导管室,从而进一步缩短 STEMI 患者 PCI 的门 - 球时间,改善患者预后。

虽然,我国的大部分医院已开通危重胸痛患者就诊"绿色通道",但具体实施情况却不容乐观,导致这一现象的很大一部分原因就是院前与院内一体化机制不健全、院内各个科室之间衔接不顺畅。胸痛中心的建立就是为了优化 ACS 尤其是 STEMI 患者的救治流程,提高抢救成功率,2011 年 3 月,广州军区广州总医院成立了国内首家胸痛中心,其特点是以区域协同救治网络体系为核心理念,这标志着我国的胸痛中心建设工作正式拉开帷幕。2012年 8 月,上海交通大学医学院附属胸科医院、广州军区广州总医院成立的胸痛中心分别成功获得 SCPC 认证,成为我国首批获得认证的胸痛中心。2013 年 3 月,由中华医学会心血管病学分会牵头开始了我国胸痛中心的自主认证筹备工作。从相关统计数据可以看出,在 2013年自主认证工作开始以前,我国收住院的 STEMI 患者中行直接 PCI 治疗的比例一直维持在 30%,但是自 2014 年开始这个数据每年以 10% 的速度增长;这与胸痛中心建设和认证工作的推广密不可分。2016 年 4 月又新增添了 3 个区域认证办公室,分别位于武汉、哈尔滨和厦门。目前,全国已有超过 900 家医院通过认证。随着后续工作的不断推进,我国的胸痛中心认证体系已渐趋完善,且成为国际上三大认证体系之一。从胸痛中心认证云平台数据库统计分析得出,胸痛中心的认证使我国胸痛中心的建设更加合理化、规范化,使胸痛患者在院前的急救过程及住院治疗的整个过程变得更加简洁、高效,并尽可能地缩短整个救治时间,让更多的STEMI 患者可以尽早在指南要求的时间窗内得到第一次医疗接触后的诊断与治疗。

我国 STEMI 患者的病死率仍然较高。STEMI 患者病死率的现状,除了与患者自身对疾病认识不足或经济问题、错过最佳就诊时机有关外,还与急性 STEMI 救治网络不健全有关,这些都是引起再灌注治疗延误的重要原因。AMI 的救治已研究很多年,但最有效且重要的救治措施仍是尽早开通闭塞血管。从 2011 年开始,我国已有相当数量的省市根据自身发展条件,建立了相应的 AMI 急救网络体系,以缩短缺血时间、提高 AMI 救治成功治疗率。2013 年,在美国心脏病学会基金会 / 美国心脏协会(ACCF/AHA)制定的 STEMI 指南中,对 STEMI 救治网络进行了明确推荐(Ⅰ类,B 级),主张力争在时间窗内为急性 STEMI患者进行快速、有效的再灌注治疗,优选直接经皮冠状动脉介入治疗(percutaneous coronary intervention,PCI)开通梗死受累血管;若评估再灌注时间有延误,则优先启用溶栓治疗,溶栓后进行再评估,当判断溶栓失败时尽早行补救 PCI,溶栓成功者于 2~24 小时内行冠状动脉造影术。2015 年中华医学会心血管病学分会制定了中国急性 ST 段抬高型心肌梗死诊断及治疗指南,首次描述了急性 STEMI 救治网络建立方案,推荐各地根据自身实际特点实施区域协同的心肌梗死救治网络(Ⅰ类,B 级),AMI 的救治流程与美国指南的救治要求基本符合。中国与美国 STEMI 指南对救治流程中各时间节点有相同的要求:首次医疗接触(FMC)至首份心电图时间 ≤ 10 分钟;不具备 PCI 能力的医院(非 PCI 医院)转诊,FMC 至球囊扩张时间 ≤ 120 分钟;具备 PCI 能力的医院(PCI 医院)FMC 至球囊扩张时间 ≤ 90 分钟;进门至溶栓时间 ≤ 30 分钟。急性 ST 段抬高型心肌梗死区域救治网络的构建要素是急性 STEMI的早期预警、快速诊断与治疗;急性 STEMI 急救流程涵盖从患者发病至血管开通的各个环节,其目标是使急性 STEMI 患者得到最及时、最有效、最优化的再灌注治疗,从而在最短的心肌缺血时间内恢复再灌注。各个地区需要根据当地的经济、医疗卫生水平,制定操作性强的急性 STEMI 区域救治网络。无论哪种模式,若要顺利高效地实施,均需从提高患者认知、快速诊断、及时转运、建立完整急救系统、建立院内绿色通道和建设高质量介入团队等多个环节着手。同时，还需要有效的监督、反馈和质控机制，不断改进和完善急性 STEMI 救治网络。

在美国，大多数患者在具有 PCI 能力的医院首诊时，能够在 90 分钟内明确诊断并行直接 PCI 治疗开通罪犯血管。在急救医疗系统中，各急性 STEMI 救治网络均设置了专业的培训人员对 STEMI 患者进行分诊，当院前心电图明确提示急性 STEMI 时，根据预期转诊时间估算（≤120 分钟），决定是直接转运至 PCI 医院还是先就地溶栓后再转运。在不具备 PCI 能力的医院中，接诊医师会按照救治网络系统预先规划的网络区域布局，评估转运时间及门 - 球时间，决定患者的优先治疗手段——溶栓治疗或直接转运至具备 PCI 能力的医院行再灌注治疗。在一些无 PCI 能力的医院，急诊科医师能够通过一些方式，直接与具备 PCI 能力的医院的急诊科及相关科室联系，进行转运商讨或提前激活导管室。大多数具备 PCI 能力的医院，能够满足"双绕环节"，即允许 STEMI 患者绕行急诊科和心内科直达导管室。

中国的 STEMI 区域救治网络体系建设，多是以 PCI 医院为核心，PCI 医院指导、带动非 PCI 医院进行流程打造、规范培训以及场景演练等。我国胸痛协同网络体系运作的主要流程为：在 PCI 医院组建 7×24 小时的胸痛小组或工作团队，进行不间断的胸痛救治及会诊，而网络合作医院将疑诊患者基本情况、心电图、肌钙蛋白等相关数据，通过网络或微信群等方式远程实时传输，PCI 医院再根据数据对患者病情进行诊断与分析，明确诊断后，指导患者转运与导管室的启动。这种 PCI 医院为主导核心的方式，同样适用于我国的院前救治。与美国 STEMI 救治模式相比，两者院内救治流程基本一致，主要的差别在院前救治流程方面。优化"120"院前急救系统，是优化急性 STEMI 救治网络建设流程的重中之重，这需要诸多方面的支持。

总之，以 PCI 医院为主导的急性 STEMI 救治网络，可能是适应我国部分地区特点的急性 STEMI 救治策略。关于急性 STEMI 区域救治网络的实施效果，中国和美国的研究均表明，建立急性 STEMI 区域救治网络能明显缩短 FMC 至球囊开放时间，提高在推荐的时间窗内行再灌注治疗的概率。我国急性 STEMI 救治网络建设工作虽然起步较晚，但发展迅速。在实施急性 STEMI 救治网络后，部分区域的救治水平已明显提升，与美国的差距缩小。建设并认证胸痛中心，是保障急性 STEMI 区域救治网络规范、有效运行的重要措施。在美国已有 1 100 多家医院已通过心血管病患者护理协会（原美国胸痛中心协会）的认证。2013 年中国胸痛中心认证工作委员会制定了适合国情的自主认证体系。截至 2016 年年底，我国共有约 122 家医院成功通过了我国胸痛中心认证，然而这远远不能涵盖庞大的急性 STEMI 患者群。随着更多医院加入胸痛中心认证工作，使 PCI 医院能及时有效地进行直接 PCI 治疗，非 PCI 医院通过区域协同救治网络与 PCI 医院实现更好的合作、衔接，最终为急性 STEMI 患者提供最优化的再灌注策略。因此，继续拓展更多的医院通过胸痛中心的认证，对提升急性 STEMI 救治水平有重要意义。

急性 ST 段抬高型心肌梗死患者的转运（将患者安全送至 PCI 医院）是急性 STEMI 区域救治网络中不可缺少的环节。国外荟萃分析表明，急性 STEMI 患者在转运途中死亡的发生率为 0.5%，快速型室性心律失常发生率约为 1%，高度房室传导阻滞发生率为 2%。国内鲜有关于急性 STEMI 患者转运途中安全性的研究。未来的研究应重视院前急救转运过程中的数据采集及信息反馈，为急性 STEMI 患者转运的优化提供依据。

胸痛中心模式的建立,能有效缩短 STEMI 患者门 - 球时间(D-to-B)。2017 年,《中国胸痛中心质控简报》报道全国 D-to-B 平均约为 80 分钟,虽已达指南推荐时间,但与国外其他医院相比差距仍较明显,例如四川大学华西医院平均 D-to-B 为 79 分钟,重庆医科大学附属第一医院为 73 分钟,而澳大利亚一家医院的平均 D-to-B 为 53 分钟,比指南推荐缩短了 37 分钟。在我国胸痛中心建设过程中,部分患者 D-to-B 约<40 分钟,且最短为 22 分钟,而导致患者 D-to-B 延长(D-to-B>120 分钟)的原因多为就医延迟和 PCI 手术知情同意签署时间延长。因此,胸痛中心建设过程中应不断进行改进,通过优化 AMI 急诊救治流程、定期召开质量控制会议和极端病例讨论会议等手段,将 D-to-B 控制在 90 分钟以内。D-to-B,目前也已成为一个性能指标,是区域和国家胸痛中心持续质量改进的重中之重。

2. 我国胸痛中心建设现存问题　虽然目前已经明确 STEMI 患者再灌注治疗中最成功有效的措施是急诊 PCI 手术,但只有少部分患者能够在发病后及时完成急诊 PCI 手术,即满足 D-to-B<90 分钟(D-to-B 包含有首份心电图时间、PCI 手术知情同意签署时间、导管室激活时间等),一般 FMC 时间越短,其相应 D-to-B 也越短。在这些行急诊 PCI 治疗的 STEMI 患者中,多数患者通常是在症状出现 2 小时后才开始就医,仅有极低概率的患者能够在发病 90 分钟内接受完全再灌注恢复治疗。导致上述状况的原因,包括院前延迟,即患者到达医院之前的延迟,以及院内延迟,即进入医院以后发生救治延误,且这些原因是一直存在的。众所周知,STEMI 患者救治的黄金时间在发病后 1 小时内。胸痛症状发作与再灌注恢复之间的时间间隔,是决定心肌梗死患者临床病程及预后的关键因素。目前,急性胸痛救治过程中最常见的 3 个延迟时间点分别是:首次医疗接触时间、急救转运时间、AMI 院内发病救治时间。

导致首次医疗接触时间延长的主要原因,是大众对胸痛相关认知不足,无法做到发病后及时就医,往往就医时已错过了救治最佳时间窗,想要解决这类问题,就需要大力宣传心血管疾病相关知识,同时提高大众急救意识。急救转运时间及院内发病救治时间延迟的主要原因,是非急诊及心血管科室对 AMI 识别及救治知识相对欠缺,因此,加强对非急诊及非心血管方面医护人员进行相关知识培训,不断总结胸痛中心对 AMI 诊治过程的不足,才能进一步提高 AMI 救治成功率。目前,胸痛中心不仅是为急性冠脉综合征患者救治而组建的医疗服务中心,也是转化医学时代新的医疗模式。同时,密切衔接民众、政府及医护人员之间的关系,加强与其他学科领域的合作,注重指南对 AMI 的治疗指导作用,才能提高救治能力。

研究发现,院前延迟最主要的原因是患者自身的决策时间过长,通常能够导致心肌梗死患者入院时间延误 120 分钟以上。患者方面因素中,症状、年龄和女性不典型胸痛表现是与这一时间延迟相关的独立因素。这种情况可以从 3 个层面进行分析:患者对急性胸痛症状的感知、患者对于急性胸痛症状重要性的认识,以及采取的呼救方式。

大量研究表明导致胸痛患者院前延迟的主要因素包括以下 4 点。①胸痛症状典型否、疼痛程度剧烈否:胸痛症状越是典型、自觉疼痛部位越多、疼痛的性质越是剧烈的患者,往往能够及早就医,发生院前延迟的概率较低。②患者年龄:年龄较大的患者本身平时体质就差,对疼痛的感知能力差,且若同时患有其他基础疾病时,感受的疼痛也较多,难以发现新发疼痛,且对疼痛耐受能力强,同时无法单独去医院就诊又多不愿给家人添麻烦,故而导致院前延迟。③知识文化水平：受教育程度较低的人群对疾病的认识水平同样较低，获取 AMI 相关常识的渠道相对较少，并且对其理解相对较困难，对疾病的严重性不够重视。同时这类人群的收入也相对较低，导致他们发病后往往不愿就医，从而导致就医时间延长。④性别因素：通常情况下相对于男性患者，女性患者胸痛症状往往更不典型，从而造成女性 STEMI 患者相对较高的误诊率及死亡率。国内相关文献也显示女性糖尿病患者 AMI 发病后，PCI 术后并发症发生率和 30 天死亡率较男性患者高，因此应加强女性 AMI 的治疗，并提高对女性患者危险因素控制的重视程度。

综上所述，对广大群众进行急性胸痛、STEMI、胸痛中心等相关知识的科普与教育，对于提高公众对 STEMI 和胸痛症状的认知、缩短其就医时间，进一步缩短院前救治延迟是很有必要的。

院内延迟的主要原因是手术知情同意签署时间过长，患者经济条件因素，基层医院医务人员相关专业技能相对缺乏，各个医院之间，以及医院内部各个部门之间衔接不紧密。此外，医院领导对胸痛中心支持力度欠缺等也是造成院内延迟的时间过长的原因。

有研究显示，导致院内延迟的主要因素是患者再灌注决定延迟。因此，应该通过制定新的公共卫生策略，对高危患者及其家庭成员进行教育，从而增加他们对 STEMI 再灌注治疗的重要性和益处的认识；并且需要推进 STEMI 患者院前心电图记录，以及对院前心电图进行严重程度评分优化。医务人员应熟练掌握胸痛的危险分层并进行动态评估；对于高危患者通常采用早期介入或溶栓治疗策略，以迅速恢复受累心肌的血运重建；中、低危患者通常可以在急诊室接受治疗或离院随访。

从发病到 FMC 时间，涉及因素众多，如患者文化知识水平、既往是否有心脏病史、心血管疾病家族史、疼痛的性质、疼痛的程度，以及疼痛可否自行缓解、发病地点与具有 PCI 能力的医院的距离、来院方式等等。这些因素中大部分可以改变，因此胸痛中心的职责并不仅仅是对胸痛患者的救治，还需要对大众进行胸痛中心的宣传及普及，增加大众对胸痛中心的认识。同时，还要能够尽早识别高危胸痛，积极就医，缩短救治时间，改善预后。

急性心肌梗死的早期发现并诊断，最常用的检查方法是心电图，心电图对于急性心肌梗死特别是 STEMI 的检出率比较高。目前，胸痛中心推荐 FMC 到首份心电图完成时间在 10 分钟以内，这可以通过对"120"医师、急诊科人员及区域医院医生进行培训，加强其关于心电图对心肌梗死诊断重要性的认识。

国内某胸痛中心发现，延长 D-to-B 的主要因素有：患者非工作时间 AMI 就诊、PCI 手术知情同意签署获取时间较长，以及心导管室准备时间过长。可见，要改善胸痛救治时间，加强胸痛中心普及宣传教育、健全有效的非工作时间 AMI 诊治流程、建立导管室一键启动制度是必不可少的。

据统计，2010 年我国 STEMI 患者院前延迟时间为 5~8 小时，院内延迟时间约 2 小时，而 2010 年美国 STEMI 患者院前延迟时间为 1.5~2.0 小时，院内延迟时间约 1 小时。我国 ACS 临床路径相关研究表明，我国胸痛患者从症状出现到入院诊治的时间间隔在二级医院为 5 小时，在三级医院约为 8 小时，约有 2/3 的 STEMI 患者没有接受及时再灌注治疗或延迟再灌注治疗。因此，要解决根本问题，需解决患者延迟问题，完善急救体系。院前急救是担负着患者到达医院前实施的现场救治和途中监护的医疗活动，在很大程度上决定患者能否得到及时救治,是胸痛患者救治的关键一环,应补充院前治疗的短板,积极寻求院前治疗的"突破点"。国内一些学者从"120"急救、社区医院、胸痛中心认证医院、大众等多个维度,通过标准化流程设计、信息化工作运作、协同化救治、社区化宣教,建立了"社区—120—急诊科"三位一体的一体化联动救治模式,大大缩短了 AMI 患者从发生胸痛症状或征兆到首次医疗接触的时间,明显提升了救治成果。由此可见,要想提高胸痛救治效率、缩短救治时间,就必须要优化胸痛中心相关单位布局,尽可能减少患者在基层医院留滞时间,同时还要优化医院信息传输的快速反应力,提升患者对疾病的了解,增强其自我保健判断力。

陈霞等的研究发现基于胸痛中心的区域协同救治体系建设,通过有效整合医疗资源,优化院内胸痛救治流程,建立快速区域协同救治网络体系,能够有效缩短 AMI 患者 D-to-B 时间,显著提高其救治成功率。中国人民解放军西部战区总医院(原成都军区总医院)的曾美,通过时间节点管理急诊胸痛处置流程,缩短了 AMI 患者在急诊科的停留时间,为行 PCI 赢得了宝贵的时间。时间节点管理的方式,可以把一项繁琐的工作以时间或任务方式进行分割,并将其细化为许多不同节点,并设置质控标准,让工作人员明确自己的工作在哪个节点,了解自己的职责和任务,提高工作效率和经营水平。通过胸痛患者的流程时间节点管理,使 AMI 患者的从接诊时间到 PCI 手术时间控制在 90 分钟以内,达到了国家胸痛中心的要求,明显提高了急诊救治的整体水平。涂琳等在对胸痛中心模式与常规诊疗流程的比较观察研究中发现,从 STEMI 急诊 PCI 救治效果看,胸痛中心模式较常规诊疗模式,更能改善 STEMI 患者行 PCI 的临床结局。

PCI 知情同意签署时间与医师告知患者病情时间、患者家属对疾病理解程度、患者经济状况、是否有家属陪同等因素有关。研究表明,心内科医师会诊时间、医师向患者及家属解释病情时间,也是导致再灌注延迟的主要原因。知情同意书签署时间过长在许多医院并不少见,导致签署时间延长的因素很多,这些因素中患者方面的因素,尤其是经济因素往往难以控制,在经济欠发达地区 D-to-B 的时间延误主要因素之一就是手术知情同意书签署时间延误。因此,缩短签署时间,也是缩短总 D-to-B 的主要手段。这就要求首诊医师及手术医师尽早沟通病情,必要时可借助辅助工具,如心脏模型、心肌梗死动画或者视频,形象生动地帮助患者家属理解疾病危害,尽早决定是否行 PCI 治疗;同时,需要加强民众对胸痛相关知识普及与宣传教育,可允许急诊科或"120"急救医师对患方先进行预谈话或者建立相应的谈话激励机制。门-球时间(D-to-B)是指患者进入医院大门到开通"罪犯"血管的时间,缩短 D-to-B 对急性 STEMI 预后有重大意义。D-to-B<90 分钟能明显改善 STEMI 患者短期和长期预后。STEMI 患者的 D-to-B 延长,也同样会影响心血管相关疾病的医疗费用,特别是 D-to-B 在 90 分钟以上的患者会有较高的心血管疾病相关医疗费用。

相关研究表明,院前部分延迟是导致 STEMI 患者急诊 PCI 延迟的主要原因之一。有研究表明改善"120"急救转运系统效率,可有效缩短 AMI 再灌注时间。STEMI 患者受累心肌缺血时间延长将直接导致不可逆的心肌损伤增加和死亡率增加。因此,迅速恢复心肌灌注至关重要。

胸痛中心模式下,12 导联心电图的远程传输可准确、可靠地进行 STEMI 的院前诊断,并且还可以明显缩短 STEMI 患者确诊及 PCI 开始时间,进一步提高 STEMI 患者住院生存率。急性 STEMI 发病急性期内,患者猝死的风险高,研究已表明自行转运的"进门-再灌注时间"(即患者从进入医院大门至患者闭塞冠状动脉被重新开通恢复灌注的时间)的延误风险远高于急救系统的转运。

美国 ACTION Registry-GWTG 研究发现,37 634 例急性 STEMI 患者中有 60% 通过救护车、流动便携式重症监护治疗病房或医疗救护直升机来院,40% 则未采用紧急医疗服务(emergency medical service,EMS)来院。我国的"120"急救基本依靠救护车运输,直升机仅在部分地区有少数报道。来自厦门市的研究显示,经"120"转运的 STEMI 患者比例仅占 39%,43% 患者为自行来院,这也提示在急性 STEMI 救治中,对大众的健康教育有待加强。就诊的胸痛患者,胸痛主要发生在院外,其中主要集中在工作地点和家中,约 50% 的急性胸痛患者出现症状后未能及时就诊,出现院外延误及时诊治的情况。另外,出现胸痛症状自行入院的患者,需经过分诊、挂号、收费等手续后才能得到相关专科诊治,院内手续繁琐,一定程度上也延误了胸痛患者的有效诊治。

综上,患者救治延迟、医疗体系不健全、信息化落后等成为制约胸痛患者救治,尤其是 STEMI 能否得到有效救治的重要因素。另外,医疗资源的地区的不均衡,院前和院内信息共享不足;急救资源配置不合理、缺乏统一指挥调度;多学科协同效率不高、急诊医疗服务水平和医疗质量参差不齐等共性问题,成为胸痛患者救治水平进一步提高的重大瓶颈。

为了解决院外、院内胸痛患者救治的延误问题,近年来,我国借鉴国外胸痛救治经验,做出了多种尝试,并且陆续成立胸痛中心,使得我国急性胸痛救治技术取得了较好发展,截至 2017 年 12 月,我国总计建立 406 家胸痛中心。

胸痛中心不是一个医院独自的医疗任务,而是各级医院,乃至整个社会共同的建设任务,需要政府部门和社会各界的共同参与。我国人口基数大、AMI 发病率高,在如此严峻的形势下,当下已经通过认证的胸痛中心医院数量相对不足。因此,快速推进我国胸痛中心的建设及认证进度是大势所趋。借助胸痛中心这一平台可以让更多的患者获益。

目前,我国胸痛中心对急性胸痛患者管理仍然存在很多不足之处,而现代化的数字信息能够为胸痛中心的建设与发展提供良好机遇。院前、院内 12 导联心电图实时传输系统,有利于 STEMI 患者的早期明确诊断,缩短 STEMI 患者救治的门 - 球时间(D-to-B),提高短期疗效和降低患者住院期间治疗费用。医院组建新型心电图实时传输网络系统,将能够发挥巨大作用。有研究表明,通过云计算系统对患者进行转移,不仅能够减少 STEMI 患者发病到完成第一份心电图完成时间,还能够有效缩短 D-to-B。创新监测系统的实施,也可以简化 STEMI 患者在转运过程中的繁琐程序,从而降低心肌缺血时间,提高救治率。智能时代的到来、新技术的出现,为胸痛中心救治网络体系建设及患者快速转运,提供更加便利的模式。以胸痛中心为枢纽、加强胸痛中心救治网络体系建设,建立由政府主导的、社会层面、院前急救及各级医院一体化的胸痛区域协同救治网络势在必行。

关于中、美两国急性 STEMI 救治网络的研究结果显示,急性 STEMI 区域救治网络已成为缩短患者缺血时间、提高再灌注治疗率的重要保障体系。在依托认证胸痛中心的基础上,以 PCI 医院指导为主的区域救治网络,可能是适应当前中国部分地区情况的重要策略。STEMI 患者救治最有效的治疗措施就是尽早开通"罪犯"血管,恢复再灌注血流。从 2011 年开始,我国多省市相继根据其地区特点,建立了相应的急性 STEMI 救治网络体系,以缩短缺血时间,提高再灌注治疗率。

将中国和美国 STEMI 患者救治网络体系进行比较发现,中国的胸痛救治可能还存在以下 6 点不足：①对于 PCI 医院或非 PCI 医院,胸痛中心认证仍是保障救治流程规范化的重要环节,但各地区对认证的重视程度不一致;②各地区的"120"急救系统模式差别较大,需优化救护车、院前急救人员的配备;③能及时解读心电图的合格人员比例不高;④数据采集和反馈系统不够完善,急救网络的运行模式尚不成熟;⑤公众对 STEMI 相关知识了解欠缺,健康教育普及工作仍亟待开展;⑥某些地域的行政决策支持实施较缓慢,无法保证胸痛中心体系长期不断完善。

（史键山　张　伟　陈　美）

第二节　胸痛大平台建设

一、现状分析

目前的胸痛中心,已不能满足针对急性心肌梗死患者早期救治的要求,所以胸痛大平台概念应运而生。胸痛大平台是汇集多学科共同协作,将全院资源整合,为急性高危胸痛患者提供早就医、早识别、早诊断及动态风险评估的新型模式。

胸痛大平台致力于协调各个部门之间工作的紧密衔接,联合基层医院与有 PCI 能力的医院之间的救治网络,期望相关部门对于胸痛大平台建设加大支持力度,从而进一步提高急诊 AMI 患者的早期 PCI 救治能力。

二、主要优势

急诊与院前急救大平台建设将在传统的急诊分区基础上进行改造,在急诊科建立"零通道（zero channel）"。"零通道"是相对绿色通道建立起的新概念,主要包含"零"空间、"零"时间、"零"流程。"零通道"是衔接院前与院内的重要桥梁,是整个"围创伤期"（或"围胸痛期""围卒中期"）的重要组成部分,是整体救治时间轴能否真正缩短的关键。胸痛大平台的搭建实现了区域性急诊急救医疗资源的统一管理、院前急救与院内救治的一体化无缝衔接、急救战线迁移、多学科高效协作与运行、危重胸痛患者的早期识别干预和规范化救治与持续改进、胸痛患者远程救治和基层与公众急救知识科普普及,最终达到最大程度降低 AMI 发病率和病死率,提高救治成功率,改善患者预后的目的。

三、胸痛大平台的发展

（一）胸痛的自救教育

健康教育是做好疾病预防控制的一个重要手段。与签约社区合作,重点从 3 个方面开展健康教育。

1. 让居民了解胸痛的严重危害,能够引起足够的重视,主动采取积极预防措施。

2. 让居民了解胸痛发病的主要危险因素和诱发因素,并学会如何预防。

3. 发生了胸痛后,应该如何判断和准确应对,尽快寻求专业帮助,缩短从发病到首次医疗接触的时间。

另外,应用新媒体、自媒体以及电视网络等,特别是利用手机 App、互联网等信息技术,将胸痛急救体系建设纳入本市正在开展的"智慧社区""智慧城市"等城市智能化体系中,充分利用社区平台,达到人人了解胸痛知识的目的;同时,不断为社区居民提供健康宣教、就医指导、出院后的随访管理等服务。研究证实急诊医疗服务体系(emergency medical service system,EMSS)转运胸痛患者,可以减少患者院前延迟,并能够进行早期院前干预,降低病死率。而我国胸痛患者使用 EMSS 的比例不足 1/3。2015 年,国家卫生和计划生育委员会医政医管局出台相关文件,要加强院前医疗急救体系建设,为心脑血管病的诊治开通绿色通道,其中加强公众健康教育更是被提上日程;并明确指出要加强民众健康知识与急救知识的普及推广和宣传教育,提高患者和高危人群及时就诊的意识。随着责任单位对社区宣教工作的不断深入,将进一步提高民众急救自救意识,从而提高胸痛患者救治成功率。

(二)CPR 培训体系

1. 健全的 CPR 培训体系　CPR 教育培训体系是指针对医务人员和非医务人员,就 CPR 理论和技能进行系统性、规范化培训,实施考核评价并规范化认证的教学体系,包括学员课程和导师课程。公众科普培训体系是指针对广大公众,以 CPR 科学普及和基本技能传授为目标的认证或非认证课程体系,形式多样,不拘一格。评价和质量控制体系是教育、科普培训体系的重要支撑及保障,既体现培训的规范和效果,也是培训质量持续改进的动力和依据。健全的培训体系的构建,不仅需要专业学术团体、组织的积极推动和建设,更需要包括广大医务人员在内的全民积极参与,从而不断提升我国 CPR 科学发展和技术进步,最终提高我国对各类心脏骤停(cardiac arrest,CA)患者的抢救成功率。

2. 借助专业的学术团体和组织进行推动　CA 是一种起病隐袭、急骤,严重危及生命的临床综合征。严格来讲,CPR 培训是一个涉及心血管内科、急诊科、重症医学科等多个学科,以及医学、伦理、社会、经济等多领域的综合难点问题。想要解决这个问题不得不依靠科学的顶层设计、科学的规划,以及专业的学术团体和组织进行专业科学的推动与指导,并创新性地将前沿的 CPR 科学技术和理念转化为规范的培训课程及资源,通过受训学员和公众的实践,实现科技的转化应用,并最终产生实际效果。因此,结合我国特有的国情,需要专业公信力团队进行 CPR 的专业推动,要求这类专业公信力团队具备广泛动员能力和长期持久的推动力,并能牵头带动整个社会的培训。此类专业公信力团队在政府的监管和支持下带动或联合各大学术组织和民间组织积极参与并推广普及 CPR。

3. 专业公信力　在全国范围内进行专业推动的学术团体应该具有专业公信力,这些团体应该具备以下职能:①能够定期编写、修订 CPR 理论科学和应用实践的根本性、指导性文件,为 CPR 培训提供科学依据;②组织建立权威的专家委员会,并成立专业培训指导机构,在全国范围内进行 CPR 理论及技能培训并颁发证书,专家委员会同时负责 CPR 课程体系的打造,其宗旨是打造一套科学的、规范的、实际应用性强的培训课程,并定期对培训中心在课程的实施方面进行评估和指导;③建立包括国家、地区和单位在内的三级教育培训体系,完善导师团队,开展规范化认证培训;④建立科学、规范的培训评价与质量控制体系,应与教育培训体系相匹配,并且能够全面组织开展培训认证和管理工作。

4. 持续推动力 要想达到 CPR 培训的持续推动,就需要尽快建立科学完善的 CPR 培训体系,并且要求专业培训团体持之以恒地对民众进行 CPR 推广普及教育,保持 CPR 培训持续进行下去。因此,专业团体应该在持续推动 CPR 的科学和技术研究及培训转化的同时,适当引导社会公益基金、产学研转化项目对中国 CPR 培训形成必要的支撑和帮助,尤其是对于经济欠发达地区的 CPR 培训和以消除区域差异化为目的的 CPR 培训,更应该实现全程、精准和持续的支持,确保我国 CPR 培训事业的持续性和平衡性。

5. 全民参与 我国人口众多,然而 CPR 培训的普及率却不足 1%。当前仅靠有限的专业人员的推动无法切实提高全民 CPR 普及率,"全民参与"才是改变我国 CPR 培训普及现状的终极策略。全民参与不是"一窝蜂"的无序运动,更不能停留于空喊口号。全民参与需要相关行政部门重视 CPR 培训,将 CPR 培训纳入公民基本素质教育目录,鼓励并支持各种CPR 培训与普及活动、开展相关宣传和推广活动。专业团体应该主动、广泛地动员、团结及指导各类、各级学术团体、社会组织、志愿者团体等积极参与到全民 CPR 培训和普及活动中来,提供科学的教育、培训素材和必要的技术、师资支持,激发各个组织的积极性和创造性,开发各种形式的全民普及教育材料,利用各种机会、渠道及方式进行广泛、全面、生动和持续的教育普及。全民参与的目标是全民关注、全民学会、积极传播。将 CPR 技术发展成为民众日常生活中熟练掌握的知识和技能,并以此推动和促进民众整体健康观念的树立,指导民众在急重症发生时能够及时进行自救、他救。另外,经过培训认证的急救志愿者在我国的灾难医疗应急与日常急救反应体系中发挥越来越明显的作用,并将在不久的将来,成为我国急救反应和灾害应急体系构建的重要组成部分。与目前国际发展趋势相一致,高水平的急救技能和现代化科技装备将是志愿者在院外 CA 急救中发挥作用的重要保证。因此,我国的急救志愿者能否获得高质量的 CPR 和急救技能培训及认证,将成为今后急救志愿者事业健康发展与成功的关键因素。对于 CPR 的社会公益培训和普及,社会捐赠、公益基金和医疗器械厂商的公益支持等社会资源,也是全民参与的重要组成部分。因此,在严格遵守国家法律法规的前提下,在保证培训的公益性和科学性的原则下,鼓励和吸纳有社会责任感的团体和个人加入 CPR 培训,能够加快我国 CPR 培训普及的步伐,提高 CPR 培训的质量。

6. 科学的方法 强调 CPR 培训的同质性,课程培训的形式应该确保培训后学员对相关知识和技能的掌握没有显著差异。CPR 培训的培训面广,培训对象不一,对技能及知识的掌握范围和层次也不完全相同。要保证同质化教学并进行有效的质量控制难度很大。大量研究已经证实,以视频为主导,学练结合,小班教学的标准化教学模式,能够最大程度提供标准化的知识和技能培训,且学员收效最佳,是目前国际上大规模标准化认证培训的首选方式。我国的 CPR 认证培训,应该建立以标准化视频为基础的小班型(一定的导师学员比例)学练结合的课程体系,保证认证培训的教学质量和效果。随着信息技术的发展和人们学习方式的改变,网络课程教学和基于网络课程的混合式教学模式,也逐渐成为临床技能教学的新宠。学员可以在线下载网络标准视频课程,进行理论教学和急救思维培训,然后在完成规定培训学时后进入培训中心,或在社区、家庭练习使用简易模型,最后再到培训中心进行预约考核,考核通过后颁发急救证书,完成整个教学过程。这种新的培训方式机动灵活、方便快捷、普及推广迅速,已成为未来 CPR 认证培训的重要补充和方向。因此,建议 CPR 的认证培训采用以上 2 种教学模式。随着移动通信终端、互联网技术的发展,CPR 培训形式还可以进一步拓展和丰富,使受训人员参与培训、掌握技能都更加便捷。

(三) 中国 AED 使用现状

有流行病学调查研究数据提示,我国每年 CA 患者总数达 178 万人,生存率仅为 1%。而美国每年 CA 总数为 25 万人,生存率却高达 28.7%。是什么原因造成如此之大的差距? 一是因为 "不会救",我国公众急救技能相对匮乏、急救知识普及率偏低,在一些急症突发事件现场当事人常常不知所措,或仅仅会拨打 "120" 求救,致使很多患者失去最佳抢救时机。二是因为 "不敢救",由于相关法律保障尚不完善,出于对自身的保护,加上社会舆论新闻的误导,遇到突发事件时,公众有时不敢挺身施救。

需要建立专门专业的急救普及培训机构,进一步加强急救普及培训师资建设。可招聘一些热心公益事业、具有强烈事业心和责任心的爱心人士,邀请他们免费参加红十字会的应急救护师资培训课程,再从这些获得了应急救护师资格证的志愿者中择优选拔一批作为授课教师,对其他民众进行培训,进而缓解当前应急救护培训工作人员不足的现状。另外,对于已经取得应急救护资格证书的救护员,要进行每年定期复训一次,使得学员们能够更熟练、有效地掌握急救技能,并将急救知识传播到全社会。对于重点人群与特殊行业工作者开展应急救护培训,要求他们必须掌握相关急救知识,并在上岗前进行 CPR 培训,充分利用其职业优势。对于易发生 CA 及意外事故的高危人群,也要进行专门的、针对性的 CPR 培训。在人群易聚集的场所要加大 AED 的安装及普及力度。AED 的安装密度,应当满足 "4 分钟距离" 的要求。鼓励广大民众学习 AED 的使用,对已经配备了 AED 的公众场所的责任单位相关人员以 1∶10 的比例进行 AED 使用培训,确保有足够多的人员能够有效使用 AED 进行急救抢救。

需要建立完善的可依赖的法律法规。推动急救知识进课堂,可在幼儿园、中小学等各级各类学校开设心肺复苏课程,教会孩子们在危急时学会自救互救的技能。AED 被誉为 "救命神器",早在 2004 年中国 AED 工程就已经启动,但直到 2006 年底我们才有了第一台国产的 AED。我国 AED 正式启动是在 2007 年 2 月,北京首都国际机场在候机厅、安检处等位置安装了一定数量的 AED。2008 年北京奥运会期间,北京市政府一次性购买了数百台 AED,这些 AED 被分布在奥运会的各个运动场馆、奥运村、酒店,以及运动员和游客集中的大型交通枢纽点、商场。中国生物医学工程学会心律分会和中国医师协会心血管内科医师分会已经在积极推动我国 AED 计划的实施。考虑到竞技体育运动员 CA 发生率高的原因,我国在北京、上海、广州的运动场馆均有安装 AED,这也是保证各种运动会期间生命安全所必备的重要措施之一。2017 年我国公共场所中 AED 的应用还很有限,北京、上海两地有记录的 AED 数量近 2 000 台。2022 年上海 AED 安装数量已超过 1 000 台,并且市民能够通过百度地图等 APP 软件,对附近的 AED 位置进行搜索查找。成都市急救指挥中心,在 2016 年底开始推动在全市范围内的公共场所安装配置 AED,并对责任单位和民众进行 AED 使用培训。2017 年,海口市陆续在海口美兰国际机场等大型公共场所安装了 14 台 AED,并且拟再次投放 30 台 AED,海南省其他市县也将陆续投放 AED,大连市已配置 200 台 AED 设备。2018 年,杭州市配置了 60 台 AED,其中 45 台安放于杭州主城区,分别在杭州地铁、西湖风景名胜区、萧山机场、杭州师范大学、西湖女子巡逻队、杭州第七中学、南宋序集、学军中学等单位;15 台 AED 安放在富阳区。2018 年,江苏省共配置 AED 设备 100 台,其中 60 台安置在南京,其余分别分布在扬州、淮安、南通、无锡等城市。2018 年,成都全市 19 个重点公共场所共安装配置了 AED 60 台,中山市在公共场合和机关单位投放了 AED 12 台。

(四) 构建基于智能移动设备的结合 AED 地图与心肺复苏志愿者的应用程序

传统上对于旁观者的定义是根据他们对心脏骤停事件的距离,而不是他们心肺复苏的能力及意愿,目前,尚无可行的方法来召集心脏骤停事件附近有心肺复苏能力及意愿的旁观者。移动设备,包括智能手机和平板电脑的 GPS 功能和无线连接能够改变这个状况。2014年,全球约有 17.5 亿智能手机用户。市民可以将软件下载到他们的移动设备上。软件实现的一个主要功能是协调通信和公共推广,鼓励受过 CPR 培训的个人下载应用程序(软件),并专门针对受过 CPR 培训的人员(例如护理人员、急救医疗技术人员、消防员、其他卫生保健提供者,以及获得 CPR 证书的民众)进行消息推送。通过全球定位系统和移动设备的映射功能,以及本地"120"急救中心提供的心脏骤停位置数据,应用程序可以向心脏骤停事件附近安装了该应用程序的响应用户,发送定向的心脏骤停事件通知,通知包括疑似心脏骤停紧急事件的确切位置和附近登记的 AED 设备,一旦专业的应答者到达现场,软件传递的通知将被移除,并且通知用户不再需要他们的帮助。在移动设备的锁定屏幕上看到的响应心脏骤停通知时,软件的通知可以显示心脏骤停事件地点地图,地图上显示心脏骤停发生地点的位置、已登记注册的附近 AED 位置,以及本人位置,分别用不同图形显示。当接收到的不是文本消息而是警报通知时,响应者尝试找到附近的 AED,并根据显示器上的信息将其带到院外心脏骤停(out of hospital cardiac arrest,OHCA)场景。旁观者也可以知道附近的 AED位置,并通过自己的应用程序带来一个 AED。

(陈 松　史键山　翁绮婧)

参考文献

[1] 郭继鸿. 中国心脏性猝死现状与防治 [J]. 中国循环杂志, 2013, 28 (5): 323-326.

[2] 曹秋野, 李宗浩, 安佰京. 公众对 AED 使用认知度调查 [J]. 中国急救复苏与灾害医学杂志, 2017, 12 (1): 6-8.

[3] 严慧深, 卜平, 熊彦, 等. 非医学专业人群使用 AED 的可行性和需求分析 [J]. 医学理论与实践, 2017, 30 (23): 3578-3579.

[4] 易绍东, 向定成, 段天兵, 等. 建立胸痛中心对不同来院方式 ST 段抬高急性心肌梗死患者进门- 球囊时间的影响 [J]. 中国介入心脏病学杂志, 2014 (9): 549-552.

[5] 赵鹏程, 毕超, 姜婷, 等. 院前心脏骤停患者心肺复苏时由第一目击者使用自动体外除颤器的优势 Meta分析 [J]. 中国急救医学, 2018, 38 (4): 350-356.

[6] BÆKGAARD J S, VIERECK S, MØLLER T P, et al. The effects of public access de-fibrillation on survival after out-of-hospital cardiac arrest: A systematic review of observational studies [J]. Circulation, 2017, 5136 (10): 954-965.

[7] BROOKS S C, SIMMONS G, WORTHINGTON H, et al. The Pulse Point Respond mobile device application to crowd source basic life support for patients without-of-hospital cardiac arrest: Challenges for optimal implementa-tion [J]. Resuscitation, 2016, 98: 20-26.

[8] HATAKEYAMA T, NISHIYAMA C, SHIMAMOTO T, et al. A smartphone application to reduce the time to automated external defibrillator delivery aftera witnessed out-of-hospital cardiac arrest: A randomized

simulation-based study [J]. Simul Healthc, 2018, 13 (6): 387-393.

［9］中国研究型医院学会心肺复苏学专业委员会中华医学会科学普及分会. 2018 中国心肺复苏培训专家共识 [J]. 中华危重病急救医学, 2018, 30 (5): 385-400.

［10］陈昊, 刘坚, 周民伟, 等. 区域协同胸痛急救网络体系的建设与实践 [J]. 中国医院管理, 2013, 33 (2): 28-30.

［11］张健, 胡大一, 孙金勇, 等. 急性胸痛患者的病因调查及胸痛中心对胸痛患者诊疗时间的影响 [J]. 临床心血管病杂志, 2010, 26 (8): 618-620.

［12］MENG Q, XU L, ZHANG Y, et al. Trends in access to health services and financial protection in China between 2003 and 2011: A cross sectional study [J]. Lancet, 2012, 37 (9): 805-814.

［13］中国医师协会心血管外科分会大血管外科专业委员会. 主动脉夹层诊断与治疗规范中国专家共识 [J]. 中华胸心血管外科杂志, 2017, 33 (11): 641-654.

［14］中华医学会心血管病学分会肺血管病学组. 急性肺栓塞诊断与治疗中国专家共识 (2015)[J]. 中华心血管病杂志, 2016, 44 (3): 197-211.

［15］MACDUFF A, ARNOLD A, HARVEY J. Management of spontaneous pneumothorax: British Thoracic Society Pleural Disease Guideline 2010 [J]. Thorax, 2010, 65 Suppl 2: ii18-31.

［16］LI J, LI X, WANG Q, et al. ST-segment elevation myocardial infarction in China from 2001 to 2011 (the China PEACE-Retrospective Acute Myocardial Infarction Study): A retrospective analysis of hospital data [J]. Lancet, 2015, 385 (9966): 441-451.

［17］胡大一, 丁荣晶. "胸痛中心" 建设中国专家共识 [J]. 中国心血管病研究, 2011, 9 (1): 325-334.

［18］吕传柱, 金世红, 黄航. 院前急救网络技术的应用——现场救援的实时监控、数据库支持和标准化操作 [J]. 中华急诊医学杂志, 2005, 14 (7): 612-614.

［19］胡大一. 从 ACS 的救治现状看建立胸痛中心的紧迫性 [C].// 中华医学会. 首届中国胸痛中心高峰论坛论文集, 广州, 2011: 1.

［20］重庆同仁至诚科技有限公司. 胸痛急救医联网系统及其应用方法: 中国. CN201710142507. 4 [P], 2017-08-29.

［21］吕传柱. 推动全民参与的 "大急救" [N]. 经济日报, 2015-09-19 (007).

第七章
急诊与院前急救大平台建设卒中理论概述

急诊与院前急救大平台的卒中平台建设,聚焦于将卒中院前急救、院内卒中小组和专科卒中治疗整合为规范化、高效率的多学科一体化服务模式,整合卒中救治相关力量,不断更新、优化救治流程及路径,在看得见的空间和场所上,搭建一套"看不见"的多学科急救协作机制和流程,并通过信息化手段为这些机制和流程提供支持、监管和持续改进。按照相关标准建立的急诊与院前急救大平台下的卒中平台,最终目标是为脑卒中患者提供及时有效的治疗流程及方案,让"时间窗"内溶栓成为现实。

第一节　脑卒中的流行病学现状

脑卒中是由多种因素引起脑内动脉狭窄、阻塞或破裂,发病后可以迅速造成弥漫性或局限性脑功能障碍甚至死亡。在中国这个拥有 14 亿人口的国家,脑卒中已上升为居民的主要死亡原因,为无数患者家庭乃至全社会带来了沉重的经济负担。近年来,国内外在脑卒中的流行病学及预防控制上进行了大量研究,为脑卒中的防治工作提供了大量科学依据。

一、脑卒中患病率、发病率和死亡率高

脑卒中(cerebral stroke)俗称"中风",因具有发病率、致残率及复发率高的特点而备受关注。卒中主要包括缺血性脑卒中(cerebral ischemic stroke, CIS)和出血性脑卒中(cerebral hemorrhage)2 种类型。CIS 具体包括血栓性脑梗死、栓塞性脑梗死、腔隙性脑梗死、多发性脑梗死及短暂性脑缺血发作(transient ischemic attack, TIA)等。出血性脑卒中根据出血部位的不同又分为脑出血及蛛网膜下腔出血。我国的卒中疾病负担严重,卒中患病率、发病率、死亡率高。

《中国脑卒中防治报告(2018)》指出,脑卒中是造成我国减寿年数的第一位病因。相关数据显示,2017 年脑血管病占我国居民疾病死亡比例,在农村人群为 23.18%,在城市人群为 20.52%,这意味着在我国因病死亡的人群中,每 5 人里就至少有 1 人死于脑卒中。有数据显

示,脑卒中患者发病的平均年龄为 66.4 岁,男性平均 66.2 岁,女性平均 66.6 岁。存活的卒中患者中最常见的危险因素为高血压、吸烟和饮酒。不同地区、不同疾病的患病率也存在差异,西北地区高血压患病率最高,华南地区糖尿病患病率最高,华中地区血脂异常的患病率最高。

我国卒中的危害不容忽视,今后一段时期应将防控脑卒中的重点转到农村地区,制定合理防控对策,加大宣教力度,争取使脑卒中的发病率得到控制,并进一步降低死亡率。诚然,整个防治任务较为艰巨,需要各方努力。

二、脑卒中的年轻化倾向

《"健康中国 2030"规划纲要》中提到,要为人民群众提供全方位、全周期的健康服务。近期数据显示,我国 40 岁以上人群中,15% 面临脑卒中的高风险。有数据显示,我国的脑卒中发病率呈上升趋势。更为严重的是,这种"老年病"在我国正在年轻化。有数据显示,我国的脑卒中平均发病年龄为 66 岁,比美国的平均发病年龄早 10 年。由于高血压病和脑血管病等因素,许多患者在 45 岁之前即发病,同时,脑卒中患者也面临着高复发风险。

一项研究显示,我国农村低收入人群中,中青年卒中负担增加,该研究从 1992 年开始,共招募了 14 920 名居民,每年登记卒中事件和所有死亡事件,发现每 10 万人年的首次卒中的年龄标准化发病率显著增加,在 55~64 岁的成年人中观察到最大增加,其缺血性脑卒中的年增长率为 11.6%。与发达国家相比,我国的卒中负担主要来自青年和中年人。因此,需要控制这一人群的危险因素,以减少中国未来的卒中负担。

三、脑卒中相关危险因素

INTERSTROKE 研究是一项关于卒中的大型病例对照研究,2010 年该研究确立了十大卒中危险因素,分别是高血压、高血脂、吸烟、缺乏运动、腹型肥胖、心脏疾病、饮食、酒精、糖尿病和心理因素。其中,高血压是最主要的危险因素。

(一)高血压

20 世纪 60 年代,临床研究发现降低血压对减少卒中死亡的益处明显。研究显示,在针对严重高血压患者(舒张压为 115~129mmHg,1mmHg=0.133kPa)的降压药物临床试验中,降压治疗减少脑卒中发生率的效果显著。仅仅 18 个月后,接受安慰剂治疗的患者,脑卒中发病率增加,试验停止,并且让所有参与者都服用控制高血压药物。其结果与其他控制血压相关的临床试验一致。因此,控制高血压被作为 20 世纪降低脑卒中死亡率的主要方法。

我国自 20 世纪 70 年代初以来,高血压治疗率和控制率一直在增加,虽然存在年龄、种族和性别之间的差异,但都可以看到这种改善。接受治疗的高血压患者的收缩压低于未治疗的患者,也进一步证明治疗的影响。在此期间,接受治疗的患者其血压显示出显著的改善。在所有年龄、种族和性别群体中,平均收缩压(SBP)均有所下降。提示我国在过去几十年中,高血压的治疗和控制的显著效果。

在 Lewington 等进行的一项前瞻性观察性研究的荟萃分析中发现,每增加 20mmHg 收缩压和 10mmHg 舒张压,脑卒中死亡率将增加 2 倍。在高血压人群中,降低血压的益处是显而易见的。而极端的血压水平在脑卒中高危人群中更为普遍。

2005—2015 年,有学者对巴西若因维利地区的年轻人脑梗死和脑出血发病率的趋势进行研究,共登记了 2 483 例患者,结果显示在<45 岁的受试者中,卒中总体发病率显著增加;在<55 岁的受试者中,脑梗死的发病率增加了 66%;但<45 岁受试者的脑出血发病率没有显著变化。来自法布里的针对脑卒中家族史的研究数据显示,年轻(年龄<55 岁)的脑卒中患者中,有 1 532 例短暂性脑缺血发作和缺血性卒中患者(37.3%)存在卒中家族史,父母有脑卒中病史的患者,更常有患脑卒中的兄弟姐妹。

(二)高血脂 / 肥胖

肥胖会增加年轻人缺血性卒中的风险,1992—2008 年,有研究者通过巴尔的摩、华盛顿地区的 59 家医院,入选首次发生缺血性卒中年龄在 15~49 岁的患者,按照相应标准最终确定研究人群包括病例组 1 201 例和对照组 1 154 例。该研究结果显示体重指数增加与早发性卒中之间存在关联,这与其他针对老年人进行的研究的结果一致。并且,该研究还发现,控制血压和血糖后,体重指数与卒中之间的关系减弱,不再具有统计学意义。从公共卫生的角度来看,未经调整的数据更有意义,因为一部分高血压和糖尿病是由肥胖引起的。近来有报告显示,美国卒中的发病率正在下降,并将脑卒中风险因素(如吸烟、高血压)的下降归为卒中发病率下降的原因之一。应支持采取有力的公共卫生措施来降低卒中的风险。

(三)空气污染、炎症

空气污染、炎症与脑卒中的年轻患者的发病相关。一直以来,人们认识到心血管疾病与直径<10μm 和<2.5μm 的颗粒物(PM)之间存在关联,但空气污染与脑卒中的关系受到的关注较少。一项研究显示,卒中发病率与暴露于 PM<10μm 和<2.5μm 之间存在相关性。该研究入选 2005—2012 年因脑卒中入住当地医院的 4 837 例患者,并进行案例分析,根据个人特征进行分层,其中 89.4% 的是缺血性脑卒中。研究期间观察到年轻成人与 PM 相关的缺血性脑卒中发生风险较高。该研究的结果提示,空气污染与脑卒中的关联,可能存在炎症机制的参与。

(四)总结

大部分危险因素都与心血管系统的状态有关,由于卒中是心血管疾病的一种类型,所有保持心脏和血管健康状态的措施都能够有效地降低卒中发生的危险。一旦卒中症状发作后应及时拨打"120"寻求救援。

(刘强晖　牟雪枫　吴毅峰)

第二节　脑卒中的病理生理学

一、急性缺血性脑卒中

急性缺血性脑卒中(acute ischemic stroke,AIS)又称脑梗死(cerebral infarction,CI),是由于脑动脉闭塞导致的脑组织梗死,伴随着神经元、星形胶质、少突胶质等细胞损伤,是导致死亡和致残的最主要的中枢神经系统血管事件。

(一)神经损伤

急性缺血性脑卒(AIS)期间血流缺乏导致复杂的病理生理反应,导致神经损伤,包括多种机制,如兴奋毒性、线粒体反应、自由基释放、蛋白质错误折叠和炎症改变,导致神经细胞功能丧失。星形胶质细胞的损伤和死亡,以及脑白质损伤也会导致脑损伤。损伤和修复之间的微妙平衡,往往取决于所涉及因素的时间和程度。炎症反应是主要的反应。最初通过释放细胞因子和有害自由基而导致细胞损伤,但最终有助于去除受损组织,从而实现突触重塑。胶质细胞也起双重作用,有助于调节血脑屏障。

(二)兴奋毒性

中枢神经系统(central nervous system,CNS)缺血导致葡萄糖和氧的缺乏,导致神经元细胞不能维持正常的离子梯度。这些神经元的去极化导致过量的谷氨酸释放,进而导致细胞内钙的流入,触发细胞死亡途径,例如细胞凋亡、自噬作用和坏死途径。上述过程被称为兴奋毒性,主要通过涉及 N- 甲基 -D- 天冬氨酸受体(NMDAR)、α- 氨基 -3- 羟基 -5- 甲基 -4- 异恶唑 - 丙酸受体(AMPAR)的谷氨酸能途径介导和红藻氨酸受体介导。钙在兴奋性中的作用仍然很复杂,并且在缺血环境中具有许多作用。细胞内钙的增加引发线粒体功能障碍、自由基、磷脂酶和蛋白酶的激活,导致细胞死亡或损伤。细胞之间的相互作用对于缺血性后的损伤扩散也至关重要。成熟大脑细胞间隙连接减少了神经元的死亡,表明在神经元损伤期间细胞之间可能发生了重要相互作用。上述相互作用也会促进脑水肿,这在脑卒中发生后的前几天具有临床意义。许多治疗方法集中于中断由兴奋毒性引起的致病途径,以促进脑卒中恢复,这在动物模型中经常见到成功案例,但是将其转化为临床应用仍然具有挑战性。

(三)线粒体改变

线粒体在细胞能量稳态中起关键作用,因此,在缺血期间线粒体显著地参与了能量平衡被破坏和 ATP 的合成改变。由于兴奋毒性而经历钙的快速流入,导致线粒体中钙的过量积累,进而导致线粒体通透性转换孔(mtPTP)开放和细胞色素 c 释放。这些事件导致线粒体肿胀、膜塌陷、引发细胞死亡级联反应,如细胞凋亡。由线粒体产生的活性氧(reactive oxygen species,ROS)在缺血环境中可以加重损伤和细胞死亡。维持线粒体完整性并限制它们在细胞中诱导凋亡和氧化应激途径,是防止缺血性损伤引起广泛细胞毒性的重要途径。

(四)自由基损伤

脑缺血还会引发自由基损伤,这会导致神经组织的氧化应激。钙的流入通过一氧化氮合成酶(nitric oxide synthase,NOS)引发一氧化氮(nitric oxide,NO)的产生,其通过形成氧自由基和过氧亚硝酸盐(ONO_2^-)而导致损伤。线粒体在缺血期间发生功能障碍,导致进一步的氧化应激。NADPH 氧化酶在兴奋毒性和缺血的情况下也在 ROS 产生中起关键作用。此外,研究表明炎症有助于中性粒细胞释放可诱导的 NOS(iNOS),导致 NO 的毒性水平提升。自由基触发 PI_3- 激酶 /Akt 途径并上调转录因子 NF-κB。该途径激活的时间和环境,可能决定该信号级联是否改善或阻碍脑卒中恢复。其他途径有瞬时受体电位(transient receptor potential,TRP)通道。TRP 通道(特别是 TRPM7),与局部缺血中的自由基相关,可能有助于增加钙的流入和减少氧合作用时的细胞毒性。自由基不仅有助于初始毒性,还可以阻止恢复,这使得它们成为脑卒中后治疗的重要目标。许多方法减少了缺血性损伤中自由基的氧化应激,并在临床前模型中显示出神经学改善。将这些调节途径与其他缺血性损伤机制相结合,进行相关研究,可能产生新的治疗方法。

(五) 蛋白质错误折叠

最多的细胞内钙储存在内质网(endoplasmic reticulum,ER)中,这是一种调节蛋白质合成并对蛋白质错误折叠作出反应的细胞器。这些过程很大程度上受缺血性损伤诱导的 ER 应激的影响。由于神经细胞中发生兴奋性毒性变化,肌质/ER 钙 ATP 酶(SERCA)泵由于能量耗尽而失活,增加了细胞死亡的发生。错误折叠蛋白质的积累增加,也会触发调节 eIF2α 激酶活化的蛋白激酶样 ER 激酶(PERK)途径,从而阻止新的蛋白质合成。已经有研究探索将 eIF2α 的磷酸化作为改变脑缺血损伤的手段。需要酶辅助的肌醇(IRE1)是参与蛋白质错误折叠的另一种蛋白质,有研究已经提示其在 ER 应激期间诱导凋亡的途径。通常指导蛋白质合成的分子伴侣(例如氧调节蛋白 150 和结合免疫球蛋白)也在缺血中发生改变,并且这些分子伴侣的上调可以减少细胞凋亡并限制缺血损伤。SERCA 泵衰竭和分子伴侣功能失常的累积效应,使 ER 应激及其在蛋白质错误折叠中的作用成为急性缺血性脑卒中治疗的重要干预目标。

(六) 星形细胞变化和白质损伤

神经元及其连接的神经胶质细胞(星形胶质细胞和少突胶质细胞)在大脑对缺血和恢复的反应中,起着不可或缺的作用。轴突和神经胶质细胞紧密交织在一起,形成构成神经活动的连接和信号,对其进行干预可以加强恢复并减少有害的神经活动。在基线时,脑白质的血液供应比灰质少,这可能使脑白质易于发生缺血性损伤。在缺血性损伤期间,神经胶质细胞受到与神经元相似的损伤途径的损害,包括谷氨酸毒性。缺血还会触发少突胶质细胞上的 P2X7 受体,这会导致钙超载和线粒体去极化。与灰质相比,缺血对白质的关键影响是少突胶质细胞的功能缺陷,以及 NMDA 型谷氨酸受体对白质损伤的影响减弱。

在缺氧条件下,神经胶质也有助于调节炎症和恢复过程,对恢复血脑屏障起积极作用。另外,与神经胶质形成相关的反应性星形胶质细胞也是调节营养因子,胶质细胞对调节脑卒中后的损伤级联反应和影响最终恢复,起着重要作用。

(七) 炎症免疫反应

免疫系统对局部缺血反应和功能的最终恢复,起着至关重要的作用。免疫细胞和炎症因子错综复杂的级联反应,导致血脑屏障破坏及脑卒中后组织的重塑。最初,小胶质细胞对缺血性损伤出现反应,随后树突细胞、巨噬细胞和淋巴细胞增加,并且由于星形胶质细胞减少和血脑屏障破坏发生,中性粒细胞渗透到梗死和梗死周围区域。促炎症细胞因子(即肿瘤坏死因子-α 和白细胞介素-1β)也被脑卒中后组织中的免疫细胞释放,从而增加炎症反应并上调细胞黏附分子的表达,进一步来增强免疫力。另外,免疫细胞还释放可诱导的 NO 合成酶,导致在脑缺血时的有害作用。此外,基质金属蛋白(matrix metallo proteinase,MMP)和髓过氧化物酶(myeloperoxidase,MPO)的产生,因免疫反应而升高,这两者都是导致血脑屏障破坏的主要因素。脑卒中发生后,抑制急性炎症反应已被证明可减少损伤并改善啮齿类动物卒中模型的神经功能预后,但该研究结果尚未转化为临床应用。

炎症因子存在的时间和水平,有助于维持脑卒中后损伤和恢复过程的平衡。通过修剪不需要的突触并允许形成新的生长和连接,免疫反应对恢复具有积极作用。然而,啮齿类动物模型的研究提示,炎症反应也有负面影响,可导致存在免疫缺陷的动物的每搏输出量减少。虽然中性粒细胞释放细胞因子和自由基,使炎症反应恶化,但炎症细胞也有助于清除碎片和受损组织,以促进恢复。脑卒中后炎症反应的平衡,对于患者的恢复至关重要的。

(八) 补体级联组分在缺血性损伤和恢复中起作用

缺血后补体蛋白增加。有证据表明,补体蛋白可通过小胶质细胞标记突触,从而实现突触修剪和重塑。补体蛋白(特别是 C3a 和 C5a)的另一个作用是保护神经元免受脑卒中后发生的 NMDA 兴奋毒性。免疫细胞如嗜酸性粒细胞也会产生营养因子,如神经生长因子(nerve growth factor,NGF)和神经营养素 -3,促进神经元向外生长,并可能对其梗死后的可塑性产生重大影响。小胶质细胞还在神经胶质细胞衍生的神经营养因子(glial-derived neurotrophic factor,GDNF)和脑源性神经营养因子(brain-derived neurotrophic factor,BDNF)的产生方面发挥突出作用,其促进神经生长和愈合。另一种由小胶质细胞调节的分子——胰岛素样生长因子 1(insulin-like growth factors 1,IGF-1)可增强轴突生长及促进脑室下区(subventricular area,SVZ)的神经发生,从而改善卒中恢复。细胞因子,如转化生长因子 -β 和白细胞介素 -10,通常起着驱动炎症反应的作用,但也可因时间和环境不同而促进组织修复和炎症消退。

总之,尽管静脉溶栓治疗带来了一定的临床益处,但是由于时间窗的限制只有少数患者获得治疗,深入研究 AIS 病理生理机制可为突破临床治疗瓶颈提供一定帮助。

二、出血性脑卒中

(一) 脑血流的调节

脑出血(intracerebral hemorrhage,ICH)是卒中的第二大常见原因,可引发脑实质出血和血肿增长。人类的大脑消耗的氧气和葡萄糖约占全身供应量的 20%。氧气和葡萄糖都通过脑血流(cerebral blood flow,CBF)传递到中枢神经系统,然后通过血脑屏障的运输,以供大脑消耗。因此,由于健康血管和心血管系统存在的正常自身调节,脑功能取决于适当的 CBF。如果 CBF 停止,大脑功能将在几秒钟内关闭,神经元也将在几分钟内被不可逆转地损坏。

CBF 由相互连接的血管的协调作用维持,血管在人脑中形成 400 英里(1 英里 =1 609.344 米)长的血管网络。在这个网络中,脑动脉和毛细血管为大脑提供氧气、能量代谢物和营养素。脑静脉回流,从大脑中去除二氧化碳和代谢废物,之后进入体循环以清除。在出血性卒中(ICH 和蛛网膜下腔出血)的初始阶段,反射机制被激活,用以保护脑灌注,但脑血流自身调节的继发功能障碍,最终将减少 CBF 和代谢底物的输送,导致脑缺血、缺氧,最终导致神经细胞死亡。

CBF 受各种调节机制控制,主要包括动脉压、颅内压、动脉血气、神经活动和代谢需求。血管神经网络概念使得神经血管机制越来越受到关注。在生理条件下,增加的 CBF 和氧气输送能力超过了活化脑部位的代谢需求和氧气消耗,从而为氧气扩散到离毛细血管最远的脑细胞,提供了较大的压力梯度,并且涉及不同的细胞类型,例如星形胶质细胞、神经元、周细胞、内皮细胞等,它们作为通信网络以相互调节脑血流。然而,负责这些细胞和血管之间交流的信号分子,尚未得到明确证实。

ICH 被认为是动脉出血性脑损伤,在 ICH 急性期,由于血肿形成而导致的颅内压迅速增加,可能导致自身调节的失败并降低脑灌注压。这就是为什么一些指南建议控制降低血压的治疗而不是积极降低血压,这意味着需要维持脑血流。此外,最近的研究发现,有缺血、出血病灶共存的现象,这表明小血管可能参与 ICH 的发病。

(二) ICH 后继发性脑损伤

ICH 后的继发性脑损伤,被认为是血肿附近的缺血性病变,包括炎症、红细胞溶解、铁沉积和凝血酶的产生。此外,还发现了一些远端缺血性病变。与缺血性脑损伤类似,这些病理生理因素可直接或间接引起脑微静脉内皮功能障碍、微血栓,并最终导致血流减少。结合其他病理生理机制,如氧化应激、细胞凋亡等,也可能导致血脑屏障破坏、脑水肿和脑积水,进一步增加颅内压而形成恶性循环。另一方面,大多数颅内出血发生在高血压患者。高血压血管病变,包括动脉和静脉,可能导致“卒中出血倾向状态”。

(三) 蛛网膜下腔出血

蛛网膜下腔出血(subarachnoid hemorrhage,SAH)是颅内出血的一种特殊亚型。长期以来,脑血管痉挛是动脉瘤性蛛网膜下腔出血后神经功能恶化的经典原因,其导致脑缺血和梗死,从而导致预后不良和偶然死亡。

蛛网膜下腔出血后脑静脉系统与动脉相比,内皮素对其仅具有较低的效力,意味着强大的内皮素受体拮抗剂可能无法缓解“血管痉挛”。最近的研究发现,蛛网膜下腔出血发生 1 天后,深部脑静脉也存在血管痉挛,深部脑静脉直径明显减小,并在蛛网膜下腔出血后 5~7 天达到峰值。但是,SAH 后脑静脉是否确实有直径减小,仍存在争议。另外,蛛网膜下腔出血也可引起脑水肿、脑积水,进而导致脑灌注不足。

脑静脉血栓形成或狭窄,也是引起蛛网膜下腔出血的一种罕见病因。潜在原因可能为,脑静脉血栓形成或狭窄可升高颅内静脉压力或导致颅内静脉系统的机械膨胀,进而导致脑静脉血流改变、动静脉畸形,并最终导致静脉或小静脉破裂。

三、相关危险因素

(一) 高血压

高血压是脑损伤最重要的危险因素。持续的高血压可导致平滑肌细胞肥大和血管重构,最终导致血管腔狭窄,降低静脉扩张性。与此同时,高血压可以增加血管周围空间的胶原生物合成和沉积。然而,高血压病的主要血管并发症是内皮功能障碍,这将导致血管张力调节受损。此外,高血压还可能在脑静脉中引起白细胞和血小板黏附。所有这些病理生理效应可能会增加脑静脉压力,导致脑静脉流出障碍,并最终降低局部脑血流量。

(二) 糖尿病

糖尿病是卒中的另一个主要危险因素。糖尿病的发生是由于胰岛 B 细胞和脂肪组织反应不足,导致营养过剩,出现胰岛素抵抗和代谢应激。代谢应激导致内皮功能障碍,脑静脉系统内皮功能障碍被认为是糖尿病血管病变的初始表现。

(袁光雄　王　伟　曹增林)

第三节　急性缺血性脑卒中溶栓现状及问题分析

一、急性缺血性脑卒中溶栓现状

（一）常用静脉溶栓药物

目前，国内外指南均推荐，AIS 患者恢复血流最主要的措施是静脉溶栓，药物包括重组组织型纤溶酶原激活剂（rt-PA）、尿激酶和替奈普酶。rt-PA 和尿激酶是我国目前使用的主要溶栓药，目前认为，有效挽救半暗带组织的时间窗为 4.5 小时内或 6 小时内。发病 3~4.5 小时内，年龄 ≥80 岁的患者接受阿替普酶静脉溶栓的有效性与安全性与 <80 岁患者一致。对有卒中既往史及糖尿病的患者，发病 3 小时内接受阿替普酶静脉溶栓治疗同样有效。

（二）我国卒中溶栓比例低

中国七城市卒中事件急诊登记数据库的数据显示，在总共纳入的 754 例急性缺血性卒中患者中，共有 20 例（2.7%）患者溶栓。我国的溶栓比例较国外登记调查比例低。美国 Paul Covedell 国家卒中登记研究报告的溶栓比例，各州波动在 3.8%~8.5%。加拿大卒中登记显示溶栓比例在 8.1%~10.2%。也有其他国外社区和多中心急性缺血性脑卒中溶栓监测报告显示，溶栓比例在 8% 左右。在我国的上述数据中，2.7% 溶栓的病例，大多使用了 rt-PA（17 例 /20 例），其中静脉应用 rt-PA 15 例、动脉应用 rt-PA 2 例、静脉应用尿激酶 3 例。而在静脉应用 rt-PA 中，93.3% 存在方案违背。方案违背的主要原因是剂量不足或超过时间窗用药。静脉应用 rt-PA 给药的剂量为 28~68mg，平均为 50mg，静脉应用 rt-PA 治疗仅有 1 例按指南推荐的标准给足剂量，未给足剂量的原因为经济因素等，而非"症状加重"或"过敏反应"。2 例采用 rt-PA 的动脉溶栓，剂量分别为 30mg、37mg。另有 3 例为静脉尿激酶治疗，剂量均为 50 万单位。

（三）我国卒中急救院内延迟时间长

关于溶栓关键时间，我国的上述数据中，大部分患者（17 例 /20 例）在 2 小时内到达医院，院前延迟平均中位时间为 1.17 小时。但发病至给药时间在 3 小时的时间窗内的仅有 30%。急诊接诊到获得检查（CT 或 MRI）平均中位时间为 0.67 小时（约 40 分钟），与国外的研究所需的时间相当。加拿大卒中登记数据显示接诊至获得 CT 检查的平均中位时间为 31 分钟。但是，在获得检查至给予溶栓的时间（中位时间为 2.02 小时）方面，我国较国外其他中心有所延长。加拿大卒中登记显示获得检查到溶栓的平均中位时间为 50 分钟。美国国立卫生研究院（National Institutes of Health，NIH）规定急诊接诊至溶栓（院内延迟）的基准标杆时间为 1 小时。纵观 3 个国家的登记数据，加拿大卒中登记，院内溶栓延迟最短，在 1 小时内溶栓的患者比例平均为 24.9%，平均中位延迟时间为 80 分钟；美国登记的研究次之，只有少数患者在到达急诊后 1 小时内溶栓，而大多数患者在 1~2 小时获得溶栓；而我国的数据显示，急诊接诊至溶栓的中位时间为 2.79 小时，仅有 1 例患者在 1 小时内获得 rt-PA 溶栓治疗,2 例患者在到达急诊后 1~2 小时获得溶栓,40% 的患者在 2~3 小时获得溶栓,溶栓延迟时间最长者甚至长达 7 小时。可见我国卒中急救院内延迟情况较为严重,而导致院内延迟的突出问题是获得检查至给药的时间过长。

(四)儿童急性缺血性脑卒中溶栓比例低

美国一项关于儿童急性缺血性脑卒中(acute ischemic stroke,AIS)溶栓治疗的研究,评估了儿童溶栓治疗的安全性。该研究通过检索 1998—2009 年儿童住院患者数据库,确定一组患有急性缺血性脑卒中的儿童。在该研究中,9 257 例儿童被诊断为急性缺血性脑卒中,其中只有 67 例(0.7%)接受了溶栓治疗。溶栓治疗的儿童比未接受溶栓的儿童年龄大,且他们的住院时间更长。接受溶栓治疗和未接受溶栓治疗的儿童的性别、种族和家庭收入无明显差别。研究显示,脑出血可预测较高的住院死亡率,而是否溶栓并不能预测住院死亡率。每 1 000 例急性缺血性脑卒中患儿,每 3 年溶栓的总体发生率从 5.2% 增加到 9.7%,而这种增加主要见于非儿童医院,儿童医院进行溶栓的比例仍然较低。总的来说,目前儿童急性缺血性脑卒还很少使用溶栓治疗。

(五)国外卒中救治现状

在美国,老年人急性缺血性卒中溶栓治疗的趋势一直在增加。通过对 2005—2010 年全美住院患者样本(national in-patient sample,NIS)的住院数据进行回顾性观察分析,结果显示老年卒中患者的溶栓治疗从 1.7% 增加到 5.4%。尤其是在城市、城市周边地区医院观察到大幅增加。在整个研究期间,≥85 岁的个体接受溶栓的可能性仍偏低,尽管比例从 0.50 增加到 0.75。对于那些接受溶栓治疗的患者,随着时间的推移,脑出血发生率、住院死亡率在各年龄亚组间无明显变化。时间就是生命,每节省 1 小时,意味着解救 1.2 亿个脑细胞,建立脑卒中绿色通道,缩短脑卒中患者从发病到进入医院急诊室的时间,尤为重要。目前,欧美国家建成装载 CT 的移动卒中单元(mobile stroke unit),脑卒中患者进入急救车后,完成 CTA 和各种检查,确定是否存在脑梗死,继而在有效治疗时间窗内完成溶栓治疗,使更多的卒中患者得到及时有效治疗,从而降低神经系统缺损后遗症。

二、急性缺血性脑卒中存在问题分析

(一)公众卒中症状认知率低

在我国,脑卒中发病率呈上升趋势,给患者造成生命威胁的同时也给家庭和社会带来沉重负担。然而,居民对脑卒中的危险因素和先兆症状的认识却有限,尤其是脑卒中高危人群,可能拥有更少的疾病相关知识。若公众能够警觉脑卒中的危险因素和突发症状,并在溶栓治疗时间窗接受正确的抢救治疗,将在减少患者后遗症、提高生存质量等方面起到重要作用。

在美国卒中患者中,了解自己出现的症状可能是卒中所致者不足 50%。而我国相关调查显示,对卒中主要警报征象"口角歪斜、肢体麻木、瘫痪、语言障碍、严重头痛"单项知晓率约为 70%,全项知晓率仅为 3%~16%,而其中一旦发现卒中症状出现,能够及时拨打急救电话"120"的患者比例则更低。多项研究证实,持续地强化公众对卒中的认知,能提高患者对卒中症状的有效识别,缩短患者发病后到达医院接受静脉溶栓治疗的时间。因此,开展持续有效的卒中相关认知公众健康教育,极为重要和紧迫。

一项来自希腊的关于脑卒中症状认知的全国性横断面调查显示,在所有受访者中,642 例(88.8%)能够提供至少 1 项脑卒中风险因素;673 例受访者(93.08%)能够正确提供至少 1 项脑卒中症状或体征。当被问及在脑卒中症状急性发作时他们会做些什么,497 例(68.7%)回答要么叫救护车,要么去最近的急诊室。卒中公众健康教育的主要内容,包括卒中早期表现、发生疑似卒中应立即拨打急救电话,以及了解早期再灌注治疗的重要性和时间紧迫性。教育对象不仅应包括卒中高危人群,也应当包括其家人、照料者和公共服务人员。大众传播媒体是公众获得卒中信息的最有效途径。通过网络、广播、电视、报纸、宣传板、宣传册及讲座等多种形式,定期对社区居民开展广泛的健康教育活动,让公众了解卒中的危险因素(包括高血压、糖尿病、心脏病、肥胖、血脂异常、吸烟、年龄等)和主要症状,并树立正确的卒中急救意识。

(二)卒中的院前延迟

1. 我国卒中院前延迟　院前延迟是指从症状发生到送达医院的时间,进一步又可分为患者决定延迟和转运延迟。我国的研究显示,仅有 25% 的 AIS 患者在发病 3 小时内到达医院。而韩国有研究数据显示 30.8% 的 AIS 患者从症状发作到抵达急诊室的时间小于 2 小时。完整的 AIS 急救体系应包含,院前急救、院内急诊和专科治疗三部分,三部分有机衔接是 AIS 患者救治的关键保障。AIS 患者静脉溶栓治疗不断成熟,取得了巨大发展,但同时也面临 AIS 整个救治体系发展不平衡问题。其中院前延误更是一个亟待解决的突出问题。我国居民对卒中认知、卒中症状发生后拨打"120"的认知程度较发达国家低。有研究显示,我国社区居民面对各种卒中警示症状时选择拨打"120"的比例约为 35%。在韩国,患者出现卒中症状时有 67.1% 的居民知晓呼叫救护车。另外,我国不同医院之间的院前急救模式各有不同,并且普遍存在院前和院内信息共享不足、衔接不畅、急救资源配置不合理、缺乏统一指挥调度、多学科协同效率不高、急诊医疗服务水平和医疗质量参差不齐等共性问题。

2. 院前延迟的影响　急性卒中的院前延迟对溶栓治疗影响大,并影响患者的临床预后。意大利的一项研究,对 1 847 例脑卒中患者的数据进行了回顾性分析,结果显示 520 例患者(27.7%)在症状出现后 2 小时内到达医院,其 1 个月生存率比 2 小时后送达医院的患者明显升高。早期到达与发病 1 个月死亡风险降低之间存在显著相关性。

中国中部城市急性缺血性脑卒中院前延迟调查显示,很大一部分患者在入院前遇到严重延误。该调查评估了中国中部城市 AIS 发生后,院前延迟的发生率和危险因素。2014 年 10 月 1 日—2015 年 1 月 31 日,对来自湖北省 13 个主要城市的 66 家医院的 AIS 患者进行访谈,并对他们的医疗记录进行审查,以确定哪些患者有院前延误。该研究进行双变量和多变量分析,以确定发生率和与院前延迟相关的风险因素。共纳入 1 835 例患者,其中 69.3% 的患者在发病后 3 小时或更长时间到达医院,55.3% 的患者在发病后 6 小时或更长时间到达。这些研究结果表明,AIS 发生后院前延迟在中国中部城市普遍存在,未来的干预计划应侧重于公众对脑卒中的认识和适当的反应。

日本的研究显示,院前延迟对静脉 rt-PA 治疗急性缺血性卒中有害。这项研究,共收集 625 例患者,调查了他们到达医院的途径和时间,以及患者临床背景中与延迟到达相关的因素。共有 287 例患者通过急诊医疗服务(emergency medical services,EMS)直接到达医院,其中 113 例是首诊,225 例来自其他机构。423 例患者(68%)出现延迟抵达。多变量分析显示,停留在另一家医院的等待通知的患者病程恶化,而使用 EMS 与延迟到达呈负相关。医务人员及一般公众对卒中紧急情况的认知缺乏可能导致一些脑卒中患者失去 rt-PA 溶栓治疗的机会。

3. 院前延误的改善　近几年,部分研究通过各种努力,改善卒中的院前延迟状况,例如通过"院前通知"来改善急性缺血性脑卒中后的无残疾存活率。2012 年 5 月—2014 年 6 月,国内一家医院现场收集与溶栓相关的计时,包括脑卒中医师评估的时间、头颅 CT 成像的时间和溶栓时间。所有通过急诊科入院的缺血性卒中患者均包括在内。救护车服务会将任何疑似脑卒中患者的信息预先通知急诊室。结果显示,院前通知与 25 分钟内 CT 扫描率显著相关,接受医师对脑卒中早期评估并在 60 分钟内接受溶栓治疗的患者比例显著增加。

4. 卒中院前急救体系建立的意义　由于我国尚未建立建成一套完整的急救医疗服务体系(emergency medical service system,EMSS),卒中的院前延误成为卒中救治延迟的一大痛点。院前急救本应发挥 AIS 溶栓"时间窗"救治优势,并且是卒中中心建设的基础和前提。院前急救建设好,才能让更多的患者在"时间窗"内享受到中心建设带来的优质医疗服务。所以,对于卒中的院前急救,应加强院前院内信息互通,将治疗战线前移;科学构建一套高效急救处理流程;同时加强各学科合作、理化融合,最终打破学科壁垒,在同一平台下协同救治,降低 AIS 患者致死致残率。

(三) 卒中的院内延迟

目前,国内外的指南推荐院内延迟的目标时间控制在 60 分钟以内。但受具体医院处理能力限制,国内外不同地区 AIS 溶栓院内延迟时间各有一定差别。Meretoja 等在赫尔辛基脑卒中溶栓登记处进行的一项前瞻性登记研究显示,AIS 患者进入急诊室到接受溶栓药物时间仅为约 20 分钟。加拿大卒中登记数据显示,卒中患者接诊至获得 CT 检查的平均中位时间为 31 分钟。而我国急诊接诊到获得检查平均时间约为 40 分钟。急诊室的运行管理对 AIS 患者的院内延迟时间起着主导作用,单学科"单打独斗"式模式已经成为制约卒中单元、卒中中心建设和发展的瓶颈之一,多学科联合治疗已成为不可阻挡的趋势。针对 AIS 的整个病理生理过程,建立卒中救治大平台,进行卒中从发病到确切治疗的流程再造,实现在一个平台上实现多学科合作、协作、融合。从而实现战线前移,实现信息互联互通,优化整合资源,最终缩短发病到确切治疗的时间,从而真正打造符合国情、科学、合理、高效的卒中救治体系。

减少溶栓的时间延迟,为静脉溶栓(intravenous thrombolysis,IVT)和组织纤溶酶原激活剂治疗,以及动脉内血栓切除术治疗争取时间,对于降低急性卒中患者的死亡率至关重要。美国一项研究显示,减少溶栓时间延迟,溶栓率从 9.8% 增加到 15.8%,溶栓后放射性颅内出血率从 12.6% 降至 2.1%。

(四) 卒中的专科治疗

1. 溶栓治疗

(1)阿替普酶:在世界范围内,静脉溶栓治疗目前仍然是最易接受的急性缺血性脑卒中的治疗手段,阿替普酶是目前的标准用药。2010 年发表在英国《柳叶刀》杂志的急性缺血性脑卒中患者静脉注射阿替普酶的研究显示,缺血性脑卒中后,早期静脉注射重组组织型纤溶酶原激活剂(rt-PA)可改善患者预后。临床症状和 CT 证实的缺血性脑卒中患者,在发病

4.5 小时后仍可从静脉注射阿替普酶中获益。为了最大限度地提高获益,应尽一切努力缩短治疗开始前的延迟。发病超过 4.5 小时接受溶栓治疗的风险可能超过收益。但来自墨尔本大学的 Henry Ma 和 Bruce Campbell 团队,利用基于单个样本数据的系统评价和荟萃分析(IPD meta-analysis),通过综合 EXTEND、ECASS4-EXTEND 及 EPITHET 这 3 项研究的单个样本数据,结果显示,发病后 9 小时进行溶栓仍能使患者获益。

(2)组织型纤溶酶原激活剂:有研究显示早期组织纤溶酶原激活剂治疗改善缺血性卒中的结局。该研究对 Get With The Guidelines——美国国家卒中计划中,发病后 4.5 小时内接受静脉组织纤溶酶原激活剂治疗的急性缺血性卒中患者进行分析。结果显示,在发病后的前 60 分钟内开始溶栓治疗与最佳预后结果相关。

美国有研究显示,静脉组织型纤溶酶原激活剂(tPA)对急性缺血性脑卒中患者的益处是时间依赖性的。在参与 2003 年 4 月—2012 年 3 月的"卒中计划"的 1 395 家医院中,对症状出现后 4.5 小时内接受 tPA 治疗的 58 353 例急性缺血性脑卒中患者,进行数据分析。结果发现,在这 58 353 例患者中,早期溶栓治疗与降低死亡率和症状性颅内出血相关,并且出院时独立行走率更高。

2. 血管再通治疗　在缺血性脑卒中急性期的血管再通治疗快速发展的今天,再通后的脑保护治疗增加,患者的治疗效果已成为重要热点。法国的 Fernando Pico 教授团队,开展了一项使用下肢缺血适应治疗方法治疗发病 6 小时以内脑梗死患者的多中心、随机、盲法临床试验,即 RESCUE BRAIN 研究。它的主要入组标准为:发病 6 小时以内接受了静脉溶栓或者介入取栓的颈内动脉系统脑梗死患者;梗死须由发病 6 小时以内脑 MRI 的 DWI 扫描证实;美国国立卫生研究院卒中量表(National Institute of Health stroke scale,NIHSS)在 5~25 分。主要终点为:DWI 梗死体积变化。次要终点为:NIHSS 评分变化和发病后 90 天改良 Rankin 量表(modified Rankin scale,mRS)评分变化。研究历时 4 年,在主要终点和次要终点并没有看到治疗组与对照组出现显著性差异。对于发病 6 小时内进行血管再通治疗的脑梗死患者,进行缺血适应治疗并不能改善患者疗效。

3. 机械取栓治疗　机械取栓已在发达国家完成的多个随机对照试验中,被证实对大血管病变的缺血性卒中有效。另外,RESILIENT 是由巴西的研究者完成的一项多中心随机对照试验,对比了机械取栓和药物治疗在前循环大血管病变患者中的疗效。纳入标准为:颈内动脉或者大脑中动脉 M_1 段、症状出现 8 小时以内、美国国立卫生院卒中量表(NIHSS)评分 ≥ 8 分、Alberta 卒中操作早期 CT 评分(Alberta stroke program early CT score,ASPECT)≥ 6 分。该研究纳入 221 例患者,其中 111 例接受机械取栓患者和 110 例未接受机械取栓的患者。结果显示,对两组患者的 90 天 mRS 评分,进行有序 Logistic 回归分析提示,血管内治疗 + 药物组与单纯药物治疗组相比,显著降低患者致残率(adjusted OR: 2.28,95% CI: 1.41~3.70,P=0.001)。血管内治疗 + 药物组 90 天良好预后率(mRS 评分 ≤ 2 的比例)显著高于单独药物治疗组(35.1% vs 20.0%,P=0.005)。两组的安全性差异无统计学意义。因此,该研究证实了在发展中国家,缺血性卒中急性期前循环大血管病变的机械取栓的优势及安全性。

对于大血管病导致闭塞的血管内治疗,接触式抽吸与支架辅助取栓的优劣一直都缺乏足够的证据。法国的 Bertand Larpergue 团队开展了一项多中心随机对照试验,即 ASTER2

研究,对联合接触式抽吸+支架辅助取栓(CA+SR)与单纯支架辅助取栓(SR)进行了对比。本研究中,若按照随机方案尝试3次后,血管仍未再通,术者可以采取其他措施补救。2017年10月—2018年5月该研究在法国11个中心开展,最终纳入405例患者(CA+SR组203例 vs SR组202例)。结果显示CA+SR组和SR组患者,治疗后血管再通的患者例数分别为131例(64.5%)和117例(57.9%),两者比较差异无统计学意义(P=0.17)。两组患者90天mRS评分差异无统计学意义,安全性终点两组差异无统计学意义。因此,该研究提出,联合取栓(联合接触式抽吸+支架辅助取栓)和单纯支架辅助取栓都可作为一线机械取栓的方法。

4. 标准内科治疗　THAWS是一项在日本开展的3期多中心随机对照临床试验,针对时间不明或醒后卒中患者,采用低剂量tPA溶栓治疗对比标准内科治疗。该研究采用MRI DWI+/FLAIR的方法筛选急性卒中患者,入组131例(tPA 70例 vs 对照组61例)。主要结局为3个月mRS评分,安全性结局为症状性颅内出血(22~36小时发生的颅内出血并伴有神经功恶化NIHSS ≥ 4分)。结果显示,主要结局两组之间差异无统计学意义。其他有效性结局、影像结果及安全性结局,两组之间均无差别。

5. 药物辅助治疗　溶栓和机械取栓是急性缺血性脑卒中的有效治疗手段。S44819是GABA-α5受体的新型竞争性拮抗剂,有研究提示,它能够改善缺血性脑卒中患者的脑功能康复。但一项多中心研究、随机对照Ⅱ期临床试验(RESTORE Brain)提示S44819对于缺血性脑卒中患者的脑功能康复并无显著效果。该研究共14个国家参与,主要入选标准为18~85岁的患者、通过头MRI或CT诊断出缺血性卒中、NIHSS评分为7~20分。将患者随机分配到2个S44819剂量组(150mg或300mg,每日2次)或安慰剂组中。主要结局是3个月时的改良Rankin量表(modified Rankin scale, mRS)评分。次要结局是NIHSS、Barthel指数、蒙特利尔认知评估量表等。2016年12月—2018年11月,共有585例患者入组。结果显示,两个药物组与对照组相比,主要结局mRS差异无统计学意义;次要结局包括NIHSS、Barthel指数、MoCA差异均无统计学意义;进一步亚组分析仍未显示差异有统计学意义。

6. 重启抗血小板治疗　颅内出血后重启抗血小板治疗的顾虑之一是再出血。英国苏格兰爱丁堡大学的教授Salman等,进行了一项随机对照试验,即RESTART研究,评估了重启抗血小板治疗对再出血风险的影响。该研究从英国的122家医院招募了537例参与者。其中,268例患者接受抗血小板治疗,而另外269例患者,则不接受阿司匹林或氯吡格雷治疗,研究人员对其症状性脑出血复发进行了长达5年的随访。结果显示,抗血小板治疗组有12例(4.5%)脑出血复发,而在未接受抗血小板治疗组复发却达到了23例(8.6%)。因此,该研究认为重启抗血小板治疗可以降低脑出血复发风险。

7. 社区康复治疗　社区接续照护(take charge session, TCS)干预,是一种新型、低成本、以人为中心、以社区为基础的、可自我导向的康复干预措施,在急性中风后从综合性医院或康复医院出院后进入社区,可以帮助卒中患者进行自我康复。TACAS研究对其进行了更大规模的验证,该项研究共纳入了急性卒中后16周内的400例患者,随机分配为3组:参加1次Take Charge(TC1, n=132)、2次Take Charge(TC2, n=138)及对照组(n=130)。主要结局是卒中后12个月的SF-36和PCS评分。结果显示卒中后12个月,TC组(即TC1+TC2)得分显著优于对照组。对于每次额外的TCS,评分显著增加1.9分(95%CI: 0.8~3.1, P<0.001)。

因此,TCS 是一种简单、低成本和自我管理干预措施,可以改善卒中后的生活质量及生活自理能力。

8. 机器人辅助训练　手臂功能丧失是卒中的常见后遗症。机器人辅助训练可以改善手臂功能和日常生活活动。但是,机器人辅助训练、常规的护理和增强上肢治疗的效果差异,目前尚不明确。英国 Helen Rodgers 团队开展了一项多中心的随机对照试验。共招募 770 名参与者,并随机分配到机器人辅助培训(n=257)、增强上肢治疗(EULT)(n=259)或常规护理(n=254)。主要结果是在 3 个月时上肢功能的评价(行动研究手臂测试)。结果显示,对于中度或重度上肢功能受限的患者,机器人辅助训练和增强上肢治疗并未改善卒中后的上肢功能。因此,这些结果不支持在常规临床实践中使用机器人进行辅助训练。

9. 加强院前急救的培训　该研究是英国的 Price 教授团队开展的一项多中心随机对照研究,评估医护人员提供的增强救护途径[院前急性卒中分类和评估(PASTA)途径],是否可以增加获得静脉溶栓患者的比例。该研究在英格兰和威尔士的 3 个地理区域内的国家卫生服务救护车、急诊室和急性卒中中心进行。试验组(PASTA 组):采用 PASTA 途径,包括结构化的院前信息收集、系统性的预先提示、医院信息的结构化移交,以及在医院评估期间的简单协助任务。对照组:根据院前和医院评估指南进行标准的卒中救护。共纳入了 1 214 例患者:由 242 名救护人员使用 PASTA 方法评估 500 名患者,而由 355 名医务人员使用院前和医院评估指南评估 714 名患者。结果显示,PASTA 没有增加接受溶栓治疗的患者比例,PASTA 组从评估到溶栓的平均时间延长了 8.5 分钟(P=0.01)。然而,两组患者的 90 天生存率之间无明显差异(P=0.39)。因此,增强的救护人员评估(PASTA 途径)没有缩短患者发病到接受溶栓的时间,并且溶栓治疗率并没有得到增加,但可以降低医疗成本。

（李 琪　牟雪枫　曹增林）

第四节　卒中平台建设相关要点

一、"8D 生存链"

卒中急救生存链,由卒中急救相关的各个关键环节组成,环环相扣。第一目击者、急救调度、急救服务人员、急救医生和护士作为团队,共同为抢救生命进行有序工作。2013 年美国心脏病协会/美国卒中协会(AHA/ASA)发布的《急性缺血性卒中患者的早期管理指南》将卒中急救流程概括为"8D"生存链(图 7-4-1),"8D"生存链环环紧扣,任何环节发生延误,都可能导致患者错过最佳时间,其中处于早期院前阶段的"Detection(发现)、Dispatch(派遣)、Delivery(转运)"更是影响卒中患者治疗与预后的重要独立因素。研究证实,通过 EMS 转运患者可减少院前、院内时间延迟,增加实施溶栓和进入卒中单元的可能。

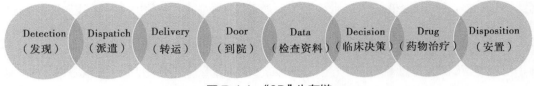

图 7-4-1　"8D"生存链

二、卒中院前急救—"木桶效应"

木桶效应是指一只木桶能盛多少水,并不取决于最长的那块木板,而是取决于最短的那块木板,也可称为短板效应。任何组织都可能面临着一个共同问题,即构成组织的各个部分往往是优劣不齐的,而劣势部分往往决定整个组织的水平。在我国,卒中的院前急救相对于院内急救来说,是一个短板,提升卒中救治水平需要完善卒中发病到确定性救治的每一个方面,而卒中的院前急救是关键环节。

三、先进设备—卒中车

卒中车包含车载 CT、移动超声、POCT、移动生化实验室、信息化系统等卒中患者诊断、检查及治疗的设备。卒中车的出现改变了以往 AIS 患者到院内才进行溶栓治疗的模式,通过互联网传递信息的优势使院前院内信息共享,即在院前有先进的 CT 设备对 AIS 患者进行检查,检查结果通过远程医疗信息系统传输到院内,院内卒中小组进行协助评估,使 AIS 患者溶栓时间不受卒中车返程限制,而传统的普通救护车是将患者运送至院内才进行 CT 扫描等一系列操作。

对于脑卒中患者,医师越早作出准确诊断、明确病情,越快开展治疗,患者的预后才会越好。在卒中车(移动 CT 脑卒中救护车)的帮助下,医务人员可以将患者就诊过程"提速",把治疗关口前移。卒中车到达目的地,接到患者,即可进行抽血化验、CT 扫描等,迅速明确诊断后还可对症施治,甚至进行车内溶栓。卒中车的出现使治疗关口前移,做到"分秒必争"抢救患者。

具备血管神经病学专家的现场治疗团队的移动脑卒中治疗单元(multi-services test unit, MSTU),可更快地在院前环境中提供溶栓。2014 年 7 月 18 日—2014 年 11 月 1 日进行的一项以社区为基础的前瞻性观察研究,评估了美国俄亥俄州克利夫兰市 MSTU 的远程医疗成功率。该研究将 MSTU 患者的评估和治疗,与同年通过普通救护车送往急诊室的对照组患者进行了比较。分别从患者进入 MSTU 或急诊室的时间开始测量处理时间,并记录在他或她的评估期间遇到的任何问题。结果显示,两组 100 例患者中有 99 例成功进行了评估。远程医疗评估的中位持续时间为 20 分钟,从进 MSTU 到 CT 完成时间是 13 分钟,从进 MSTU 到静脉溶栓是 32 分钟,短于对照组的 18 分钟和 58 分钟,两组之间的 CT 完成时间没有显著差异。

四、卒中地图

对于卒中患者不应仅仅是快速转运。"卒中地图"顾名思义是卒中患者救命的电子导航地图,一是具有指派功能,依托"120"信息系统,根据就近原则指派附近救护车进入现场;二是具有导航功能,基于中国城市卒中救治体系,地图中可清晰显示附近各级具有急性缺血性脑卒中介入治疗资质的医疗机构,及其所在位置、距离、路线、是否可派卒中车前来接应等信息,另可通知目标医院做好抢救患者准备,并通过无线网络,将采集的患者信息传输到目标医院。此外,卒中地图还可显示交通堵塞区域,为卒中车提供最近的且能绕过拥堵的最佳路线,(避开交通拥堵),从而最大限度地优化转运行程。

卒中地图是为患者制定最佳的转运策略。必须兼顾基本的 2 个方面内容:一是目标医院的正确选择;二是转运路线的优化。接诊医师到达卒中患者所在位置,在检查患者病情后,即应决定是否将患者转运至附近具有溶栓资质的医院。若患者需尽快转运至具有溶栓资质的医院,那么接诊医师首先就需要知晓附近的具有溶栓资质医院的位置,然后根据交通拥堵情况计算出到达时间,以便确定患者最佳的转运策略。而实现最佳转运策略的重要手段,就是接诊医师要拥有"卒中地图"。"卒中地图(电子地图)"上显示出哪些医院可以溶栓、距离多少、实时路况,以及到达该医院的大致时间。因此,"卒中地图"能提供一个相对可靠的最佳转运策略,还能避免患者被送至无溶栓资质医院而再次转院等问题。

五、脑卒中救治的信息化建设

(一) 远程医疗

1. 远程医疗的作用 远程医疗可能有助于促进紧急医疗实践,越来越多地被用于急诊医学。它特别适用于医疗紧急情况,可以减少治疗延迟,而治疗延迟会对临床结果产生不利影响。典型的情况,例如急性缺血性脑卒中,医护人员对脑卒中的识别可以促进早期干预并改善临床结果。救护车的医护人员使用远程医疗与专家联系,可以促进院前诊断,减少脑卒中的治疗延迟。

卒中的远程医疗经历了系统地研究。它在实际操作中是可行的,但效果取决于远程医疗设备和宽带基础设施的技术性能。然而,在静脉注射组织纤溶酶原激活剂之前,对急性卒中患者进行视频录像远程医疗咨询的分析表明,80% 的观察者认为知情同意足够充分。rt-PA 在 3~4.5 小时内给药仍然是急性缺血性脑卒中管理的黄金标准。这种方法受到时间的限制,需要具有卒中管理专业知识的临床医师的监督。因此,目前缺血性脑卒中的溶栓率仍然非常低。

最近有研究比较了现场咨询和远程咨询,结果表明,远程医疗是弥补专业知识缺乏情况的一个值得期待的解决方案。对使用远程医疗的卒中患者,NIHSS 量表的评估与面对面评估同样可靠。

在"中心和辐射模型"中,在缺乏卒中管理专业知识的服务区域内(即辐射),远程医疗为位于中心的卒中专家(即中心)提供了理想的监督机会。使用该模型管理患者的临床结果分析表明,尽管远程医疗咨询量增加,但两者治疗质量仍然相似,并且在短期死亡率和长期死亡率方面,远程医疗与面对面咨询之间差异无统计学意义。在预算受限的背景下,成本效益分析表明,远程医疗比面对面的护理更昂贵,部分原因是前期设备成本较高。但是远程医疗的住院时间缩短,很有可能显著节省总体成本。

2. 院前溶栓治疗

(1)卒中移动急救单元溶栓治疗：发表于 *Neurology* 的研究显示,卒中移动急救单元配备了神经科医师、护理人员和放射技师,并配备了 CT 扫描仪、床边实验室和远程放射学系统。每当特定的紧急呼叫提示急性脑卒中情况时,卒中移动急救单元由调度中心特定程序部署,仅限于能够给予知情同意的患者。2011 年 2 月 8 日—4 月 30 日,共有 152 例受试者接受了卒中移动急救单元治疗,其中 77 例患者签署知情同意书。45 例(58%)为急性缺血性卒中患者,其中 23 例(51%)患者接受 tPA 治疗,平均呼叫时间为 62 分钟,而 2010 年接受治疗的连续的 50 例患者平均呼叫时间为 98 分钟。tPA 治疗的患者中有 2 例(9%)出现症状性颅内出血,其中 1 例(4%)死于医院。卒中移动急救单元的院前卒中治疗是可行的。

(2)远程指导院前溶栓治疗：发表于 *Stroke* 研究显示,外围或"辐射"医院在将患者转移到区域性卒中中心(regional service center,RSC)之前,使用远程医疗或电话咨询开始静脉内溶栓治疗,并与直接在 RSC 治疗的患者进行比较,分析他们使用静脉注射 tPA 治疗的并发症情况和结局。该研究回顾了 Get With the Guidelines Stroke(GWTG-Stroke)数据库,纳入了 296 例急性缺血性卒中患者,其在症状出现后 3 小时内接受静脉注射 tPA 治疗。结果显示,在转移到区域性卒中中心之前,通过远程医疗或电话咨询远程监测急性缺血性卒中的静脉注射 tPA 患者的结局,与直接在 RSC 治疗的急性缺血性卒中患者的结局相当。这个研究表明,远程医疗或电话咨询远程监测是一种安全有效的方法,并可以缩短患者症状出现后到接受静脉注射 tPA 治疗的时间。

(二) 我国脑卒中救治的信息化建设面临的问题和挑战

首先是脑卒中救治的信息标准化问题。信息标准化问题不仅仅限于脑卒中救治方面,在整个院前急救相关病种中,院前急救流程、急诊各项制度和诊疗规范尚缺乏统一的标准。例如应该多少分钟出诊、应该多长时间到达现场并实施什么样的抢救措施、到达现场后如何做出处理、什么时候采集病史,以及如何采集病史、应采取何种操作、不应采取何种操作、如何记录等,甚至对于同一种疾病不同地区或者不同医师的处理方法和流程都不相同。这种现象,容易导致不必要的医疗纠纷的发生,增大了从业风险,同时也影响了抢救成功率。

(三) 高效的信息交流

在发达国家,院前急救医疗的发展,采用现代先进技术的运作实践,已形成一套比较完善的模式。我国院前急救尚处于发展的初级阶段,现行的"120"急救系统绝大多数还停留在"接警-出诊现场救治-返回医院诊断救治"的原始的操作过程中,现代先进科学技术在院前急救网络和救治行为上的信息化、智能化、自动化的应用尚未展开,这在相当程度上制约了院前急救医学的发展。

院前急救中现场救援的实时监控、数据库支持和标准化操作,是院前急救医学发展的新概念,是院前急救医学结合现代先进科学技术,利用信息化、智能化来提高救护效率的最新技术。院前急救中现场救援的实时监控、数据库支持和标准化操作的要点,是通过把地理信息系统、全球定位系统、无线数据通信等多种技术与院前急救医学结合起来,在院前急救现场救援中利用标准化表格及 3 大数据库(MySQL、SQLServer、Oracle)支持,与急救指挥中心和专家顾问系统及救治医院互通数据、语音、视频等信息,急救指挥中心和专家顾问系统再将相关医疗信息和数据及时同步地反馈至救援现场,从而正确地指导现场的标准化和规范化医疗急救,达到提高抢救成功率的目的。院前急救中现场救援的实时监控技术应用、数据库支持和标准化操作,在发达国家目前也仅限于部分和单一的应用,尚未形成强大的、系统的、统一的操作模式。

目前,多数情况下,现场急救小组和急救指挥中心之间的信息传递,仅停留在语音的交流上,而且该交流方式是不连续的;指挥中心无法随时了解救援现场情况,无法随时了解患者在现场和转运途中的病情变化情况,也不能为现场救援人员提供诊疗帮助。多数情况下,现场救援人员只能孤军作战,靠个人力量去完成救援工作。

(四)脑卒中救治的信息化建设方向

真正的脑卒中救治的信息化建设应从"从呼叫第一时刻"开始,以"时间轴"为把控要点贯穿整个院前、院内及专科救治过程。例如电话接线员通过手机、固定电话、可视视频设备或各类院前急救 APP 系统等,来指导患者及家属进行自救或抢救,从而确保患者及家属能在"从呼叫第一时刻"到首次医疗接触这个时间盲区内获得有效的抢救指导。同时,在这一时间内,也可将患者的基本信息录入平台内,接诊医师在出车途中即可了解患者基本情况,做好抢救设备和物品等的准备工作,保证下车即能用。

响应开始后,所有的过程都要记录在信息平台系统中,所有登记的信息都会在一个信息平台上共享,并且能将这些信息数据导入到患者的院内电子病历中。这就要求信息的填写要具有标准化的属性,最基本的是在同一区域内,院前、院内的信息标准要统一,并且专业化名词、操作标准等要统一,以免发生误写、误读等低级错误。

院前急救人员接触患者后即进入忙碌的抢救工作状态,同时院前出诊的抢救人员数量也十分有限,不可能有大量时间填写患者的详细信息,这就与院内卒中小组专家需要更多的患者信息形成了矛盾。因此,也对卒中平台信息传输内容及方式提出了更高的要求。为此,卒中平台院前、院内信息传输记录,需要采用菜单式勾填选项,方便院前接诊医师快速记录。在这个选项中,所有卒中相关的情况都会预先录入,仅需勾填选项即可。遇到不常见且对患者重要的症状或情况需要医师手动录入,同时也可拍照录入或视频录入,方便院内专家判读,节省时间。

在院内救治过程中,针对不同卒中病况,平台都会预先设置相应的救治标准及救治流程菜单,卒中患者可进入各种相关疾病的治疗"套餐",包括单纯病种的治疗套餐,也包括合并其他疾病的治疗套餐,这些套餐都必须是根据最新国内外指南制定、经过大部分业内专家认同,可操作、可实践的救治标准。

(五)脑卒中救治的质量控制与大数据

卒中的院前救治是一个不断完善的过程,其最终目标是更加合理有效地运用医疗资源来改善患者的诊断、治疗及预后。提高卒中患者院前救治质量的基础是实现信息化和拥有大数据。信息化将院内院外多个部门、平台联系在一起,让患者的诊疗更加标准化、规范化。卒中大数据能够定期提供各项质控指标数据,为卒中患者院前救治的持续改进,提供科学依据。

在过去的 10 余年中,常规生成和收集的数据量,以及使用技术分析和理解这些数据的能力取得了显著进步。这些数据被称为"大数据",它正在帮助企业实现更高的效率和生产力。大数据是在对时间和空间的重复观察中产生的,例如生物医学研究中的基因组测序等。

在美国,先进的生物信息学技术,已经使得大数据在许多医疗领域中得到应用。在脑卒中治疗中,大数据的使用作为创造新证据的重要来源,受到了相当多的关注。例如美国的全国住院患者样本(national inpatient sample,NIS),它是结构化的住院数据(electronic health record,EHR)。同时 NIS 是住院患者出院数据中最大的数据库,因此,产生了很多有用的数据集。NIS 包含 1 000 多家美国医院的分层样本数据,每年约有 800 万人住院。此外,还包括专科医院(如整形外科、妇产科医院)。

美国脑卒中治疗的时间变化可以使用 NIS 数据库进行分析,因为它不仅提供了全国范围的整体数据,而且还提供了每年的连续数据。

另外,NIS 提供了包括全国脑卒中患者流行病学信息的重要信息。1999 年,威廉姆斯等报道,使用代表 1995 年美国住院患者出院的 NIS 数据库估计总卒中(首次和复发)的发生率和特征。该报道称住院治疗脑卒中患者为 682 000 例,未发生住院治疗的卒中患者估计为 68 000 例;总卒中发生率为每 10 万人 259 人。这个数字强调了,对具有可识别和可改变的风险因素的疾病采取预防措施,制定可以改善脑卒中预后新的、改进的治疗策略,以及优化相关基础设施建设的重要性。此后,调查 1990—2001 年间成人卒中患者的院内死亡率和住院费用的变化,分析发现,所有卒中患者的住院费用均有所增加,并且所有卒中亚型的死亡率均有所下降,这可能与入住位于城市的教学医院的卒中患者比例增加有关。

NIS 数据可以提供临床数据,如临床背景或结局,研究人员可以分析这些数据。对美国在 1999—2002 年间获得的 NIS 数据库,分析使用溶栓治疗的急性卒中患者的结局,与非溶栓患者相比,溶栓组的住院死亡率更高(11.4% *vs* 6.8%)。溶栓组的脑出血率为 4.4%,非溶栓组的脑出血率为 0.4%。多变量 Logistic 回归分析显示,高龄、亚裔及太平洋岛民、充血性心力衰竭和心房颤动是溶栓后院内死亡率的独立预测因子。

NIS 等全国性数据库的一个优势是,可以提供难以从单一途径获得的罕见疾病或特殊治疗的数据。对 2000—2001 年美国妊娠相关卒中的发病率、死亡率和危险因素进行评估。结果提示,共有 2 850 例与妊娠有关的出院包含卒中诊断,每 100 000 例分娩率为 34.2%,每 10 万人中有 117 人死亡。

研究人员使用与脑卒中相关的 NIS 数据库发表了大约 250 篇文章,成为脑卒中流行病学的重要证据。

(李小民　王　伟　吴毅峰)

参考文献

[1] 中华医学会神经病学分会, 中华医学会神经病学分会脑血管病学组. 中国急性缺血性脑卒中诊治指南 2018 [J]. 中华神经科杂志, 2018, 51 (9): 666-682.

[2] CHEN Z, LONA A, PARISH S, et al. Adiposity and risk of ischaemic and haemorrhagic stroke in 0. 5 million Chinese men and women: A prospective cohort study [J]. Lancet Glob Health, 2018, 6 (6): e630-e640.

[3] GEORGE P M, STEINBERG G K. Novel stroke therapeutics: Unraveling stroke pathophysiology and its impact on clinical treatments [J]. Neuron, 2015, 87 (2): 297-309.

[4] WOODRUFF T M, THUNDYIL J, TANG S C, et al. Pathophysiology, treatment, and animal and cellular

models of human ischemic stroke [J]. Mol Neurodegener, 2011, 6 (1): 11.

［5］王岗, 方邦江, 于学忠, 等. 2018 美国急性缺血性卒中早期管理指南解读 [J]. 中华危重病急救医学, 2018, 30 (4): 289-295.

［6］CAMINITI C, SCHULZ P, MARCOMINI B, et al. Development of an education campaign to reduce delays in pre-hospital response to stroke [J]. BMC Emerg Med, 2017, 17 (1): 1-19.

［7］BRUCE C V, HENRY M A. Extending thrombolysis to 4. 5-9 h and wake-up stroke using perfusion imaging: A systematic review and meta-analysis of individual patient data [J]. Lancet, 2019, 394 (10193): 139-147.

［8］ZHU Y, ZHANG G, ZHAO J, et al. Efficacy and safety of mildronate for acute ischemic stroke: A randomized, double-blind, active-controlled phase Ⅱ multicenter trial [J]. Clin Drug Investiga, 2013, 33 (10): 755-760.

［9］LAPERGUE B, LABREUCHE J, PIOTIN M. Contact aspiration versus stent retriever front-line for recanalisation in acute cerebral infarction: The ASTER trial [J]. J Neuroradiology J, 2017, 44 (2): 71.

［10］SHAW L, FORD G A, EXLEY C, et al. Paramedic acute stroke treatment assessment (PASTA) trial [J]. Emerg Med J, 2016, 33 (9): e10. 1-e10.

［11］ROMANO D G, CIONI S, VINCI S L, et al. Thromboaspiration technique as first approach for endovascular treatment of acute ischemic stroke: Initial experience at nine Italian stroke centers [J]. J NeuroInterv Surg, 2017, 9 (1): 6-10.

［12］RODGERS H, SHAW L, BOSOMWORTH H, et al. Robot Assisted Training for the Upper Limb after Stroke (RATULS): study protocol for a randomised controlled trial [J]. Trials, 2017, 18 (1): 340.

［13］陈金花, 马雅英, 金静芬. 浙江省 58 所医院急性缺血性脑卒中溶栓流程现状调查与分析 [J]. 中华急诊医学杂志, 2018, 27 (3): 329-332.

［14］LIN M P, SANOSSIAN N, LIEBESKIND D S. Imaging of prehospital stroke therapeutics [J]. Expert Rev Cardiovasc Ther, 2015, 13 (9): 1001-1015.

［15］NANCY G, KARL S, KAMA G, et al. Acute stroke: Current evidence-based recommendations for prehospital care [J]. West J Emerg Med, 2016, 17 (2): 104-128.

［16］吕传柱, 金世红, 黄航. 院前急救网络技术的应用——现场救援的实时监控、数据库支持和标准化操作 [J]. 中华急诊医学杂志, 2005, 14 (7): 612-614.

第八章

急诊与院前急救大平台创伤理论概述

第一节　概　　述

　　创伤是当今全世界主要健康问题之一,每年大约导致 500 万人死亡,是造成残疾、丧失劳动力等的重要原因。据世界卫生组织统计,创伤已经成为青壮年人死亡的第一杀手。在 45 岁以下的人群,最重要的死亡原因就是创伤性疾病。根据我国城市区域居民死亡原因分析,创伤占第 4 位,在农村区域人口中,创伤占第 5 位,其原因可能是城市区域人口比较密集,发生车祸受伤及致死率较高。到目前为止,创伤性疾病尤其是多发性创伤,在全球的发生率逐步增加。从我国的统计来看,每年的疾病死亡原因中,死于各类创伤的总人数约达 70 万人。

　　《突发事件紧急医学救援"十三五"规划(2016—2020 年)》提出"平急结合""专兼结合"的基本原则,以及"建设区域紧急医学救援中心"的基本任务,根本核心是建设区域性创伤中心,有效开展紧急医学救援工作,而创伤救治是紧急医学救援中非常重要的一部分。针对突发公共卫生事件的大批量创伤伤员,如何衔接院前 - 院内创伤救治,实现真正意义上"零通道"及"一体化救治",同时,根据我国的国情、现状及地域特征建立具有中国特色、符合地方特点的区域性严重创伤救治流程,是目前我国的社会需求,也是公共卫生领域的重要任务之一,同样还是保障群众生命安全的重要环节。此项任务的核心内容包括:以大平台为建设核心,建立科学规范的院前 - 院内创伤救治流程和体系,实施高效的创伤救治流程、诊疗规范、技术与方法,并在实施中不断完善创伤救治的各个环节,逐渐向全国推广。

　　2006 年 5 月,由北京大学牵头的多家单位参与成立的北京大学交通医学中心,启动了一系列严重创伤流行病学、创伤救治程序及提高救治效果的研究。调查发现,我国严重创伤救治主要存在以下 5 个问题:①院前急救时间过长;②现场救治人员总体缺乏规范化培训;③院前与院内之间缺乏信息交换;④综合医院分科过细,缺乏创伤专科救治团队;⑤救治现场与救治医院均缺乏规范、科学的救治流程。而急诊与院前急救大平台是建立"一横一纵"的救治模式,以横向和纵向的模式进行急诊医疗资源整合,使信息自动集成及智能分析共享,实现急救管理可视化、医疗信息数字化、医疗流程最简化,制定完善的急诊急救相关病种的抢救标准,实现快速诊断及科学救治,从而很好地解决上述创伤救治的主要问题。

(程少文　罗之谦　杨　航)

第二节　创伤流行病学现状

创伤在国外临床医学中常用"trauma"表示,但全球各地的医学专家对其认识还很不一致。"创伤"在医学辞典中的解释是"由物理因素所致的人体正常连续性受到破坏的损伤"。在临床上,随着学科的不断细化,创伤医学逐渐形成了一门独立的学科——创伤学。由于创伤学科的快速发展,为全球创伤患者的救治形成了一个完善的救治体系。但随着全球的工业、交通、建筑业等的快速发展,创伤已是影响全球公共健康的问题之一,是人群中第4大致死性疾病。以下将就创伤的流行病学进行简单的介绍。

据统计,全球每年因创伤受伤的人数高达3 000万,而死亡的人数则超过150万人,创伤也是45岁以下人群的主要致死因素,45岁以下人群创伤死亡人数约10%。

美国疾病控制中心数据显示,创伤是65岁以下人群潜在寿命损失年数的首要原因。在我国,除了恶性肿瘤、心血管疾病、脑血管疾病、呼吸系统疾病,创伤是造成人群死亡的第5大原因。相比于肿瘤、心脑血管疾病和呼吸系统疾病,创伤对人类潜在寿命损失的影响更大,对社会生产力产生的影响也高于其他疾病。数据统计结果表明,在15~24岁年龄段,80%的死因与创伤密切相关。创伤死亡主要有3个时间段,分别是创伤事故发生后1小时、2~4小时及1~4周。第一时间段是在院前,大约有50%创伤患者死亡;第二时间段主要是在急诊室,大约有30%创伤患者死亡;第三个时间段主要是在ICU治疗期间。从上述结果可以看出,创伤死亡的前两个时间段,主要是在院前和急诊室,而这两个时间段是大部分创伤患者死亡的时间段,所以缩短转运时间及急诊室滞留时间,对挽救患者降低整体死亡率至关重要。因此,我们应该使院前、院内及ICU一体化,积极打造创伤急救体系,建立急诊创伤救治大平台。

一、多发伤

当创伤患者全身有2个或以上的解剖部位同时发生创伤,而其中至少1个部位的损伤威胁生命,则称之为多发伤。无论平时还是战时,多发伤均是很常见的一种创伤。虽然其损伤部位和组合情况各不相同,但多发伤患者病情一般危重,且易发生休克及全身感染和多器官功能紊乱,治疗复杂,患者死亡率也较高。有医院就诊数据表明,在大城市医院急诊科,大约40%的患者是因创伤来就诊,其中严重多发性创伤占创伤总数的1%~1.8%,而一半以上的多发伤是由交通事故导致的。在坠落伤、刀刺伤、高能量撞击伤等创伤中,也有大约65%是多发伤。有研究表明,在城市爆炸事件中,多发伤发生率可能超过一半,而在战时,多发伤发生率更高,甚至高达70%以上。

(一) 年龄

多发伤患者以青壮年居多,约占多发伤总人数的 70%。青壮年是社会的主要劳动力,因此,创伤对社会生产力的破坏性相比其他疾病更为严重。

(二) 性别

在多发伤患者中,男性患者多于女性,推测其原因可能是男性是社会劳动的主要承担者,其环境危险暴露机会多,因而成为多发伤高危人群。

(三) 人群分布

在调查多发伤患者的职业时发现,意外多发伤不是某一行业所特有的疾病,但患者以农业人口及城市工人居多,推测因其职业性质劳动强度大、致伤危险因素多导致。

(四) 时空分布

有研究表明,每年高温炎热的季节是创伤的高发时期,而每天的 14:00—20:00 事故的发生率稍高,推测其可能与人群此时间段内感疲乏困倦、精神萎靡、情绪低落、生物钟紊乱等因素有关。在空间上,县区农村及城乡接合部创伤发生的概率较大,推测可能与该地区人群的作息时间、车辆分布情况、经济文化发展情况、人口密度和流动范围等多种因素有关。

(五) 暴力性质

数据统计,大约 66.5% 的多发伤是由交通事故伤造成的。交通事故以致伤能量巨大、速度快、时间短为特点,事故发生瞬间可连续对伤者全身多处造成损伤。

(六) 院前时间

研究表明,相比其他疾病,创伤患者平均院前转运时间相对较长,这可能与患者脱离创伤现场比较困难、选择转运工具耗时多、辗转多地就诊、转运路途远或受阻等多种因素有关。

二、颅脑创伤

(一) 发生率

许多文献表明,无论是在战时还是在和平时期,颅脑创伤是创伤导致死亡或永久残疾的第一位原因。据世界多国不同时期的统计数据显示,颅脑创伤的发病率居创伤的第一位,或仅次于四肢骨折,在和平时期,颅脑创伤占全身各部位创伤的 9%~21%,而在战时,颅脑创伤的发生率更高。随着当今社会经济水平快速提高,交通工具的应用也越来越普及,建筑业也飞速发展,加之出现的各种快速、刺激性的活动,使颅脑创伤的发生率呈持续升高的趋势。据统计,在美国每年平均发生 140 万例颅脑创伤,包括 110 万急诊就诊,其中 235 000 例需要住院治疗。而最近的一项研究表明,美国每年有 200 000 例遭受颅脑创伤的患者需要在医院门诊或医师办公室接受治疗。英国每年每 10 万人中有 9 人死于颅脑外伤,为人口总死亡率的 1%,占外伤总死亡数的 25%,占交通事故死亡人数的一半。据报道,在 20 世纪末,瑞典西部每年每 10 万人中有 91 人遭受颅脑创伤。澳大利亚新南威尔士州 1988 年的颅脑创伤发病率为 100/10 万人。1985 年,我国对全国 22 个地区的 246 812 人进行神经系统疾病调查,结果显示颅脑创伤年发病率为 67.38/10 万。有研究提示,在 21 世纪初的 25 年中,颅脑创伤的死亡率高达 60%~70%。就文献数据来看,各国的颅脑创伤发生率都是比较高的。

(二) 致残率

调查表明,近几十年来虽然颅脑创伤的总体死亡率因医学的不断进步而有所下降,但全世界每年至少有 5 700 万人因颅脑创伤住院,而颅脑创伤相关的残疾人比例尚不清楚。我国有文献报道,幸存的轻度颅脑损伤患者中,会有将近 10% 的患者遗留永久性的残疾,而中度颅脑损伤的患者将有 66% 遗留永久性残疾,重度颅脑损伤的患者绝大多数遗留永久性残疾。

(三) 死亡率

数据表明,在美国颅脑创伤在所有外伤性死亡中居首位,约占总死亡人数的 33.3%~50.0%,而其中大约一半的患者在受伤现场、转运过程中或者急诊室死亡。国外统计数据表明,颅脑创伤年死亡率为 22/10 万 ~35/10 万,该比例随性别、年龄、种族等的不同而有所不同。近年来,关于颅脑创伤死亡率趋势的报道不一。汽车行业的快速发展,交通事故不断增加,颅脑创伤的年死亡人数也逐年增加。据调查,1983 年,国内六个大城市颅脑创伤的患病率为 0.078 33%,年死亡率为 0.000 63%;对全国 22 个地区的调查结果显示颅脑创伤的患病率为 0.044 24%,年死亡率为 0.000 972%。

(四) 性别

多项颅脑创伤流行病学调查研究结果显示,男性发生颅脑创伤的危险性比女性高。在美国,急诊科患者中男性遭受颅脑创伤的比例约是女性的 2 倍,但在 75 岁以上的老年人群中,该比例却发生了明显变化,即女性的发病率高于比男性。但也有研究显示,所有年龄组的发病率均是男性高于女性。我国的研究报道也显示,男性遭受颅脑创伤的比例高于女性。推测造成男性个体颅脑创伤发生率高的原因是男性更易发生暴力和车祸等,而攻击或交通事故是造成颅脑创伤的重要原因,因此才出现显著的性别差异。

(五) 种族

研究显示,颅脑创伤的发病率在不同种族之间有明显的差异,常受到社会经济状况、文化等因素的影响。有研究表明,与非黑种人相比,黑种人的发病率更高,特别是年轻男性群体。1992—1994 年,在美国教育部评估的颅脑创伤中,每 10 万人的种族特定年发病率黑种人有 582 人,白种人有 429 人,"其他" 种族群体有 333 人。针对美国纽约布朗克斯区的研究也表明,黑种人的发病率最高,为每 10 万人中的 278 人;西班牙裔人略低,每 10 万人中有 262 人;白种人最低,每 10 万人中有 209 人发病。针对南非约翰内斯堡的成年人的研究,报告了种族特异性颅脑创伤的种族之间比率的最大差异,黑种人与白种人颅脑创伤比率为 3.3。

(六) 年龄

颅脑创伤的发生率高峰主要在 3 个年龄段,分别是在幼年期、青壮年期、75 岁以上的老年期。2 项美国国家多级概率抽样研究报道显示,婴幼儿颅脑创伤的发生率明显高于其他所有年龄组,55~64 岁年龄组发生率最低。分析其原因可能很大程度上是婴幼儿缺乏自我保护能力,又处于蹒跚学步时期,导致意外跌伤时有发生。青年期是颅脑创伤的又一个发生高峰,达到 280/10 万 ~415/10 万,有报道提示甚至可能更高。而在老年期,颅脑创伤发生率再次出现高峰,可能是人类在这个时期身体功能衰退,注意力下降,交通事故和摔伤的概率增加,从而使颅脑创伤的发生率也增加。

(七) 致伤原因

在我国,颅脑创伤由机动车事故造成的比例为 32%,职业事故的比例约占 24%,高处跌

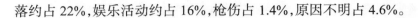

落约占 22%,娱乐活动约占 16%,枪伤占 1.4%,原因不明占 4.6%。

三、胸部创伤

(一) 性别及年龄分布

调查表明,胸部创伤患者以男性居多。一项关于广东省深圳市龙岗区人民医院急诊科就诊的 268 例胸部创伤患者的研究数据表明,胸部创伤患者中男女比例为 3.12∶1。还有统计数据表明,青壮年是胸部创伤的高发人群,约占所有胸部创伤患者一半以上,而老年群体占比最少。

(二) 发生率、死亡率

研究数据表明,胸部创伤的发生率在不断地增加,已成为急诊室救治的重点疾病。在创伤死亡患者中,胸部创伤是仅次于颅脑创伤的重要死因。在欧美国家,钝性胸部创伤患者的死亡率可高达 60%。此外,多发伤患者中 20%~25% 的死亡归因于胸部损伤。在我国,胸部创伤约占创伤死亡总人数的 25%,而另外 25% 的创伤死亡则与胸部创伤引起的并发症相关。

(三) 胸部创伤原因

流行病学调查表明,70%~80% 胸部创伤是由交通事故造成的,所以交通事故是胸部创伤最常见的原因,其次是高空坠落伤及锐器刺伤。在美国,交通事故所致的胸部创伤有所下降,但严重胸部创伤发生率却有所增加。

四、腹部创伤

(一) 发生率与死亡率

腹部创伤作为创伤的一个重要组成部分,其发生率与死亡率在创伤患者中占有一个不可忽视的比例。有文献报道腹部创伤的死亡率在 10%~30%,占所有创伤患者死亡人数的 7%~10%。2009 年对浙江 10 家医院急诊科就诊的创伤患者进行统计,腹部创伤占所有创伤患者的 9.11%。还有统计数据表明,腹部创伤排在颅脑创伤和胸部创伤之后,位居城市各种创伤的第 3 位,其死亡率高达 3%~15%。

(二) 性别与年龄

据文献报道,腹部创伤患者多为青壮年,其中男性腹部创伤比例高于女性,有明显的性别差异。推测原因可能是青壮年男性是体力劳动的主要人群,尤其是在建筑业、交通运输等行业,而这些行业是创伤高发行业,因此青壮年男性是意外伤害的高危人群。我国四川省急救中心外科的 2 200 例腹部创伤住院患者资料的回顾性分析显示,青壮年是腹部创伤患者主要受伤人群,其中 21~40 岁约占 54.13%,并且男性患者发生率要高于女性。

五、骨盆损伤

(一) 发生率与死亡率

骨盆骨折是创伤患者死亡的重要原因之一。尽管目前医学技术水平在快速发展,但是,骨盆骨折患者死亡的重要原因是创伤后大出血,这导致骨盆骨折的死亡率居高不下。巨大的暴力因素是骨盆骨折的重要致伤原因,常发生于交通事故或高处坠落时的直接撞击。骨盆骨折的同时,会导致主动脉分支和骨盆静脉丛发生不可控的大出血,这是导致患者死亡的主要原因。Demetrios 对 16 630 例创伤患者资料进行统计分析,其中 1 545 例有骨盆骨折,占 9.3%。在所有骨折中,骨盆骨折占 1%~3%;在交通事故死亡者中,骨盆骨折是仅次于颅脑创伤和胸部损伤第 3 位的死亡原因,死亡率为 5%~20%。骨盆骨折后大出血是患者死亡的主要原因,极易导致出血性休克(占死亡总数的 75%)。

(二) 致伤原因

调查表明,交通事故和高处坠落是骨盆骨折的主要原因,分别约占 52% 和 44%。其次是重物砸伤、锐器刺伤、自行摔伤等。调查发现,不同年龄段的致伤原因有明显不同,其中自行摔伤多发生于老年人,推测因老年患者行动不便、骨质疏松,导致自行损伤的危险性增加。

六、创伤性脊髓损伤

创伤性脊髓损伤(traumatic spinal injury,TSI)可由脊柱骨质、神经根、韧带等结构的外伤引起,也可继发于钝性伤或贯通伤,有较高发病率和死亡率。脊柱损伤引起其本身的机械性不稳定、疼痛和行走不便;而脊髓损伤导致部分性或完全性截瘫和大小便障碍,极大地影响患者的生活质量,给患者家庭和社会造成较大的负担。

(一) 地区分布

据世界卫生组织(World Health Organization,WHO)统计的 TSI 地区分布状况显示,欧洲地区和东南亚地区 TSI 发病率分别为 3.4/10 万和 13.7/10 万;中低收入国家 TSI 的发病率为 13.69/10 万,而高收入国家的发病率为 8.72/10 万;全球范围内,TSI 发生率为 37.3%,TSI 的发生率在高收入国家为 25.27%,与中等收入国家(36.6%)和低收入国家(70.4%)之间存在明显差异。

(二) 年龄

在世界范围内,TSI 患者的平均年龄为 39.8 岁;西太平洋地区患者年龄最大,美洲地区年龄最小。依据 WHO 统计,男性 TSI 发病率高于女性,男女比例为 3.37:1;比利时的数据显示,发生颈髓损伤的男女比例最高,为 7.35:1。

(三) 脊髓部位

最常见的 TSI 为颈椎损伤,占 46.02%,而腰椎损伤最少见,占 24.8%。大多数地区颈椎损伤比例在 39%~53% 之间,但东地中海地区颈椎损伤率较低,为 29.9%。

(四) 致伤原因

TSI 最常见的原因是道路交通事故伤(39.5%),其次是跌落伤(38.8%)。高收入、中收入和低收入国家因道路交通事故发生 TSI 的比例分别为 41.6%、40.7% 和 27.2%。跌落伤是低收入国家常见的 TSI 原因(54.7%);与运动相关的 TSI 比例在高收入、中收入和低收入国家的发病率分别为 8.6%、2.1% 和 0.6%。

(五) 死亡率

TSI 的死亡率在 0~60% 之间,高收入和中收入国家 TSI 的死亡率分别为 15.4% 和 3.8%,高收入、中收入和低收入国家因道路交通事故而发生 TSI 的比例分别为 41.6%、40.7% 和 27.2%。有数据显示,对 TSI 进行手术治疗的患者比例在 36.4%~59.1%;总体而言 48%

的 TSI 患者需要手术治疗。美国科罗拉多大学医学院神经外科的 Ramesh Kumar 等对 TSI 全球范围内的流行病学特征进行系统回顾和荟萃分析,结果显示 TSI 全球发病率为 10.5/10 万,每年新发病例 768 473 例。

七、烧伤

(一) 发病率、预期死亡率

随着工业、电力业、建筑业、交通运输业等的迅猛发展,烧伤在日常生活和工作中的发病率和死亡率都在不断升高。据统计,烧伤每年导致全世界超过 30 万人死亡,但绝大多数烧伤都不是致命的。2008 年,美国有 410 149 例非致命性烧伤,年烧伤发病率为 136/10 万。在我国,每年约有 22 00 万人遭受不同程度烧伤,烧伤的年发病率为 2%;每年因烧伤死亡的人数仅次于交通事故伤,而交通事故中也有大量患者合并烧伤。随着社会安全意识的增强,1982—2002 年全球烧伤死亡率不断下降,在此期间,澳大利亚男性的火灾和烧伤死亡率从 1.5/100 000 降至 0.7/100 000。同样,巴西妇女的火灾死亡率从 1.1/100 000 降至 0.5/100 000。

(二) 性别

不同国家的统计数据表明,不同地区男女烧伤比不同。在美国,2006 年的统计数据表明,20 岁以下人群烧伤的死亡率,男女之间死亡率几乎相同(男孩为 0.7/100 000,女孩为 0.65/100 000)。然而,在最年轻的年龄组(婴儿期至 4 岁),男孩的火灾死亡率为女孩的 1.24 倍。在我国镇江地区统计的 221 例职业烧伤患者资料中,男性占 83.4%。男孩比女孩更容易发生烧伤的原因主要为,男孩的社交方式不同,父母更有可能允许男孩独自玩耍,男孩也乐意参与具有冒险性的活动,并且表现得比女孩更冲动。然而,在 1978 年美国消费品安全委员会报道的儿童受伤情况分析中,性别差异并未通过风险暴露来解释。

(三) 年龄

据文献报道,儿童是烧伤事故中主要的受害群体。在全球范围内,儿童与火灾相关的死亡率最高的阶段是婴儿期和 4 岁以下,15 岁以后死亡率再次攀升,可能因为 15 岁以后更多地暴露于危害、实验和冒险,以及就业。2006 年的数据表明,火灾和烧伤是导致美国 1~9 岁儿童意外伤害和死亡的第三大原因。有研究表明,在巴西、科特迪瓦和印度,近一半的童年烧伤发生在婴儿身上。总体而言,儿童是烧伤患者中主要受伤人群,这主要与儿童对火的好奇及缺乏危险意识,以及家长缺乏安全保护意识有关。

(四) 费用

烧伤患者经常需要长期的康复治疗,以及皮肤移植等治疗,这都需要大量的治疗费用。据统计,我国约 5% 的烧伤患者需要住院治疗,而 79.6% 的患者平均住院费用至少 3 000 元,我国约有 10% 的住院烧伤患者发生不同程度的残疾,对社会、家庭造成巨大的经济及精神负担,这是一个严峻的社会问题。

(程少文 罗之谦 杨 航)

第三节　创伤的致伤因素

一、交通事故

近年来,随着我国经济的快速发展,机动车拥有量也高速增长,交通事故成为创伤的重要致伤原因。多项流行病学研究结果显示,交通事故可造成严重的多发伤,而交通事故在世界各地发生率都较高。交通事故多累及青壮年,社会危害大,居创伤性死亡第一位。2002年,我国道路交通事故超过 770 000 起,死亡约 110 000 人,受伤约 560 000 人,直接造成的经济损失达 33.2 亿元。在汽车持有量逐渐上升的同时,交通事故的死亡人数也在上升。有调查显示,我国每年死于交通事故的人数在 60 000 人以上。统计数据显示,2013—2015 年间,我国交通事故发生数缓慢下降,但是在 2016 年增长迅猛达到 212 846 起,2017 年为 203 049起,同比减少 4.6%。我国机动车交通事故的总量还是较大的,给家庭带来的人身和财产损失都比较大,2017 年全国发生交通事故 203 049 起,死亡人数为 63 772 人,造成直接财产损失为 121 311.3 万元。全国各地区的交通事故情况也不径相同。据调查,广东省是交通事故最多的省份,仅 2017 年就发生了 23 900 起交通事故,死亡人数 5 345 人,受伤人数达到24 477 人,直接财产损失 10 412.8 万元。随着我国汽车的持有量的增加,道路交通安全事故成为我国交通事业发展的重大隐患。在交通事故中,头部损伤在死亡患者中占大部分。

二、职业事故

随着我国工业化进程的不断加快,职业事故也成为创伤的一个不可避免因素。职业事故可分两类:一类是由疾病引起,包括流行病、职业病等,约占职业事故的 80%;一类是在工业生产过程中由工业性外伤造成,约占 20%。近几年,随着城市及城乡建筑业的快速发展,建筑的楼层越来越高,施工设计越来越复杂,工序流程也越来越多,导致建筑施工的事故发生率越来越高,死亡率也呈逐年上升的趋势。2010—2016 年,我国建筑行业飞速发展的同时,建筑施工安全事故的发生例数、死亡人数也随之增加。2016 年全年发生了 634 起,较 2015 年增加了 192 起。我国事故年度统计数据显示,仅 2017 年第一季度我国建筑施工安全事故就发生了 99 起,导致 123 人死亡,其中高处坠落事故 54 起,起重伤害事故 12 起,物体打击事故 13 起,坍塌事故 8 起,机械伤害、触电、车辆伤害、中毒等其他安全事故共计12 起。

三、战创伤

按创伤的流行病学分类,战伤是其中的主要分类。虽说目前世界大部分地区是和平的状态,但仍有不少地方存在战争,依然可能带给人类身体及精神上难以磨灭的创伤。据统计,在第二次世界大战中死亡的人数超过 7 000 万,1945 年后的 60 多年间,全世界共发生了

200 多起局部战争和武装冲突,造成了 2 000 多万人死亡。国际战略研究所公布的数据表明,仅叙利亚 2016 年就有 70 000 人因战争死亡。在现代战伤中,多是枪弹伤、炮火伤及冲击伤。美国的军事研究表明,爆炸是战斗人员战场创伤的主要原因。由于战场紧张的环境及恶劣的医疗条件,常导致患者救治不及时而直接影响阵亡率和伤死率。

(程少文　罗之谦　杨　航)

第四节　创伤的病理生理

一、颅脑创伤的病理生理

颅脑创伤患者,不只受到原发性创伤的损害,同时可由于创伤后出现的缺氧、酸碱紊乱和动脉性低血压而引发继发性脑损伤。机体的部分脑自身调节功能可因脑外伤出现障碍,导致局部脑缺血,严重时甚至造成广泛性继发性脑梗死。蛛网膜小血管可因颅脑的机械性损伤,逆转对乙酰胆碱的生理反应,从而使局部创伤部位的血管收缩。严重颅脑外伤常伴有低氧血症和低血压,因此在严重颅脑外伤早期就可出现缺血性损伤,此时脑血管自身调节功能被破坏,脑血流增加,从而出现脑水肿;而 80% 以上的严重颅脑外伤患者在治疗过程中病情可继续进行性恶化,表现为血压波动大、颅内压增高、颅内血容量增多及中枢性高热。目前,医学研究证明,血脑屏障受损、脑血管调节能力下降,以及颅内压升高是重症颅脑损伤的病理生理学特点。

(一) 血脑屏障受损

血脑屏障是机体脑代谢和水平衡的基础与前提,因为人体脑部的毛细血管非常特殊,只允许水这种物质通过,其他的物质基本难以通过。而对于重症颅脑损伤患者来说,当血脑屏障受到严重危害时,患者将出现大范围脑水肿。

(二) 脑血管调节能力下降

机体的脑血管存在着良好的调节能力,既可以通过自身的相关调节把脑血流维持在一个稳定的范围内,又可以防止灌注压力的波动。脑血管灌注压力过高会导致水肿,而当灌注压力过低时又会导致神经元缺血,而重症颅脑损伤患者的脑血流,会因为重大创伤而丧失其调节能力。

(三) 颅内压升高

人体的颅腔主要含脑组织、脑脊液和血液等,从其结构上来说是一个固定的空间,而且这个空间不是全封闭的。当人体的颅脑受到严重创伤的时候,其内会出现不正常的内容物,如血肿。由于颅腔的空间是一个相对固定的结构,所以当颅腔内的一部分容积增加时,其他部分就会受到挤压,这样才能保持其平衡。但一般情况下,人体的脑组织不易被压缩,所以这种压缩通常先表现为患者的脑脊液和血液的减少。当这种相对代偿效应超过脑血管自我调节能力时,患者的颅内压就会升高。

二、胸部创伤的病理生理

(一) 呼吸功能紊乱

1. 通气功能障碍

(1) 胸廓的顺应性降低:当胸部创伤伤及胸壁软组织伤造成肋骨骨折时,可引起胸痛,使肌肉出现保护性痉挛,胸壁呼吸运动减弱,弹性降低,可使胸廓的顺应性下降,进而使肺的通气功能下。

(2) 肺的顺应性下降:由于胸部创伤产生疼痛,而使肺产生保护性抑制反应,患者不敢用力咳嗽及正常呼吸,使肺的潮气量下降,肺泡扩张不充分,肺泡表面活性物质也随之减少;肺泡表面张力相应增加,造成患者肺不张。胸部创伤如果伤及肺组织可造成肺组织出血、渗出。同时,肺创伤后分泌物增多,肺泡及支气管内分泌物不能及时排出,可造成支气管通气不畅,导致肺泡氧交换量减少;肺泡及毛细血管间隙通透性增加,渗出增多,易产生肺挫伤,引起肺段或肺叶不张。

(3) 呼吸道阻力增高:胸部损伤后呼吸道分泌物增多,造成支气管痉挛而使呼吸道阻力增加,通气量减少。

(4) 胸腔内压力的改变:浮动胸壁、血气胸及创伤性膈疝等,均可造成胸腔压力变小,甚至完全消失,同时也打破双侧胸腔压力的平衡,使正常的胸廓运动受到限制;而肺的膨胀受到限制,影响膈肌升降活动,导致通气障碍。

2. 换气功能障碍

(1) 肺泡壁水肿:肺泡壁水肿可使气体的交换作用减弱,造成肺泡与毛细血管内的 O_2 和 CO_2 交换障碍。

(2) 肺挫伤或肺不张:这种病理情况下也会造成肺泡通气量下降,肺血流量大于通气量,使部分血流不能充分获得 O_2,并排出 CO_2,因而使通气 / 血流比例低于正常值。

(3) 血胸和 / 或气胸:这种状态下肺的呼吸面积减小,肺泡通气量降低,而造成肺的生理性分流。

(4) 胸廓和肺的顺应性降低:可导致肺的通气功能障碍,同样使通气 / 血流比例失调。

(二) 循环功能障碍

1. 胸部创伤引起胸部血管破裂而造成大量失血,血容量下降致失血性休克。

2. 急性心脏压塞、心血管损伤,使心包腔内压力增高,心率增快,血压下降,脉压差减小,中心静脉压增高。

3. 回心血量减少。由于浮动胸壁和开放性气胸,使纵隔摆动,回心血量减少,同时引起每搏输出量下降。

4. 心脏及大血管损伤可使心功能减弱。

5. 胸部创伤造成肺的通气或换气功能紊乱,可使机体出现缺氧、酸中毒、呼吸衰竭和高血钾,导致心律不齐。

三、腹部创伤的病理生理

（一）闭合性损伤

在钝器创伤中，从环境到腹部的能量传递中，腹壁并没有撕裂，但是内脏可能出现严重的损伤，因为在创伤时由于声门的自发闭合，而导致压力突然升高，致使中空器官（例如胃）遭受暴发性伤害。在穿透性损伤中，物体损坏腹壁但并不总是打开腹膜。腹部外伤可导致中空器官穿孔出血，肝脏和脾脏的血管撕裂亦可导致出血。腹部外伤时也可能出现肠系膜、肾脏、胰腺出血以及女性附件的损伤。骨盆骨折是静脉出血的重要来源，有可能在肠道或泌尿道中找到血液，也可以在腹膜腔中收集到血液，这种血已被排除在血液循环之外，必须被视为丢失的血液。腹膜后大血管的切除可导致几分钟内的低血容量性休克，从而导致患者死亡。在大多数情况下，肝脏、脾脏小出血通常会自发修复。

（二）穿透性创伤

如果外伤穿透腹壁，则可导致开放性实质性脏器和空腔脏器破裂。也可以是肠系膜血管、门腔静脉及腔动脉的破损而危及生命。在膈肌破裂时，内脏可以在胸膜腔形成内疝，导致急性阻塞性呼吸衰竭；盆底破裂可导致内脏脱垂。如果消化系统穿孔可能会造成腹膜炎，在腹腔中产生血液和消化液。

四、骨盆骨折的病理生理

骨盆骨由双侧髂骨、坐骨和耻骨组成，与骶骨形成解剖环。破坏这个环需要大量的能量。双侧髂骨、耻骨和坐骨构成骨盆带融合在一起作为一个单元，它们连接到脊柱的两侧，并绕圈形成环以放置髋骨关节。脊柱的附着很重要，当发生运动时，将力从腿部引入躯干，进而伸展到背部。由于受到外力，骨盆骨折经常损伤骨盆外器官。肌肉在骨盆稳定性中起重要作用。骨盆骨折可分为骨盆环破裂（涉及 2 个或 2 个以上的骨盆前部和后部）及单点骨折，其中髋臼骨折最为重要。骨盆骨折通常由高能量创伤引起，占所有骨折的 0.3%~9%；多达 25% 的多发伤患者有相关的骨盆骨折。机动车碰撞或高空坠落是骨盆骨折最常见致伤机制。

鉴于骨盆骨折常涉及高能量机制，患者经常伴有血管、神经、胸腹盆腔器官、肌肉骨骼损伤，也因该部位血管及静脉丛丰富，骨盆骨折常伴有严重的出血，常造成不同程度的休克。机体大量失血、失液导致有效循环量减少，组织得不到充分的血液灌注，导致组织缺氧、体内脏器功能紊乱，代谢障碍等一系列病理生理变化。

五、脊髓损伤的病理生理

医学界普遍认为，急性脊髓损伤是一个涉及主要机制和次要机制的两步过程。主要机制涉及由局部变形和能量转换引起的初始机械损伤，而次要机制包括由初级过程引发的级联生化和细胞过程，并可能导致持续的细胞损伤甚至细胞死亡。初级脊髓损伤最常见的是初始创伤的影响，以及随后的持续脊髓压迫的组合。这通常发生在骨折脱位、爆裂性骨折和急性椎间盘破裂的情况下。在没有持续压迫的情况下单独发生冲击的临床情况，可能包括严重的韧带损伤，其中椎体脱位相应较少。来自尖锐骨碎片或弹道损伤的脊髓撕裂可产生脊髓裂伤、挫伤、压迫或脑震荡。

脊髓损伤的次要机制的各种理论,在过去的 30 年中经历了一个逐渐成熟的过程。20 世纪 70 年代,Demopoulos 等倡导的自由基假说,被认为对伤害过程至关重要。几十年后,研究焦点转移到 Ca^{2+}、阿片受体和脂质过氧化的作用。进入 21 世纪后,现代研究正在提示细胞凋亡、细胞内蛋白质合成抑制和谷氨酸能机制,参与了许多介导继发性损伤的病理生理途径。大量证据表明,原发性机械损伤引发一系列继发性损伤的机制包括:①血管改变,包括缺血、自身调节受损、神经源性休克、出血、微循环紊乱、血管痉挛和血栓形成;②离子紊乱,包括细胞内钙增加、细胞外钾增加和钠通透性增加;③神经递质的积累,包括血清素或儿茶酚胺和细胞外谷氨酸,后者引起兴奋性毒性细胞损伤;④花生四烯酸释放、自由基产生和脂质过氧化反应;⑤内源性阿片类药物产生;⑥水肿;⑦炎症;⑧腺苷三磷酸依赖性细胞能量呼吸过程的丧失;⑨程序性细胞死亡或凋亡。

六、烧伤的病理生理

烧伤破坏了皮肤的完整性,从而破坏了保护机体的第一道屏障,使病原微生物可轻易进入机体,造成烧伤患者一系列炎症反应,重度烧伤患者甚至出现全身炎性反应综合征。重度烧伤患者的生理屏障受到严重破坏,使烧伤部位出现大量的坏死组织和渗出,而这种坏死和渗出,持续反复出现于整个临床病理过程和救治过程中,致使患者病情难以控制,最终导致患者死亡。许多烧伤机制的研究表明,烧伤后会发生一系列病理反应,包括缺血缺氧、缺血再灌注、全身炎性反应、自由基损伤等,而这些病理过程中有氧自由基、炎性因子、蛋白水解酶、磷脂酶、花生四烯酸代谢产物、血小板活化因子、补体、蛋白酶等许多介质参与,这些介质共同参与了烧伤的病理生理改变,尤其是机体的微循环障碍和缺血。临床研究发现,对危重烧伤患者连续监测某些介质浓度的变化,可以反映烧伤患者病情的严重程度、治疗效果并协助预后判断。

在烧伤的病理生理发展中,微循环障碍及由其引发的缺血再灌注损伤,是烧伤病情变化的关键环节,而缺血再灌注损伤的病理生理基础是缺血再灌注后氧自由基的产生。活性氧自由基的产生,与机体组织损伤关系密切,烧伤可造成皮肤 / 气道等的细胞损伤从而激活各种蛋白酶,诱发局部炎性反应,引起炎性细胞释放大量的炎症介质及氧自由基等。各种炎症介质会引发一系列的炎症反应,甚至造成瀑布式的炎症反应(如全身炎症反应综合征),而大量的氧自由基可直接使细胞坏死、凋亡,最终导致组织变性、坏死和多器官水肿、出血。

七、创伤性凝血病的病理生理

目前,临床上定义凝血功能障碍为凝血酶原时间(prothrombin time,PT)和活化部分凝血活酶时间(APTT)的延长大于正常值的 1.5 倍,或 PT>18 秒且 APTT>60 秒。对凝血病的传统理解基于以下几种机制,包括酸中毒、体温过低、凝血因子的消耗和稀释。2003 年,有学者引入了新的术语"创伤性休克的急性凝血病(acute coagulopathy of trauma-shock,ACoTS)",并证明这种内源性凝血病在受伤后立即发生。这与创伤性急性凝血病(traumatic acute coagulation,TAC)的传统认识完全相反,创伤性急性凝血病几十年来被认为是由于酸中毒、体温过低、凝血因子消耗和稀释所致,而 ACoTS 是一种早期内源性凝血病,其在由休克、组织创伤和炎症引起的损伤的数分钟内发生。

研究发现,一般组织创伤只会启动孤立的凝血级联反应,不会导致凝血病,然而与休克相关的组织创伤,成为 ACoTS 的强大驱动力,凝血障碍持续存在于高伤情严重度评分(injury severity score,ISS)的休克患者中。损伤通过外在途径暴露Ⅲ型胶原和组织因子,导致损伤部位的凝血酶生成和纤维蛋白凝块形成;同时,内皮组织纤溶酶原激活物(tPA)释放,限制正常血管中的血凝机制。另外,位于相邻未损伤的内皮结合凝血酶上的抗凝血酶Ⅲ抑制全身性高凝。上述局部、生理抗凝机制,确保血栓形成和纤维溶解的平衡。

最初,出血性创伤患者可能具有正常的血流动力学参数,因为神经内分泌反应(心动过速、血管收缩),可代偿收缩压的下降。然而,一旦这种代偿机制耗尽,就会出现进行性血管舒张,并且由于出血而发生低血压,进而导致灌注不足和组织氧合不足。低灌注引起血栓调节蛋白(thrombomodulin,TM)和活化蛋白 C(activated protein C,APC)水平增加,而 TM 可以结合凝血酶,导致用于纤维蛋白生成的凝血酶的量减少。另外,提高 APC 的水平,消耗纤溶酶原激活物抑制剂(plasminogen activator inhibitor-1,PAI-1),通过 tPA 的去抑制作用促进纤维蛋白溶解,进而导致全身抗凝和过度纤维蛋白溶解。

内源性抗凝作用,可防止血栓形成并促进氧气输送到组织。同时,血管内皮通透性的增加,导致血液移动到血管外空间,不仅减少了出血,而且有助于随后动员其回到血管内。然而,起源于初始创伤部位的这些生理机制导致内皮的全身性损伤,最终导致终末器官衰竭。目前,针对创伤性休克的急性凝血病(ACoTS)的治疗仍处于初期阶段,但是,随着对 ACoTS 病理生理学的日益了解,ACoTS 的治疗将会越来越成熟。

八、严重创伤后多器官功能障碍综合征的病理生理

随着医学的快速发展,专家们对多器官功能障碍综合征(multiple organ dysfunction syndrome,MODS)有了越来越深刻的认识,虽然对 MODS 的病理生理变化尚未完全阐明,但也提出了一些理论。

(一) 失控的全身炎症反应

一定数量的促炎介质与全身炎症反应和 MODS 的发生有关。例如,在小鼠实验中,通过特异性中和 20 多种炎症介质,包括白细胞介素(interleukin,IL)1、肿瘤坏死因子(tumor necrosis factor,TNF)、高迁移率族蛋白 1、干扰素 γ、白血病抑制因子和巨噬细胞迁移等,可以降低小鼠内毒素血症的致死率。针对危重患者的队列研究表明,细胞因子如 TNF 和 IL-6 的循环水平增加,或与器官功能障碍的死亡风险增加有关。虽然炎症的生物化学介质的合成和释放,是临床性败血症的特征,但这些分子诱导器官损伤的可能机制尚不清楚。肿瘤坏死因子的细胞受体,是死亡受体 Fas 家族的成员,能够在其细胞靶点中启动细胞凋亡或程序性细胞死亡。TNF 和其他促炎因子也可以激活急性炎症的下游效应物,例如通过上调诱导型一氧化氮合酶的表达,导致一氧化氮释放增加,影响微血管阻力和毛细血管内血液流动,或者通过诱导氧自由基和蛋白水解酶的释放,来增加中性粒细胞的细胞毒性。此外,促炎介质还可以影响内皮促凝因子,抑制血栓调节蛋白的表达,而血栓调节蛋白是激活蛋白 C 抗凝血

途径的关键因子。

（二）组织缺氧

氧输送或氧利用的减少会抑制细胞的正常生理功能，细胞缺氧是器官功能障碍的最终共同途径，虽然适当的初始液体复苏通常可以恢复氧气输送，但是在胃肠道或大脑等组织中仍普遍存在局部缺氧。乳酸的循环浓度增加提示局部组织缺氧，并且与不良预后相关。实际上，使用输血或大剂量的多巴胺来增加氧气输送会加重病情，在输血的情况下，由于老化的红细胞堵塞微血管，红细胞不能到达组织。组织缺氧可能是由于细胞内氧的利用障碍，这种病理状态被称为"细胞性缺氧"。

（三）细胞凋亡失调

细胞凋亡描述了一种生理过程，细胞通过该生理过程激活内源程序，导致细胞的受控死亡，以及转化为被巨噬细胞清除而不引起炎症反应的膜结合囊泡。细胞凋亡的正常表达，是胚胎发育、免疫成熟、衰老、上皮细胞更新和炎症消退等过程的基础。过量的细胞凋亡已被认为是肝、肾和心脏疾病的重要发生机制，并且有研究发现，干预细胞凋亡，可改善各种疾病实验模型的结局。研究发现，下调气管和肺上皮细胞中的假单胞菌诱导的细胞凋亡可提高实验性肺炎的存活率。

（单爱军　罗之谦　陈　美）

第五节　心理创伤

心理创伤归属于创伤的一种，也是不可忽视的一种，它在精神病学上被认为是一种对人们心理承受能力的沉重打击。心理创伤往往会让人发自内心产生无助感，或是对某件事情深感无能为力。心理创伤的出现一般是偶然的、毫无征兆性的、难以预测的。通常提到心理创伤，人们总是会联想到战乱、重大地震、人口密集区域的火灾，以及频繁发生的交通事故等。但是心理创伤的范畴不仅仅局限于这些灾害之类的事件。大众在平常生活中，也有可能遭受不良情绪、被忽略排挤、身体上的伤害或者暴力袭击，这些伤害有可能导致心理创伤的形成。

一、心理创伤简述

创伤，通常指物理因素和人为因素对人们身体所造成的各种损害，诸如组织、器官的损害。但在生理创伤的同时，也可能引起心理创伤，随着农耕业、工业、交通运输，以及体育竞技项目等的快速发展，创伤越来越频发。另外，迫于不堪重负的社会压力、恶劣的周围条件及不同种类教育方式的熏陶，暴力互殴的极差恶劣社会现象时有显现。层出不穷的事故使人们罹患的心理创伤事件愈来愈多，创伤出现频数也多。创伤患者的内心往往会出现严重程度参差不齐的心理创伤。创伤之后，患者身心均会产生沉重的负担，可能导致一系列心理问题，造成患者对事物处理能力受阻。更有甚者，患者可能会出现心理适应障碍。从精神层面对创伤患者进行治疗,与创伤并发症的发生、转归和预后有着至关重要的联系,所以早期进行心理危机干预及加强心理护理十分必要。

在此背景下,心理创伤被高度重视。相关研究发现,曾经参加过战争且已经退役回归正常生活的士兵们,尽管其已处于和平时期,但他们都曾经或多或少发生过感觉自己仍然处于战场的情形,比如在脑海中时常浮现出战斗的场景,同伴牺牲、击杀敌人、轰隆隆的炮鸣声、士兵痛苦的神情等,他们感到历历在目。因此,他们的睡眠严重不足,情绪极度多变,无法从和平年代获取幸福感。这些退役士兵们,日复一日地处于"战乱"生存模式状态中,心理学家为该类士兵们的心理创伤创造了一个概念,即创伤后应激障碍(posttraumatic stress disorder,PTSD)。人们对心理创伤的探索和治疗有了更广泛、更深层次的认识。但是,随后对于创伤后应激障碍的定义与诊断标准,仍有较大局限。我们需要关注更大范围和更多类型的心理创伤。从心理学角度来看,心理创伤无法自行愈合,因此,心理创伤应与机械创伤并重,受到同等的重视,才能在治疗上做到标本兼顾,双管齐下,为创伤患者真正地解决身和心的痛苦。

二、心理创伤分型依据及预后

在临床研究中,医护人员逐渐观察到症状类似的心理创伤患者,因为遭受的创伤经历的性质各异,尤其是因为他们的年龄段存在较大差异,患者的预后差异显著。对于心理创伤的分类,目前,较多使用的是泰尔分类法,将发生在成年时期的单次创伤归类为Ⅰ类创伤;继而把更复杂的创伤(延续性强、反复性高、发生时期更早)归类为Ⅱ类创伤,即复合型创伤。目前的研究结果显示,这两类创伤在鉴别诊断、干预措施及结局方面均存在较多差异。Ⅱ型创伤导致精神方面出现问题的情形更为常见,尤其常见的是不良情绪,如自责、窘迫等。Ⅱ型创伤一般和精神障碍有很大的因果关系,可以导致患者自卑并轻视自己的努力,患者通常感到懈怠不前、做事鲁莽,容易激动、脾气烦躁,以及出现恶劣举止等。

Ⅱ型创伤往往表现出各种不同的生理功能异常。在心理干预的治疗效果方面,两种类型创伤存在本质上的差异。大量研究结果提示,Ⅱ类创伤的结局往往比Ⅰ类创伤更令人失望。由于干预效果差,久而久之,Ⅱ型创伤的负面影响将逐渐渗透到患者的日常生活中,如他们的价值观、行为活动和感官能力等。

依据心理学理论,Ⅱ型创伤患者的生活模式与普通人的生活模式往往差异更大,Ⅱ型创伤患者常常处于对抗或是躲闪矛盾的状态。更容易合并一些慢性躯体疾病。人们精神受创时,负面认知容易内化到受害人的潜意识之中,例如曾经受到性侵害的受创患者往往会觉得自己身体不干净,选择不断自我冲洗清洁或对日常用品加以擦拭,这正源于人们常将性侵害与肮脏二字归为一类。该类情况往往是症状原发性获益的源头,也可解释为"神经症性防御机制"。天灾人祸不仅破坏日常活动习惯,更容易造成心理创伤。心理创伤事件(比如被人为孤立),时常给各类人群和家庭产生负面作用。对于高风险人群,心理学专家须及时给予受害人及其家属必要的心理干预。关于心理创伤的影响因素及自我调节方法的研究,已总结出大量可行性的方案。从心理学家角度而言,首要考虑的是如何尽快为心灵受创人员提供必要的干预措施。比如,在重度心灵受创的患者在受到心理创伤初期,心理医生究竟可以给心灵受创者何种干预,初始阶段的治疗疗程应该是多长。

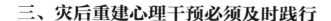

三、灾后重建心理干预必须及时践行

在美国"911"恐怖袭击事件后及美国一些地区的高等级、高破坏性龙卷风的后期进行的心理干预治疗,就是一种心理创伤的救援。此种救援对心灵创伤进行的抚慰很有效。2008年发生于我国四川省的汶川大地震,从真正意义上为我国心理创伤急救工作的开展拉开帷幕,使各界开始重视灾害救援工作或院前抢救中的心理创伤问题和解决办法。相关机构,陆续在灾害事件频发的地区开展心理急救(psychological first aid, PFA)应用培训。通过心理学家的不懈努力,显著提高了灾难初期对于受害人心理创伤安抚的可行性。经反复推敲、认真细致地践行,并与我国灾区救援现状结合,《心理急救现场操作指南》得到了越来越多的院前急救人员和心理学家的认可。这也激励着一批志在为心理创伤救援做出贡献的一线践行者,积极参与到心理急救的技能培训中,提高自身的心理救援能力。

灾难救援工作一般都设有专项的灾区紧急救援指挥中心。在该指挥中心体系内,每位工作人员须承担的任务,以及如何出色工作都已被妥善安排。一线心理创伤干预者,应当同该救援指挥中心积极沟通,协同工作。另外,心理创伤救援工作人员,须根据彼此的擅长领域、所处地域、自身能力等方面做好协调工作,使灾区心理救援工作井然有序地进行。唯有如此,经全体救援者的共同努力,才能高效、安全地对遭受心理创伤的受灾群众进行必要的干预治疗。

心理创伤的干预并不是简单易行的,若想高质量地完成此项工作,应当始终把握住几个基本准则:①灾害事故发生之后的初期(一般可以是几天到几周不等)对于心理干预来说可谓是"黄金时期",若没能把握这个时间节点,不仅受灾人员的心理创伤难以痊愈,甚至身体上的创伤也会恶化。因此,一线心理创伤救援人员要果敢地、临危不乱地投入到紧急援助工作中。及时、高效地预防心理创伤初期可能出现的心理负面影响,从很大意义上讲,能够尽可能减少灾害带来的心理受创。②当受灾地区尚存在诸多潜在危险因素时,应当有效、迅速地引领受灾伤员及时由灾区现场转移至安全避难场所。给予必要的心理干预治疗的同时,还要坚决杜绝再次受创的可能性,努力保障心理救援的一线工作人员及伤员的生命健康免遭再次损害。③须无误、高效地根据受灾人员体征判断其基本状况,给予必要的心理干预治疗。④时刻将伤员的需求放在首位。一线心理救援工作人员,除了为伤员提供专业可靠的干预措施外,还必须把伤员的需求放在首位。把受灾群众真正的需求置于首要考虑,与灾民顺畅交流并融汇思想,才能高效快捷地开展灾区救援工作,并保证安全。

心理创伤干预人员给予受灾伤员必要的心理干预时,可能会出现替代性创伤反应,导致后续心理急救工作无法高效、顺利地实施。所以,必须时刻重视心理干预工作人员必要的自我心理调节意识和能力培养,进而快捷、高效地推动心理急救任务的进行。心理干预工作者在投身灾区救援工作前,除了应当储备相应的救助能力及所需的理论,还应当给自身及自己的家庭制订必要的应急计划,以便妥善地处理个人生活和急救工作之间的关系,做到无负担、高效地救援。而且,还要通过提高救援能力、牢记心理调整技巧、培养主动解决心理问题的意识等途径进行自身心理调节。抗险救灾完成后,心理创伤干预人员仍需后期自我调节。

四、医护人员针对心理创伤的解决办法——建立良好的护患关系

(一)努力创建和谐医患关系

努力创造和谐、稳定的医患关系十分重要,这样的关系应当以医患和谐相处、平等互信、尊重彼此为风向标,继而营造融洽的医患关系。重要的一点是医疗工作者应当学会提升个人交流能力,创造和谐的医患相处模式。接待新入院的患者,须注意因为患者身份产生变化(与其在工作中的角色不同),他们在陌生的病房氛围里渴望更多的尊重和关照,医护人员当以尊重、客气的语气,大方、不失礼节地为患者服务,全面掌握患者的基本信息。同时,也应当积极地考虑患者的需求,用心处理患者面临的难处,尽可能地满足患者所需。

(二)提供良好的就医环境

患者入院后私人生活资源显著减少,活动范围局限在医院和病房,原本的生活习惯和节奏被打乱,容易滋生厌倦和浮躁的不良情绪,特别是孩童,进入医院这个陌生甚至"可怕"的环境中,接触到毫不熟识的医务工作人员、其他患者家属等,对于各种治疗手段患者可能表现出焦灼、惊慌失措、配合较差、情绪难以自制等。可见,为患者提供安静、舒适、清洁的病房尤为重要,医护人员应积极为患者简述住院设施条件、应当遵循的准则、管床医师姓名、同病房其他患者情况等。医务工作者须举止礼貌、穿着正式,努力维持融洽的医患关系,使患者感受到医护人员的热心和关怀,帮助患者尽快熟悉并习惯住院环境。

(三)及时有效的诊疗和护理

多数患者发病前身体健康,由于骤然发生的创伤致病,常给心理防线带来突如其来的冲击,极有可能致使其惶恐不安。医疗工作者须积极同患者交流,如实令其知晓自身状况和病情转归,和患者一起研究合理有效的治疗手段。管床医师和护士共同磋商治疗方案,争取以最为稳妥可行的方法进行治疗,护士对患者进行健康知识的培训,并配合管床医师按部就班地执行患者所需的护理方案。在进行各项检查、临床干预措施、辅助介入措施时,护士须严谨地说明原因、病情须知和互相协作的方式等,执行医嘱过程中时刻关注患者感受和需求,结束后须对患者的配合表达谢意。护士在工作中要矢志不渝地改善护理措施,缓解患者的痛苦;促进病员全力配合医师,鞭策患者合理运动,给予患者适宜的鼓励,让患者体会到医务人员的人文关怀。

(四)及时满足患者各种需求

医护人员在遵守基本的治疗准则和医务人员道德标准的基础上,要尽量体恤患者的兴趣爱好;帮助有重病、无法自理的患者维系病房的清洁与和谐;若患者存在身体缺陷或隐私不愿为人所知,须恪守不言,尊重其人格;引导患者结交同病房室友,减少他们初来乍到陌生环境的戒备心理。

(五)必要的心理危机干预

国外多见的危机干预模式有,平衡模式、认知模式、心理转变模式、对支持资源的整合模式等。这不仅要求医务人员拥有一流的引导心理危机的能力,而且也须熟悉心理学理论、具备细致的洞察力和极佳的记忆力、擅长社交技巧、具备良好的社会适应能力和娴熟的操作能

力等。

（六）心理健康教育

心理受创人员的心理健康教育,往往依托于医院得以实现,患者是教育的受体,医务人员应凭借合理有效的理论知识,教导患者以健康客观的方式应对常见心理问题,以及疾病的发生、发展和转归,帮其纠正对健康有害的、不正确的观点及生活方式等,建立心理防线,推动患者身心健康发展。在心理健康的培训和知识传播中,关键是以言传身教、亲自实践、精神感化等方式慢慢地改变患者,从而逐步减轻创伤给患者造成的影响。

（单爱军　罗之谦　陈　美）

第六节　创伤并发症

创伤并发症是指创伤后发生的,并与创伤和/或创伤救治存在内在联系的疾病或症状。对创伤患者预后产生重大影响的重要并发症包括,休克、感染和急性呼吸窘迫综合征。

一、失血性休克

（一）休克基础

创伤有明确的能量交换过程,致伤机制是创伤评估的重要依据。《创伤失血性休克诊治中国急诊专家共识》提出创伤失血性休克的快速识别主要根据致伤机制等,《创伤失血性休克早期救治规范》也指出诊断的首要条件是有导致大出血的创伤。导致失血性休克的创伤主要是腹腔实质性脏器伤、胸腔脏器伤、胸壁伤、骨盆骨折、血管损伤和长骨骨折等。其中钝性伤主要包括交通伤、坠落伤和冲击伤等,临床上应基于撞击的向量和力量推测可能的损伤,而不是孤立地看损伤部位。要特别重视可能隐匿了数千毫升血液的胸腔、腹腔、腹膜后、骨盆和大腿近端等部位。日常生活中火器、刀刺等导致的穿透伤较为少见,相比之下,肢体碾压毁损等所致的外出血是常见的失血性休克原因。此类患者在受伤现场和转运途中,处于休克发生前,患者出血多,而到达医院后,如果已经休克,则常常伤口不再出血,临床上往往可能忽略失血性休克,应特别注意。

（二）失血性休克临床等级划分

《创伤失血性休克诊治中国急诊专家共识》和 New England Journal of Medicine 的 1篇综述都采用了美国外科医师协会颁布的《高级创伤生命支持(第 9 版)》中按失血量将失血性休克的严重程度分 4 级,《创伤失血性休克诊治中国急诊专家共识》和 2018 年发表于 New England Journal of Medicine 的综述 "Hemorrhagic Shock" 沿用了这一分类方法。同时,《创伤失血性休克诊治中国急诊专家共识》也提出休克指数(shock index, SI)标准的三级分类,即轻度休克 SI ≥ 1.0(失血量 20%~30%)、中度休克 SI ≥ 1.5(失血量 30%~50%)和重度休克 SI ≥ 2.0(失血量 50%~70%);传统上根据血压正常与否,失血性休克还可以被区分为代偿期和失代偿期。而《创伤失血性休克早期救治规范》则将失血性休克分为轻、中、重、危重 4 级,即失血量约为人体血液总量的 15%~20%、20%~40%、40%~50%,以及大于 50%。

应注意的是,临床分级是根据心率、血压、脉压、呼吸和意识等生命体征变化来估计失血量,从而指导临床救治。各种分级法的失血量均是估计,受患者年龄、基础状况、失血速度、创伤伤情和是否输液等因素影响,同等量失血时生命体征变化常不一样。青壮年患者强健的代偿机制,使失血早期血压变化不敏感,常常患者的失血量超过 30% 后才出现低血压,而焦虑、气促、外周脉搏微弱、四肢冰冷、皮肤苍白或花斑等临床表现相比于血压而言更敏感。高级创伤生命支持(advanced trauma life support,ATLS)四级分类法根据可能失血量的多少,将失血性休克量化为逐渐加重的 I ~ IV 级,以取代传统的将失血性休克简单分为"代偿"和"失代偿",这一创新在战伤救治中获得良好的验证。创伤救治的现实情况常常是批量伤员、环境恶劣、医护人员少、设备资源少等,这种条件下如果某位患者被认为是"休克代偿期",则意味着"未识别"休克,或者遗漏休克。笔者在全国创伤救治培训中,也常遇到学员仍然将 II ~ III 级创伤失血性休克诊断为"休克代偿期"的情况,应引以为戒。

(三) 创伤失血性休克救治

失血性休克的救治需要争分夺秒,救治的关键,首先是控制出血和在控制出血之前维持重要器官的灌注(即允许性低压复苏);其次是迅速恢复组织灌注,改善供氧,稳定血流动力学及心功能;同时还应预防器官功能衰竭并采取相应器官功能支持措施。

1. 复苏的阶段划分 一旦发生创伤失血性休克,就应尽快到达复苏终点(指通过液体复苏、升压药物的使用,尽快达到允许性低压复苏的目标,即 MAP65mmHg),在通往终点的道路上,如何设定里程碑或者划分阶段,对于指导复苏有重大意义。《创伤失血性休克诊治中国急诊专家共识》将失血性休克的复苏过程分为 4 期:急救阶段(控制出血和稳定生命征)、优化调整阶段(增加组织氧供和优化氧代谢指标)、稳定阶段(关注脏器功能)和降阶梯治疗阶段(撤出血管活性药物、利尿或 CRRT 调整容量)。《创伤失血性休克早期救治规范》则按照救治的空间区别,分为现场(控制外出血,建立通道快速输注晶体液)、后送途中及急诊科(出血控制者常规复苏,出血未控制允许性低压复苏)、手术室(进行损伤控制性手术,未完全控制出血前仍然给予允许性低压复苏)和重症监护室(术后 24 小时稳定内环境,防治致命性三联征)。*New England Journal of Medicine* 的综述 "Hemorrhagic Shock" 则将失血性休克的复苏过程区分为院前和院内两个时空;把创伤失血性休克的病理生理过程划分为活动性出血期、内环境扣押期,以及血管再充盈期 3 个阶段,这为失血性休克的复苏研究提供了极具价值的支撑。鉴于创伤失血性休克救治中控制出血的至关重要性,也可以把失血性休克的救治分为出血控制前(即非控制性出血阶段)和出血控制后两个阶段,出血控制前应采取各种措施尽快控制出血,并进行限制性液体复苏。

2. 晶体液复苏 晶体液作为一种平衡盐溶液用于液体复苏,可扩充血管内容量,在大部分失血性休克患者中,晶体液的输入可减少输血量,使容量得到恢复。《创伤失血性休克诊治中国急诊专家共识》提出在院前环境下对活动性出血的患者可应用等渗晶体液进行扩容治疗,在院内对活动性出血的患者不建议使用晶体液补液。《创伤失血性休克早期救治规范》则认为晶体液与胶体液均可应用,一般先使用晶体液后使用胶体液,按照 2∶1 比例。*New England Journal of Medicine* 的综述"Hemorrhagic Shock"指出,大量输注等渗晶体液可增加呼吸衰竭、肢体 / 腹腔间室综合征及凝血病等风险,提出应遵循最少量晶体液输注原则(入院后 6 小时内<3L);同时指出,高渗盐水、右旋糖酐和胶体液在早期院内治疗严重失血时均没有更多的益处。晶体液复苏的量不应快速达到与大出血量相匹配的程度。同样地,战伤救治的经验也提示如果院前患者清醒、有桡动脉搏动,则不必输液,出血未控制时,如必须给予液体复苏,则应使用最小量晶体到达复苏目标。上述晶体液复苏策略的变化,是基于对过量晶体液复苏导致的间室综合征危害的认识,另外需注意保证可获得足够的血液制品。

3. 血液制品输注　创伤失血性休克的危害是,血容量减少导致组织低灌注、缺氧。已经丢失的血液只能依靠输注来迅速补充,从而恢复携氧、凝血功能等。《创伤失血性休克诊治中国急诊专家共识》建议通过生理学指标(包括血流动力学状态、对即时容量复苏的反应情况)来启动大出血抢救预案;医疗机构应建立紧急输血预案,针对活动性出血者,首选固定比例的成分输血,并应尽快过渡到以实验室检查结果为指导的输血预案上;特别指出,在院内对活动性出血的患者不建议使用晶体液补液,而建议按照 1∶1 的比例使用血浆和红细胞。创伤失血性休克早期救治规范针对凝血功能障碍防治指出,根据实验室检查结果可选用新鲜全血、浓缩红细胞、新鲜冰冻血浆和血小板等。*New England Journal of Medicine* 的综述"Hemorrhagic Shock"认为,近年来复苏中输血策略的焦点又回到"使用血浆、血小板和红细胞的最佳比例,甚至要求全血输注";提出须观察血红蛋白和国际标准化比值,制订大量输血方案,以确保患者迅速获得足够的血液制品,应最大限度避免血液制品的不平衡输注,以优化止血复苏;强调应尽早识别凝血功能障碍,使用血栓弹力图进行指导,从经验性输血转为目标性治疗。战伤的经验提示,及时输注血液制品是降低战伤后致死率、致残率的关键,应采用 1∶1∶1 配制红细胞、血浆和血小板的输血策略。损害控制复苏(damage control resuscitat,DCR)包括 3 个主要策略:允许性低血压;止血性复苏;严重休克、来不及配血时,可立即输注 O 型红细胞 400ml,收缩压<90mmHg(1mmHg=0.133kPa)、心率>120 次 /min、穿透伤或 FAST(+)中具备 2 条,则启动大量输血方案,特别强调输血专家应参与大出血的复苏,或者外科医师应成为输血专家。

二、创伤后感染

创伤后感染(infection after trauma,trauma-related infection)是指创伤后伤口 / 创面因细菌污染所致的后续感染,或伤后机体抵抗力下降所致的内源性 / 外源性感染。创伤时由致伤器械、投射物等带入,以及经衣物、泥土和其他污物带入,是致病菌的主要入侵途径,此类感染称为外源性感染。人体本身的常驻菌主要分布在皮肤的汗腺、毛囊、口咽部、呼吸道、胃肠道和泌尿生殖道。在生理条件下,这些菌群并不致病,而是与人体构成一种共生互利的生态平衡。当皮肤和体腔受伤破损时,细菌可随之入侵,即使未破损,但皮肤、黏膜防御屏障功能降低,也可使这些常驻菌穿过皮肤、黏膜进入深部组织造成感染,此类感染称为内源性感染。感染进一步发展成为脓毒症,即针对感染的宿主反应失调导致危及生命的器官功能障碍,感染与序贯性器官功能衰竭评估(sequential organ failure assessment, SOFA) ≥ 2 分并存。

(一) 创伤感染的病理时程特点

所有开放性伤口在损伤即刻便可造成细菌污染。污染物包括衣服碎片、尘土、其他有机物(泥、草、树叶等)和被炸毁建筑物的玻璃碎片等。其病理改变可分为 4 期:污染期、感染期、脓毒症期和衰竭期。各期临床识别及病理时程要点如下。

1. **污染期**　从伤口形成的一瞬间开始,机体首先出现的反应是自身的止血过程,这一过程包括一些非常复杂的生物学反应。首先,伤口周围的小血管、毛细血管等反应性收缩,使局部血流量减少,继之而来的是暴露的胶原纤维吸引血小板聚集形成血凝块,然后血小板释放血管活性物质(如 5- 羟色胺、前列腺素等),使血管进一步收缩,血流减慢,同时释放的磷脂和二磷酸腺苷(adenosine diphosphate, ADP)将吸引更多的血小板聚集。最后,内源性及外源性凝血过程被启动。创伤感染的处理是指伤口形成后的 2~3 天内,其中最关键的是 6 小时之内的处理,该处理对后续炎症反应、感染的发展等病理过程影响重大。局部血管收缩致局部组织缺血,引起组织胺和其他血管活性物质的释放,使创面局部的血管扩张,这一急性反应期,一般在伤后 3 小时内发生,因局部的充血反应有利于抗菌药物的弥散并发挥其抑菌或杀菌作用,故被认为是预防性应用抗菌药物的"黄金时间"。而在受伤 3 小时后,伤口周围外渗的纤维蛋白能够包绕入侵的细菌并且形成一种抗菌药物难以穿越的屏障,故延迟使用抗菌药物,将明显增加感染的风险。此外,伤后 6 小时内的污染创面一旦发生感染,细菌将以 10^7~10^{15}/ 天的速度迅速增长。伤口部位的坏死组织、异物及污染细菌的存在,可引发机体的防御反应(炎症反应),表现为免疫细胞(如粒细胞和巨噬细胞)向创面移动和募集。一方面,粒细胞防止细菌入侵、吞噬已入侵的细菌;另一方面,巨噬细胞吞噬消化坏死的组织细胞碎片。同时,组织细胞破坏后释放出的自身蛋白溶酶,也可以消化溶解坏死的组织细胞碎片,使创面清洁,以便启动组织的修复过程。

2. **感染期**　创面早期消毒清创处理不彻底或抗生素使用不当,易在受创后 1~3 天引起感染。浅表伤口感染往往会出现疼痛、压痛、局部肿胀、发红、发热等症状,较深的伤口则会出现脓性分泌物,部分患者出现发热的症状。若早期感染未得到及时控制,细菌扩散,感染加重,伤口部位可出现溃疡,甚至坏疽,严重者出现高热、昏迷等全身性中毒症状。

3. **脓毒症期**　细菌、病毒大量繁殖和它们产生的毒性物质短时间、大量入血,可能是导致伤员进入脓毒症期的主要原因。这一时期一般出现在伤后中晚期的严重感染基础上,与创伤后机体防御功能降低、入侵细菌及其释放的内毒素和外毒素有关。机体进入脓毒症期后,主要表现为血液中细菌大量增殖致全身性感染,严重者出现脓毒症休克。处于创伤后感染的脓毒症期,参与机体炎症反应的介质大致可以分为 2 类:①具有直接细胞毒性、可直接杀伤靶细胞的介质,包括溶酶体酶、弹性蛋白酶、髓过氧化物酶、阳离子蛋白、氧自由基等;②细胞因子,包括肿瘤坏死因子 α、白细胞介素(interleukin, IL)-1、IL-6、IL-8、γ- 干扰素、血小板活化因子、粒细胞 - 巨噬细胞集落刺激因子、花生四烯酸代谢产物等。上述炎性介质对机体可产生不利影响,主要表现为导致"高排低阻"的高动力型循环障碍、心肌抑制、内皮损伤,以及血管通透性增加、血液高凝状态及微血栓形成、强制性和"自噬"性高代谢,这些改变可进一步引起多器官功能的损害。

4. 衰竭期 创伤后机体进入衰竭期,除直接创伤打击外,感染性休克引起的重要器官缺血再灌注损伤,是造成器官功能损害的重要因素。此阶段,由创伤严重感染诱发失控的全身炎症反应,可导致机体出现2个或2个以上的器官或系统功能障碍乃至衰竭的临床综合征。这表明人体出现大面积感染,预后很差,蔓延很快,对生命威胁极大。

(二)创伤后感染的防治措施

1. 须按照"分级救治"与"时效救治"原则

(1)分级救治:在卫生资源严重缺失或不能满足创伤救治的需求、很多患者急需医疗救助的紧急环境下,只能通过与之相适应的指挥协作开展救援工作,即分级救治(echelon)及患者转运。一般情况下,患者转运至医疗机构后,抢救任务均是按部就班地通过单个医院进行而不是多单位合作。但在战乱、地震、泥石流、洪水等灾害中,就要求急救人员考虑每位受害者所需的所有临床干预手段的时间、空间维度,把急救流程的要点统筹分给各个急救队伍同步开展。患者最初由靠近前方的救治机构进行救命性手术(损伤控制外科)或其他必要的救治,继而转运。术后转运过程中,以及到达指定救治场所后的不同时段内给予不同的医学干预措施,最终实现一整套临床干预手段。创伤感染的防控措施,包括早期清创、延期缝合、早期应用抗生素等,也是在各救治阶梯分级实施的。战伤的分级救治经验,对灾害发生后批量伤员的救治具有参考价值。对于大型灾害来说,大体可分为"三级救治"阶梯:①第一级为现场抢救,相当于战时连/营抢救组。救援人员力求在灾害发生后第一时间获得信息、第一时间到达现场、第一时间采取急救措施。即在伤后第一黄金时间(10分钟)内发现伤员,并给予快速、准确、有效的初级救护。②第二级为早期救治,相当于战时团/师救护所。③第三级为专科治疗,相当于战区基地医院或后方医院。

(2)时效救治:伤员救治存在着最佳救治时间段,在"黄金时段"采取救治措施所取得的救治效果最佳。根据批量伤感染的发生规律,应在合适的时间段实施合理的抗感染处置方法,即采取"时效救治"。20世纪70年代末,某战事的数据显示,重伤员3天内到达确定性救治机构者占总数的7.9%;而另一个20世纪80年代的战事数据显示,3天内到达确定性医疗机构的重伤员达63.2%,伤死率比前者下降16%,伤口感染率下降88%,骨髓炎从7.6%下降为0,化脓性关节炎从5.0%下降为2.5%。由于灾害的种类、发生的地域和规模,以及卫勤力量的部署上均存在差别,因此对批量伤员分级救治各阶梯的具体救治时限,不宜作出硬性规定。对大批伤员组织救护的原则是:在最适当的时间和地点,对为数最多的伤员,施行最好的救护。

2. 应按照"早期清创、延期缝合"原则,并且应突出"动态监测"和"综合防治"

(1)早期清创:战伤感染的防治主要依靠有效的早期外科处理,抗菌药物只起到辅助作用。因此,负伤后应尽早实施清创手术(一般于伤后6小时内进行,最晚不宜超过72小时)。早期清创时应遵循"4C原则"(肌肉颜色、组织相容性、收缩情况、循环功能)来判断肌肉组织活性,准确识别坏死组织的清创界限,尽量避免正常组织被过度清除。冲洗伤口的灌洗液可用等渗盐水或没有添加剂的无菌水,无法获取无菌水的情况下,可使用饮用水冲洗伤口,不推荐使用添加抗生素的液体进行伤口灌洗。一般认为低压清洗(0.5psi,1psi=6.89kPa)用于清洁伤口,高压清洗(7psi,1psi=6.89kPa)应考虑用于严重污染伤。负压伤口疗法(negative pressure wound therapy,NPWT）已广泛用于骨创伤,处于 –200~50mmHg（1mmHg=0.133kPa）的负压,可有效减少感染的发生,其原理包括稳定伤口环境、减轻伤口水肿、提高组织灌注量、刺激伤口表皮生长。将 NPWT 与传统引流技术相结合应用于创伤患者,能较好地控制伤口深部感染且无溃疡、皮肤坏死形成。

（2）延期缝合：伤口清创后,特殊部位,如头、面、手、外阴部,应行初期缝合或定位缝合;颅、胸、腹、关节腔的穿透伤,必须缝合胸腹膜、硬脑膜和关节囊;其他部位伤口清创后仅做无菌敷料的包扎或覆盖,禁行初期缝合。创面清洁、肉芽新鲜且整齐、无脓性分泌物、创缘无红肿和压痛者,一般在清创后 4~7 天延期缝合伤口。因伤口感染或错过延期缝合时机的,待感染控制后,创面清洁、肉芽组织健康时,一般在清创后 8~14 天进行 Ⅱ 期缝合。

（3）动态监测："早期清创、延期缝合"是预防各种战创伤感染的最有效措施,但抗感染是一个连续过程,并不可因后送转运而中断,故对战伤感染防治措施的不间断实施,有赖于对污染伤口进行动态的监测。动态监测的目的,包括及时发现污染伤口是否向局部感染转变和 / 或向全身性感染（脓毒症）演变。监测重点包括,常规临床指标及评分系统、免疫功能指标、血清生物标志物［如降钙素原（procalcitonin,PCT）、C- 反应蛋白］等,通过监测上述指标,能提示是否向脓毒症演变。

（4）综合防治：进行综合防治时,既要预防伤后感染的发生,还应阻遏感染后因脓毒症所致的器官功能损害。主要干预措施如下。

1）一级干预：灌洗、清创、引流、抗微生物治疗、包扎伤口、稳定骨折断端等。

2）二级干预：皮肤清洁护理（如 2% 氯己定溶液擦拭皮肤）,控制出血,控制高血糖,提供充分的氧疗,减少输血,避免低体温,免疫调节治疗（如免疫球蛋白、IFN-γ、葡聚糖、肠内免疫营养、氢化可的松等）,改善组织缺血缺氧（如临时性血管分流术）,兴奋迷走神经（如针刺足三里 ST-36 与内关 PC-6 穴位）。

3）其他辅助措施：对医院设施进行适当的清洁、消毒与杀菌;定期更换病房内的辅料;医务人员保持良好的手卫生习惯;对感染伤员进行隔离;在专用的手术间进行手术等。

（5）应用创伤急救新装备、新疗法：①增加了救命性手术功能和自动心肺复苏系统功能的"流动便携式重症监护室"（一种急救车）,可确保伤员即使在交通阻塞的情况下,也能在车上得到有效的救治,将救命性处理等前伸到创伤事故现场,降低创伤危重伤员的死亡率和伤残率;②应用 AutopulseTM MODEL 100 型自动心肺复苏系统、腹部提压心肺复苏仪等抢救心搏 / 呼吸骤停患者,能取得良好效果,同时节省医疗人力资源消耗,提升急救尤其是大批量伤员的急救效率;③应用便携式瞬锋急救切割器,能在几秒钟内完成对伤员衣物快速切割的操作,达到轻便快速、省力省时、伤员无痛苦的目的,为大批伤员的验伤争取宝贵时间,减少创伤凝血病的发病率;④给创伤现场急救医师配备高速公路急救箱（急救包）、便携式急救包及急救箱,以便对创伤现场危重伤员实施快速医疗救护;⑤创伤现场急救新疗法。

三、创伤后急性呼吸窘迫综合征

创伤虽然不是急性呼吸窘迫综合征（acute respiratory distress syndrome,ARDS）的主要

因素,但其对 ARDS 的影响不容小觑。创伤继发 ARDS 也是目前的研究热点。有研究者以创伤继发 ARDS 患者为研究对象,通过对创伤后早期发生 ARDS 患者与延迟发生 ARDS 患者的临床资料进行比较,分析两组的临床特点,并寻找创伤后早期发生 ARDS 的危险因素。

　　ARDS 的损伤过程涉及多种因素的相互作用,包括炎性细胞因子、上皮和内皮损伤、纤维化和肺功能异常,其机制的核心是炎症反应的失衡加重上皮或内皮的损伤。即使采取了大量干预措施,包括临床试验、药物干预,但收效甚微,ARDS 的病死率仍居高不下,提升对 ARDS 的临床认识刻不容缓。

　　目前,关于急性呼吸窘迫综合征治疗的研究进展较为缓慢,机械通气作为对抗顽固性低氧血症的主要措施,其效果也不尽如人意。虽然临床上一般积极给予抗炎、抗凝、俯卧位等多种治疗,但这些治疗是否确定有效,目前尚未完全证实。该病致死性很强,随伤势恶化情况,病死率升高。所以寻找发病危险因素,尽早干预一直是研究热点。另外,ARDS 以临床指标作为诊断标准,无法与特定的病理过程相对应,作为一种综合征,其诊断标准纳入较多异质性群体一直被诟病,因为不同群体的发病过程及病理变化可能各不相同。在临床工作中发现,创伤继发 ARDS 患者的发病时间存在差异。以此为切入点,按发病时间将患者分为早发 ARDS 组与迟发 ARDS 组,并对其临床资料进行比较发现,尽管 2 组研究对象呼吸机辅助通气时长、重症监护室住院时长的差异不具统计学意义,但是早发 ARDS 组的总住院时间及病死率高于迟发 ARDS 组,即早期发病患者病情较晚期发病患者更为严重。江浩等人的研究则针对这种差异,寻找患者早期发生 ARDS 的危险因素,以期为预测发病时间、评估患者预后等提供依据,为临床治疗方案制定及合理有效分配医疗资源提供参考。以往有研究证实,实钝性伤、急性生理及慢性健康状况评分 /APACHE Ⅱ 评分(acute physiology and chronic health evaluation,APACHE Ⅱ)系统、创伤严重程度评分(injury severity score,ISS)、创伤指数(trauma index,TI)、肺挫裂伤、是否颅脑损伤(Ⅱ级以上)、伤后 24 小时内是否发生呕吐误吸、伤后 24 小时内是否行急诊手术是发生 ARDS 的危险因素。江浩等人的研究比较相关指标发现,早发 ARDS 组的吸烟患者比例、钝性伤比例、肺挫伤比例、伤后 24 小时内呕吐误吸比例、急诊剖腹探查手术比例、急诊开胸手术比例、APACHE Ⅱ 评分、TI 均高于迟发 ARDS 组。为了进一步研究这些因素是否对 ARDS 的产生时间有影响,通过 Logistic 回归分析,结果显示钝性伤、高 APACHE Ⅱ、肺挫伤、急诊剖腹探查手术是创伤后早期发生 ARDS 的独立危险因素。

　　钝性伤在外伤中占有重要比重。有研究表明,其与 ARDS 的发生有关。机体遭受钝性打击时外力可作用于胸腹腔内脏器,使脏器破裂引发大出血。胸部钝性伤多造成肋骨骨折使胸廓的完整性遭到破坏甚至产生连枷胸,并常在早期就伴发血胸、气胸,引发呼吸循环功能障碍,出现进行性呼吸困难和顽固性低氧血症。有研究表明,重大钝性创伤后体内 IL-8 水平升高,而且创伤后 2 小时内 IL-8 就在支气管肺泡液形成较高浓度,从根本上改变循环中的中性粒细胞的迁移活性。这些可能导致 ARDS 在伤后早期即出现。APACHE Ⅱ 评分系统,是通过大量考察推敲形成的,实用性强、同时十分便捷,临床普遍使用;APACHE Ⅱ 的指标不仅考虑了生命体征及生化指标的水平,也考虑了患者的手术情况;APACHE Ⅱ 评分较高的患者一方面可能与急诊手术有关,另一方面可能与患者相关指标,如血细胞比容、氧合指标、血压、心率等偏离正常值有关。若患者入院后 24 小时内的 APACHE Ⅱ 评分过高,表明其相关指标可能已非常不稳定,患者的呼吸功能已经明显受损。而创伤继发的损伤多是进行性发展的过程,尤其是肺挫伤,伴随着渗出的逐渐增加,肺部通气水平更加减弱,血液中含氧量不足情况恶化,导致很快产生ARDS。江浩等人的研究表明APACHE Ⅱ评分可以帮助评估创伤后ARDS的发生时间。肺挫伤是创伤尤其是胸外伤常见的合并伤,是对肺脏器的直接损伤。肺挫伤后,机体巨噬细胞和白细胞很快被激活,生成小分子可溶性蛋白质、ROS和蛋白酶,促使肺泡毛细血管膜通透性增加,引发肺水肿;而肺挫伤又可早期伴发血胸、气胸,一方面压迫肺导致肺不张,部分肺组织功能受损,另一方面失血导致肺通气血流比例失调,若为了抗休克而过度行液体复苏,将进一步加重肺渗出。这些情况共同导致顽固性低氧血症,并在伤后很快发生ARDS。由创伤后败血症、胃内容物误吸、严重创伤性休克、创伤继发急性胰腺炎等引发的ARDS,则往往需要相应的病程,发生ARDS的时间较晚。通过影像学检查,积极评估患者肺挫伤情况,有望为ARDS的早期发病提供评估依据。

创伤患者往往为多发伤,根据患者损伤的情况,部分损伤可能必须进行相应的手术治疗,以挽救患者生命。手术作为治疗手段,本身对机体也会造成巨大创伤,增加发生ARDS的风险。同时麻醉、输血等也会造成组织器官损伤。江浩等人的研究分析早发ARDS组和迟发ARDS组患者的急诊手术情况,发现急诊剖腹探查手术是早发ARDS的危险因素,这一结果可能和腹部创伤特点有关。腹腔脏器损伤,尤其是肝脾损伤往往伴发大出血,急诊剖腹探查患者往往需要大量输血补液,以维持患者生命体征。输注大量库存血及补充不当的晶体液,可能进一步加重患者的组织器官尤其是肺的损伤。原发创伤、手术创伤、液体管理不当,三者共同导致患者早期发生肺水肿及顽固性低氧血症,引发ARDS。比较这两组患者行急诊开胸及开颅手术的比例,未发现这两个手术对于早期发生ARDS的预测价值,但两组患者中开胸手术、开颅手术的例数均不足10例,无法真实反映这两种急诊手术,对ARDS的发生时间是否有影响。

钝性伤、APACHE Ⅱ评分、肺挫伤、急诊剖腹探查手术是创伤患者早期发生ARDS的危险因素,且早发ARDS的病死率高于迟发ARDS。因此,识别相关危险因素,可在临床早期给予积极干预,以期改善患者预后。但江浩等人的研究入组例数有限,仅就ARDS发病的部分危险因素进行分析,且为单中心研究,研究对象来源为周边县市,具有地区特异性。此外,部分研究对象是少数民族,未区别民族差异,也使得研究结果可能具有片面性。因此,应设计大样本的随机对照研究,以探究创伤早期ARDS发生的危险因素,更加科学地指导临床救治工作。

(单爱军　罗之谦　陈　美)

第七节　创伤与大数据

创伤在世界范围内十分棘手,全世界每年有数百万人殒命于此,其最常发生于较低年龄阶段的群体,在45岁以下的人群为第一位,致死率在所有年龄阶段中占比最高,由此带来的各种损失也排名第一位;其中最常发生的创伤事件即是车祸。调查显示,全世界每年大概有100多万人死于车祸,平均每天3 000多人,约占各种死亡人口的2%。我国的创伤急救,当以大数据为导向,通过大平台建设,将数据、与院内救治构成一体化信息交流平台,以实现创伤急救的高效化。

一、创伤大数据来源

创伤往往多为偶然性、意外性,重度伤员通常出现组织器官的巨大损伤,致使抢救效果不佳。重大自然灾害、严重车祸等常引起许多伤者丧命,其对财产、生命健康带来的毁灭性打击屡见不鲜。应当是相关卫生部门组织各医疗卫生机构,及时规范上报创伤救治的临床数据。通过数据的不断积累,凭借大数据云端计算出规律预见性结果,促使创伤救治更为高效,甚至做到预防或减少重大创伤的发生。

二、创伤流行病学大数据

所有可能引起人体遭受创伤的物质,不仅会破坏人体脏器,而且常会伴随感染等炎症反应,对人体的内环境、细胞产生不同程度的负面作用。创伤引起的病理变化并不单一,但是,不同类别的创伤发病,可能具备相似的流行病学特征。国内某家创伤中心,根据其机构2020年1月至2021年1月的数千例患者资料进行回顾性分析,显示创伤在19~49岁年龄段最为高发,创伤频繁出现的时间为8:00—11:00、13:00—20:00这2个时间段,同人类活动高峰期相符。车祸事故所致创伤和高空坠落伤,较其他种类的创伤比重更大,分别占创伤总人数的54%和17%。在所有伤员中,约45%被送入医院接受手术治疗,25%患者进行择期手术,创伤患者很可能会出现并发症,全身炎症性反应尤为频发,发生全身炎症性反应患者的死亡率约4.31%。

借助创伤的流行病学特征不难发现,它可以被预见并加以防治。按照各种损害机制和流行病学特征,做到未病先防,然后能够降低创伤的死亡率,同时也可为改善创伤诊疗技术和完善相关卫生健康方案提供有力证据。

三、大数据与精准医学

数据在人类日常工作活动中已成为无可替代的重要内容。院前急救、公共卫生,以及临床医学等对数据的需求广泛。因此,在日常医疗工作高效完成急救任务或处理紧急卫生事件的同时需要重视数据的收集和积累。创伤的急救对大数据的需求量大,需要通过网络将数据的积累和分析及其结果应用于急诊与院前急救大平台云端指挥系统,才能确保把握急救的"白金10分钟、黄金1小时",做到抢救的精准性。

此外,创伤急救大平台能够对既往创伤事件发生的时间(如月份、季节等)、好发地区(街道、分区等)、创伤种类(交通事故伤、多发伤等)、易受创伤年龄段(如中年、老年等)等大数据进行统计,能通过云端由人工智能分析得出最优创伤急救的路线、方案等,协助做到安全、平稳、高效地救援创伤患者。

四、创伤与精准医学

精准医学借助细胞学、分子化学等先进实验手段,从微观中观察发现创伤修复及创伤相关并发症引起的一系列分子结构上的转变,探索其中起主要作用的基因片段或化学物质,能够为创伤结局作出预测,早期发现创伤并发症并研发出更为有效的药物和治疗方法。相似部位受创的伤员,经过相似的治疗,预后仍可能会出现较大差别。目前,通过实验技术,检测出各种创伤后并发症相关的细胞因子的易感基因多态性位点,此类基因多态性位点,与创伤后脓毒血症及多器官衰竭有密切关联。我国的科学家曾数次开展各种创伤脓毒症易感基因的探索性实验,观察到多态性位点中高反应性基因型含量愈大,脓毒症出现的可能性愈大,类似伤后并发症易感基因型的监测,能够为创伤病员并发症风险的预测、结局预测和个体化诊疗提供理论基础,推动精准治疗在创伤救治中的应用。

五、大数据与创伤救治

我国人口数量大、地势多样,灾害多发且种类较多,创伤事件也多发。我国亟须通过大数据积累的信息化大平台作为支撑,提高创伤救治的效率和能力。从全国各急救中心对创伤急救的病历统计来看,每次创伤抢救过程中均会产生大量有价值的数据,数据种类多、内容丰富、即时性很强。无论是纸质版还是电子版病历,均会对创伤后的待抢救人员做较为详细的医疗信息采集,具体包括:①受创时间、现场地点、创伤类型、报警人、主诉等;②院前创伤抢救给予的治疗手段(心肺复苏术、心电监护等)、给药情况(如注射肾上腺素)等;③中途转运路况如何、车辆须具备哪些利于抢救创伤患者的仪器、急救车到达现场时间,以及送往医院时间等;④院前 - 转运 - 院内急救流程体系是否能环环相扣,井然有序地进行等;⑤院内手术室、医护人员是否及时安排妥当,医院是否实时对救护车进行远程指导交流等。

一些发达国家,已经注重创伤急救中的数据整理分析,并由此逐渐建成相应的数据库。借助已往统计的数据,国外医疗机构能够分门别类地借助流行病学方法展开对创伤的探索,从而根据创伤急救的效果来判断不同医疗机构的抢救能力,便于卫生机构拟出预案措施,并为最优化配置卫生资源带来可靠证据。我国创伤救治信息库开设较晚,一些数据库并不完整,且散布于各地区,也缺乏统一标准,导致源头数据缺失严重、散布地区较为局限。但是,引进先进有效的理论指导,借助 IT 网络大数据理念,创伤救治信息库在我国将会得到更大发展。

目前,创伤急救既往的急救环境、救治操作等数据,均未得到很好地利用,未能发挥其应有的指导作用。这些数据只是偶尔在公共卫生调查分析中才被调阅,然而,利用它们分析得出指导性预警信息,却未能被用于创伤急救中。普通的大数据泛指人类喜好、出行信息、关注的事物走向,然而,创伤急救更是需要大数据来支撑的。

智能化是大平台优越性的集中体现。对于院前急救中面临的现场环境(如天气与地点)、创伤不同种类的对症治疗措施和手段、路况是否通畅、如何在现场准确判断创伤的性质等,大数据的分析结果可以为创伤急救提供预见性指导,以及针对创伤急救过程中可能发生的各种问题给出处理建议。因此,大数据为创伤急救提供指导,能够协助避重就轻、高效安全地完成创伤急救任务。

人体机能各不相同,加之疾病的复杂性,医师个人经验在临床上的主导性,可能会给疾病带来不正确的判断。因此,流行病学常用到的随机对照研究方法,其被认为是当下最为客观、可行的。临床医学的研究须查询大量的文献书籍资料,并且兼顾医师的诊疗经验。循证医学的推广,表明了创伤救治中大数据的极高价值,建立在数据基础上的实验探索,将会逐渐成为主流。借助科学技术的日益提高与革新,以及互联网数据覆盖面广、时效性强、共享性高、实用性佳的优势,临床医学研究人员,能够更加全方位看待疾病病理生理的研究模式。这种模式可以建立在个人临床经验的基础上,再结合科学的依据,来判断创伤患者病情的发生、发展、转归和预后。

有关于创伤患者结局的调查表明,既往医师更多地只是单纯关注创伤病员的生存率的高低。创伤结局的观察指标愈发量化,包括死亡率、入院日期、基本生命体征监测、慢性功能损伤、寿命期望估计等。目前的创伤分级体系,尚无法完全适用于低致死率、非客观性的结局预测。"大数据"流行的环境下,信息采集的简便、数据互相传递的迅速,以及云计算等电子科技的迅猛突起,让跨地域、多中心、大样本的创伤急救对照分析已然实现。同时在此环境下,创伤急救仍然任重而道远:①以庞大数据筛检为基础,发现隐匿于创伤病员的高价值临床数据,尽快开展防治工作;②数据是否具有价值的判断标准,以及对大数据专业分析的水平,远未达到期待水准。目前,保存、检索、整理和分析大数据仍然无妥善处理方法。然而,"大数据"热潮已经掀起,相信随之而来的各种问题都会在研究、建设中逐步被克服。

(黄斌文　颜时姣　吴毅峰)

第八节　创伤信息化大平台建设

在我国,创伤急救车经过不断扩充和升级改造,信息化系统逐渐完善,运行稳定、功能日趋先进,目前已发展成为一个集程控交换机子系统、数字录音子系统、计算机信息子系统("120"受理调度和急救信息管理)、在线地图规划子系统、全球定位子系统、UPS 电源子系统、影像音频传送子系统为一体的院前急救指挥调度系统。急救中心运行的每一辆急救车,均装备了车载全球卫星定位系统终端和无线对讲机等先进通信设备,逐步实现了调度指挥的全面信息化和数字化,对于提高突发事件的应急响应、急救效率和急救能力等方面发挥了重要的作用。

一、院前急救电子病历系统

通过院前急救电子病历系统的开发及应用,部署 PAD 端电子病历,可方便现场急救医师及时录入电子病历和采取救治措施,并可调取患者既往病历,提高工作效率。同时,院前急救电子病历系统提供了电子病历的分级审核、打印、存档管理、数据统计分析等功能,可加强对急救医疗质量进行监管;对院前急救的医疗行为及技术方法进行评估;通过科学地分析和统计,制定更合理的急救规范和治疗方法,提升急救中心整体医疗水平。另外,院前急救电子病历系统降低了人力投入成本,节省每天手动录入大量纸质病历所投入的时间和人力等。

二、突发事件伤病员信息管理系统

突发事件伤病员信息管理系统,采用移动互联网技术,解决了突发事件信息漏报、重复上报、信息报告滞后、错误频出、残缺和传输途径堵塞等问题;解决了在伤病员被分送多家医院后,救治情况与伤情变化的跟踪统计困难,信息不能及时更新、信息汇总困难和存在差错的问题,并且通过系统短信平台实时、快速、准确地将突发事件伤亡与救治情况,报告相关部门和领导,提升信息报告的及时性、准确性和完整性,为紧急医学救援指挥决策和应急处置提供可靠依据,最大限度降低突发事件造成的人员伤亡。

三、急救车车载视频监控系统

通过急救车车载视频监控系统,可远程实时查看联网到监控平台内急救车急救现场的情况,以及车内急救过程,加强院前急救工作监督、管理,不断提升院前急救服务质量和水平。同时,增加急救行为透明度,做到发生投诉、医患纠纷时有据可查。

四、互联网电子地图子系统

互联网电子地图子系统提供了面积大、内容全、更新迅速的地图数据,其应用解决了原有本地地图存在的地址数据不够全面、地图更新滞后、数据维护困难、覆盖面积小等问题。同时,增加了"模糊"名称查询功能,具备强大的地址查询能力,以及精细的行车轨迹浏览、测距等辅助功能,并可提供城市道路交通流量信息(即实时路况信息),精准、直观地显示急救车辆的位置和状态等信息等。

五、推进院前急救与院内接诊无缝衔接信息系统

迅速促成"120"急救站同其所属医疗机构在线互通信息平台搭建,建立高效的转运流程,以达到救护车、"120"指挥中心和接诊网络医院之间信息互联互通,保证急救工作快速、有效。医院将急救患者的生命体征信息数据、健康档案信息与院前急救共享,将以患者为核心的医疗数据应用于急救环节,进一步提高急诊出车能力、缩短诊疗所用时长,尽可能争取患者的良好预后。

六、患方满意度回访系统

不断提高院前医疗质量,提升"120"及其所属机构的道德风尚,改善院前抢救诊疗水平,营造医师和患者之间友善和睦的气氛,必须客观、高效、真实、全面地掌握患方对急救工作的评价和满意程度,所以有必要建设急救工作满意度短信回访系统。该系统可对每一起急救事件进行短信回访,并进行统计分析,极大地提高了患者满意度回访工作效率,为加强院前急救工作管理和决策提供了重要依据。

七、创伤信息化大平台建设

创伤信息化平台建设,依托于移动互联网和信息化技术,实现区域创伤中心与地图中心互联、互通,实现该区域多警种、多部门、多层次、跨地域创伤救治集中接警、统一调度、联合行动,及时、有序、高效地开展创伤救治工作。比如,区域内发生突发事件后,现场通过互联网实时、动态、连续地向创伤中心平台报警、传递灾情信息,确保各方在第一时间做出预警;根据突发事件级别进行响应,迅速调派各行政区的骨干力量、专业力量和社会力量进行联合处置。构建的创伤救治平台,要充分发挥其枢纽作用,将多个应急单位一同接入到该平台,形成"集中接警、统一调度、协同作战"的创伤应急机制;要利用移动互联网等信息技术,构建满足开放性、共享性、网络化、实时性的信息传输路径,确保第一时间各方信息互通,从而做好应对准备。

(一)建设区域创伤应急指挥协调机构

为了避免建设重复与资源分散,应整合区域内创伤中心,面对突发事件建立创伤应急指挥协调机构。由地方政府牵头成立应急指挥协调机构,成员包括当地各医疗机构主要负责人及创伤中心负责人,也包括消防、武警、警察、防疫等相关部门负责人,统一管理和使用指挥场所、指挥信息平台,做到救治方式灵活,指挥决策快速,确保创伤救治行动指挥实时、准确、连续、高效。

指挥机构按需指派人员参加区域性创伤救治工作,形成资源共享的创伤救治指挥和流程控制,共同完成、组织、协调、指挥和保障的工作。建立区域性创伤互联互通网络和电信联系方式,依托当地政府、区域性医疗机构共建创伤救治平台,建立通畅便捷、快速高效的信息交流渠道,实现创伤救治平台资源共享。

(二)创伤信息大平台

以建立创伤信息大平台为核心,形成一个上连区域性创伤应急总平台和指挥中心,下连各级各类医疗卫生机构创伤中心的网络,建立信息系统,共同实现对突发创伤事件的动态监测与预警分析及医疗救治;信息系统能为该区域创伤中心大平台建设专家库,提供各种通信和信息服务及专业资料,统一提供创伤救治决策依据、分析手段、指挥部署手段和监督监控方法,实施全流程打造。加强创伤救治系统的信息系统建设,做好创伤救治系统信息平台分析工作,形成大数据库中心,充分发挥创伤系统的中心地图显示功能、数据整合功能、信息服务管理功能、应急管理功能和创伤救治分析管理功能,做到全方位、即时性的信息传递。通过该信息系统,指挥中心能及时下达决策指挥命令,迅速有效地掌握、调拨、利用各种资源,实施对创伤的应急处理,力求最大程度减轻创伤对公众生命安全及社会经济稳定造成的威胁和破坏。

1. 创伤大平台信息化建设应具有高敏感性与特异性,能够自动分析、预警,24小时工作,自动按照级别报告;并能够全面、实时反映各类创伤的规模、伤亡情况、事件性质、自动检伤分类,以及实时反映区域性的重大灾难事故与严重创(战)伤灾情分布、急救反应范围;能够科学、方便、快捷地指挥、调度紧急救援的信息化预警、上报指挥信息系统。

2. 创伤大平台信息系统须具备智能抓取、识别、分析急救车辆异常聚集、创伤的伤病人员异常暴发、急救电话功能异常等异动的功能,同时还应该具有关键词筛查识别功能,如

"死亡多少人,受伤多少人",识别后预警上报。

3. 创伤大平台信息系统能够智能监控、分析急救物资(专科专用物品)、急救药品使用状况,根据物资使用情况,智能模糊判断伤情、灾情;还能够智能划分医学安全区域,如对毒气泄漏现场,要根据泄漏规模、性质、地势、风向和风力等,划分医学安全区域,以便指挥决策,从而确保救援人员的安全。

4. 创伤大平台信息系统具有全救护资源分布数据库,包括各救援点位置、车辆数量及位置、急救人员种类及位置、各地救援物资储备情况,并智能分析事故地点周边最近救援点,智能评估急救点的急救能力,智能调配出车,以达到最快、最佳,避免塞车、距离等因素影响救治。

5. 创伤大平台信息系统智能融入"网格化"及"同心圆"两大模式,将急救区域网格式划分,在所属网格内的急救机构可以最快展开救援,并设立5分钟反应圈、10分钟反应圈、30分钟反应圈等若干梯度急救反应圈,一旦灾害发生,立即根据灾害规模启动不同层级的反应圈展开行动。

6. 创伤大平台信息系统能智能预警、报警,联动管理,各医疗节点信息都可以第一时间掌握,如何时出车、车辆出车到了即时地点、出车人员等信息,能够随时反映同一时间点区域内突发事件数量、规模及出动救护车数、储备救护车数等数据。

7. 创伤大平台信息系统可同时建立移动终端APP子系统,具有急救资质的人员可在APP中登记自身信息,当出现急救情况时,系统会发出智能警报,提示最近的急救人员,到达现场实施第一时间抢救。该APP还可以为市民提供附近的急救设备及急救机构的标记,提供到达最近急救机构的成人步行时间等。

8. 创伤大平台信息系统除利用短信、微信、电话、网络途径,还应加入市政"天网"等信息抓取途径。

八、创伤大平台救治基本流程

创伤大平台系统依据创伤中心地图联络医疗单位、筹划创伤医疗救治决策、统一指挥调度等构建网络化、一体化创伤救治流程。

(一) 创伤中心地图

根据区域院前急救和医疗机构的分布和基础救治能力,形成基础地图信息。接到呼叫,主动获取相关信息,迅速掌握创伤患者的性质、伤情、人数、病情稳定性等,如果是群体性创伤,还要了解危害波及范围、发展趋势、伤病员的发生数量等,将气候状况、道路通行、疫情封闭等实时信息综合考量,同时动态反馈区域内创伤中心救治能力饱和情况,形成动态的创伤救治地图。根据创伤中心地图,院前及院内创伤医疗救治队伍,按照职责分工有序地展开工作。

(二) 筹划创伤医疗救治决策

根据创伤中心地图,指挥机构通知下属医疗机构创伤中心将接收病患后,医疗机构需筹划创伤医疗救治决策,迅速建立院内专业型创伤小组,部署院内创伤救治工作,在创伤大平台信息化分析基础上综合分析、整体筹划,确定院前-院内创伤救治衔接,形成创伤救治力量,拟制完善的总体保障方案。各救治阶段负责人根据创伤救治总体保障

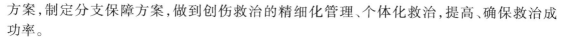

方案,制定分支保障方案,做到创伤救治的精细化管理、个体化救治,提高、确保救治成功率。

(三) 指挥行动

指挥机构向医疗机构传达相关救治要求,部署救治策略,各创伤救治小组及辅助检查科室展开行动;指挥部实时关注创伤救治态势和任务的发展变化,掌握创伤救治行动,实施及时、连续、果断的指挥,及时变更救治策略。在创伤患者伤情没有发生重大变化的情况下,各小组按照预先设定的救治方案进行医疗救治,当患者伤情发生变化,特别是发生突发情况伴有生命体征的变化和消失,总体决策和行动方案与实际情况不相适应时,应抓住起支撑作用的重要环节,迅速调整救治方案,将基础生命支持和高级生命支持放在首要地位。

(四) 协调督检

创伤救治指令下达后,各创伤小组的救治进程,要通过多种渠道、采取多种方法,对其进行不间断地督促,指导救治队伍贯彻执行命令、指示和计划,跟踪掌握创伤小组对指示的理解程度,以及其执行总体创伤救治保障方案、分支保障方案及本级保障方案的情况。在创伤救治执行过程中遇到困难,需要上级调整或解决时,应通过多方协调予以解决,确保救援力量末端对救援指令的落实。

(五) 效果评估

指挥机构依据所布置创伤救治任务的性质、病情危重程度、危险分层、标准要求、完成时限等要求,实时跟踪评估创伤救治效果,反馈至创伤医疗救治单位,并在创伤大平台信息系统记录。

九、创伤大平台救治效能分析

(一) 应制定完备的创伤救治预案

创伤大平台信息系统应高度重视处置突发创伤事件的预案准备工作,实时将其反馈至创伤大平台救治 APP 中,辅助医疗救治单元及医务工作者,对创伤可能伴发出现的其他情况的种类、性质、影响等进行分析判断,研究创伤救治应对措施,明确创伤救治相关的协调与保障事宜。针对不同病情危重程度,构建创伤救治预案,创伤大平台救治 APP 可以本着早发现、早报告、早控制、早解决的原则,增强创伤医疗救治的科学性、实用性、可操作性和权威性,保证在紧急事态下临危不乱、决策科学、行动迅速。

(二) 应适时组织演练

在大平台建设背景下,要将创伤救治资源整合并发挥出创伤最大效能,创伤大平台离不开科学合理的演练。只有反复演练,把创伤救治各个要素有机联系起来,创伤大平台才能做到有准备,遇到创伤事件能沉着应对,科学处置。

(三) 应提高信息化程度

应将信息、网络、计算机技术等充分应用于创伤救治现场,构建具有良好创伤救治辅助决策功能的创伤救治信息系统,提高院前 - 院内创伤救治决策的科学性和时效性。尤其应针对院前创伤救治地形环境的复杂性、救治任务的艰巨性,围绕创伤医疗救治任务重点、创伤救治行动的路线选择及应该注意的问题等,利用现有模拟仿真辅助决策系统,进行反复推演,实现创伤救治的科学指挥、精确决策。

创伤救治大平台,同时还需要设计针对海陆空不同条件的创伤救护策略,建立涵盖海上、空中、陆地的立体化创伤救援体系,建立多维创伤救护技术标准。在"网格化"和"同心圆"理论的基础上,设立创伤"点"布局(医疗船、近岸基地医院、基地中心医院),链接快速"线"反应(直升机、急救快艇、救护车),运行应急"面"机制(核心、东、南、西)的新模式,使创伤救治体系真正覆盖区域,提升创伤救治能力,完善区域性医疗创伤救治网络体系。

(黄斌文　颜时姣　吴毅峰)

参考文献

［1］梁华平, 王正国. 批量伤员感染防治应注意的几个问题 [J/CD]. 中华卫生应急电子杂志, 2015, 1 (3): 180-182.

［2］陈晓松, 程少文, 詹何庆, 等. 大数据时代我国灾害与院前急救的精准医学 [J]. 中华急诊医学杂志, 2016, 25 (9): 105-107.

［3］程少文, 吕传柱, 彭磊, 等. 大数据时代下我国的创伤精准医学 [J]. 医学研究杂志, 2017, 9 (46): 5-7.

［4］MCGINN M J, POVLISHOCK J T. Pathophysiology of traumatic brain injury [J]. Neurosurg Clin N Am, 2016, 27 (4): 397-407.

［5］MATCUK G R, MAHANTY S R, SKALSKI M R, et al. Stress fractures: Pathophysiology, clinical presentation, imaging features, and treatment options [J]. Emerg Radiol, 2016, 23 (4): 365-375.

［6］STANOJCIC M, ABDULLAHI A, REHOU S. Pathophysiological response to burn injury in adults [J]. Ann Surg, 2018, 267 (3): 576-584.

［7］KACZYNSKI J, WILCZYNSKA M, FLIGELSTONE L, et al. The pathophysiology, diagnosis and treatment of the acute coagulopathy of trauma and shock: A literature review.[J]. Eur J Trauma Emerg Surg, 2015, 41 (3): 259-272.

［8］SINGER M, DEUTSCHMAN C S, SEYMOUR C W, et al. The third international consensus definitions for sepsis and septic shock (Sepsis-3)[J]. JAMA, 2016, 315 (8): 801.

［9］NORMAN G, DUMVILLE J C, MOORE Z E, et al. Antibiotics and antiseptics for pressure ulcers [J]. Cochrane Database Syst Rev, 2016, 4 (4): CD011586.

［10］ROUANET C, REGES D, ROCHA E, et al. Traumatic spinal cord injury: Current concepts and treatment update [J]. Arq Neuropsiquiatr, 2017, 75 (6): 387.

［11］AHUJA C S, FEHLINGS M. Concise review: Bridging the gap: Novel neuroregenerative and neuroprotective strategies in spinal cord injury [J]. Stem Cells Transl Med, 2016, 5 (7): 914-924.

［12］LIU J M, LONG X H, ZHOU Y, et al. Is urgent decompression superior to delayed surgery for traumatic spinal cord injury a meta-analysis [J]. World Neurosurgery, 2016, 87: 124-131.

［13］KARADIMAS S K, ERWIN W M, ELY C G, et al. Pathophysiology and natural history of cervical spondylotic myelopathy [J]. Spine (Phila Pa 1976), 2013, 38 (22 Suppl 1): S21-36.

［14］ISHIKAWA J, WATANABE S, HARADA K. Awakening blood pressure rise in a patient with spinal cord injury [J]. Am J Case Rep, 2016, 17: 177-181.

［15］HUBLI M, GEE C M, KRASSIOUKOV A V. Refined assessment of blood pressure instability after spinal cord injury [J]. Am J Hypertens, 2015, 28 (2): 173-181.

［16］CARUSO D, GATER D, HARNISH C. Prevention of recurrent autonomic dysreflexia: A survey of current practice [J]. Clin Auton Res, 2015, 25 (5): 293-300.

［17］Global Burden of Disease Study 2013 Collaborators. Global, regional, and national incidence, prevalence, and years lived with disability for 301 acute and chronic diseases and injuries in 188 countries, 1990-2013: A systematic analysis for the Global Burden of Disease Study 2013 [J]. Lancet, 2015, 386 (9995): 743-780.

第九章
胸痛纵向救治流程建设方案

第一节 胸痛接警处置

胸痛患者接警处置详见图 9-1-1。

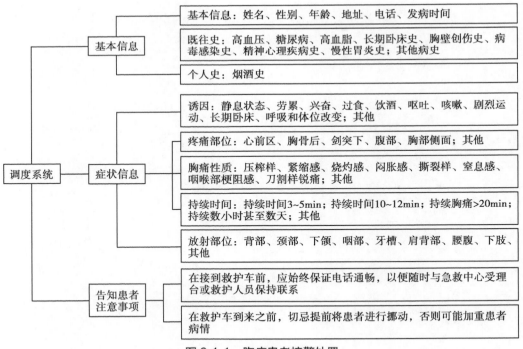

图 9-1-1 胸痛患者接警处置

（一）主要任务

指挥中心接警、询问患者信息，根据 GPS 定位患者，并反馈至胸痛地图，派车及进一步询问患者信息，所有信息均反馈至急诊与院前急救大平台信息系统，实时与大平台其他部分（车内、院内）共享。

（二）呼救

1. 当胸痛发生时，患者或目击者可拨打急救电话"120"或当地其他急救电话，也可通过急诊与院前急救 APP 平台呼叫"120"，接线员在接通电话后立即告知"这里是 120 急救中心"，接警时间即刻自动生成录入大平台数据系统（年/月/日/时/分/秒）。

2. 同时启动 GPS 定位系统，若胸痛患者或目击者无法报出具体位置，则根据 GPS 定位确定患者大致位置；若患者能报出准确接车点或周围标志性建筑，可直接经地图搜索；若技术允许，可以根据报警者的手机直接卫星定位，准确获取报警者所在的位置，最终于屏幕上显示伤者坐标。

3. 呼救者电话号码经电脑系统自动识别后，自动填充。

4. 有条件的急救中心，可开展网络或视频电话，连接实时视频系统，以便实时获取现场信息，帮助呼救人员评估现场，便于进一步指导工作。

（三）接线员询问

1. 询问呼救者，采集患者基本信息　具体信息见表 9-1-1。

表 9-1-1　患者基本信息表

姓名（＿＿＿＿＿）	性别（男/女/不详）		年龄（＿＿＿＿岁）
籍贯/住址	＿＿＿省＿＿＿市＿＿＿区/＿＿＿县镇 具体地址＿＿＿＿＿＿＿＿＿＿＿＿＿＿＿＿＿＿＿＿＿＿＿＿＿		
婚姻情况	已婚/未婚/不详		
民族	＿＿＿＿＿族		

以上信息同步发送至大平台信息系统进行共享。

2. 询问呼救者信息及患者情况　呼救者为患者本人/家属/朋友/同事/陌生目击者/第四方呼救者（如公安、火警或医疗机构等）。若呼救者不是患者本人，询问是否和患者在一起（是/否）；可对应录入"病史陈述人"一栏，并勾选是否可靠（可靠/不可靠）。同时记录患者紧急联系人电话。以上信息同步发送至大平台信息系统进行共享。

3. 电话指导呼救者评估患者生命体征状态，同时进行迅速甄别；急救指挥中心接警派车后，接线员应持续与呼救者保持通话；继续询问患者信息、胸痛及特征，所有信息均反馈至大平台信息系统。同时向第一目击者交代胸痛相关注意事项，以利于及时了解患者的病情演变，便于及时指导第一目击者急诊处置。

（1）甄别合并生命体征不稳定的致死性胸痛及指导操作流程：对于主诉内有"叫不醒""昏迷""没有呼吸/心跳"等词汇，点击派车的同时备注"呼吸/心搏骤停"，启动院外第一目击者心肺复苏程序及 AED 程序；屏幕自动弹出对话框，显示院外第一目击者 CPR 流程[判断意识—电话启动/大平台 APP 一键启动并调用第一目击者（协助心肺复苏及取回AED）—院外心肺复苏]，接警人员阅读并指导呼救人员行心肺复苏。

1）评判是否需要行心肺复苏：详见第四章第一节。

2）心肺复苏：详见第四章第一节。

3）派车程序：主诉询问完成后，接线员通过急诊与院前急救大平台信息系统自动显示的患者坐标图案,可以同时看到以下 3 点:①周围胸痛中心位置。胸痛中心位置由医院图标构成,并在图标后标明"基层版或标准版胸痛中心",分别代表基层版或标准版胸痛中心,进一步点击医院图案,可显示胸痛中心目前可派遣车辆及类型、收治人数、救治水平、是否可承接复苏、PCI 及杂交一体化手术等信息。②大平台指挥的救护车统一为"胸痛监护型救护车",该"胸痛监护型救护车"除含有当前"监护型救护车"监护及抢救设备外,还配备有心电图机,胸痛检测组套 POCT(如心脏疾病救治指标、凝血 4 项及 D- 二聚体、血气分析)、床旁超声及大平台信息化单兵系统等设备。③大平台信息系统同时显示救护车位置、移动方向、是否载有患者等信息。

接线员以就近原则选择胸痛中心或救护车图标,若最近的为胸痛中心且有可派遣车辆,则通过大平台信息系统通知最近的胸痛中心并进行派车;若距离最近的为空载救护车,则通过大平台信息系统通知救护车并提示将患者送至距离最近的胸痛中心的名称,完成派车,并告知第一目击者及患者原地等待救护车。以上选择均须综合考虑患者情况、是否需接受治疗等多个方面。目前,我国已形成胸痛中心地图,可根据情况搜索不同区域的地图。

(2)如患者生命体征平稳或经过处理后患者生命体征平稳的处置

1)接线员启动胸痛大平台信息系统,并予以激活。

2)迅速根据患者胸痛特征,快速甄别高危胸痛。根据第一目击者提供的患者胸痛主诉,明确是否存在以下情况:① 40 岁以上年龄;②既往有高血压、糖尿病、冠心病病史;③于变化体位、剧烈运动后、或咳嗽后出现胸痛;④疼痛部位在胸骨后、心前区、胸背、上腹部;⑤是否剧烈疼痛,疼痛性质为绞窄样痛、濒死感、撕裂样疼痛;⑥持续时间长达 10 分钟以上,服用硝酸甘油不能缓解;⑦是否伴有呼吸困难、咯血。

指派监护型救护车条件:典型胸痛患者满足以上①～②任意 1 条,③～⑦任意 1 条,根据胸痛地图予以优先派车。

急诊急救关键时间推荐:①派车时间,指接线员从接听呼叫电话至派出急救车的时间,建议在 4 分钟内;②出车时间,指出车人员从接到出车指令至救护车出发的时间,建议在 2 分钟内。

(李　静　张　伟　陈　美)

第二节　胸痛派车出车途中

(一)主要任务

指挥中心接警派车后,接线员应持续与呼救者保持通话;继续询问患者信息、患者胸痛及其特征,所有信息均反馈至大平台信息系统。同时向第一目击者交代胸痛相关注意事项,以利于及时了解患者的病情演变,便于及时指导第一目击者急诊处置。

(二)进一步询问

患者情况(生命体征情况,一般情况及采集病史)

(1)生命体征的监测：详见第四章第十二节。

(2)心肺复苏方法：详见第四章第一节。

(3)一般情况：意识情况(清醒 / 嗜睡 / 昏睡 / 昏迷 / 呼吸 / 心搏骤停……)；发病前饮食(正常 / 纳差 / 多饮多食)、睡眠(正常 / 睡眠障碍)、大便(正常 / 减少 / 增多，几天 / 次或几次 / 天)、小便［正常 / 少尿(<400ml/24h) / 无尿(<100ml/24h) / 多尿(>2 500ml/24h)］。

对于病程中存在呼吸 / 心搏骤停的患者，启动院外第一目击者 CPR 程序及 AED 启动程序。处置详见第四章第一节。

(4)采集病史：根据患者主诉填写(或勾选)相关内容。

1)起病时间(早上 / 上午 / 中午 / 下午 / 夜晚 / 凌晨)(××：××) / 日期(年 / 月 / 日)。

2)疼痛性质(阵发性 / 持续性 / 刀割样 / 针刺样 / 胀痛 / 闷痛 / 酸痛 / 隐痛 / 钝痛 / 刺痛 / 撕裂样疼痛 / 绞窄样疼痛 / 濒死感 / 电灼样 / 触电样灼痛 / 压榨样 / 紧缩样 / 烧灼样 / 窒息感)，根据患者主诉填写。

3)疼痛程度［轻度疼痛 / 中度疼痛 / 重度疼痛(影响睡眠及工作、难以忍受)］，根据患者主诉填写。

4)起病方式(骤然起病 / 急性起病 / 亚急性起病 / 慢性起病)，根据患者主诉填写。

5)疼痛时间(瞬间或 15 秒之内 /2~10 分钟 /10~30 分钟 /30 分钟至数小时)，根据患者主诉填写。

6)症状加重和减轻的因素(劳累 / 饱食 / 情绪激动 / 咳嗽 / 深呼吸 / 吞咽 / 运动 / 休息 / 变换体位 / 口服药物)，根据患者主诉填写。

7)既往诊疗情况及效果(有 / 无)；恢复程度(完全好转 / 部分好转 / 无好转)，根据患者主诉填写。

8)病程中症状有无缓解和复发(缓解时间、缓解持续时间、可能因素) / (复发、时间)，根据患者主诉填写。

9)有无咯血：①咯血量［少量(<100ml) / 中量(100~500ml) / 大量(>500ml)］，根据患者主诉填写；②既往疾病(空洞型肺结核 / 支气管扩张 / 肺脓肿 / 支气管肺癌 / 肺吸虫病史)，根据患者主诉填写；③有无痰中带血 / 血性痰，根据患者主诉填写；④痰的颜色(鲜红色 / 铁锈色 / 砖红色胶冻样痰 / 暗红色 / 浆液性粉红色泡沫痰 / 黏稠暗红色血痰)，根据患者主诉填写。

10)有无呼吸困难：①呼气费力 / 呼气缓慢(有 / 无)，根据患者主诉填写；②近期药物服用史(利尿剂 / 强心剂 / 血管扩张剂)，根据患者主诉填写；③夜间睡眠情况(正常 / 气促憋醒)，根据患者主诉填写；④诱因(精神因素)，根据患者主诉填写。

11)有无咳嗽、咳痰：①咳嗽时间(早上 / 上午 / 中午 / 下午 / 夜晚 / 凌晨)，根据患者主诉填写；②起病方式(突发性咳嗽 / 发作性咳嗽 / 长期慢性咳嗽)，根据患者主诉填写；③咳嗽音(声音嘶哑 / 鸡鸣样咳嗽 / 金属音咳嗽 / 咳嗽声音低微或无力)，根据患者主诉填写；④咳痰颜色(白色 / 铁锈色 / 鲜红色 / 褐色 / 黄色 / 绿色 / 红色痰 / 铁锈色痰 / 粉红色)，根据患者主诉填写；⑤咳痰性质(黏痰 / 胶陈样痰 / 泡沫样 / 浆液性 / 脓性 / 血性)，根据患者主诉填写；⑥咳痰量(少量 / 中量 / 大量)，根据患者主诉填写；⑦痰液静置是否分层(是 / 否)，根据患者主诉填写；⑧痰液味道(无味 / 臭味 / 血腥味)，根据患者主诉填写；⑨服药及疾病相关史(服用 ACEI 类药物 / 胃食管反流病 / 习惯性及心理性咳嗽),根据患者主诉填写。

12)有无发热:①发热程度(低热 36~37℃、中度发热 37.1~38℃、高热、超高热);②伴随症状(有无畏寒 / 寒战 / 肌肉酸痛 / 皮肤苍白 / 大汗淋漓 / 气促 / 昏迷);③起病方式(骤然起病 / 急性起病 / 亚急性起病 / 慢性起病);④病程中症状有无缓解和复发(有 / 无),缓解与复发时间(小时 / 分钟 / 秒);⑤症状加重和减轻的因素(劳累 / 饱食 / 情绪激动 / 咳嗽、深呼吸 / 吞咽 / 运动 / 休息 / 变换体位 / 口服药物);⑥既往诊疗情况及效果(有 / 无);恢复程度(完全好转 / 部分好转 / 无好转),根据患者主诉填写。

13)有无吞咽困难(有 / 无),根据患者主诉填写。

14)有无面色苍白(有 / 无)/大汗(有 / 无),根据患者主诉填写。

15)患者胸痛发生地点。

(5)疼痛位置标记:见图 9-2-1。

系统显示"前胸""左肩""左上臂内侧""后背""上腹部""下颌""后背""颈部"等选项供勾选;或显示 3D 整体解剖图一幅,供标记。以上信息同步共享至院前 - 院内大平台系统。

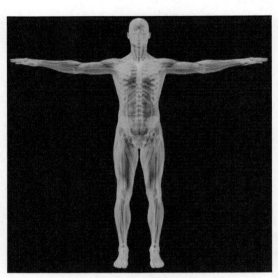

图 9-2-1　疼痛位置标记

(6)采集既往史、个人史、婚育史及家族史等。若上述信息采集完毕,救护车仍未到达现场,可继续采集其他信息:既往慢性病史(高血压 / 糖尿病 / 冠心病 / 肾脏病 / 脑梗死,根据患者主诉填写)、既往传染病史(乙肝 / 结核 / 疟疾,根据患者主诉填写)、既往其他外伤史、既往手术史(冠状动脉造影 / 冠状动脉支架植入术 / 气胸修补术 / 主动脉瘤覆膜支架隔绝术,根据患者主诉填写)、既往输血史(如有,可询问伤者血型,A/B/O/AB,Rh+/−)、既往用药史(药名_____,用量____,用法____)、吸烟史和饮酒史、婚育史(未婚 / 已婚 / 离异 / 丧偶 / 不详……,____儿____女)、家族史。以上信息同步共享至院前 - 院内大平台系统。

(三)交代注意事项

与第一目击者及报警者交代相关注意事项,密切观察患者一般情况,并告知他们,若患者胸痛加重或出现意识改变(神志淡漠或意识障碍、呼之不应),应立即反馈或再次拨打"120",便于提供进一步指导。

嘱第一目击者让胸痛患者取平卧位或半卧位,休息,停止活动,安抚患者情绪;切忌随意搬动患者等。

(四)接线员指导第一目击者

若接线员已将上述信息收集完善,而救护车仍未到达现场,接线员可指导第一目击者如何判断患者神志、测量脉搏和呼吸(评估方法见第四章第一节);并嘱第一目击者密切观察患者神志、脉搏、呼吸情况,如有异常应立即反馈或再次拨打"120",便于提供进一步指导,并告知呼救者急救医师已经在快速赶来的路上,救护车将很快到达,请耐心原地等待。

(李 静 张 伟 陈 美)

第三节 胸痛现场处置

(一)主要任务

院前急救人员到达现场后,首先评估现场环境及患者病情,迅速启动急诊与院前急救大平台和胸痛地图,急诊与院前急救大平台 APP 系统自动弹出周边胸痛地图,提供胸痛中心信息,衔接现场与胸痛医院。现场救治人员了解患者伤情后,初步评估患者,将信息记录传输至有胸痛急救条件的医院,实现现场急救资源共享。依托院前急救信息平台,实现接警—现场处置—途中转运的全过程服务,进行实时监控调度和患者病情体征的动态监测;同时,对现场疑难复杂病例,实现远程会诊等功能。远程信息化功能,具有 GPS 定位功能,院前信息化平台及时自动预警并反馈救治步骤及时间窗(时间线)范围。现场救治信息化的核心系统:由胸痛监护仪器系统、电子病历语音录入传输系统、时间记录报警系统、远程急救与救治预警指导系统五大系统构成;核心技术嵌入到蓝牙技术或卫星通信技术,将该技术应用到无线多功能监护设备中,可使现场监护设备利用蓝牙,将所采集到的血氧、心率、呼吸及胸痛评分相关体征参数等,实时、远程传输给救治医院,以确保医师能够随时掌握患者的体征变化。

(二)评估患者病情流程

首先评估患者生命体征是否平稳,如果不平稳,则继续现场复苏。待患者生命体征稳定后,同患者及其家属沟通转运风险并取得理解后,上车进行车内处置。按照就近就急原则,结合以及当地具备胸痛处置能力的医疗单位的可接受程度,兼顾患者及其家属意愿,将患者尽快送至具备胸痛处置能力的医疗单位。如果现场复苏超过 30 分钟,患者生命体征仍未恢复,则宣布临床死亡,如现场无家属,拨打"110"联系患者家属料理患者后事;如果患者生命体征稳定,则同患者及其家属沟通转运风险,取得理解后,直接上车进行车内处置。

1. 现场环境评估流程(<2 分钟) 现场环境评估流程见图9-3-1。①到现场后选择泊车位置,救护车车头远离事故现场方向停放;②准备好必要的防护措施;③准备担架、急救药品、现场急救仪器、移动 APP;④下车后,迅速观察现场环境,明确环境安全;⑤明确警戒线、警戒标志(此步骤可省);⑥评估环境危险因素;⑦转移至安全环境。

急救中心到事发地点时间要求<15 分钟,救护车(尚未泊车)到事发地点的可视范围内立即开始现场评估:①泊车位置:车身安全区域以外不宜过远,车头远离事故现场方向停放。②救护车:包括胸痛车、手术车、重症监护车等。③防护措施:

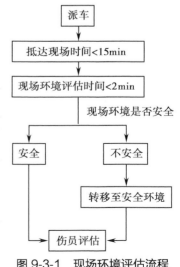

图 9-3-1 现场环境评估流程

口罩、手套、帽子等。防止接触有传染性疾病患者的血液、分泌物、呕吐物等,增加自身感染风险。④环境危险因素:明火、塌方、滚石滑坡、高压电线、燃气燃油泄漏、高速行驶的机动车等。各种突发意外事件,如车祸、中毒、自然灾害(地震等)、重大公共卫生事件等急救现场,均可能危及急救人员安全。

2. 患者初步评估流程

(1)胸痛院前信息平台:内置各种胸痛相关疾病筛查软件、急救指南,对不易搬动或转运中有生命危险的患者,需与院内或就近医疗单位联系,就地抢救;或请求医疗支援;借助 4G 网络,将患者发病现场与急救中心、救治医院信息共享。院前信息与救治医院的信息交换,在现场和救护车上的医护人员要快速评估患者的情况,根据医院与事故现场的距离、医疗资源、医疗水平、医疗特点等综合选择适当的转送医院;通过信息传送系统,尽快将转送患者的数量、病情、救治需求、预计到达时间等信息提前通知拟接收医院;接诊医院要及时从现场了解患者伤情,实现远程监控诊断,为患者到达医院后尽快开展有针对性的、专业化的抢救赢得宝贵时间。

(2)戴好帽子、手套、口罩。

(3)急诊胸痛患者的相关评估处置:详见第四章第二节。

(4)详细询问病史

1)胸痛诱因:无诱因安静状态 / 劳累 / 兴奋 / 过食 / 饮酒 / 恶心 / 呕吐 / 咳嗽 / 剧烈运动 / 长期卧床 / 变动体位,根据患者主诉填写。

2)疼痛程度:轻度疼痛 / 中度疼痛 / 重度疼痛(影响睡眠及工作、难以忍受),根据患者主诉填写。

3)疼痛性质:阵发性疼痛 / 持续性痛 / 刀割样痛 / 针刺样剧痛 / 胀痛 / 闷痛 / 酸痛 / 隐痛 / 钝痛 / 刺痛 / 撕裂样疼痛 / 绞窄样疼痛 / 濒死样疼痛 / 电灼样疼痛 / 触电样灼痛 / 压榨样疼痛 / 紧缩样疼痛 / 烧灼样疼痛 / 窒息样疼痛,根据患者主诉填写。

4)疼痛部位:心前区疼痛 / 胸骨后疼痛 / 一侧胸痛 / 后背痛 / 腰腹部、四肢疼痛,根据患者主诉填写。

5)发病缓急:骤然起病 / 急性起病 / 亚急性起病 / 慢性起病,根据患者主诉填写。

6)疼痛时限:瞬间或 15 秒之内 /2~10 分钟 /10~30 分钟 /30 分钟至数小时,根据患者主诉填写。

7)加重及缓解因素:劳累 / 饮食 / 情绪激动诱发 / 咳嗽、深呼吸有关 / 吞咽诱发 / 运动 / 休息 / 变换体位。

8)有无放射痛及其部位:背部 / 颈部 / 下颌 / 咽部 / 牙槽 / 肩背部 / 腰腹 / 下肢,根据患者主诉填写。

9)伴随症状:胸痛伴苍白、大汗、血压下降或休克 / 胸痛伴咯血 / 胸痛伴发热 / 胸痛伴呼吸困难 / 胸痛伴吞咽困难 / 胸痛伴叹气、焦虑或抑郁 / 胸痛伴盗汗、乏力、食欲下降等。

10)既往史:①有无高血压、糖尿病、高脂血症、脑血管病史;②有无青光眼病史;③有无家族遗传史、血友病病史;④有无近期出血、外伤等。

11)个人史:有无毒性物质接触史(手动输入)/ 有无服用过某种药物(手动输入)/ 有无不良嗜好(手动输入)/ 性功能及月经情况(手动输入),根据患者主诉填写。

12)家族史:有无类似疾病者(手动输入)/有无其他神经精神病史(手动输入)/有无近亲婚配/有无遗传性疾病史(手动输入),根据患者主诉填写。

(李　静　张　伟　陈　美)

第四节　胸痛患者转运

主要任务:院前急救人员评估患者生命体征,并维持患者生命体征稳定,详细询问病史并查体,首次医疗接触 10 分钟内完成床边心电图,予以心电监护、吸氧,完成相关抽血并在抽血完成后 20 分钟内得到结果回报。具体抽血监测:①必做项目:心脏疾病救治指标、凝血 4 项及 D- 二聚体。②选做项目:血气分析、血生化等。另外,还要做相关影像检查(床旁彩超等)。

以上信息车内实时转播,并由上级医院给予治疗指导,进一步甄别患者胸痛病因并对患者进行紧急处置。

地点:救护车内。

人员:患者、医务人员、司机。

设备:GPS 卫星定位系统、全程信息管理系统、远程视频传输系统、无线电台,除颤、起搏、心电监护仪、吸引器、气管插管等相关器械。

药品:阿司匹林、氯吡格雷、速效救心丸、硝酸甘油、肾上腺素、阿托品、利多卡因、胺碘酮、尼可刹米、碳酸氢钠等。

急诊与院前急救大平台 APP:实现转运过程的实时监控、数据库支持和标准化操作,以及无线指导车内抢救治疗,在救护车移动状态下,利用地理信息系统、全球定位系统、无线数据通信等网络技术,为急救指挥中心提供快速、实时、清晰的现场医疗图像信息、数据及自动跟踪服务。院前急救转运途中的实时监控、数据库支持及标准化操作流程见图 9-4-1。

(一)转运原则

就近、就急、就当地医疗救治能力,兼顾患者及其家属意愿。可以选择大平台信息系统搜索患者所在区域的胸痛地图,精准转运。

(二)与患者家属交代转运风险

(三)车内处置

1. 心搏骤停患者的处置

(1)持续心肺复苏,若使用常规心肺复苏方法后患者仍无法恢复自主呼吸心搏,可采用下列处置方式。

1)心电监护:方法详见第四章第十二节。

2)如心电监护提示室颤和无脉性室速,均推荐 1 次电除颤(单相波 360J,双相波 200J)后立即胸外按压,5 个周期 CPR(约 2 分钟)后才检查是否出现自主循环。

3)推荐对于除颤无反应的室颤、无脉性室速的心搏呼吸停止的患者,可选择使用胺碘酮、肾上腺素复苏治疗。

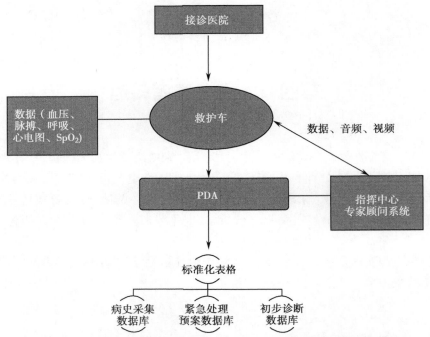

图 9-4-1　院前急救转运途中的实时监控、数据库支持及标准化流程

A. 胺碘酮用法：负荷剂量为前 10 分钟给药 150mg，150mg 加入 100ml 葡萄糖溶液中，滴注 10 分钟，随后 6 小时给药 360mg，18ml 胺碘酮（900mg）溶解于 500ml 葡萄糖溶液中，滴注速度为 1mg/min，剩余 18 小时给药 540mg，将滴注速度减至 0.5mg/min。

B. 肾上腺素用法：1mg/ 次，每 3~5 分钟重复静脉注射 1 次，不推荐使用大剂量肾上腺素（0.1mg/kg）。

C. 阿托品用法：1mg，每 3~5 分钟 1 次，静脉或骨髓腔内注射，可给 3 次。

4）气管插管的步骤：详见第四章第七节。

（2）若复苏成功，需要行进一步稳定生命体征的操作：建立静脉通道，吸氧。

1）静脉通道建立的方法：详见第四章第十一节。

2）吸氧方案的选择：详见第四章第四节。

2. 车中出现生命体征不稳定的处理方式：详见第四章第一节。

3. 生命体征稳定患者的处置

（1）快速记录 12 导联心电图或 18 导联心电图（10 分钟内）

注意：对所有疑诊 STEMI 患者尽快用心电监护仪进行监测，高度怀疑后壁心肌梗死（回旋支闭塞）的患者，应该考虑加做后壁导联（$V_7 \sim V_9$）心电图。下壁心肌梗死的患者，应该考虑加做右心室导联（V_{3R}、V_{4R} 和 V_{5R}）心电图，以明确是否合并右心室心肌梗死。

（2）同时、快速床旁检测肌钙蛋白、凝血四项，必要时监测血气分析、床旁超声、胸部 X 线（20 分钟内获得）。

（3）再次确认有无胸痛症状及其性质，并行精细查体。

1）快速询问：进一步询问病史。

A. 胸痛诱因：无诱因安静状态、劳累、兴奋、过食、饮酒、恶心、呕吐、咳嗽、剧烈运动、长期卧床、变动体位、其他。

B. 疼痛程度：轻度疼痛、中度疼痛、重度疼痛（影响睡眠及工作、难以忍受）、其他。

C. 疼痛性质：阵发性疼痛、持续性痛、刀割样痛、针刺样剧痛、胀痛、闷痛、酸痛、隐痛、钝痛、刺痛、撕裂样疼痛、绞窄样疼痛、濒死样疼痛、电灼样疼痛、触电样灼痛、压榨样疼痛、紧缩样疼痛、烧灼样疼痛、窒息样疼痛、其他。

D. 疼痛部位：心前区疼痛、胸骨后疼痛、一侧胸痛、后背痛、腰腹部、四肢疼痛、其他。

E. 发病缓急：骤然起病、急性起病、亚急性起病、慢性起病、其他。

F. 疼痛时限：瞬间或 15 秒之内；2~10 分钟；10~30 分钟；30 分钟至数小时，其他。

G. 加重及缓解因素：劳累、饮食、情绪激动诱发；咳嗽、深呼吸有关；吞咽诱发；运动；休息；变换体位，其他。

H. 有无放射痛及其部位：背部、颈部、下颌、咽部、牙槽、肩背部、腰腹、下肢、其他。

I. 伴随症状：胸痛伴苍白、大汗、血压下降或休克；胸痛伴咳血；胸痛伴发热；胸痛伴呼吸困难；胸痛伴吞咽困难；胸痛伴叹气、焦虑或抑郁；胸痛伴盗汗、乏力、食欲下降等。

J. 既往史：①有无高血压、糖尿病、高脂血症、脑血管病史；②有无青光眼病史；③有无家族遗传史；血友病；④有无近期出血，外伤等。

K. 个人史：有无毒性物质接触史，有无服用过某种药物，有无不良嗜好，性功能及月经情况，其他。

L. 家族史：有无类似患者，有无其他神经精神病史，有无近亲婚配，有无遗传性疾病史，其他。

以上信息同步共享至院前 - 院内大平台信息系统。

2）针对性查体：心与肺的视、触、叩、听，以及系统回顾。

心脏的详细查体

A. 视诊

a. 胸廓畸形（正常 / 心前区隆起 / 鸡胸 / 漏斗胸 / 脊柱畸形）。

b. 心尖搏动（正常 / 左下移位 / 左上移位 / 右上移位 / 右下移位 / 负性心尖搏动）。

c. 心前区搏动（无 / 胸骨左缘第 3~4 肋间搏动 / 剑突下搏动 / 心底下搏动）。

d. 操作方法：患者取坐位或仰卧位，脱去上衣，使腰部以上的胸部得到充分暴露。室内环境舒适温暖，保持良好光线。

e. 备注：正常人胸廓前后径、左右径应基本对称。正常心尖搏动在胸骨左缘第 3~4 肋间搏动。正常人无心前区搏动。

心脏触诊可与视诊同时进行，能起到互补效果。

B. 触诊

a. 心尖搏动（心尖区抬举样搏动 / 心前区抬举样搏动）。

b. 心前区搏动（无 / 胸骨左缘第 3~4 肋间搏动 / 剑突下搏动 / 心底下搏动）。

c. 触诊心尖搏动及心前区搏动的方法：检查者先用右手全手掌开始检查，置于心前区，然后逐渐缩小到用手掌尺侧(小鱼际),或示指和中指指腹并拢同时触诊,必要时也可单指指腹触诊。

d. 震颤(有 / 无 / 收缩期 / 舒张期)。

e. 触诊有无震颤的方法:检查者将手掌放置于心脏听诊区,感到一种细小震动感。

f. 备注:心脏听诊区,包括心尖区(心尖搏动最明显区,正常位于左锁骨中线第五肋间内0.5cm 处)、肺动脉瓣听诊区(胸骨左缘第二肋间)、主动脉听诊区(胸骨右缘第二肋间)、主动脉瓣第二听诊区(胸骨左缘第三肋间)、三尖瓣听诊区(胸骨左缘四、五肋间)。

g. 心包摩擦感(有 / 无)。

h. 触诊心包摩擦感的方法:可在心前区或胸骨左缘第 3、4 肋间触及皮革摩擦样感觉。

C. 叩诊(浊音 / 实音 / 消失)。

a. 心脏浊音界(扩大 / 缩小 / 正常)。

b. 操作方法:受检者一般取仰卧位,以左手中指作为叩诊板指,板指与肋间平行放置。叩诊时,板指平置于心前区拟叩诊部位,以右手中指借右腕关节活动均匀叩击板指,并且由外向内逐渐移动板指,以听到声音由清变浊来确定心浊音界。患者若取坐位,板指与肋骨垂直。宜采取轻叩诊法。

先叩左界,后叩右界,由下而上。左界:左侧在心尖搏动外 2~3cm 处开始,由外向内,逐个肋间向上,直至第 2 肋间。右界:右界叩诊先叩出肝上界,然后于其上一肋间由外向内,逐个肋间向上,直至第 2 肋间。

c. 心脏浊音界的测量方法:以前正中线(又称胸骨中线)至心浊音界线的垂直距离表示正常成人心相对浊音界,并标出前正中线与左锁骨中线的距离。

正常心脏叩诊为浊音,正常心脏相对浊音界的范围如表 9-4-1 所示。

表 9-4-1　心脏相对浊音界

右界 /cm	肋间	左界 /cm
2~3	Ⅱ	2~3
2~3	Ⅲ	3.5~4.5
3~4	Ⅳ	5~6
	Ⅴ	7~9

D. 听诊

a. 各心脏瓣膜听诊区的节律(整齐 / 不齐)。

b. 频率(正常 / 快 / 慢)。

c. 心音(第一心音 / 第二心音 / 第三心音 / 第四心音)。

d. 额外心音(奔马律 / 开瓣音 / 心包叩击音 / 肿瘤扑落音 / 喀喇音 / 人工瓣膜音 / 起搏音)。

e. 心脏杂音(递增型杂音 / 递减型杂音 / 递增递减型杂音 / 连续型杂音 / 一贯型杂音)。

f. 心脏的 5 个听诊区(二尖瓣区、肺动脉瓣区、主动脉瓣区、主动脉瓣第二听诊区,三尖瓣区)。

g. 听诊的操作方法：听诊顺序为从心尖部（二尖瓣区）开始，再听肺动脉瓣区，然后为主动脉瓣区、主动脉瓣第二听诊区，最后是三尖瓣区。

E. 心脏查体临床意义

a. 当出现以下情况时考虑心肌梗死可能：患者突发压榨样胸痛，伴有心前区触及新发的震颤，听诊闻及新发的心脏杂音。

b. 当出现以下情况时考虑主动脉夹层/主动脉瘤的可能：患者有高血压病史，当突发撕裂样胸痛，伴有面色苍白、血压下降，触诊剑突下可触及伴有波动感的质软包块。

肺部的详细查体

A. 视诊

a. 呼吸运动（端坐呼吸/平卧呼吸/转卧呼吸）。

b. 呼吸频率（正常呼吸频率为 16~20 次/min，呼吸与脉搏之比为 1:4）。

c. 呼吸深度（浅快/深快）。

d. 呼吸节律（潮式呼吸/间停呼吸/抑制性呼吸/叹息样呼吸）。

e. 操作方法：患者取坐位或仰卧位，脱去上衣，使胸部得到充分暴露。室内环境舒适温暖，保持良好光线。

f. 注意：潮式呼吸，是一种由浅慢逐渐变为深快，然后再由深快转为浅慢，随之出现一段呼吸暂停后，又开始如上变化的周期性呼吸。间停呼吸，规律呼吸后，出现长周期呼吸停止又开始呼吸。抑制性呼吸，为胸部发生剧烈疼痛所致的吸气相突然中断，呼吸运动短暂地突然受到抑制。

B. 触诊

a. 胸廓扩张度（正常/受限）。

b. 胸廓扩张度操作方法：胸廓扩张度（检查者两手置于胸廓下面的前侧部，左右拇指分别沿两侧肋缘指向剑突，而手掌和伸展的手指置于前侧胸壁；后胸廓扩张度的测定，则将手平直于患者的背部，约于第 10 肋骨水平，拇指与中线平行，并将两侧皮肤向中线轻推。嘱患者做深呼吸运动，观察比较双手的移动度是否一致）。

c. 语音震颤（正常/增强/减弱/消失）

d. 语音震颤操作方法：检查者将左右手掌的尺侧缘或掌面，轻放于两侧胸壁的对称部位，然后嘱被检查者用相同强度重复发"yi"长音，从上而下，从内到外，比较两侧相应部位语音震颤的异同。注意有无增强或减弱。

e. 胸膜摩擦感（有/无）

f. 胸膜摩擦感操作方法：前胸的下前侧部或腋中线第 5、6 肋间最易触及。通常于呼、吸两相均可触及，屏住呼吸消失。

C. 叩诊

a. 叩诊音（清音/过清音/鼓音/浊音/实音/消失）。

b. 肺下界移动度（缩小/扩大/消失）。

c. 叩诊检查顺序：从前胸到侧胸，最后为背部。叩诊前胸和后背时，按照自上而下、由外向内的顺序，注意左右对照。

d. 叩诊方法：患者取坐位或仰卧位，放松肌肉，两臂垂放，呼吸均匀。

　　e. 叩诊原则：首先检查前胸，胸部稍向前倾，叩诊由锁骨上窝开始，然后沿锁骨中线、腋前线自第一肋间隙，从上而下，逐一肋间隙进行叩诊。其次检查侧胸壁，嘱被检查者举起上臂置于头部，自腋窝开始沿腋中线、腋后线叩诊，向下检查至肋缘。最后检查背部，被检查者向前稍低头，双手交叉抱肘，尽可能使肩胛骨移向外侧方，上半身略向前倾，叩诊自肺尖开始，叩得肺尖峡部宽度后，沿肩胛线逐一肋间隙向下检查，直至肺底膈活动范围被确定为止。

　　f. 注意事项：叩前胸和侧胸时，板指平贴在肋间隙，与肋骨平行。叩肩胛间区时，板指与脊柱平行。叩肩胛下区时，板指与肋间隙平行。正常胸部叩诊为清音。

　　g. 肺上界叩诊方法：自斜方肌前缘中央部开始叩诊为清音，逐渐叩向外侧，由清音变浊音时，即为肺上界的外侧终点，然后再由上述中央部叩向内侧，直至清音变浊音。

　　h. 肺前界叩诊方法：右肺前界相当于胸骨线的位置，左肺前界相当于胸骨旁线自第4至第6间隙位置。

　　i. 肺下界叩诊方法：平静呼吸时，肺下界位于锁骨中线第6肋间隙上，腋中线第8肋间隙上，肩胛线第10肋间隙上。

　　j. 肺下界移动范围叩诊方法：首先在平静呼吸时，于肩胛线上叩出肺下界的位置，嘱受检者做深吸气后屏住呼吸的同时，沿该线继续向下叩诊，当由清音变为浊音，即为肩胛线上肺下界的最低点，让受检者恢复平静呼吸后，同样先于肩胛线上叩出平静呼吸时肺下界的位置，再嘱作深呼气后屏住呼吸，然后再由下向上叩诊，直至浊音变为清音时，即为肩胛线上肺下界的最高点。两点之间的距离为肺下界移动范围。正常成年人肺下界移动范围为6~8cm。

　　D. 听诊

　　a. 正常呼吸音（支气管呼吸音、支气管肺泡呼吸音、肺泡呼吸音）。

　　b. 异常呼吸音：①湿啰音（粗湿啰音、中湿啰音、细湿啰音、捻发音）；②干啰音；③语音共振（正常／增强／减弱／消失）；④胸膜摩擦音（有／无）。

　　c. 操作方法：肺部听诊时，受检者取坐位、半卧位或卧位。要求患者微张口作均匀而平静的呼吸，必要时做深长吸气、深呼气、屏气或咳嗽。听诊顺序：由肺尖开始，自上而下，由前胸到侧胸，最后检查背部，并要两侧对称部位进行对照比较。每处至少听1~2个呼吸周期。

　　E. 肺部查体的临床意义

　　a. 当肺部查体出现以下情况时，可考虑气胸：患者出现呼吸浅快或呼吸动度减弱，一侧胸廓扩张受限，胸廓饱满，肋间隙变宽，语音震颤和语音共振强度减弱或消失，叩诊呈鼓音，肺下界移动度不能叩得。另外，右侧气胸时可出现肝浊音界下移，听诊肺泡呼吸音减弱或消失。

　　b. 当肺部查体出现以下情况时，可考虑肺栓塞：患者出现咯血、呼吸困难、胸痛时等症状，查体示语音震颤加强时，要注意除外患者是否为肺栓塞。

　　系统回顾

　　A. 结膜：分为睑结膜、穹窿部结膜、球结膜三部分。

　　检查方法：用示指和拇指捏住上睑中外1/3交界处的边缘，嘱患者向下看，此时轻轻向前下方牵拉，然后示指向下压迫睑板上缘，并与拇指配合将睑缘向上捻转即可将眼睑翻开。

　　B. 巩膜：正常人巩膜为瓷白色。出现黄色为异常。

巩膜的检查方法：让患者向内下视，暴露其巩膜的外上部分来观察。如巩膜出现黄染，可在此处观察。

C. 口唇：口唇的毛细血管较为丰富，正常健康人口唇红润光泽。

注意事项：当胸痛患者出现以下 2 点，需警惕。①胸痛患者胸痛性质为剧烈性胸痛，且出现口唇发绀时，要注意排除是否存在肺栓塞的可能；②胸痛为撕脱样疼痛性质的患者，出现口唇苍白，应高度怀疑主动脉夹层的可能。

D. 颈部：正常人立位或坐位时颈外静脉常不显露，平卧时可稍见充盈，充盈的水平仅限于锁骨上缘至下颌角距离的下 2/3 以内。

操作方法：颈部的检查应在平静、自然的状态下进行，被检查者最好取舒适坐位，解开内衣，暴露颈部和肩部。若患者卧位，也应尽量充分暴露。检查时手法应轻柔，当怀疑颈椎有疾患时更应注意。

颈部查体的临床意义：若胸痛患者在坐位或半坐位（身体呈 45°）时，如颈静脉明显充盈、怒张或搏动，为异常现象，提示颈静脉压升高，见于右心衰竭、窄缩性心包炎、心包积液、上腔静脉阻塞综合征，以及胸腔压力、腹腔压力增加等情况。

E. 腹部：查体包括视、听、叩、触。重点是触诊，明确腹部有无包块。

正常腹部可触及的包块：①腹直肌肌腹及腱划。一般多见于腹肌发达者或运动员的腹壁中上部，可触到腹直肌肌腹，隆起略呈圆形或方块，较硬，其间有横行凹沟，为腱划，于屈颈、抬肩腹肌紧张时更加明显。②腰椎椎体及骶骨岬。多见于形体消瘦及腹壁薄软者，在脐附近中线位，常可触到骨样硬度的肿块，自腹后壁向前凸出，有时可触到其左前方搏动，在其左前方常可查到腹主动脉搏动，宽度不超过 3.5cm。③乙状结肠粪块。腹部触诊时，于下腹部可扪到约光滑索条状，无压痛，可被手指推动。④横结肠。正常较瘦的人，于上腹部可触到一中间下垂的横行索条。⑤盲肠。大多数人在右下腹麦氏点稍内侧部位，可触到盲肠。

如在腹部触到上述内容以外的包块，则视为异常。当触及异常包块时应描述其部位、性质、大小、形态、质地、压痛、搏动及移动度。

注意事项：对出现胸痛的患者尤其应该警惕以下 2 点。①若可在腰椎椎体及骶骨岬的左前方可触及宽度超过 3.5cm 的包块且出现搏动，应警惕腹主动脉瘤的可能；需结合超声表现。②若在胸痛为剧烈撕裂样的患者的腹中线附近，触到明显的膨胀性搏动，应考虑腹主动脉及其分支的动脉瘤。

F. 双下肢：包括臀、大腿、膝、小腿、踝和足。

检查方法：检查下肢时应充分暴露以上部位，双侧对比先做一般外形检查，如双下肢长度是否一致，可用尺测量或双侧对比，并观察双下肢外形是否对称，有无静脉曲张和肿胀，并观察双下肢皮肤有无出血点，皮肤溃疡及色素沉着，然后再做双下肢关节的检查。在这些项目中，检查双下肢是否对称及有无静脉曲张特别重要。

双下肢查体的临床意义：如胸痛患者出现双下肢周径增粗、呈不对称性肿胀，且出现静脉曲张，不排除存在深静脉血栓的可能。

（4）判断疾病方向

1）可疑急性冠脉综合征（acute coronary syndrome，ACS）：若出现以下 5 点中任意一条，可怀疑为 ACS。①胸痛为压迫性、紧缩性、烧灼感、刀割样或沉重感；无法解释的上腹痛或腹胀；放射至牙齿、耳朵、颈部、下颌、肩部、背部或左臂或双上臂；"烧心"、胸部不适伴恶心和 / 或呕吐；伴持续性气短或呼吸困难；伴无力、眩晕、头晕或意识丧失；伴大汗；②于安静或者睡眠时发作，心前区疼痛较平时严重、持续时间长（多持续 30 分钟以上）；③胸前区疼痛伴有濒死感，休息或含用硝酸甘油多不缓解；④既往心电图提示心肌缺血表现，急性发病并出现心慌、头晕，甚至意识丧失；⑤既往心电图提示心肌缺血表现，突发呼吸困难、咳嗽、咳粉红色泡沫痰、发绀、烦躁等。

如出现以下 3 点中任意一条，则高度提示急性心肌梗死。①心电图提示为除 V_2、V_3 导联外，2 个或以上连续导联 J 点后的 ST 段弓背向上抬高>0.1mV；V_2、V_3 导联 ST 段，女性抬高 ≥0.15mV，≥40 岁男性抬高 ≥0.2mV；②心电图提示新发的左束支传导阻滞；③ CK-MB 或 cTnI 升高。

当出现以下几种情况时需警惕，需上传至大平台信息系统寻求远程会诊处理（表 9-4-2）。

表 9-4-2　临床常见高危心电图

项目	心电图表现
束支传导阻滞	左束支传导阻滞时，提高 STEMI 诊断准确性的标准
	QRS 主波向上的导联同向性 ST 段抬高 ≥1mm
	V_1~V_3 导联同向性 ST 段下压 ≥1mm
	QRS 主波向下的导联反向性 ST 段高 ≥5mm
	存在右束支传导阻滞时可能会影响 STEMI 的诊断
心室起搏心律	右心起搏的心电图表现为左束支传导阻滞，以上标准同样适用于起搏心律时心肌梗死的诊断，但是特异性较差
孤立后壁心肌梗死	孤立性 V_1~V_3 导联 ST 段下压 ≥0.5mm 和后壁 V_7~V_8 导联 ST 段抬高 ≥0.5mm
左主干闭塞或多支血管病变导致的缺血	≥8 个导联出现 ST 段压低>1mm，同时伴有 aVR 和 / 或 V_1 导联 ST 段高，提示左主干冠状动脉阻塞及严重三支病变

注：STEMI，ST 段抬高型心肌梗死。

左主干阻塞、左前降支开口或近段阻塞，以及右冠状动脉近段阻塞的 STEMI 更加高危，掌握其心电图表现可以帮助进行风险分层。

左主干病变典型心电图改变为 aVR 导联 ST 段抬高，同时 I、II、V_4~V_6 导联 ST 段压低；如果伴有 V_1 导联 ST 段抬高，则 aVR 导联抬高的程度应大于 V_1 导联。

左前降支开口或近段病变心电图表现为胸前导联 ST 段广泛抬高，伴有 I 导联和 aVL 导联 ST 段抬高，下壁导联 ST 段下移；如果 V_1 导联 ST 段抬高伴有 aVR 导联 ST 段抬高，则前者抬高的程度应大于后者。

右冠状动脉近段病变的心电图表现为 II、III 和 aVF 导联 ST 段抬高，III 导联 ST 段抬高程度大于 II 导联，同时伴有 I 和 / 或 aVL 导联 ST 段下移，右心室导联 ST 段抬高。

2）可疑急性肺栓塞（急性肺栓塞筛查量表详见表 9-4-3）

肺栓塞症状：缺乏特异性，症状取决于栓子的大小、数量、栓塞的部位及患者是否存在心、肺等器官的基础疾病。

多数患者因呼吸困难、胸痛、先兆晕厥、晕厥和 / 或咯血而疑诊为急性肺栓塞。

注意事项：①胸痛是急性肺栓塞的常见症状，多因远端肺栓塞引起的胸膜刺激所致。中央型急性肺栓塞，胸痛表现可类似典型心绞痛，多因右心室缺血所致，需与 ACS 或主动脉夹层鉴别。②呼吸困难在中央型急性肺栓塞患者中，表现得急剧而严重，而在小的外周型急性肺栓塞患者中，通常短暂且轻微。既往存在心力衰竭或肺部疾病的患者，呼吸困难加重，可能是急性肺栓塞的唯一症状。③咯血提示肺梗死，多在肺梗死后 24 小时内发生，呈鲜红色，数日内发生者，可为暗红色。晕厥虽不常见，但无论是否存在血流动力学障碍，均可发生，晕厥有时是急性肺栓塞的唯一或首发症状。急性肺栓塞也可完全无症状，仅在诊断其他疾病或尸检时，被意外发现。

肺栓塞体征：主要表现为呼吸系统和循环系统的体征，特别是呼吸频率增加（>20 次 /min）、心率加快（>90 次 /min）、血压下降及发绀。低血压和休克罕见，一旦发生常提示中央型急性肺栓塞和 / 或血流动力学储备严重降低。颈静脉充盈或异常搏动提示右心负荷增加。下肢静脉检查发现一侧大腿或小腿周径较对侧大超过 1cm，或下肢静脉曲张，应高度怀疑静脉血栓栓塞症（venous thromboembolism，VTE）。其他呼吸系统体征，还包括肺部听诊湿啰音及哮鸣音、胸腔积液等。心脏查体，肺动脉瓣区可出现第二心音亢进或分裂，二尖瓣区可闻及收缩期杂音。急性肺栓塞致急性右心负荷加重，可出现肝大、肝颈静脉反流征阳性和下肢水肿等右心衰竭体征。

辅助检查：急性肺栓塞疑诊的 5 项检查。①动脉血气分析：低氧血症，低碳酸血症。②心电图：注意动态观察。心电图可出现 $V_1 \sim V_4$ 导联 T 波改变和 ST 段异常，出现 $S_I Q_{III} T_{III}$ 征（即 I 导联 S 波加深，III 导联出现 Q/q 波及 T 波倒置），完全或不完全右束支传导阻滞，肺型 P 波，电轴右偏，顺钟向转位等。③胸部 X 线片：区域性肺血管纹理变细、稀疏或消失，楔形阴影，右下肺动脉干增宽或伴截断征，肺动脉段膨隆，右心室扩大征。④超声心动图提示右室壁局部运动幅度降低，右心室和 / 或右心房扩大，肺动脉高压。下肢静脉超声可寻找栓子来源，可直接显示血管腔大小、管壁厚度及管腔内异常回声。⑤血浆 D- 二聚体（D-dimer）：对急性 PTE 有较大的排除诊断价值。

急性肺栓塞确诊的 4 项检查（车内无法完成，需转至院内完善，有以下方法可参考）：①肺动脉 CTA；②放射性核素肺通气 / 血流灌注显像；③磁共振成像（MRI）及磁共振肺动脉造影（MRPA）；④直接肺动脉造影（肺动脉 DSA）。

表 9-4-3 急性肺栓塞筛查量表

项目		评分 / 分
危险因素	年龄 ≥65 岁	1
	下肢静脉血栓或肺栓塞病史	3
	1 个月内有手术或骨折史	2
	肿瘤	2

续表

项目		评分/分
症状	单侧下肢疼痛	3
	咯血	2
体征	心率 75~94 次/min	3
	心率 ≥ 95 次/min	5
	单侧下肢触痛或肿胀	4

注：在量表中，0~3 分为低度可疑，4~10 分为中度可疑，≥11 分为高度可疑。

3）可疑主动脉夹层（符合表 9-4-4 中的任一项）

A. 临床表现

a. 疼痛：主动脉夹层分离突然发生时，多数患者感觉胸部突然疼痛，向胸前及背部放射，随动脉夹层涉及范围可以延伸至腹部、下肢、颈部等。疼痛剧烈，呈刀割或撕裂样。少数起病缓慢者疼痛可能不明显。

b. 循环系统症状及体征：①高血压。大部分患者原有高血压病史，起病后血压可能更高。患者因剧烈疼痛而有休克外貌，包括面色苍白、大汗淋漓、心慌、烦躁等，但血压常不低或者升高，如外膜破裂则血压降低。②主动脉瓣关闭不全。可在主动脉瓣听诊区出现舒张期吹风样杂音，脉压增大，急性主动脉瓣反流可引起心力衰竭。③脉搏改变。一般见于颈、肱或股动脉，一侧脉搏减弱或消失。胸骨上窝或胸锁关节处可能触及搏动性肿块。④可有心包摩擦音或胸腔积液体征。

c. 神经系统症状：主动脉夹层延伸至主动脉分支颈动脉或肋间动脉，可以造成脑或脊髓缺血，患者出现意识障碍、肢体瘫痪、四肢麻木、视力与大小便异常及神经反射异常等。

d. 压迫症状：主动脉夹层常压迫腹腔动脉、肠系膜动脉，可引起恶心、呕吐、腹泻、腹胀、黑便等症状；压迫喉返神经引起声嘶；压迫颈交感神经节引起 Horner 综合征；累及肾动脉时常可出现血尿、尿闭及肾缺血后血压增高。

B. 辅助检查：主动脉夹层（aortic dissection, AD）的辅助检查主要是影像学检查，包括超声、X 线、CT、MRI 及动脉造影，其灵敏度和特异度各不相同。其中，CT 血管成像（CTA）目前为首选诊断方法。超薄 CTA 三维重建技术，能进一步加强诊断精确度。另外，大部分主动脉夹层患者可有异常心电图表现，而生化指标，如血浆 D- 二聚体的升高，有一定的诊断价值。

表 9-4-4　主动脉夹层筛查量表

病史体征	评分/分
病史满足以下任意 1 项：马方综合征；主动脉疾病家族史；主动脉瓣疾病；近期主动脉手术；胸主动脉瘤	1
胸痛特点满足以下任 1 项：骤然出现；剧烈疼痛；撕裂样疼痛	1
体征满足以下任 1 项：灌注不足表现（脉搏短绌、双侧收缩压不对称、局灶神经功能缺损）；新发主动脉瓣关闭不全杂音；低血压或休克状态	1

注：评分 0 分为低度可疑，1 分为中度可疑，2~3 分为高度可疑。

4）可疑气胸

A. 临床表现

a. 症状：①突发胸闷、气促、呼吸困难；或原本有胸闷症状，现突然胸闷症状加重；②突发胸痛；③稍咳嗽，痰少；④严重呼吸、循环障碍时，患者、发绀、出冷汗、脉速、虚脱、心律失常，甚至意识不清，呼吸衰竭。

b. 体征：①症状严重的患者表情紧张、烦躁不安，呼吸急促，有的意识不清，口唇发绀；②不能平卧，经常挣扎坐起，如果侧卧，则被迫使患侧（气胸侧）朝上，以减轻呼吸困难；③患侧胸廓饱满，呼吸动度减弱；④患侧语颤减弱，合并皮下气肿者可有皮下握雪感；⑤患侧叩呈过清音或鼓音，右侧气胸可使肝脏浊音界下降，纵隔移位及纵隔气肿的患者可使心脏浊音界向健侧移位；⑥患侧呼吸音减弱或消失，有液气胸时，可闻及胸内振水声。

B. 辅助检查：①胸部 X 线片检查。是诊断气胸的重要方法，可显示肺受压程度，肺内病变情况以及有无胸膜粘连、胸腔积液及纵隔移位。气胸线以外透亮度增高，无肺纹理可见。②超声检查。气胸的超声表现为胸膜滑动征消失、M 超提示沙滩征 / 平流层征或可发现肺点。③胸部 CT。气胸的基本 CT 表现为胸膜腔内出现极低密度的气体影，伴有肺组织不同程度的压缩萎陷改变。

C. 临床意义：根据患者起病前有持重物、屏气、剧烈体力活动等诱因，结合患者突发胸闷、胸痛症状，查体发现患侧胸腔积气体征，加上典型的影像学改变，气胸的诊断并不困难。

（5）如果可以行超声检查，以下是超声的操作方法及关于几种常见疾病的超声表现。高危胸痛常见的超声诊断流程，即 THIRD 流程。

1）张力性气胸（tension pneumothorax，T）：探查双侧上下 blue 点，明确胸膜滑动征、沙滩征、A 线、B 线等的存在与否，如上述征象消失，出现平流层征或发现肺点，考虑张力性气胸引起的梗阻性休克。但是，在临床应用时应注意，对于张力性气胸的床旁超声筛查，应建立在临床症状、体征、病史的综合分析后，再进行相应的探查。

2）心脏（heart，H）：采用胸骨旁长轴、短轴、心尖四腔心等切面，通过对心脏的大小、形态、室壁运动、有无主动脉内径增宽、有无内膜撕脱、心脏收缩及舒张的节律和频率、三尖瓣反流情况等项目进行评估，筛查有无心肌梗死及恶性心律失常等心源性休克的直接证据及梗阻性休克、分布性休克的间接证据。

3）下腔静脉（inferior vena cava，I）：采用剑突下声窗下腔静脉纵切面，M 超，测量下腔静脉内径、塌陷程度及变异率，估算中心静脉压，评估右心功能及容量状况，评估有无右心衰竭、肺栓塞、肺动脉高压等原因引起休克的间接证据。

4）呼吸系统（respiratory system，R）：采用对称三点对双侧胸腔和肺进行超声扫查，对胸膜腔液性暗区、肺点、胸膜滑动征、A 线、B 线、沙滩征、平流层征、肺火箭征等，肺部超声常见征象的存在与否进行筛查，协助明确有无张力性气胸、大量胸腔积液、积血引起的休克。

5）深静脉血栓（deep venous thrombosis，D）/ 夹层（dissection，D）：深静脉血栓，采用双侧对称腹股沟区及腘窝区检查声窗，对双侧股静脉、腘静脉进行两点探查及加压检查，寻找下肢深静脉血栓，协助明确有无肺栓塞引起的休克，增加肺栓塞临床证据强度。夹层，采用对腹腔干、肠系膜上动脉、肾动脉分支水平段腹主动脉进行自上而下扫查,寻找有无内膜片、局限扩张等超声表现,协助明确是否主动脉夹层、动脉瘤等原因引起休克。

"THIRD"流程实施超声切面分布见图9-4-2。

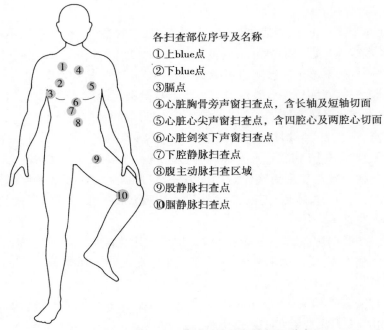

各扫查部位序号及名称
①上blue点
②下blue点
③膈点
④心脏胸骨旁声窗扫查点,含长轴及短轴切面
⑤心脏心尖声窗扫查点,含四腔心及两腔心切面
⑥心脏剑突下声窗扫查点
⑦下腔静脉扫查点
⑧腹主动脉扫查区域
⑨股静脉扫查点
⑩腘静脉扫查点

图9-4-2　"THIRD"流程实施超声切面分布

将床旁超声检测结果同步传输至平台信息共享系统,根据胸痛地图将患者转至具有胸痛资质的单位。

(四) 车内各疾病的处置

1. STEMI 的急诊处置　如上述检查明确诊断为 ST 段抬高型心肌梗死,其处置方式如下。

(1)口服抗血小板药物治疗:立即予以阿司匹林300mg,氯吡格雷300mg嚼服或替格瑞洛180mg嚼服。

(2)溶栓准备及溶栓相关流程:如发病总时间小于12小时,与家属沟通签署溶栓相关知情同意书,准备溶栓相关操作。以下是溶栓治疗的流程。

1)溶栓前准备工作:①设备。心电图记录设备(心电图机或12导联以上心电监护设备)、监护仪(监测心电、血压、SpO$_2$等)、除颤仪、车载供氧设备。②抢救药品(阿托品、利多卡因、多巴胺、肾上腺素、胺碘酮等)。③溶栓药物。④医务人员准备。应配备经过心肺复苏训练的1名医师和1名护士,其中至少1人熟练掌握高级心肺复苏技术。⑤院前溶栓工作文件,包括 STEMI 溶栓治疗适应证筛查表(表9-4-5)、STEMI 溶栓治疗禁忌证筛查表(表9-4-6)、溶栓知情同意书。

表 9-4-5　STEMI 溶栓治疗适应证筛查表

姓名：　　　　性别：　　　　年龄：　　　　急诊号：

STEMI 溶栓治疗适应证筛查	结果
(1)严重的持续性胸闷 / 胸痛发作 ≥ 30min	是 / 否
(2)相邻 2 个或更多导联 ST 段抬高在肢体导联 ≥ 0.1mV，胸导联 ≥ 0.2mV；或者新出现的完全性左(或右)束支传导阻滞	是 / 否
(3)发病时间 ≤ 12h	是 / 否
(4)年龄 ≤ 75 岁	是 / 否
(5)不能在 120min 内完成 PPCI	是 / 否

注：表中的任意一项若为"否"，则终止筛查，不能选择溶栓治疗，若全部选择为"是"，则进行下表禁忌证的筛查。PPCI，直接经皮冠状动脉介入治疗。

表 9-4-6　STEMI 溶栓治疗禁忌证筛查表

姓名：　　　　性别：　　　　年龄：　　　　急诊号：

STEMI 溶栓治疗禁忌证筛查	结果	
(1)既往颅内出血或未知部位的脑卒中病史	是	否
(2)近 6 个月内发生过缺血性脑卒中	是	否
(3)中枢神经系统损伤、神经系统肿瘤和动静脉畸形	是	否
(4)近 2 个月内出现过重大创伤、外科手术或头部损伤	是	否
(5)曾有消化道大出血病史或者目前有活动性消化道溃疡病的患者	是	否
(6)各种血液病、出血性疾病或有出血性倾向的者(月经除外)	是	否
(7)明确、高度怀疑或者不能排除主动脉夹层	是	否
(8)感染性心内膜炎	是	否
(9)高血压患者经积极治疗后，血压仍>180/110mmHg 者	是	否
(10)正在使用抗凝药(如华法林及新型抗凝药)的患者	是	否
(11)严重肝肾功能障碍、严重消耗状态或晚期恶性肿瘤等患者	是	否
(12)妊娠期女性	是	否
(13)长时间或有创性复苏	是	否
(14)医师认为其他不适合静脉溶栓治疗的疾病及其他	是	否

注：若上述问题任意问题回答"是"，则终止筛查。

注意事项：筛查包括 2 个部分。①适应证筛查，要求满足全部条件，即全部问题的回答均为"是"才能考虑溶栓治疗，若任何 1 项回答"否"即可终止筛查，不能进行溶栓治疗。②禁忌证筛查，要求全部问题的回答均为"否"才能安全地进行溶栓治疗，若任一问题回答为"是"，则可终止筛查，不能进行溶栓治疗。

对所有 ST 段抬高的急性胸痛患者,一定要仔细询问发病时是否有撕裂样胸背部疼痛特征,高度怀疑主动脉夹层时,宁可暂缓溶栓和抗栓治疗,先送至具有确诊能力的医院确诊。

签署溶栓知情同意书,溶栓知情同意书见表 9-4-7。

表 9-4-7　急性心肌梗死溶栓治疗知情同意书

姓名:　　　　性别:　　　　年龄:　　　岁　　　急诊号:

患者为急性 ST 段抬高型心肌梗死,现发病 _____ 小时,有以下溶栓适应证:

①2 个或 2 个以上相邻导联的 ST 段抬高(胸导联 ≥0.2mV,肢导联 ≥0.1mV),或病史提示急性心肌梗死伴左束支传导阻滞,起病时间<12h,患者年龄<75 岁;②ST 段显著抬高的心肌梗死患者年龄>75 岁,经慎重权衡利弊仍可考虑;③ST 段抬高的心肌梗死,发病时间已达 12~24h,但如有进行性缺血性胸痛,广泛 ST 段抬高者可考虑。

同时无以下溶栓禁忌证:

①既往发生过出血性脑卒中,1 年内发生过缺血性脑卒中或脑血管事件;②颅内肿瘤;③近期(2~4 周)有活动性内脏出血;④可疑主动脉夹层;⑤入院时严重且未控制的高血压(>180/110mmHg)或慢性严重高血压病病史;⑥目前正在使用治疗剂量的抗凝药或已知有出血倾向;⑦近期(2~4 周)创伤史,包括头部外伤、创伤性心肺复苏或较长时间(10min)的心肺复苏;⑧近期(<3 周)外科大手术;⑨近期(<2 周)曾在不能压迫的部位的大血管穿刺术;⑩妊娠。

综上考虑,可以对该患者进行溶栓治疗。

溶栓治疗是治疗该病患的一种有效手段,它的目的是使梗死血管内的血栓溶解,恢复血流的再灌注,从而减轻心肌细胞的损伤。有报道溶栓治疗的成功率大约 50%,但此疗法也有其潜在的危险性,如继发出血(如脑出血、消化道出血、咯血、皮肤黏膜出血等)并可因此而危及患者的生命,另外还可能会诱发致命的再灌注心律失常、溶栓不成功或再闭塞等。

我已详细了解了我所患病情及溶栓可能带来的严重危险,但我还是决定进行溶栓治疗,如因此而发生出血、再灌注损伤并因此危及患者的生命,我愿承担由此而引起的一切责任。

患者/法定监护人签名:　　　　　　　　日期:　　年　　月　　日

见证人签名:　　　　　　　　　　　　联系方式:

有效证件:　　　　　　　　　　　　　有效证件号码:

我已详细了解了我所患病情及溶栓可能带来的严重危险,因此我/法定监护人决定拒绝溶栓治疗。

患者/法定监护人签名:　　　　　　　　日期:　　年　　月　　日

见证人签名:　　　　　　　　　　　　联系方式:

有效证件:　　　　　　　　　　　　　有效证件号码:

2)患者若出现以下情况,需要紧急处理

A. 存在剧烈胸痛:予以静脉注射阿片类药物(例如吗啡),这是目前最常用的镇痛方法。用法为吗啡 2~5mg 皮下注射。

B. 明显焦虑的患者:考虑使用弱镇静剂(通常是苯二氮䓬类药物)治疗。用法:咪达唑仑 10mg 加入 8ml 的 0.9% 氯化钠溶液,取 2ml 静脉注射;必要时咪达唑仑 30mg 加入 24ml 的 0.9% 氯化钠溶液,持续微量泵泵入,注意患者呼吸情况。

C. 存在低氧血症的患者

a. 氧疗指征:氧疗用于低氧血症的患者[血氧饱和度(SaO_2)<90% 或者动脉血氧分压(PaO_2)<60mmHg],SpO_2 ≥90% 的患者不建议常规氧疗。

b. 患者的血氧饱和度目标:既往有慢性阻塞性肺疾病伴有 CO_2 潴留风险的患者,SpO_2

推荐目标为 88%~93%；对于无 CO_2 潴留风险的患者 SpO_2 推荐目标为 94%~98%。

　　c. 吸氧流程：当患者存在低氧血症时，予以吸氧治疗，吸氧流程详见第四章第四节。

　　3）确认溶栓的禁忌证及适应证

　　A. 院前溶栓治疗的适应证：①急性胸痛持续 30 分钟以上，但未超过 12 小时；②心电图相邻 2 个或更多导联 ST 段抬高在肢体导联 ≥ 0.1mV、胸导联 ≥ 0.2mV 或者新出现的完全性左（或右）束支传导阻滞；③年龄 ≤ 75 周岁；④首次医疗接触至 PCI 时间不能在 120 分钟内完成直接经皮冠状动脉介入治疗（primary percutaneous coronary intervention，PPCI）。应同时具备以上全部 4 个条件。

　　B. 院前溶栓治疗的禁忌证详见表 9-4-8。

表 9-4-8　院前溶栓的禁忌证

项目	症状
绝对禁忌证	既往颅内出血史或未知部位的脑卒中
	近 6 个月发生过缺血性脑卒中
	中枢神经系统损伤、神经系统肿瘤或动静脉畸形
	近 2 个月出现过重大创伤、外科手术或头部损伤
	近 1 个月内有胃肠道出血
	已知原因的出血性疾病（月经除外）
相对禁忌证	近 6 个月内发生短暂性脑缺血发作
	口服抗凝药治疗中
	妊娠或产后 1 周
	难治性高血压病（收缩压 > 180mmHg 和 / 或舒张压 > 110mmHg）
	晚期肝疾病
	感染性心内膜炎
	活动性消化性溃疡
	长时间复苏或有创性复苏

　　C. 平台信息共享：将各项检查结果传输至院内急救大平台，由院内急救胸痛小组作为远程支持团队参与决策，从而确保溶栓治疗前的诊断无误、发生紧急情况时远程指导救治，以及对转运目的地给予指引与联络。

　　4）溶栓操作规程

　　溶栓时需同时启动抗凝、抗血小板治疗，应同时进行。溶栓方案的选择：溶栓、抗凝治疗药物用法及用量详见表 9-4-9。

表9-4-9 溶栓、抗凝治疗药物用法及用量

药物分类及名称		用法及用量	特点
溶栓药物	重组人尿激酶原 (Pro-UK)	5mg/支,1次用50mg,先将20mg(4支)用10ml的0.9%氯化钠溶液溶解后,3分钟内静脉注射完毕,其余30mg(6支)溶于90ml的0.9%氯化钠溶液,于30min内静脉滴注完毕	再通率高,脑出血发生率低
	阿替普酶(rt-PA)	50mg/支,用0.9%氯化钠溶液稀释后静脉注射15mg负荷剂量,后续30min内以0.75mg/kg静脉滴注(最多50mg),随后60min内以0.5mg/kg静脉滴注(最多35mg)	再通率高,脑出血发生率低
	瑞替普酶 (tPA)	2次静脉注射,每次10个单位负荷剂量,间隔30min	两次静脉注射,使用较方便
	替奈普酶 (rhTNK-tPA)	16mg/支,用0.9%氯化钠溶液3ml稀释后5~10s内静脉注射	再通率高,一次静脉注射,使用较方便
抗凝药物	普通肝素	60U/kg负荷量静脉注射(最多4 000U),继以12U/kg静脉滴注24~48h(最多1 000U/h),目标APTT为50~70s或延长至正常对照值的1.2~2.0倍,需要在第3、6、12、24小时监测APTT	价格低廉,普遍可及,但需要监测APTT
	依诺肝素钠	<75岁患者:30mg负荷剂量静脉注射,15min后每12小时皮下注射1mg/kg,直至血运重建或至出院前,最多8天;前2次皮下注射每次剂量不应超过100mg ≥75岁患者:不进行静脉注射,首次皮下注射剂量为0.75mg/kg,前2次皮下注射每次剂量最大为75mg eGFR<30ml/(min·1.73m²)的患者,无须考虑年龄,均每天给药一次	使用方便,但价格偏高
抗血小板药物	阿司匹林	初始剂量150~300mg口服,维持剂量75~100mg/d	—
	氯吡格雷	负荷剂量300mg口服,单次剂量75mg/d;75岁以上患者负荷剂量75mg,单次剂量75mg/d	
	替格瑞洛	在应用阿司匹林的基础上,可以选择氯吡格雷或替格瑞洛。负荷剂量180mg,维持剂量90mg/次,每日2次	

注:APTT,活化部分凝血活酶时间;eGFR,估算的肾小球滤过率。

针对STEMI患者,抗血小板药物原则上使用双联抗血小板治疗,在应用阿司匹林的基础上,可以选择氯吡格雷或替格瑞洛。

5)评估临床溶栓是否成功

溶栓治疗后60~90分钟内评估以下指标,若出现下述4种情况,考虑溶栓成功:①抬高的ST段回落≥50%;②胸痛症状缓解或消失;③出现再灌注性心律失常;④心肌坏死标志物峰值提前,例如心肌肌钙蛋白峰值提前至发病后12小时内,肌酸激酶同工酶峰值提前到14小时内。

6)溶栓失败的处理

如果未出现上述溶栓成功征象,考虑溶栓失败。应迅速将患者信息传输至大平台,胸痛车尽快按照胸痛地图转移到有条件行PCI的医院,立即进行冠状动脉造影补救治疗。即使溶栓治疗可能成功,在没有禁忌证时,建议常规在24小时内进行冠状动脉造影。

7)溶栓后的相关并发症需要警惕,溶栓并发症及其处理方法,如下所述。

A. 颅内出血

a. 颅内出血的识别:当溶栓过程中患者出现意识状态变化,模糊、嗜睡、昏迷,伴或者不伴有面部和肢体瘫痪,警惕颅内出血,尤其是存在高龄、低体重、女性、既往脑血管疾病史、当前高血压未得到控制。

b. 院前处理颅内出血的措施:①应立即停止溶栓、抗栓(抗凝及抗血小板)治疗;②尽快将患者送至医院进行急诊头颅 CT 或磁共振检查;③测定血细胞比容、血红蛋白、凝血酶原、活化部分凝血活酶时间(activated partial thromboplastin time,APTT)、血小板计数、纤维蛋白原、D- 二聚体;④化验血型及进行交叉配血。

c. 院前救护车上的紧急治疗措施:①适当控制血压[当患者收缩压>220mmHg 时,予以艾司洛尔 25~300μg/(kg·min) 微量泵泵入,控制血压的目标收缩压为 140mmHg];②静脉推注甘露醇,降低颅内压(甘露醇 250ml 快速静脉滴注);③进行气管插管和辅助通气。

d. 主要目标:是将患者在生命体征保持基本稳定的状态下,送至具有处理能力的医院进行后续治疗。

B. 消化道出血

a. 消化道出血的识别:当患者出现呕血、黑便、头晕考虑消化道出血。

b. 消化道出血的处置:①有条件时尽早进行鼻胃管引流(经鼻胃管或者口服含 0.1% 去甲肾上腺);②快速静脉滴注 500ml 的 0.9% 氯化钠溶液;③完善血常规检查,保持与“急诊与院前急救大平台”系统实时联系,根据平台系统信息指导后续治疗。

C. 再灌注性心律失常

a. 再灌注性心律失常指冠状动脉内血栓形成后,通过自溶、经药物溶栓或经皮冠状动脉介入治疗(percutaneous coronary intervention,PCI)等再灌注方法,使闭塞的冠状动脉再通,以及冠状动脉痉挛缓解等恢复心肌再灌注所致的心律失常,是心肌再灌注损伤的一种主要表现形式。再灌注性心律失常,在全部溶栓患者中的发病率为 64% 以上,溶栓治疗成功的患者绝大多数会发生再灌注性心律失常,并且多发生于再灌注治疗的瞬间或 2~3 小时内。

b. 再灌注性心律失常表现形式有:①加速性室性自主心律;②室性早搏;③室性心动过速;④心室颤动;⑤心动过缓;⑥高度房室传导阻滞等。前壁心肌梗死患者以快速型心律失常(加速性室性自主心律、室性早搏、室性心动过速、心室颤动)多见,下壁心肌梗死患者则多以缓慢型心律失常(心动过缓、高度房室传导阻滞)为主。

c. 再灌注性心律失常的类型复杂多样,其中部分患者需要紧急处理,否则可能危及生命。及时发现和处理再灌注性心律失常,是院前溶栓治疗转运途中的重要任务之一。

建议院前溶栓治疗人员做好如下工作:①检查、备好除颤仪、气管插管等抢救设备,以及包括各类抗心律失常药物在内的急救药品,其中阿托品、利多卡因、多巴胺等是最常用的处理再灌注性心律失常和再灌注损伤的急救药物。在开展院前溶栓治疗经验尚不丰富时,可以预先将药物抽好备用,以防出现紧急情况时手忙脚乱。②加强溶栓治疗后的全程监护。溶栓前应建立心电、血压及 SaO_2 监测,溶栓过程中及转运途中,要保持监护仪的信息在医师和 / 或护士的视野范围内,以便及时发现再灌注性心律失常和 / 或血流动力学紊乱。如果具备条件,可使用现代远程实时监护设备,由胸痛中心院内医护人员参与溶栓后转运途中的监护,并进行远程急救指导。③紧急处理。一旦发生再灌注性心律失常,应根据心律失常的类型采取相应的处理措施。

缓慢型心律失常可先嘱患者用力咳嗽,同时,尽快静脉注射阿托品 0.5~1mg。若出现频发或多形性室性早搏、加速性室性自主心律、室性心动过速,可快速静脉注射利多卡因 75~100mg,有效者以 1~4mg/min 持续静脉滴注维持。若利多卡因无效,则改用胺碘酮[初始剂量: 300mg(或 5mg/kg),稀释于 20ml 的 5% 葡萄糖溶液中,快速注射]后静脉注射,必要时以 1~3mg/min 静脉滴注维持。若出现尖端扭转性室性心动过速或心室颤动,或伴有血流动力学紊乱的单形性室性心动过速,则尽快实施电复律。

电复律的方法如下:①患者平卧于绝缘的硬板床上,松开衣领,有义齿者取下。②开放静脉通路(留置针),给予氧气吸入。③物品准备,包括除颤器、0.9% 氯化钠溶液、导电胶、纱布垫、镇静药(地西泮、丙泊酚等)、心电和血压监护仪,以及心肺复苏所需的其他抢救设备和药品。④操作前需征得家属同意,并告知可能发生的意外,病历签字为证。⑤清洁电击处皮肤,评估皮肤是否干燥、有无破损,是否安装起搏器。连接好心电导联线,贴放心电监测电极片时,注意避开除颤部位。⑥连接电源,打开除颤器开关,选择 1 个 R 波高耸的导联进行示波观察。选择"同步"按钮。⑦遵医嘱用镇静药,缓慢静脉滴注,至患者睫毛反射开始消失的深度(嘱患者从 1 到 100 报数至患者入睡)。麻醉过程中严密观察呼吸。⑧充分暴露患者前胸,将两电极板上均匀涂满导电胶,或包以 0.9% 氯化钠溶液浸湿的纱布,分别置于右前壁锁骨下和心尖部,两电极之间距离不应小于 10cm,应与皮肤紧密接触,并有一定压力(>5kg,如果压力达到,胸骨电极板指示灯会由红色变为绿色)。按充电按钮充电到所需功率,嘱任何人避免接触患者和病床,两电极板同时放电,此时患者身体和四肢会抽动一下,通过心电示波器观察患者的心律是否转为窦性。⑨根据情况决定是否需要再次电复律。

上述各种心律失常按照急诊与院前急救大平台信息系统实时指导处理,并根据胸痛地图快速转运。

d. 电风暴:在出现上述再灌注心律失常的情况下,患者较容易出现反复发作的电风暴。

电风暴的识别方式:心电图检查,需将结果传至急诊与院前急救大平台信息系统共享。

对反复发作、呈现电风暴的患者,应尽快静脉注射 β 受体阻滞药,用法及用量如下。美托洛尔用法:负荷量首剂 5mg 用 10ml 的 5% 葡萄糖溶液稀释后,以 1mg/min 的速度静脉内给药,间隔 5~15 分钟,可重复给药 1~2 次,总剂量不超过 0.2mg/kg,一旦有效,应尽早给予口服,以维持疗效。按照急诊与院前急救大平台信息系统的实时指导处理,根据胸痛地图快速转运。

e. 若出现血压下降(血压<90/60mmHg),应尽快使用多巴胺、肾上腺素等血管活性药物,使血压升至安全范围(140/90mmHg)。①多巴胺用法:静脉滴注,20mg/次加入 250ml 的 5% 葡萄糖溶液中,开始以 20 滴 /min,根据需要调整滴速,最大不超过 0.5mg/min。②肾上腺素用法:肌内注射 0.5~1mg/次,或以 0.9% 氯化钠溶液稀释到 10ml 缓慢静脉注射。若疗效不好,可改用 2~4mg 溶于 250~500ml 的 5% 葡萄糖液中静脉滴注。按照急诊与院前急救大平台信息系统的实时指导处理,根据胸痛地图快速转运。

f. 对发生心搏骤停的患者,应及时进行规范的心肺复苏。按照急诊与院前急救大平台信息系统的实时指导处理,根据胸痛地图快速转运。

　　g. 通常再灌注损伤导致的心律失常和血流动力学紊乱是一过性的,若能及时发现、正确处理,患者的心律和血流动力学状况会很快恢复正常。若反复发作或处理无效的恶性心律失常,可尽快将心电监护结果,同步实时上传至急诊与院前急救大平台信息系统共享,并与院内胸痛小组沟通,协助处置反复发作或处理无效的恶性心律失常。

　　h. 按照急诊与院前急救大平台信息系统 APP 实时指导处理,根据胸痛地图快速转运。

　　8) 院前溶栓后的处理:尽快将患者转运到就近能够实施直接经皮冠状动脉介入治疗(PPCI)的医院(优先选择建立了胸痛中心的 PPCI 医院),详见图 9-4-3。

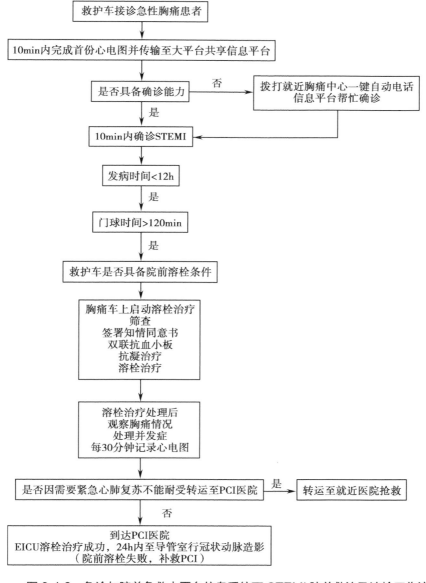

图 9-4-3　急诊与院前急救大平台信息系统下 STEMI 院前救治及溶栓工作流程

2. 非 ST 段抬高急性冠脉综合征（NSTE-ACS）的急诊处置 若为 NSTE-ACS，使用 GRACE 评分（表 9-4-10）。

表 9-4-10 GRACE 评分

危险因素	计分		危险因素	计分	
收缩压 /mmHg	评分		肌酐 /(μmol·L^{-1})	评分	
<80	63		0~34	2	
80~99	58		35~70	5	
100~119	47		71~105	8	
120~139	37		106~139	11	
140~159	26		140~176	14	
160~199	11		177~353	23	
≥200	0		≥354	31	
年龄 / 岁			心率 /(次·min^{-1})		
<40	0		<70	0	
40~49	18		70~89	7	
50~59	36		90~109	13	
60~69	55		110~149	23	
70~79	73		150~199	36	
≥80	91		≥200	46	
ST 段改变			入院时心搏骤停		
是	30		是	43	
否	0		否	0	
KILLP 分级				住院期间病死率	出院至 6 个月病死率
Class Ⅰ级	0		低危组	<1%	<3%
Class Ⅱ级	21		中危组	1%~3%	3%~8%
Class Ⅲ级	43		高危组	>3%	>8%
Class Ⅳ级	64				
总计分：					
评分结果：低危组：≤108（ ）；中危组：109~140（ ）；高危组：>140（ ）					
评分医师：				日期： 年 月 日	

（1）评为极高危处理方式：极高危标准为至少具备以下一项。①血流动力学不稳定或心源性休克；②药物难治性胸痛复发或持续性胸痛；③危及生命的心律失常或心脏骤停；

④心肌梗死机械性并发症;⑤急性心力衰竭伴顽固性心绞痛或 ST 段下移;⑥ ST 段或 T 波重复性动态演变,尤其是伴有间歇性 ST 段抬高。评分为极高危时 2 小时内行 PCI 治疗,一键启动导管室。

(2)评分为高危处理方式:需要在 24 小时内行 PCI 治疗。车内继续进一步观察患者生命体征及是否出现并发症。

(3)评分为中危处理方式:需要在 72 小时行 PCI 治疗。车内继续进一步观察患者生命体征及是否出现并发症。

(4)评分为低危处理方式:①暂时观察;②稳定患者生命体征。向院内交接患者注意事项,急诊与院前急救大平台信息系统成员执行、确定后续诊疗。

3. 急性肺栓塞的急诊处置　筛查患者是否存在肺栓塞:当出现以下情况,应高度怀疑患者存在肺栓塞:当患者出现呼吸困难、胸痛、咯血,且查体表现为呼吸频率增加(>20 次 /min)、心率加快(>90 次 /min)、血压下降及发绀。下肢静脉检查发现,一侧大腿或小腿周径较对侧增大超过 1cm,或合并下肢静脉曲张。心电图提示,$V_1 \sim V_4$ T 波改变和 ST 段异常,即 I 导 S 波加深,Ⅲ导出现 Q/q 波及 T 波倒置,完全或不完全右束支传导阻滞,肺型 P 波,电轴右偏,顺钟向转位等。心脏超声示,右室壁局部运动幅度降低,右心室和 / 或右心房扩大,肺动脉高压,三尖瓣反流速度增快以及室间隔左移("D"字征),肺动脉干增宽;双下肢静脉超声提示,静脉压迫不塌陷或静脉腔内无血流信号。

若患者存在肺栓塞,进行危险分层:据患者是否合并低血压(体循环动脉收缩压<90mmHg 或较基础值下降幅度 ≥40mmHg,持续 15 分钟以上;排除新发生的心律失常、低血容量或感染中毒症所致血压下降)分为大面积肺血栓栓塞(pulmonary thromboembolism,PTE)和非大面积 PTE。

急性肺栓塞急救处理措施如下。

(1)大面积肺栓塞的处理方法

1)绝对卧床,保持大便通畅,避免用力。

2)循环支持治疗:重点是支持右心功能不全。对心指数低、血压正常的急性肺栓塞患者,可予 500ml 的 0.9% 氯化钠溶液静脉滴注。注意:不能大量快速输液。

3)呼吸支持治疗:急性肺栓塞患者常伴中等程度的低氧血症,通常在吸氧后好转。

吸氧疗法:常见的吸氧方式有鼻导管吸氧法、鼻塞法、面罩吸氧法。以上 3 种吸氧方式可逐层递进使用,一般先以鼻导管为主,如患者血氧饱和度未达目标值,可逐层改为面罩吸氧。详见第四章第四节。

4)溶栓治疗

A. 溶栓绝对禁忌证:①出血性卒中;②6 个月内缺血性卒中;③中枢神经系统损伤或肿瘤;④近 3 周内重大外伤、手术或者头部损伤;⑤近期 1 个月内消化道出血;⑥已知的出血高风险患者。

B. 溶栓相对禁忌证:① 6 个月内短暂性脑缺血发作(transient ischemic attack,TIA)发作;②口服抗凝药应用;③妊娠或分娩后 1 周;④不能压迫止血部位的血管穿刺;⑤近期曾行心肺复苏;⑥难以控制的高血压(收缩压>180mmHg);⑦严重肝功能不全;⑧感染性心内膜炎;⑨活动性溃疡。

对于溶栓的选择,首先要符合溶栓适应证,无绝对禁忌证和相对禁忌证,由急诊与院前急救大平台信息系统成员决定启动溶栓治疗方案。溶栓药物可选择尿激酶和rt-PA,2种方案的选择如下:①尿激酶:有2种方案使用。12小时方案:负荷4 400IU/kg,静脉滴注10分钟,2 200IU/(kg·h)持续静滴12小时;2小时方案:20 000IU/kg持续静脉滴注2小时。②rt-PA:50~100mg持续静脉滴注2小时。

溶栓注意事项:①溶栓时间窗14天;②溶栓前宜留置外周静脉套管针,以方便溶栓中取血监测,避免反复穿刺血管;③使用尿激酶、链激酶溶栓期间,勿同时使用肝素;④溶栓治疗结束后,应每2~4小时测定1次PT或APTT,当低于正常值的2倍时,即应重新开始肝素治疗;⑤同时注意监测血压。血压控制目标在收缩压低于140mmHg,舒张压低于90mmHg。

5)溶栓后并发症及其处理方法

A. 颅内出血

a. 颅内出血的识别:当溶栓过程中患者出现意识状态变化,模糊、嗜睡、昏迷,伴或者不伴有面部和肢体瘫痪,警惕颅内出血,尤其是存在高龄、低体重、女性、既往脑血管疾病史、当前高血压未得到控制这些独立危险因素。

一旦怀疑颅内出血,一般处置措施包括:①立即停止溶栓、抗栓(抗凝及抗血小板)治疗;②尽快将患者送至医院进行急诊头颅CT或磁共振检查;③测定血细胞比容、血红蛋白、凝血酶原、活化部分凝血活酶时间(activated partial thromboplastin time,APTT)、血小板计数、纤维蛋白原、D-二聚体;④化验血型及交叉配血。

b. 紧急治疗措施:①抬高床头30°;②适当控制血压[当患者收缩压>220mmHg时,予以艾司洛尔25~300μg/(kg·min)微量泵泵入,控制血压的目标收缩压为140mmHg];③静脉推注甘露醇,降低颅内压(甘露醇250ml快速静脉滴注);④进行气管插管和辅助通气(前面有所阐述)。

c. 主要目标:保持患者的生命体征在基本稳定的状态下,送至具有处理能力的医院进行后续治疗。

B. 消化道出血

a. 消化道出血的识别:当患者出现呕血、黑便、头晕、面色苍白等周围循环衰竭情况时,考虑消化道出血。

b. 一般处置:①防止呕血时的误吸;②有条件时尽早进行鼻胃管引流(经鼻胃管或者口服含0.1%去甲肾上腺素的冰盐水止血);③快速静脉滴注500ml的0.9%氯化钠溶液;④完善血常规检查,保持和急诊与院前急救大平台系统实时联系,根据大平台系统指导进行相应处理。

(2)非大面积PTE(non-massive PTE)的处理措施:①绝对卧床,保持大便通畅,避免用力。②循环支持治疗,重点是右心功能不全的支持治疗,对心指数低、血压正常的急性肺栓塞患者,可予500ml的0.9%氯化钠溶液静脉滴注(注意不能大量快速输液)。③呼吸支持治疗,急性肺栓塞患者常伴中等程度的低氧血症和低碳酸血症。低氧血症通常在吸氧后好转,吸氧疗法详见第四章第四节。④抗凝治疗。

1)抗凝治疗禁忌证:①活动性出血;②凝血功能障碍;③血小板减少;④未予控制的严重高血压。若无以上禁忌证,可采用抗凝治疗。

2)抗凝治疗方案:使用肠外抗凝药物。普通肝素、低分子量肝素或磺达肝癸钠均有即刻抗凝作用。初始抗凝治疗可首选低分子量肝素和磺达肝癸钠,发生大出血和肝素诱导血小板减少症的风险也低。普通肝素具有半衰期短、抗凝效应容易监测、可迅速被鱼精蛋白中和的优点,推荐用于拟直接行再灌注治疗的患者,以及严重肾功能不全(肌酐清除率<30ml/min)或重度肥胖者。

A. 肝素:①首先给予负荷剂量 2 000~5 000IU 或按 80IU/kg 静脉注射,继之以 18IU/(kg·h)持续静脉滴注;②最初 24 小时内每 4~6 小时测定 APTT,达稳定治疗水平后,每天上午测定 1 次 APTT;③使用肝素的第 3~5 天必须复查血小板计数;④若较长时间使用肝素,应在第 7~10 天和 14 天复查血小板计数;⑤若血小板迅速或持续降低达 30% 以上,或血小板计数<100×10^9/L,应停肝素。

B. 低分子量肝素:所有低分子量肝素均应按照体重给药。一般剂量是 100μ/kg 或每次 1mg/kg,一般不需常规监测 APTT 和 PT,但在妊娠期间需定期监测抗 Xa 因子活性。

低分子量肝素的禁忌证:①血小板减少症;②严重肾功能损害;③未控制的高血压;④出血性疾病。

4. 主动脉夹层的急诊处置

(1)筛查患者是否存在主动脉夹层:针对骤然出现的剧烈撕裂样疼痛患者,若体征满足以下任意 1 项,需高度注意急性主动脉夹层可能。①灌注不足表现(脉搏短缩、双侧收缩压不对称、局灶神经功能缺损);②新发主动脉瓣关闭不全杂音,低血压或休克状态者;③结合床旁 X 线胸部平片提示主动脉增宽,B 超提示主动脉内径增宽、主动脉内膜撕裂、内膜片形成、有无内膜撕脱等。

(2)若患者存在主动脉夹层,进行危险分层:针对患者是否合并血流动力学改变(①血压<90/60mmHg 或收缩压较平时下降 40mmHg;②突发意识改变;③心搏/呼吸暂停),分为血流动力学不稳定的急性主动脉夹层,以及血流动力学稳定的主动脉夹层。

(3)主动脉夹层急救处理措施如下。

1)对于血流动力学不稳定患者的急诊处置:该类患者多合并夹层破裂出血,病死率极高。

A. 卧床,持续心电监护、吸氧:心电监护的方法详见第四章第十二节;吸氧的方法详见第四章第四节。

B. 建立静脉通道:常见的建立静脉通道的选择方案有周围静脉穿刺术、锁骨下静脉穿刺插管术、颈内静脉穿刺插管术、股静脉穿刺术、静脉切开法、骨髓腔内输液。详见第四章第十一节。

C. 对于出现心搏/呼吸骤停患者,积极心肺复苏,气管插管,建议呼吸球囊辅助通气。

备注:①心肺复苏方法详见第四章第一节。②气管插管方法详见第四章第七节。③抢救原则为就地、就急,根据当地具有诊治主动脉夹层资质的医疗机构分布位置,兼顾患者及其家属意见。同时,将监护与救治情况,同步上传至急诊与院前急救大平台信息系统。④若诊治过程中,患者血流动力学不稳定已纠正,则按照血流动力学稳定患者的急诊处置执行。

2)对于血流动力学稳定患者的急诊处置:初步治疗的原则是有效镇痛、控制心率和血压,减轻主动脉剪应力,降低主动脉破裂的风险。

A. 绝对卧床休息,持续心电监护:监测血压、心率、尿量、意识及神经系统的体征;观察患者的血流动力学变化,必要时放置中心静脉或肺动脉导管监测;维持心率在 60~80 次 /min,5 分钟测一次血压,避免血压过高或过低。

B. 镇静镇痛:适当肌内注射或静脉应用阿片类药物(如吗啡:取 5~10mg 静脉注射),可降低交感神经兴奋导致的心率和血压的上升,提高控制心率和血压的效果。

C. 监测并控制心率及血压:主动脉壁剪应力受心室内压力变化率和血压的影响。静脉应用 β 受体阻滞剂(如美托洛尔、艾司洛尔等)是最基础的药物治疗方法,但应保证血压能维持最低的有效终末器官灌注。

对于降压效果不佳者,可在 β 受体阻滞剂的基础上联用一种或多种降压药物(如硝普钠 50mg 加入 50ml 的 0.9% 氯化钠溶液中,持续微量泵泵入,根据血压调节控制剂量)。

药物治疗的目标为控制收缩压至 100~120mmHg(1mmHg=0.133kPa)、心率 60~80 次 /min。

注意事项:若患者心率未得到良好控制,不要首选硝普钠降压。因硝普钠可引起反射性儿茶酚胺释放,使左心室收缩力和主动脉壁剪应力增加,加重患者病情。

5. 气胸的急诊处置

(1)筛查患者是否存在气胸:当出现以下情况,应高度怀疑患者存在气胸。①持重物、屏气、用力咳嗽、活动后出现突发胸痛、胸闷、气促、呼吸困难;或原有胸闷症状,现突然胸闷症状加重。②症状表现为表情紧张、烦躁不安,呼吸急促,口唇发绀,不能平卧,甚至伴有意识不清及心搏 / 呼吸骤停。③查体提示,患侧胸廓饱满,呼吸动度减弱;患侧语颤减弱,合并皮下气肿者可有皮下握雪感;患侧叩呈过清音或鼓音,患侧气胸可使肝脏浊音界下降,纵隔移位及纵隔气肿的患者,可使心脏浊音界向健侧移位。④床旁彩超提示,胸膜滑动征消失、M 超提示沙滩征 / 平流层征或可发现肺点。胸部 X 线片检查提示,有肺受压表现(外凸弧形的细线条型阴影,是肺组织和胸膜腔内气体的交界线,线内是压缩的肺组织,线外没有肺纹理而且透亮度明显增加),可伴有纵隔偏移;若病变在右侧可有肝脏下移。

(2)若患者存在气胸,进行危险分层:据患者症状及胸部 X 线片的肺压缩程度分为大量气胸(肺压缩面积 ≥60%)或致死性气胸(合并有进行性呼吸困难、意识障碍、心搏 / 呼吸骤停等)、中等量气胸(20% ≤ 肺压缩面积 <60%)及少量气胸(肺压缩面积 <20%)。

(3)急救处理措施

1)大量气胸急诊处置方法:予以急诊床边行胸腔穿刺减压治疗。

A. 目的:快速排气,尽快解除患者症状,促使肺复张,预防和治疗并发症,防止气胸复发。

B. 胸腔穿刺减压方法:详见第四章第十四节。

C. 胸腔闭式引流术:详见第四章第十五节。

2)致死性气胸(合并心搏 / 呼吸骤停)的急诊处置:①给予心肺复苏及气管插管。心肺复苏方法详见第四章第一节;气管插管方法详见第四章第七节。②其他一般处置方法:卧床休息,以及持续心电监护、氧疗、建立静脉通道。连接心电监护的方法,详见第三章第十二节;氧疗方法详见第三章第四节;静脉通道建立的方法,详见第四章第十一节。

3)少量气胸:一般肺压缩 <20%,不需抽气等外科治疗,胸膜腔内气体可以按每天 1.2%

单侧胸腔体积的速度吸收。一般处置方法如下。

A. 卧床休息。

B. 氧疗：吸氧有 3 种选择。①鼻导管吸氧法；②鼻塞法；③面罩吸氧法。以上 3 种吸氧方式可逐层递进使用，一般先以鼻导管为主，如患者血氧饱和度未达目标值，可逐层递进，改为面罩吸氧。吸氧方法详见第四章第四节。

C. 酌情镇痛、镇静、止咳、通便等以祛除诱因。①镇痛：吗啡 5~10mg 肌内注射。②镇静：咪达唑仑 10mg 加入 8ml 的 0.9% 氯化钠溶液，取 2ml 静脉注射；必要时咪达唑仑 30mg 加入 24ml 的 0.9% 氯化钠溶液，持续微量泵泵入，注意患者呼吸情况。

4）中等量气胸：急性气胸引起的肺压缩超过 20%，应当抽气减压，促使肺复张。具体根据患者的症状、病情演变采取相应的措施。

A. 单纯抽气：详见第四章第十四节。

B. 卧床休息。

C. 氧疗：吸氧有 3 种选择。①鼻导管吸氧法；②鼻塞法；③面罩吸氧法。以上 3 种吸氧方式可逐层递进使用，一般先以鼻导管为主，如患者血氧饱和度未达目标值，可逐层递进改为面罩吸氧。吸氧方法详见第四章第四节。

D. 心电监护、建立静脉通道：详见第四章第十一节及第十二节。

E. 酌情镇痛、镇静、止咳、通便等以祛除诱因。①镇痛：吗啡 5~10mg 肌内注射。②镇静：咪达唑仑 10mg 加入 8ml 的 0.9% 氯化钠溶液，取 2ml 静脉注射；必要时咪达唑仑 30mg 加入 24ml 的 0.9% 氯化钠溶液，持续微量泵泵入，注意患者呼吸情况。

F. 当经上述处理后，患者气促仍无明显缓解，甚至有情况，则需行胸腔闭式引流术，详见"大量气胸急诊处置方法"。

G. 病程中若出现病情进行性加重，伴有心搏 / 呼吸骤停，处理意见参照第四章第一节。

（李春洁　史键山　翁绮婧）

第五节　院　内　救　治

1. 再次确认患者信息　通过急诊与院前急救大平台 APP，院前 - 院内信息通过平台共享，并可自动生成电子病历。

2. 预检分诊　详见第三章第三节。

3. 若明确诊断为 ST 段抬高型心肌梗死，"零通道"进导管室行 PCI。

4. 若为非 ST 段抬高型心肌梗死，由急诊与院前急救大平台所设立的急诊 MDT（multidisciplinary treatment）小组决定治疗方案。

5. 若高度怀疑为主动脉夹层，由急诊与院前急救大平台所设立的急诊 MDT 小组决定治疗方案。

6. 若高度怀疑为肺栓塞,由急诊与院前急救大平台所设立的急诊 MDT 小组决定治疗方案。

7. 若高度怀疑为气胸,由急诊与院前急救大平台所设立的急诊 MDT 小组决定治疗方案。

8. 专科治疗,一键启动导管室"零通道"。

附:肺动脉栓塞和主动脉夹层的专科救治(供参考)

(一) 肺栓塞的临床专科分型及其临床特点、治疗

肺栓塞的临床类型包括:①急性大块肺栓塞;②急性次大块肺栓塞;③急性小到中块肺栓塞;④肺梗死;⑤矛盾性栓塞;⑥非血栓性栓塞;⑦慢性肺栓塞。

1. 急性大块肺栓塞

(1) 对于急性大块肺栓塞患者,应警惕发生心源性休克。当患者出现突发呼吸困难、晕厥及发绀,伴持续体循环低血压(收缩压<90mmHg,或收缩压下降≥40mmHg,持续 15 分钟以上),提示患者存在血栓堵塞 50% 以上的肺血管;但要排除新发生的心律失常、低血容量或败血症所致的上述情况或休克等。

(2) 治疗

1) 积极纠正低血压:低血压指患者收缩压低于 90mmHg,伴或不伴舒张压低于 60mmHg,其治疗方法应根据患者病因不同而异,院前主要根据患者病史、查体进行初步评估,目前临床上常用的升压药物如下。

A. 重酒石酸去甲肾上腺素

a. 适应证:用于治疗急性心肌梗死、体外循环、嗜铬细胞瘤切除等引起的低血压;对血容量不足所致的休克或低血压,本品作为急救时补充血容量的辅助治疗,以使血压回升,暂时维持脑与冠状动脉灌注,直到补足血容量的治疗发挥作用;也可用于治疗椎管内阻滞时的低血压及心搏骤停复苏后血压的维持。

b. 用法:用 1~2mg 加入 0.9% 氯化钠溶液或 5% 葡萄糖溶液 100ml 内静脉滴注,根据病情调整用量,对危急患者可用 1~2mg 稀释到 10~20ml,缓慢静脉推注,根据血压调节其剂量,血压回升后,再用滴注法维持;使全身小动脉与小静脉都收缩,增高外周阻力,使血压上升。

c. 注意事项:①不宜长时间持续使用;②高血压、动脉硬化、无尿患者忌用;③应避光贮存,如变色或有沉淀,不宜再用;④不宜与碱性药物合用,以免失效;⑤静脉给药时应选粗大静脉并要防止药液漏出血管外,造成皮肤坏死;⑥用药时要随时测量血压,调整给药速度,使血压持在正常范围内。

B. 盐酸肾上腺素

a. 适应证:主要用于过敏性休克、支气管哮喘及心搏骤停的抢救。

b. 用法:0.5~1mg 皮下注射、0.1~0.5mg 缓慢静脉推注,疗效不好时可改用 4~8mg 加入 5% 葡萄糖溶液 500~1 000ml 静脉滴注。

c. 注意事项:①高血压、器质性心脏病、冠状动脉病变、糖尿病、甲状腺功能亢进症、洋地黄中毒、外伤性及出血性休克、心脏性哮喘等慎用;②用量过大或皮下注射时误入血管后,可引起血压突然上升而导致脑出血;③可出现心悸、头痛、心律失常副作用,严重时可由于心室

颤动而致死。

C. 盐酸多巴胺

a. 适应证：用于各种类型休克，包括中毒性休克、心源性休克、出血性休克、中枢性休克，特别是对伴有肾功能不全、心排血量降低、周围血管阻力较低并且已补足血容量的患者更有意义。

b. 用法：20mg 加入 5% 葡萄糖溶液 200~300ml 稀释后缓慢静脉滴注，开始每分钟 20 滴左右，以后根据血压情况可加快速度或加大浓度。

c. 注意事项：①大剂量时可使呼吸加速、心律失常，停药后即迅速消失；②使用前应以补充血容量及纠正酸中毒；③静脉滴注时应密切观察血压、心率、尿量和一般状况。

D. 盐酸多巴酚丁胺

a. 适应证：临床用于治疗器质性心脏病心肌收缩力下降引起的心力衰竭、心肌梗死所致的心源性休克及术后低血压。

b. 用法：250mg 加入 5% 葡萄糖溶液 250ml 或 500ml 中稀释后静脉滴注，2.5~10μg/（kg·min）。

c. 注意事项：①输注时可有心悸、恶心、头痛、胸痛、气短等不良反应；②梗阻性肥厚型心肌病患者禁用；③用药期间应定时或连续监测心电图、血压、心排血量。

E. 重酒石酸间羟胺（阿拉明）

a. 适应证：用于休克的早期治疗、防治椎管内阻滞麻醉时发生的急性低血压。用于因出血、药物过敏、手术并发症及脑外伤或脑肿瘤合并休克，而发生的低血压的辅助性对症治疗；也可用于治疗心源性休克或败血症所致的低血压。

b. 用法：肌内注射 10~20mg/ 次，15~100mg 加入 5% 葡萄糖液或 0.9% 氯化钠注射液 250~500ml 中缓慢静脉滴注，一般为 20~30 滴 /min，应根据血压情况调整。

c. 注意事项：①不可与环丙烷、氟烷等药品同时使用，易引起心律失常；②甲状腺功能亢进症、高血压、充血性心力衰竭及糖尿病患者慎用；③有蓄积作用，如用药后血压上升不明显，必须观察 10 分钟以上，再决定是否增加剂量，以免增量致使血压上升过高；④在短时间内连续使用，可因囊泡内去甲肾上腺素数量减少，而使药效逐渐减弱，产生快速耐受性；⑤不宜与碱性药物共同滴注，可引起分解。

2）积极溶栓加肝素抗凝

A. 溶栓治疗方案：首先评估患者是否具有溶栓绝对禁忌证及相对禁忌证。

溶栓绝对禁忌证：①出血性卒中；② 6 个月内缺血性卒中；③中枢神经系统损伤或肿瘤；④近 3 周内有重大外伤、手术或者头部损伤；⑤近 1 个月内有消化道出血；⑥已知的出血高风险患者。

溶栓相对禁忌证：① 6 个月内短暂性脑缺血发作（transient ischemic attack，TIA）发作；②口服抗凝药应用；③妊娠或分娩后 1 周；④不能压迫止血部位的血管穿刺；⑤近期曾行心肺复苏；⑥难以控制的高血压（收缩压>180mmHg）；⑦严重肝功能不全；⑧感染性心内膜炎；⑨活动性溃疡。

对于溶栓的选择，首先要符合溶栓适应证，无绝对禁忌证与相对禁忌证，由急诊与院前急救大平台所设立的急诊 MDT 小组根据溶栓适应证及禁忌证决定是否启动溶栓治疗方案。

溶栓药物可选择尿激酶和rt-PA,2种方案的选择如下。①尿激酶:有以下2种方案使用。12小时方案:负荷4 400IU/kg,静脉滴注10分钟,2 200IU/(kg·h)持续静脉滴注12小时;2小时方案:20 000IU/kg持续静脉滴注2小时。②rt-PA:50~100mg持续静脉滴注2小时。

溶栓注意事项:①溶栓时间窗14天;②溶栓前宜留置外周静脉套管针,为后续治疗保留静脉通路;③使用尿激酶、链激酶溶栓期间,勿同用肝素;④溶栓治疗结束后,应每2~4小时测定1次PT或APTT,当低于正常值的2倍,即应重新开始肝素治疗;⑤同时注意监测血压。血压控制目标在90~140mmHg。

B. 溶栓后并发症及其处理方法

a. 颅内出血

颅内出血的识别:当溶栓过程中患者出现意识状态变化,模糊、嗜睡、昏迷,伴或者不伴有面部和肢体瘫痪,警惕颅内出血,尤其是存在高龄、低体重、女性、既往脑血管疾病史、高血压未得到控制,这些独立危险因素。

一旦怀疑颅内出血,一般处置措施包括:①立即停止溶栓、抗栓(抗凝及抗血小板)治疗;②尽快将患者送至医院进行急诊头颅CT或磁共振检查;③测定血细胞比容、血红蛋白、凝血酶原、活化部分凝血活酶时间(activated partial thromboplastin time,APTT)、血小板计数、纤维蛋白原、D-二聚体;④化验血型及进行交叉配血。

紧急治疗措施:①抬高床头30°;②适当控制血压[当患者收缩压>220mmHg时,予以艾司洛尔25~300μg/(kg·min)微量泵泵入,控制血压的目标收缩压为140mmHg];③静脉滴注甘露醇,降低颅内压(甘露醇250ml快速静脉滴注);④进行气管插管和辅助通气(参见第四章第三节)。

主要目标:保持患者的生命体征在基本稳定的状态下,送至具有处理能力的医院进行后续治疗。

b. 消化道出血

消化道出血的识别:当患者出现呕血、黑便、头晕、面色苍白等周围循环衰竭情况时,考虑消化道出血。

一般处置:①防止呕血时的误吸;②有条件时尽早进行鼻胃管引流(经鼻胃管或者口服含0.1%去甲肾上腺素的冰盐水止血);③快速静脉滴注500ml的0.9%氯化钠溶液;④完善血常规检查。

实时同步共享患者信息至急诊与院前急救大平台系统,以便于院内胸痛小组远程指导溶栓。

C. 抗凝治疗方案

抗凝禁忌证:①活动性出血;②凝血功能障碍;③血小板减少;④未予控制的严重高血压。若无以上禁忌证,可采用抗凝治疗。

肠外抗凝药物:肠外抗凝剂普通肝素、低分子量肝素或磺达肝癸钠均有即刻抗凝作用。初始抗凝治疗可首选低分子量肝素和磺达肝癸钠,其发生大出血和肝素诱导血小板减少症的风险也低。普通肝素具有半衰期短、抗凝效应容易监测、可迅速被鱼精蛋白中和的优点,推荐用于拟直接再灌注治疗的患者,以及严重肾功能不全(肌酐清除率<30ml/min),或重度

肥胖者。

a. 肝素：①首先给予负荷剂量 2 000~5 000IU 或按 80IU/kg 静脉注射，继之以 18IU/（kg·h）持续静脉滴注；②最初 24 小时内每 4~6 小时测定 APTT，达稳定治疗水平后，每天上午测定 1 次 APTT；③使用肝素的第 3~5 天必须复查血小板计数；④若较长时间使用肝素，应在第 7~10 天和 14 天复查血小板计数；⑤若血小板迅速或持续降低达 30% 以上，或血小板计数 $<100 \times 10^9$/L，应停肝素。

b. 低分子量肝素：所有低分子量肝素均应按照体重给药。一般剂量是 100U/kg 或每次 1mg/kg，一般不需常规监测 APTT 和 PT，但在妊娠期间需定期监测抗 Xa 因子活性。

低分子量肝素的禁忌证：①血小板减少症；②严重肾功能损害；③未控制的高血压；④出血性疾病。

3）零通道启动介入治疗

介入治疗适应证：①对于已采用内科积极治疗效果欠佳，且情况较为严重的肺栓塞患者，可考虑行肺动脉血栓摘除术、肺动脉血栓内膜剥脱术、肺动脉导管真空抽吸或配合局部溶栓、下腔静脉过滤器置入等治疗方法；②尤其对于具有抗凝禁忌证或虽已使用抗凝治疗，仍复发的肺栓塞患者，放置腔静脉滤器可以有效降低急性肺栓塞的病死率，但在大面积肺栓塞急性期放置腔静脉滤器，可能会减低静脉回流，应慎重评价手术风险。

2. 急性次大块肺栓塞

（1）肺栓塞症状：缺乏特异性，其临床表现取决于栓子的大小、数量、栓塞的部位，以及患者是否存在心、肺等器官的基础疾病。多数患者因呼吸困难、胸痛、先兆晕厥、晕厥和 / 或咯血而疑诊为急性肺栓塞。

（2）注意事项：①胸痛是急性肺栓塞的常见症状，多因远端肺栓塞引起的胸膜刺激所致。中央型急性肺栓塞胸痛表现可类似典型心绞痛，多因右心室缺血所致，需与急性冠脉综合征（acute coronary syndrome，ACS）或主动脉夹层相鉴别。②呼吸困难在中央型急性肺栓塞患者中急剧而严重，而在小的外周型急性肺栓塞患者中通常短暂且轻微。既往存在心力衰竭或肺部疾病的患者，呼吸困难加重，可能是急性肺栓塞的唯一症状。③咯血提示肺梗死，多在肺梗死后 24 小时内发生，呈鲜红色，数日内发生可为暗红色。晕厥虽不常见，但无论是否存在血流动力学障碍均可发生，有时是急性肺栓塞的唯一或首发症状。急性肺栓塞也可完全无症状，仅在诊断其他疾病或尸检时意外发现。

（3）肺栓塞体征：主要表现为呼吸系统和循环系统的体征，特别是呼吸频率增加（>20 次 /min）、心率加快（>90 次 /min）、血压下降及发绀。低血压和休克罕见，一旦发生常提示中央型急性肺栓塞和 / 或血流动力学储备严重降低。颈静脉充盈或异常搏动提示右心负荷增加。下肢静脉检查发现一侧大腿或小腿周径较对侧增大超过 1cm，或存在下肢静脉曲张，应高度怀疑静脉血栓栓塞症（venous thromboembolism，VTE）。其他呼吸系统体征还包括肺部听诊湿啰音及哮鸣音、胸腔积液等。肺动脉瓣区可出现第二心音亢进或分裂，二尖瓣区可闻及收缩期杂音。急性肺栓塞致急性右心负荷加重，可出现肝大、肝颈静脉反流征阳性和下肢水肿等右心衰竭的体征。

（4）辅助检查：①通常在院内选用肺灌注扫描影像学检查来明确诊断。在此类患者中，肺灌注扫描通常显示 30% 以上的肺无灌注。②当患者超声心动图可见右心室扩张、活动减弱,提示患者的右心室血流动力学不稳定,应迅速予以纠正。

(5)治疗:首选溶栓或介入治疗。

1)溶栓治疗方案:首先评估患者是否具有溶栓绝对禁忌证及相对禁忌证。

溶栓绝对禁忌证:①出血性卒中;②6个月内缺血性卒中;③中枢神经系统损伤或肿瘤;④近3周内重大外伤、手术或者头部损伤;⑤近1个月内消化道出血;⑥已知的出血高风险患者。

溶栓相对禁忌证:①6个月内短暂性脑缺血发作(transient ischemic attack,TIA)发作;②口服抗凝药应用;③妊娠,或分娩后1周;④不能压迫止血部位的血管穿刺;⑤近期曾行心肺复苏;⑥难以控制的高血压(收缩压>180mmHg);⑦严重肝功能不全;⑧感染性心内膜炎;⑨活动性溃疡。

对于溶栓的选择,首先要符合溶栓适应证,无绝对禁忌证与相对禁忌证,由急诊与院前急救大平台所设立的急诊MDT小组决定是否启动溶栓治疗方案。

溶栓药物可选择尿激酶和rt-PA,方案如下。①尿激酶:有以下2种方案使用。12小时方案:负荷4 400IU/kg,静脉滴注10分钟,2 200IU/(kg·h)持续静脉滴注12小时;2小时方案:20 000IU/kg持续静脉滴注2小时。②rt-PA:50~100mg持续静脉滴注2小时。

溶栓注意事项:①溶栓时间窗14天;②溶栓前宜留置外周静脉套管针,为后续治疗保留静脉通路;③使用尿激酶、链激酶溶栓期间,勿同用肝素;④溶栓治疗结束后,应每2~4小时测定一次PT或APTT,当低于正常值的2倍,即应重新开始肝素治疗;⑤同时注意监测血压。血压控制目标在90~140mmHg。

2)溶栓后并发症及其处理方法

A. 颅内出血

颅内出血的识别:当溶栓过程中患者出现意识状态变化,模糊、嗜睡、昏迷,伴或者不伴有面部和肢体瘫痪,警惕颅内出血,尤其是存在高龄、低体重、女性、既往脑血管疾病史、高血压未得到控制,这些独立危险因素。

一旦怀疑颅内出血,一般处置措施包括:①立即停止溶栓、抗栓(抗凝及抗血小板)治疗;②尽快将患者送至医院进行急诊头颅CT或磁共振检查;③测定血细胞比容、血红蛋白、凝血酶原、活化部分凝血活酶时间(APTT)、血小板计数、纤维蛋白原、D-二聚体;④化验血型及进行交叉配血。

紧急治疗措施包括:①抬高床头30°;②适当控制血压[当患者收缩压>220mmHg时,予以艾司洛尔25~300μg/(kg·min)微量泵泵入,控制血压目标收缩压为140mmHg];③静脉滴注甘露醇,降低颅内压(甘露醇250ml快速静脉滴注);④进行气管插管和辅助通气(参见第四章第三节)。

主要目标是将患者在保持生命体征基本稳定的状态下,送至具有处理能力的医院进行后续治疗。

B. 消化道出血

消化道出血的识别:当患者出现呕血、黑便、头晕、面色苍白等周围循环衰竭情况时,考虑消化道出血。

一般处置:①防止呕血时的误吸;②有条件时尽早进行鼻胃管引流(经鼻胃管或者口服

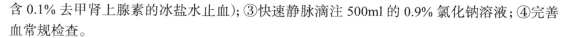

含 0.1% 去甲肾上腺素的冰盐水止血);③快速静脉滴注 500ml 的 0.9% 氯化钠溶液;④完善血常规检查。

实时同步共享患者信息至急诊与院前急救大平台系统,以便于院内胸痛小组远程指导溶栓计划。

3. 急性小到中块肺栓塞

(1)症状:缺乏特异性,表现取决于栓子的大小、数量、栓塞的部位及患者是否存在心、肺等器官的基础疾病。多数患者因呼吸困难、胸痛、先兆晕厥、晕厥和 / 或咯血而疑诊为急性肺栓塞。

(2)注意事项:①胸痛是急性肺栓塞的常见症状,多因远端肺栓塞引起的胸膜刺激所致。中央型急性肺栓塞胸痛表现可类似典型心绞痛,多因右心室缺血所致,需与急性冠脉综合征(acute coronary syndrome,ACS)或主动脉夹层相鉴别。②呼吸困难在中央型急性肺栓塞患者中急剧而严重,而在小的外周型急性肺栓塞患者中通常短暂且轻微。既往存在心力衰竭或肺部疾病的患者,呼吸困难加重可能是急性肺栓塞的唯一症状。③咯血提示肺梗死,多在肺梗死后 24 小时内发生,呈鲜红色,数日内发生可为暗红色。晕厥虽不常见,但无论是否存在血流动力学障碍均可发生,有时是急性肺栓塞的唯一或首发症状。急性肺栓塞也可完全无症状,仅在诊断其他疾病或尸检时意外发现。

(3)体征:主要表现为呼吸系统和循环系统的体征,特别是呼吸频率增加(>20 次 /min)、心率加快(>90 次 /min)、血压下降及发绀。低血压和休克罕见,但一旦发生常提示中央型急性肺栓塞和 / 或血流动力学储备严重降低。颈静脉充盈或异常搏动提示右心负荷增加。下肢静脉检查发现一侧大腿或小腿周径较对侧增大超过 1cm,或下肢静脉曲张,应高度怀疑VTE。其他呼吸系统体征还包括肺部听诊湿啰音及哮鸣音、胸腔积液等。肺动脉瓣区可出现第二心音亢进或分裂,二尖瓣区可闻及收缩期杂音。急性肺栓塞致急性右心负荷加重,可出现肝脏增大、肝颈静脉反流征阳性和下肢水肿等右心衰竭体征。

(4)辅助检查:可采用灌注扫描。

(5)治疗:对这部分患者不提倡溶栓治疗,主要给予肝素抗凝,根据患者情况过渡到口服抗凝剂华法林(急诊与院前急救大平台所设立的急诊 MDT 小组评估是否过渡到口服抗凝剂)。

4. 肺梗死

(1)如患者出现持续性胸痛,突然呼吸困难,偶尔咯血、胸膜摩擦音或胸腔积液,应高度怀疑肺梗死的可能。

(2)此类患者栓子位于肺动脉分支的外周,临近胸膜并靠近横膈。

(3)当患者出现发热、白细胞升高,影像学表现提示肺实变征象,我们应考虑患者存在组织梗死,常发生于栓塞后的 3~7 天。

(4)治疗以肝素抗凝和非甾体抗炎药治疗为主。

5. 矛盾性栓塞

(1)如患者出现起病突然,同时伴有体循环栓塞(如脑卒中、肾动脉栓塞或肢体栓塞等)和肺栓塞(pulmonary embolism,PE)的情况,应高度怀疑矛盾性栓塞的可能。

(2)治疗应根据栓塞部位采取相应措施,由急诊与院前急救大平台所设立的急诊 MDT

小组决定抗凝及介入治疗方式。

6. 非血栓性栓塞

(1)主要有以下 2 种情况:空气栓塞和脂肪栓塞。

1)当患者存在以下情况时,应考虑存在空气栓塞:①放置或取出中心静脉导管时不适当加压;②对部分排空的塑料静脉滴注袋不适当加压。

2)当患者存在以下情况时,应考虑可能存在脂肪栓塞:患者为钝性创伤伴长骨骨折术后 1 周时。

(2)治疗上均以支持及对症治疗为主。

7. 慢性肺栓塞

(1)定义:指在较长时间血栓反复脱落堵塞肺动脉及其分支并已机化,导致肺循环阻力增加、肺动脉高压、右心负荷过重甚至右心衰竭。

(2)治疗:内科治疗对慢性血栓栓塞性肺动脉高压无效。肺动脉血栓内膜剥脱术是治疗本病的首选方法。

(二)肺栓塞的专科治疗

1. 介入治疗及外科手术治疗　适应证:①对于已采用内科积极治疗效果欠佳,且情况较为严重的肺栓塞患者,可考虑行肺动脉血栓摘除术、肺动脉血栓内膜剥脱术、肺动脉导管真空抽吸或配合局部溶栓、下腔静脉过滤器等方法治疗。②尤其对于具有抗凝禁忌证或虽已使用抗凝治疗仍反复发作的肺栓塞患者,放置腔静脉滤器可以有效降低急性肺栓塞的病死率,但在大面积肺栓塞急性期放置腔静脉滤器,可能会减低静脉回流,应慎重评价手术风险。

2. 导管取栓术

(1)适应证:①大块 PE 特别是血流动力学不稳定的患者;②血栓处于亚急性期的大块 PE 患者;③经急诊与院前急救大平台所设立的急诊 MDT 小组评估很难或无法从溶栓治疗中获益的患者。

(2)特点:导管取栓术(或联合局部药物溶栓)可以快速恢复肺血流,改善血流动力学状态,增加心排血量,对挽救患者生命至关重要,这使之成为治疗急危重 PE 最有希望的方法。

(3)主要术式包括:①真空抽吸取栓术;②导管碎栓术;③高压水流再循环装置;④新型高速旋转导管碎栓装置,即 Amplatz 血栓消融术。

3. 下腔静脉滤器置入术

(1)适应证:①存在抗凝治疗禁忌证;②抗凝治疗得当,但有严重出血或肝素引起的血小板减少等并发症出现;③抗凝充分但 PE 反复再发,以及外科行肺动脉血栓内膜剥脱术的患者。

(2)预防性使用的人群:①伴有肺动脉高压的慢性反复性 PE;②广泛髂股静脉血栓形成;③溶栓治疗前,出现矛盾性栓塞,特别是老年患者,可预防性使用。

(3)禁忌证:18 岁以下患者应慎用。

(4)操作方法:通常将下腔静脉滤器置于肾静脉下方(仅供参考)。

(5)术后处理:对无抗凝禁忌的患者,滤器置入后应给予抗凝治疗。

(三)主动脉夹层专科治疗

主动脉夹层(aortic dissection,AD)的临床手术分型主要有 2 种:① DeBakey 分型;

② Stanford 分型。目前,国际上 DeBakey 分型和 Stanford 分型应用最为广泛,分型的目的是指导临床治疗和评估预后。

(1)DeBakey 分型:将 AD 分为Ⅰ、Ⅱ、Ⅲ型。

1)Ⅰ型:原发破口位于升主动脉或主动脉弓,夹层累及大部或全部胸升主动脉、主动脉弓、胸降主动脉残余夹层或新发夹层。

2)Ⅱ型:原发破口位于升主动脉,夹层累及升主动脉,少数可累及主动脉弓。

3)Ⅲ型:原发破口位于左锁骨下动脉以远,夹层范围局限于胸降主动脉为Ⅲa型,向下同时累及腹主动脉为Ⅲb型。

(2)Stanford 分型:根据夹层累及的范围,将 AD 分为 A、B 两型。① A 型:凡是夹层累及升主动脉者为 Stanford A 型,相当于 DeBakey Ⅰ型和Ⅱ型;② B 型:夹层仅累及胸降主动脉及其远端为 Stanford B 型,相当于 DeBakey Ⅲ型。

1)Stanford A 型 AD

治疗原则:Stanford A 型 AD 一经发现均应积极手术治疗。

外科治疗适应证与相对禁忌证如下。适应证:对于任何年龄的急性 Stanford A 型 AD 患者均应考虑外科治疗。禁忌证:根据 2017 年《主动脉夹层诊断与治疗规范中国专家共识》严重的肠道缺血不适合行外科手术。

手术方式:杂交手术(hybrid procedure)是治疗累及弓部急性 Stanford A 型 AD 的重要策略。Stanford A 型 AD 杂交手术的主要方法为主动脉弓部去分支手术(Debranch 手术)。

2)Stanford B 型 AD

药物治疗:急性 Stanford B 型 AD 病情的凶险程度大多低于 Stanford A 型 AD。因此,药物治疗是此类患者最基本的治疗方法。

B 型主动脉夹层被分为无并发症(uncomplicated)和有并发症(complicated)两类。有并发症被定义为持续或反复疼痛、充分药物治疗后仍不能控制的高血压、早期发生的主动脉扩张、脏器灌注不良和破裂征象(血胸、增大的主动脉周围和纵隔血肿)。

A. 无并发症的 B 型主动脉夹层

药物治疗:无并发症的 B 型主动脉夹层,通过药物治疗来控制疼痛、心率和血压,并需严密监测、及早识别病变进展和脏器灌注不良的征象。重复的影像学检查是必要的,可使用 MRI 或 CT。

胸主动脉腔内修复术(thoracic endovascular aortic repair,TEVAR):TEVAR 的目的是稳定发生夹层病变的主动脉段,促进主动脉重构以预防晚期并发症。通过植入覆膜支架型移植物(stent-graft,即主动脉覆膜支架)闭合近端破口,使得血流重回真腔,改善远端灌注。假腔血栓化,主动脉直径回缩,避免远期的主动脉瘤样扩张,预防远期的主动脉破裂。

B. 有并发症的 B 型主动脉夹层

TEVAR 是有并发症的 B 型主动脉夹层的治疗选择。

手术治疗:下肢动脉疾病、髂动脉严重扭曲、主动脉明显成角和近端锚定区不足,这些是在急性有并发症的 B 型主动脉夹层的治疗中,需要行开放手术的因素。开放修复手术的目的是用 Dacron 人造血管置换降主动脉,以通过在远端吻合闭合假腔来将血流导向远侧主动脉的真腔,使得血供和真腔受压改善,缓解脏器灌注不良。

基于大部分患者的近端破口常位于左锁骨下动脉开口附近的事实,开放修复手术需在深低温停循环下,通过左胸切口实施。目前,有并发症的 B 型主动脉夹层的手术治疗已基本被腔内治疗取代。大部分患者的手术治疗,需通过左胸后外侧切口在深低温停循环下施行。

对于特殊患者,可以考虑采用支架象鼻技术,来治疗无近端锚定区的有并发症的急性 B 型主动脉夹层,因其可同时消除发生逆行 A 型主动脉夹层的风险。

(李春洁　史键山　翁绮婧)

第六节　胸痛救治理念新进展

随着社会的进步及人类生活水平的提高,民众对于生活质量的要求明显提高,这对急诊科急性疾病的救治也提出更高的要求,尤其是含有最佳时间窗的疾病,如急性心肌梗死、缺血性脑卒中、多发创伤等。新时代,急诊医学体系发展面临着不平衡、不充分问题,这在基层急诊医学体系尤为突出。我国不同地区急诊急救模式各有不同,却普遍存在院前和院内信息共享不足、衔接不畅;急救资源配置不合理、缺乏统一指挥调度;多学科协同效率不高、急诊医疗服务水平和医疗质量参差不齐等共性问题。

为了更好地应对以上变化,急诊前辈们先后提出分诊通道、早期就诊、院前急救—院内急诊—ICU 一体化救治,以及多学科协作的"一站式医疗服务体系"(即急诊与院前急救大平台建设)。诚然,理论的落实离不开相应技术及设备的开发及落地。

针对急性胸痛,笔者提出"胸痛专车"的概念,即充分将胸痛救治战线前移,由院内转向急诊,急诊转向院前,院前转向现场。该"胸痛专车"同时合并有 ICU 及介入导管室功能的移动空间,同时该专车配备有固定的救治团队成员(含多个批次、多组成员),该成员平时在三级医院相应科室工作,一旦患者需要,要求 10 分钟内集结完毕,整装出发;真正做到以患者为中心,设备跟着患者转,打破患者围着设备转的怪圈。一旦"120"接线员接到急性胸痛患者呼救,通过电话询问患者相关信息,高度怀疑属于致死性胸痛患者(如急性心肌梗死、主动脉夹层、肺栓塞)时,第一时间派出胸痛专车。将既往的患者到医院就诊、医师被动等患者求诊的就诊方式,改变为医师主动出击,将抢救设备及急救人员送至现场,减少患者因搬运、转运中疾病进展的风险。

当然,为了减少不必要的资源浪费,并不是所有的胸痛患者均需要派出"胸痛专车",该专车主要针对高危胸痛或致死性胸痛患者:接线员电话问诊,明确是否存在以下①~②任意一条及③~⑦任意一条情况:① 40 岁以上年龄;②既往有高血压、糖尿病、冠心病病史;③于变化体位、剧烈运动或咳嗽后出现;④疼痛部位在胸骨后、心前区、胸背、上腹部;⑤剧烈疼痛,疼痛性质为绞窄样痛、濒死感、撕裂样疼痛;⑥持续时间长达 10 分钟以上,服用硝酸甘油不能缓解;⑦伴有呼吸困难、咯血。

(李春洁　史键山　翁绮婧)

第七节　远程心电诊断平台解决方案

随着信息化的发展,各级医疗机构信息化系统不断完善,为广大就医者带来了很大方便,也为各医疗机构进行管理和医学研究,提供了有效的医用数据。然而各家医疗机构数据无法有效共享,单一机构的信息化管理方式,已不能满足社会经济和信息化发展的要求,因此亟须建立区域性的医疗数据中心,可以将不同医院、不同时间患者的诊疗数据,进行统一管理与信息共享,形成真正的健康档案。

以建立区域化心电数据为切入点,是建立全方位医疗数据平台的切实可行的方法,将特定区域内所属各家医院和社区卫生服务中心等医疗机构的心电信息,通过基层医疗机构远程心电诊断平台进行网络共享,实现远程(非本院)心电图查看、远程诊断与远程会诊,有效利用和节约医疗资源,为患者节约重复检查的费用,为进行医疗信息的数据挖掘和数据统计,提供重要的数据基础和依据。

一、远程心电诊断平台建设目标

心电图资料是患者最基本,也是最重要的临床数据。所以,需要建设一个满足其业务、管理和发展目标的,具有先进性、高集成、稳定、可靠、灵活、易维护等特点的,整体数字化区域心电信息平台系统。区域心电信息平台,致力于解决目前心电检查存在的各种问题,建立心电诊断中心,将区域内各心电数据,通过网络上传至心电诊断中心,进行集中存储管理与分析诊断,使心电检查业务得以顺利开展。具体要求如下。

(1)建立远程心电诊断平台,将区域内各医疗服务机构的心电数据通过网络上传至远程心电诊断中心的服务器,进行集中存储。

(2)优化心电检查流程,满足数字化要求。

(3)心电图报告,在区域内共享,随时随地调阅和打印。

(4)建立心电图诊断平台,提高工作效率。

(5)缩短患者的就诊时间,提高临床医师的整体诊治水平。

(6)心电图数据与临床资料相结合,进行临床研究。

(7)减轻医师工作量,提高检查效率,节约成本。

(8)及时有效的,来自各医院诊断中心的数据传输与信息互动,带动并提高医疗服务水平。

(9)实现远程诊断与远程会诊,建立心电信息资料库。

(10)实现心电图多媒体教学,总结心电教学资料。

(11)及时得到患者的检查报告,节省时间,为患者提供快速服务。

(12)医师可使用辅助功能完成心电图分析,如同屏对比、波形放大、电子分规测量、心率测量、单导漫游分析、复合波分析、平行尺、等分尺等心电分析工具。

（13）医师可以定制相关的诊断模板和各种检查的打印报表。

通过数字化的管理和数据挖掘，有助于心电诊断的标准化、规范化，并为全民健康档案提供有效的数据依托，完善区域信息化建设。

建立远程心电诊断平台响应国家分级诊疗政策，加快推进医疗卫生信息化建设，提升远程医疗服务能力，实现二、三级医院向基层医疗卫生机构（乡镇卫生院/社区服务中心/社区服务站/村卫生室）提供远程会诊、远程心电图诊断、远程培训等服务，形成"基层检查、上级诊断"的有效模式。

二、远程心电诊断平台总体设计

远程心电诊断平台，由区域心电信息平台、心电工作站系统组成，形成一个以心电数据采集、分析、远程诊断、远程会诊、区域心电数据共享与区域性心电临床研究等为一体的综合性心电解决方案。

如图9-7-1所示，各医疗机构（乡镇卫生院/社区服务中心/社区服务站/村卫生室）通过Internet或专线网络与区域心电信息平台连接。各基层医疗机构使用心电工作站系统进行心电检查、分析、诊断与打印等，可与HIS、EMR、健康档案等系统接口实现信息集成。通过数据同步与数据处理服务，将各基层医疗机构心电信息同步到区域心电信息平台系统，进行统一管理与数据处理。区域心电信息平台系统，实现心电信息的统一、集中管理，并为用户提供心电会诊、远程诊断、科研统计，以及维护、管理等功能。通过层级的划分与设置，不同层级的应用有区别又有连接性，使得系统有更强的可扩展性与灵活性。

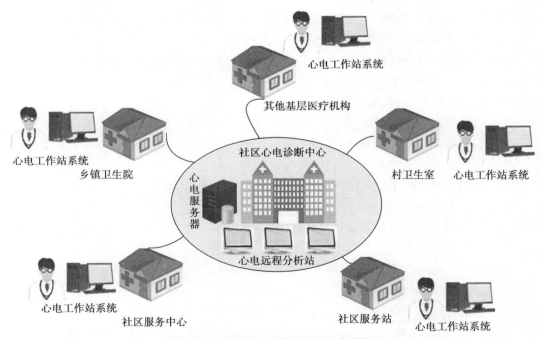

图9-7-1　远程心电诊断平台网络拓扑

三、基层医疗机构远程心电诊断平台硬件拓扑

如图 9-7-2 所示,基层医疗机构远程心电诊断平台,采用专用网络,将区域内各医院与远程心电诊断平台中心连接起来,组成一个以心电数据交换、集中诊断和管理为中心的区域信息系统。

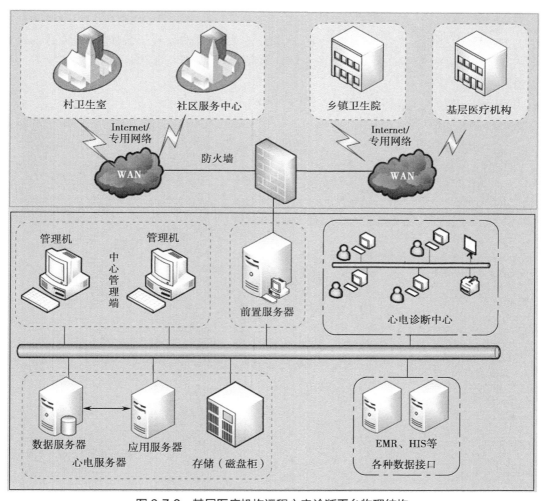

图 9-7-2　基层医疗机构远程心电诊断平台物理结构

远程心电诊断平台中心服务器使用 2 台服务器并行运行,当 1 台出现问题时,则切换到另一台上使用。数据通过光纤交换机与存储连接,所有心电数据都存储到磁盘阵列中。

中心医院服务器通过中心网络交换机与远程心电诊断平台中心连接,心电系统应用服务软件运行在心电前端应用服务器中,医院和远程心电诊断平台中心进行数据交换只能通过应用服务器进行数据的交换和处理。医院系统通过接口访问应用服务系统,应用服务系统直接访问心电数据系统,完成整个数据的交换和处理工作,并且为了管理方便,可以通过远程心电诊断平台中心专用管理机对心电系统进行日常管理,以及各种报表的生成。

通过心电应用服务器中系统接口服务与区域内 HIS、EMR、健康档案等系统进行数据交互与数据共享,实现区域内心电数据的集中诊断与数据共享。

为了以后信息的发布和其他需求扩展而需要与外网相连时,则需要在出口加入网络防火墙(心电系统与数字证书认证相结合,提高系统的可靠性、安全性,而数字证书认证则需要连接到互联网)。

四、基层医疗机构远程心电诊断方案

对于无心电分析诊断能力的社区服务中心 / 社区服务站等基层医疗机构,通过社区心电信息平台网络,实现心电数据的上传、远程诊断和本地查看打印报告,实现心电检查的远程诊断。

患者在社区服务中心进行心电检查,首先由临床医师开具心电检查申请单,患者在心电图室,采用心电远程检查站进行心电检查,检查完成后,数据自动上传到社区心电远程诊断中心,远程诊断医师分析诊断后,报告自动回传至远程诊断申请上传端,检查医师查看并打印报告。如图 9-7-3 所示。

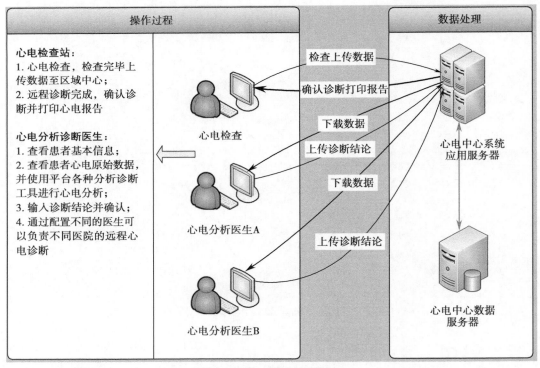

图 9-7-3　远程诊断流程

五、基层医疗机构远程心电会诊方案

在社区心电诊断中心医师对患者心电数据进行分析和诊断过程中,如果发现不能判读的疑难心电图,需要有高年资心电图专家进行远程会诊支持的,可选择患者提请会诊,远程会诊医师通过远程会诊端,对提请的远程会诊心电数据进行分析,完成会诊诊断结论。社区服务中心的医师通过心电分析站,查看远程会诊结论,并确认,完成一次心电远程会诊操作。本地医师可以查看和打印报告。

六、心电设备接入方案

1. 固定点(门诊／体检／心电图室)心电设备接入方案 对于固定点(门诊／体检／心电图室)的心电工作站,采取有线的接入方式,由于门诊、体检、心电图室的心电工作站位置固定,患者到科室来做检查,所以有线的接入方式比较适合。心电检查,要实现数字化及流程化管理。

2. 数据采集方式 采取有线的方式。在科室现有工作站电脑中安装采集工作站程序,医师通过工号密码登录采集工作站,对患者数据进行采集,可通过条码快速检查,采集完成的数据自动上传至诊断工作站,由报告医师负责编写患者报告,诊断医师通过系统提供的分析诊断工具对数据进行分析,编写诊断结论,本院医师可以第一时间看到诊断结论并打印报告。如图9-7-4所示。

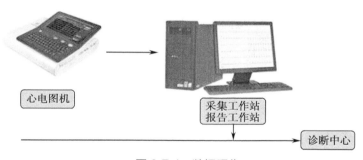

心电图机

采集工作站
报告工作站

诊断中心

图 9-7-4 数据采集

3. 移动心电接入方案

(1)非无线心电图机连接(病区老设备改造):可以使用移动台车加笔记本电脑或平板电脑连接心电图机(COM接口或RJ45有线接口设备),在有无线网络情况下使用电脑的无线功能,通过无线网络将床旁心电图数据实时上传到心电数据服务器中,如果没有无线网络或网络信号不理想时,可以使用离线方式做完检查后,在有网络环境时上传至心电数据服务器。如图9-7-5所示。

(2)无线心电图机连接方案(物联网心电图机):首先由临床医师开具申请单,护士核实执行后,由护士或医师推着物联网心电图机到床旁给患者做心电检查,检查过程中只需使用扫描枪扫描患者腕带号,腕带号自动输入到心电图机检查患者的ID号中,若没有扫描枪可以手工在心电图机上输入腕带号,检查完毕后,患者信息及数据通过无线网络自动上传到心电数据

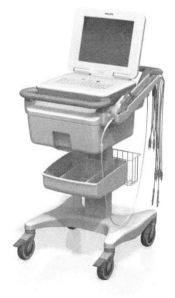

图 9-7-5 推车式心电采集

服务器(若没有无线网络,可在护士站通过有线网络批量上传心电数据),心电图诊断室收到提醒后,及时诊断并发布报告,发布成功后临床医师通过医师工作站(HIS/EMR)查看并打印患者心电图报告。如图 9-7-6 所示。

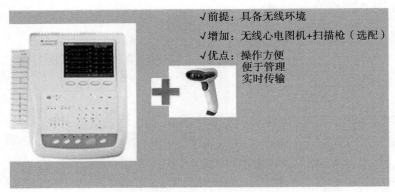

√前提：具备无线环境

√增加：无线心电图机+扫描枪（选配）

√优点：操作方便
　　　　便于管理
　　　　实时传输

图 9-7-6　物联网心电图机

方案优点:①无须具备笔记本电脑或有计算机功能的推车,减少额外的投入。②无须使用计算机设备,减少维护和数据安全。③不改变原有操作心电图机方式,方便推广和使用。④通过心电图机实现数据实时发送。服务端自动预约,减少人为干预,提高效率。⑤只需要扫描输入患者腕带号,则可以进行心电检查,检查更加高效。

方案缺点:①要求心电图机支持通过扫描枪读取一维条码、二维条码的功能;②要求心电图机可支持 WiFi 数据输出功能。

七、与各信息系统的集成

基层医疗机构远程心电诊断平台支持与 HIS、电子病历、体检及区域平台等系统集成对接,实现心电数据的共享。

八、典型案例及建议

1. 无锡市医院管理中心心电项目　包括两大部分,一为各医院心电信息子系统;二为医院管理中心的心电平台系统(图 9-7-7)。

无锡市医院管理中心的心电平台是将无锡市医院管理中心所属 8 家医院心电信息进行网络共享,实现远程(非本院)心电图查看和远程诊断。该平台实现了医院之间信息的共享与心电检查数据的共享,有效利用和节约了医疗资源,也为患者节约了重复检查的费用。为进行医疗信息的数据挖掘和数据统计提供了重要的数据基础和依据。

应用效果如下。

(1)实施区域内 8 家医院心电数据集中存储。

(2)实现区域内 8 家医院心电数据的集中管理。

(3)实现区域内心电会诊,不仅加强了各诊断医师之间的业务交流,而且提高了医疗诊断水平,为广大就医者提供了更加优质的医疗服务。

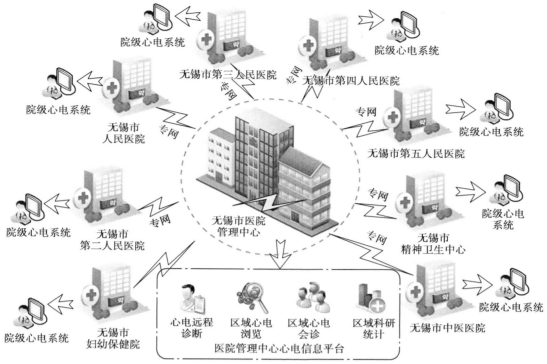

图 9-7-7　无锡市医院管理中心区域心电信息系统(无锡市医院管理中心提供)

(4)数据互通与共享:各种数据同步机制,使得各医疗机构与无锡市医院管理中心数据能够及时交互,各种数据验证和有效性机制,保证了数据的完整性和可靠性。

(5)多条件检索及分类管理功能,使得查找病案更方便。以患者为中心的心电数据管理,使得心电数据更有延续性和可追溯性。

(6)以患者为中心,建立区域心电健康档案。

(7)建立区域心电诊断标准库。

(8)提高医师诊断和科研水平:随着更多、更全面的区域级心电图实现信息化管理,心电图的各种分类、心电图的查询、调阅和统计都变得非常方便。利用这些资源,医院的心血管相关人员培训、研究创新、量化管理等方面都可以很方便地开展。

(9)完善区域医疗信息化建设,积累大量数据:心电数据和心电信息的数字化管理,为进行心血管疾病的研究分析,以及慢性病患者的管理提供了大量的数据基础。通过数字化的管理和数据挖掘,有助于心电诊断的标准化、规范化,并为全民健康档案提供有效的数据依托。

2. 武安市第一人民医院区域心电信息管理系统　是将院内门诊心电图、脑电图、24 小时动态心电、肺功能、动态心电图、住院部的 22 个病区心电图,以及 23 个乡镇卫生院和村卫生所心电图,接入心电信息管理系统。这不仅实现了全院心电数据统一存储、分析与心电报告全院共享,而且实现了 23 个乡镇卫生院和村卫生所的心电数据的集中存储与管理,使得区域心电数据共享、远程诊断、区域会诊与区域心电科研统计等成为可能,建设以武安市第一人民医院为中心的区域心电远程诊断平台(图 9-7-8)。

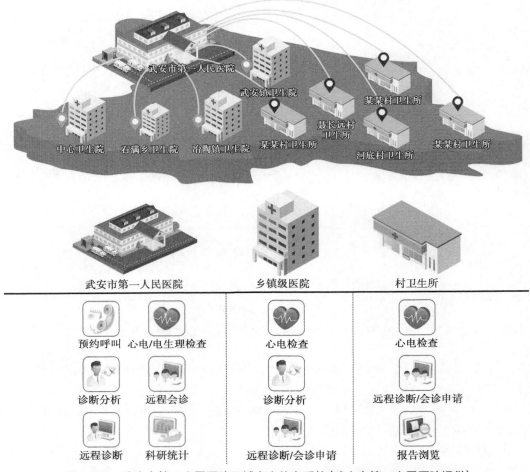

图 9-7-8　武安市第一人民医院区域心电信息系统(武安市第一人民医院提供)

应用效果如下。

(1)心电数据数字化存储与管理。

(2)优化心电检查流程,满足数字化医院要求。

(3)心电报告全院共享,随时随地调阅和打印。

(4)心电数据与临床资料相结合,进行临床研究。

(5)减轻医师工作量,提高检查效率,节约成本。

(6)方便易用的诊断分析工具,提高诊断分析效率与诊断准确性。

(7)实现远程心电图诊断与会诊,建立心电信息资料库。

(8)与 HIS、EMR 等集成,完善了临床数据。

(9)病房移动采集心电图,减少心电图医师全院跑的落后管理模式。

(10)及时得到患者的检查报告,节省时间,为患者提供快速的服务。

(11)实现心电图多媒体教学,总结心电图教学资料。

(12)提高全院信息化程度,提升医院软实力。

(13)为乡镇卫生院及村卫生所提供快速及时的心电诊断和会诊服务,提高基层医疗机构服务水平。

(14)带动乡镇卫生院及村卫生所心电分析诊断能力的提升。

3. 建议软硬件配置 详见表9-7-1。

表9-7-1 建议软硬件配置

产品型号	产品描述	数量
服务器	心电服务器(数据库服务和应用服务,可共用1台) 2台	
中小企业级服务器	2U 机架式服务器 CPU:2 颗,至强 Xeon-E5,2.1GHz 及以上 内存:32GB 及以上 硬盘:SAS 3TB 及以上 备份设备:RAID0、RAID1、RAID5 网络接口:千兆以太网连接	
不间断电源	750VA UPS	
操作系统	Windows 2008/2012 Server 简体中文企业版	根据需要购买许可
数据库软件	ORACLE11G 简体中文企业版	根据需要购买许可
工作站	心电检查工作站电脑	根据需要购买
工作站电脑	CPU:Intel i3 以上 内存:8G 硬盘:500GB 以上 网络接口:以太网—100/1 000Mbps 显示器:支持 1 600×900 分辨率	
操作系统	Microsoft Windows 7/Windows 10 简体中文版	
打印机	激光打印机	根据需要购买

(黄斌文 颜时姣 吴毅峰)

参考文献

[1] 中华医学会呼吸病学分会肺栓塞与肺血管病学组,中国医师协会呼吸医师分会肺栓塞与肺血管病工作委员会,全国肺栓塞与肺血管病防治协作组.肺血栓栓塞症诊治与预防指南 [J]. 中华医学杂志, 2018, 98 (14): 1060-1095.

[2] 颜红兵,向定成,刘红梅,等. ST 段抬高型急性心肌梗死院前溶栓治疗中国专家共识 [J]. 中国介入心脏病学杂志, 2018, 153 (4): 6-15.

[3] 中国研究型医院学会心肺复苏学专业委员会,中华医学会科学普及分会.2018 中国心肺复苏培训专家

共识 [J]. 中华危重病急救医学, 2018, 30 (5): 385-400.

［4］中华心血管病杂志编辑委员会, 胸痛规范化评估与诊断共识专家组. 胸痛规范化评估与诊断中国专家共识 [J]. 中国循环杂志, 2014, 42 (8): 627-632.

［5］中国医师协会心血管外科分会大血管外科专业委员会. 主动脉夹层诊断与治疗规范中国专家共识 [J]. 中华胸心血管外科杂志, 2017, 33 (11): 641-654.

［6］乔贵宾, 陈刚. 自发性气胸的处理: 广东胸外科行业共识 (2016 年版)[J]. 中国胸心血管外科临床杂志, 2017, 24 (1): 6-15.

［7］KELION A D, NICOL E D. The rationale for the primacy of coronary CT angiography in the National Institute for Health and Care Excellence (NICE) guideline (CG95) for the investigation of chest pain of recent onset [J]. J Cardiovasc Comput Tomogr, 2018: 12 (6): 516-522.

［8］陈惠平, 曹克将. 胸痛的诊断与鉴别诊断 [J]. 中华全科医学, 2015, 13 (2): 170-171.

［9］马春朋, 聂绍平. 可疑急性缺血性胸痛患者的风险评分 [J]. 中国心血管病研究, 2015, 13 (11): 971-974.

［10］SEC Working Group for the 2017 ESC Guidelines for the Management of Acute Myocardial Infarction in Patients Presenting with ST-segment Elevation. Comments on the 2017 ESC guidelines for the management of acute myocardial infarction in patients presenting with ST-segment elevation [J]. Rev Rev Esp Cardiol (Engl Ed), 2017, 70 (12): 1039-1045.

［11］于学忠, 郭树彬, 张新超, 等. 急性冠脉综合征临床实践指南 (一)[J]. 中国急救医学, 2015 (12): 1063-1067.

［12］SZUMMER K, WALLENTIN L, LINDHAGEN L, et al. Improved outcomes in patients with ST-elevation myocardial infarction during the last 20 years are related to implementation of evidence-based treatments: Experiences from the SWEDEHEART registry 1995-2014 [J]. Eur Heart J, 2017, 38 (41): 3056-3065.

［13］葛均波, 戴宇翔. 急性心肌梗死的早期诊断和优化治疗 [J]. 天津医药, 2017, 45 (11): 1121-1123.

［14］赵豫鄂, 何细飞, 张丽萍, 等. 急性 ST 段抬高型心肌梗死患者进门- 球囊时间延迟分布调查分析 [J]. 护理学杂志, 2017, 32 (23): 34-36.

［15］Yıldırır A. What is new in European Society of Cardiology ST elevation myocardial infarction guide-line [J]. Turk Kardiyol Dern Ars, 2013, 41 (4): 271-274.

［16］孟庆义. 急性主动脉夹层的急诊救治 [J]. 中国临床医生杂志, 2008, 36 (1): 11-12.

［17］胡大一, 丁荣晶. "胸痛中心" 建设中国专家共识 [J]. 中华危重症医学杂志 (电子版), 2011, 9 (1): 325-334.

［18］杨丽霞, 郭瑞威.《中国经皮冠状动脉介入治疗指南 (2016)》指导急性冠状动脉综合征的临床实践 [J]. 中国介入心脏病学杂志, 2016, 24 (12): 714-717.

［19］VETROVEC G W, ANDERSON M, SCHREIBER T, et al. The cVAD registry for percutaneous temporary hemodynamic support a prospective registry of impella mechanical circulatory support use in high risk PCI, cardiogenic shock and decompensated heart failure [J]. Am Heart J, 2018, 199: 115.

［20］ROKYTA R, HUTYRA M, JANSA P. 2014 ESC Guidelines on the diagnosis and management of acute pulmonary embolism. Summary document prepared by the Czech Society of Cardiology [J]. Cor Et Vasa, 2015, 57 (4): S0010865015000600.

［21］SEC Working Group for ESC 2014 Guidelines on Diagnosis and Treatment of Aortic Diseases, Expert Reviewers for ESC 2014 Guidelines on Diagnosis and Treatment of Aortic Diseases, SEC Clinical Practice Guidelines Committee. Comments on the 2014 ESC guidelines on the diagnosis and treatment of aortic diseases [J]. Rev Esp Cardiol (Engl Ed), 2015, 68 (3): 179-184.

［22］中华医学会心血管病学分会肺血管病学组. 急性肺栓塞诊断与治疗中国专家共识 (2015)[J]. 中华心血管病杂志, 2016, 44 (3): 197-211.

［23］王笑宇, 王旭东. 张力性气胸的急诊处理 [J]. 中国临床医生杂志, 2016, 44 (2): 17-18.

［24］巢亚伟. 胸痛中心模式对急性 ST 段抬高型心肌梗死救治和近中期预后的影响 [D]. 扬州: 扬州大学, 2016.

［25］侍杰. 胸痛中心认证对急诊经皮冠状动脉介入患者进门—导丝通过时间的影响 [D]. 苏州: 苏州大学, 2016.

第十章

卒中纵向救治流程建设方案

脑卒中（cerebral stroke）又称中风、脑血管意外（cerebrovascular accident, CVA），是一种急性脑血管疾病，是由于脑部血管突然破裂或因血管阻塞导致血液不能流入大脑而引起脑组织损伤的一组疾病，包括缺血性和出血性卒中。缺血性卒中的发病率高于出血性卒中，占脑卒中总数的 60%~70%。出血性卒中的死亡率较高。调查显示，城乡合计脑卒中已成为我国第一位死亡原因，也是中国成年人残疾的首要原因，脑卒中具有发病率高、死亡率高和致残率高的特点。

卒中患者病情复杂，治疗具有高度时间依赖性，各项救治工作必须遵循对患者结果有利的先后次序进行，即时刻以"病情危重程度"划分患者具体情况，将需紧急处置的治疗操作，在恰当的时间给予患者施治。完善的卒中救治流程既是对卒中发病及病理生理发展过程中客观规律的反映，也是救治过程中科学决策、控制时间及使救治顺利进行的重要保证。建设一套完善的卒中纵向救治流程，将对推进卒中救治操作规范化，起到一定积极作用。因此，打造一套智能化、指导性强、可操作的卒中救治流程意义重大。

第一节　接　警　处　置

一、主要任务

指挥中心接警后要尽快询问患者基本信息，主诉、症状和体征，初步判断为卒中患者，告知报警人注意事项，根据 GPS 定位患者位置信息并反馈至卒中地图，接警员派车及进一步询问患者信息，所有信息均反馈至大平台信息系统。

二、呼救

（一）接警时间录入

当报警人拨打急救电话"120"或急诊与院前急救大平台 APP 一键接入，接线员在接通电话后或急诊与院前急救大平台语音立即告知"这里是 120 急救中心",接警时间(精确到秒)即刻录入急诊与院前急救大平台数据系统。

(二)患者位置信息

同时启动 GPS 定位系统,若患者或目击者无法报出具体位置,则根据 GPS 定位确定患者大致位置;若患者能报出准确接车点或周围标志性建筑,可直接经地图搜索;若技术允许,可以根据报警者的手机直接卫星定位,准确获取报警者此刻所在的位置,最终于屏幕上显示患者坐标。

(三)呼救者电话信息录入

呼救者电话号码经电脑系统自动识别后,自动填充。

三、接线员采集患者信息

(一)采集患者基本信息

询问呼救者,采集患者基本信息,具体信息见表 10-1-1。

表 10-1-1　患者基本信息表

位置信息(＿＿＿县 / 区,＿＿＿＿街道,＿＿门牌号 /＿＿号楼＿＿层＿＿户)			
姓名(＿＿＿ / 不详)	性别(男 / 女 / 不详)	年龄(＿＿＿岁)	民族(　族)
婚姻情况	已婚 / 未婚 / 不详		

(二)询问呼救者信息及患者情况

呼救者为患者本人 / 家属 / 朋友 / 同事 / 陌生目击者 / 第四方呼救者(如公安、火警或医疗机构等);若呼救者不是患者本人,询问是否和患者在一起(是 / 否);可对应录入"病史陈述人"一栏,并勾选是否可靠(可靠 / 不可靠)。

(三)评估患者生命体征状态

1. 系统 / 接警员对心搏骤停的识别　具体内容见第四章第二节。

2. 第一目击者 / 报警人现场判断是否需要心肺复苏　具体内容见第四章第二节。

3. 院外第一目击者心肺复苏启动程序　具体内容见第四章第一节。

4. 如患者未出现呼吸及心搏骤停(不需要心肺复苏)　按一般流程接诊;如接警询问症状中出现以下 FAST 量表中任一症状时,应意识到患有卒中的可能,并立即指导报警人对患者进行 FAST 量表评分。

FAST 量表评分内容如下。

(1)F(Face):要求患者微笑,嘴角歪斜(是 / 否)。

(2)A(Arm):要求患者举起双手,肢体麻木(是 / 否),无力(是 / 否)。

(3)S(Speech):请患者重复说话,言语表达困难(是 / 否),口齿不清(是 / 否)。

(4)T(Time):明确记下发病时间。

以上满足任何 1 项即可认为是高度疑似脑卒中。

FAST 判断明确后,如是则进入急诊与院前急救大平台卒中救治流程,根据大平台提示的卒中地图路线进行派车出诊。

派车可选择普通救护车或卒中救护车(即卒中车)。派卒中车条件(同时满足下面3个条件,缺任何1个条件则改派普通救护车):①主诉出现典型疑似卒中症状;②进行FAST评分;③辖区内具有卒中车。若患者有典型卒中症状,但发病地区无法行头颅CT或者初级卒中中心,优先考虑派卒中车。

急性缺血性脑卒中(acute ischemic stroke, AIS)急诊急救关键时间推荐:FAST量表评分时间35秒内;派车时间(接听呼叫电话至派出急救车)2分钟内;出车时间(急救车接受指令到救护车出发)2分钟内。

(刘强晖　曹增林　吴毅峰)

第二节　出　车　途　中

一、主要任务

指挥中心接警派车后,接线员应持续与呼救者保持通话;继续询问患者信息、患者卒中症状及其特征,所有信息均反馈至急诊与院前急救大平台信息系统。同时与第一目击者交代卒中相关注意事项,以利于及时了解患者病情演变,及时指导第一目击者急诊处置。派出普通救护车/卒中车后按卒中地图,尽快赶到患者处。

二、远程信息采集

卒中车派出后尽可能与拨打"120"电话或大平台APP一键接入的求救人继续保持通话,完成患者基本信息采集。接警员及时将已采集到的患者基础信息录入信息系统,待接诊医师上车后,可与接诊医师交接,并进行远程信息采集。目标是让接诊医师在未接触到患者前更多地了解现场,并提高信息采集的专业化和规范化。

三、信息录入

信息录入可分模块进行,不强制要求一次全部录入完全,根据出车距离和到达现场时间,进行基本信息录入。例如,出车后到达现场之前,要做到尽量尽快把患者重要信息、主诉、现病史录入大平台,其余病史可在入院后再行录入。信息录入采取勾填选项方式进行,卒中相关常用问诊情况,已模块化录入大平台,仅少部分特殊情况需手动输入文字或拍照录入、视频录入。

(一)重要信息和主诉
(二)病史
1. 现病史
(1)症状初次出现时间:××:××(精确到分钟)/日期(年/月/日)。
(2)起病特点:突发意识丧失、抽搐、(左/右)侧肢体无力、(左/右)侧肢体麻木、(左/

右)侧伴面部瘫痪、(左/右)侧肢体伴面部麻木、言语不清、头痛、呕吐。

(3)严重程度

1)意识障碍(嗜睡/意识模糊/谵妄/昏睡/浅昏迷/深昏迷)。

2)抽搐(肌阵挛发作/强直-阵挛发作)。

3)瘫痪程度(完全瘫痪/偏身瘫痪/局部瘫痪):在图10-2-1中标出瘫痪的部位。

4)麻木:丧失感觉(是/否)。

5)口角歪斜:鼻唇沟变浅(是/否)、露齿时口角下垂(是/否)、鼓气和漏气(是/否),皱额(能/否)、蹙眉(能/否)、闭眼(能/否)。

6)言语不清:言语不清/吐字/发声/失语。

7)头痛:不影响睡眠和工作/影响睡眠和工作/难以忍受。

A. 头痛部位:整个头部疼痛/局部头痛(左侧/右侧;前额/头顶/枕后)/部位变换不定的疼痛。

B. 头痛性质:胀痛/钝痛/隐痛/钻痛/跳痛/箍紧痛/爆裂痛/刀割痛/烧灼痛/刺痛/灼烧痛/闪电样痛。

8)呕吐:性质(喷射性/持续性/间歇性),呕吐物颜色(咖啡色/红色/其他颜色),容量(100ml/200ml/300ml/400ml/500ml/600ml)。

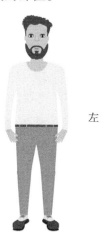

图10-2-1　在图中标出瘫痪的部位

(4)症状加重和减轻的因素:加重(晨起/劳累/剧烈运动/饮酒),减轻(运动/口服药物/休息/饮酒)。

(5)既往诊疗情况及效果(有/无;恢复程度:完全好转/部分好转/无好转)。

(6)病程中症状有无缓解和复发(缓解时间,缓解持续时间,可能因素)/(复发时间)。

(7)伴随症状

1)有无括约肌障碍:尿潴留(有/无)、大小便失禁(是/否)。

2)有无睡眠障碍:无睡眠障碍/睡眠增多/不易入睡/不眠/易醒,每天共能睡眠(1/2/3/4/5/6/7/8/9/10)小时。

3)有无视力障碍:有无视物模糊(是/否)、视野缺损(是/否)、有无凝视[是(左/右)/否],其他(手动输入)。

4)有无眩晕:眩晕(是/否),起病(缓/急)、程度(轻/重)、持续时间(1/2/3/4/5/6/7/8/9/10)小时、伴随症状(手动输入)。

5)有无发热:发热(有/无)。

2. 既往史　(有/无)脑炎、(有/无)脑膜炎、(有/无)结核、(有/无)外伤、(有/无)中毒、(有/无)风湿病、(有/无)钩端螺旋体病、(有/无)脑寄生虫病、(有/无)癌肿、(有/无)血液病、(有/无)糖尿病、(有/无)高血压病、(有/无)冠心病、(有/无)癫痫、(有/无)偏头痛、(有/无)头部外伤、(有/无)脊柱外伤、(有/无)中耳炎,其他疾病(手动输入)。

3. 个人史　(有/无)有毒物质接触史(手动输入),(有/无)服用过某种药物(手动输入),(有/无)嗜好(手动输入),饮食习惯(手动输入),性功能及月经情况(手动输入)。

4. 家族史　(有/无)类似患者(手动输入),(有/无)其他神经精神系统疾病史(手动输入),(有/无)近亲婚配,(有/无)遗传性疾病史(手动输入)。

(李小民　王　伟　曹增林)

第三节 现 场 处 置

一、主要任务

下车后将所带的相关医疗设备搬至患者身边,首次医疗接触时,立即评估现场环境安全,核对患者信息并对患者进行评估与处理。待情况稳定后转移至车内。

二、主要处置流程

进入现场后首先判断患者是否需要心肺复苏,若需要则给予患者心肺复苏支持,若不需心肺复苏则进一步评测生命体征,查找威胁生命的紧急情况,并做出紧急处理。待患者生命体征平稳后,转移至车内。若现场患者生命体征良好,无须紧急处理则直接转运上车。

三、现场处理流程与内容

现场患者是否进行心肺复苏的评估

进入现场后评估患者呼吸(有/无)、心搏(有/无)、颈动脉搏动(有/无),识别心搏骤停。操作方法见第四章第二节。

1. 如患者无呼吸、心搏,无颈动脉搏动则按下列步骤处理:点击急诊与院前急救大平台心肺复苏按钮,按急诊与院前急救大平台院前心搏骤停流程处理。具体内容见第四章第一节。

2. 如患者不存在呼吸心搏骤停,有颈动脉搏动。则立即进入下一步对生命体征进行评估。具体内容见第四章第二节。

3. 卒中患者常规建立静脉通道 急诊与院前急救大平台推荐周围静脉穿刺术,如不可行则改用其他开放静脉通道策略。具体内容见第四章第十一节。

4. 到达现场及离开现场的时间均客观记录,反馈至急诊与院前急救大平台系统。

(袁光雄 牟雪枫 曹增林)

第四节 不同转运方式及入院处置

一、普通救护车转运

(一)主要任务

患者上车后按卒中地图路线进行转运,再次评估病情,并进行必要生化检查,体格检查,病史采集,初步进行溶栓知情谈话。所有数据共享至急诊与院前急救大平台内。

(二) 再次评估病情

再次 FAST 判断,重点是判断发病时间和有无静脉溶栓绝对禁忌证(表 10-4-1)。

表 10-4-1 rt-PA 静脉溶栓的禁忌证

禁忌证

1. 近 3 个月有重大头颅外伤史或卒中史

2. 可疑蛛网膜下腔出血

3. 近 1 周内有在不易压迫止血部位的动脉穿刺

4. 既往有颅内出血

5. 颅内肿瘤,动静脉畸形,动脉瘤

6. 近期有颅内或椎管内手术

7. 血压升高:收缩压 ≥ 180mmHg,或舒张压 ≥ 100mmHg

8. 活动性内出血

9. 急性出血倾向,包括血小板计数低于 $100 \times 10^9/L$ 或其他情况

10. 48h 内接受过肝素治疗(APTT 超出正常范围上限)

11. 已口服抗凝剂者 INR>1.7 或 PT>15s

12. 目前正在使用凝血酶抑制剂或 X a 因子抑制剂,各种敏感的实验室检查异常(如 APTT、INR、血小板计数、ECT;TT 或恰当的 X a 因子活性测定等)

13. 血糖<2.7mmol/L

14. CT 提示多脑叶梗死(低密度影>1/3 大脑半球)

注:APTT,活化部分凝血活酶时间;INR,国际标准化比值;PT,凝血酶原时间;ECT,静脉酶凝结时间;TT,血浆凝血酶时间。

(三) 神经查体

GCS 评分 指的是格拉斯哥昏迷指数的评估,其中有睁眼反应、语言反应和肢体运动 3 个方面。这三个方面的分数相加即为昏迷指数。昏迷指数是医学上评估患者昏迷程度的指标,现今应用最广泛的是格拉斯哥昏迷指数。

(1)操作步骤

1)睁眼反应(eye opening,E)

A. 4 分:自然睁眼(spontaneous)。

B. 3 分:呼唤会睁眼(to speech)。

C. 2 分:有刺激或痛楚会睁眼(to pain)。

D. 1 分:对于刺激无反应(none)。

E. C 分:肿到睁不开。

2)语言反应(verbal response,V)

A. 5 分:说话有条理(oriented)。

B. 4 分:可应答,但有答非所问的情形(confused)。

C. 3分：可说出单字（inappropriate words）。

D. 2分：可发出声音（unintelligible sounds）。

E. 1分：无任何反应（none）。

F. T分：插管或气管切开无法正常发声。

3）肢体运动：（motor response，M）

A. 6分：可依指令动作（obey commands）。

B. 5分：施以刺激时，可定位出疼痛位置（localize）。

C. 4分：对疼痛刺激有反应，肢体会回缩（withdrawal）。

D. 3分：对疼痛刺激有反应，肢体会弯曲（decorticate flexion）。

E. 2分：对疼痛刺激有反应，肢体会伸直（decerebrate extension）。

F. 1分：无任何反应（no response）。

（2）昏迷程度

昏迷程度以E、V、M三者分数加总来评估，得分的分值越高，提示意识状态越好，14分以上属于正常状态，7分以下为昏迷，昏迷程度越重者的昏迷指数分数越低，3分多提示脑死亡或预后极差。

1）轻度昏迷：13~14分。

2）中度昏迷：9~12分。

3）重度昏迷：3~8分。

（四）辅助检查

1. 末梢血糖　这是必须做的检查，应尽快完成。

2. 有可能进行的POCT　血常规、凝血功能。

3. 心电图检查　检查数据远程传输回远程心电诊断平台。

（五）开放静脉通路

尽可能使用20G以上静脉留置针，开放右侧肘正中静脉通路，以方便后续可能的多模式影像学检查。

（六）早期知情谈话

判断患者为脑卒中可疑病患，且发病时间在4小时以内，在完善以上操作的同时，应进行早期的血管再通的知情谈话，尽管尚不能排除出血性卒中的可能。谈话的目的不是立即签署知情同意书，而是告知相关基础知识和治疗的紧迫性。

急诊与院前急救大平台系统中可以内嵌相关视频资料，在完成初步判断后，由随车的医护人员调用并向患者家属展示。

二、普通救护车入院处置

（一）立即启动卒中绿色通道救治流程

利用急诊与院前急救大平台系统提供的信息，拟送达卒中中心的患者到达前，系统就已经将患者信息生成对应的院内信息和急诊病历，到达后无缝启动"绿色通道"。"绿色通道"运行的相关时间节点由电子设备客观采集后，回传至大平台，用于后期质控。

1. 对患者进行生命体征评估　具体内容见第四章第一节。①如生命体征不平稳则"零通道"进入急诊"大红区"抢救。②若患者生命体征平稳则立即"零通道"进入CT室,进行头颅CT检查。

2. 快速神经系统评估　进行神经系统检查和卒中评分。神经系统检查应简洁、标准,可使用脑卒中量表定量评价神经功能缺损程度,确定血管闭塞部位并辅助早期诊断。目前,最常用的量表为美国国立卫生研究院卒中量表(national institutes of health stroke scale, NIHSS),检查项目包括意识、语言、运动功能、感觉缺失、视野缺损、眼球运动、协调运动、忽视及构音等15项内容。NIHSS评分范围为0~42分,≤4分定义为小卒中/轻型卒中,≥21分视为严重卒中。

(1)NIHSS评分步骤及内容

1)意识水平:即使不能全面评价(如气管插管、语言障碍、气管创伤、绷带包扎等),检查者也必须选择1个反应。只在患者对有害刺激无反应时(不是反射),方记录3分。

0=清醒,反应敏锐。

1=嗜睡,最小刺激能唤醒患者完成指令、回答问题或有反应。

2=昏睡或反应迟钝,需要强烈反复刺激或疼痛刺激才能有非固定模式的反应。

3=仅有反射活动或自发反应,或完全没反应、软瘫、无反应。

2)意识水平提问:仅对最初回答评分,检查者不要提示。询问月份,年龄。回答必须正确,不能大致正常。失语和昏迷者不能理解问题记2分,患者因气管插管、气管创伤、严重构音障碍、语言障碍或其他任何原因不能说话(非失语所致)记1分。

0=都正确。

1=正确回答1个。

2=2个都不正确或不能说。

3)意识水平指令:要求睁眼、闭眼;非瘫痪手握拳、张手。若双手不能检查,用另一个指令(伸舌)。仅对最初的反应评分,有明确努力但未完成也给评分。若对指令无反应,用动作示意,然后记录评分。对创伤、截肢或其他生理缺陷者,应给予一个适宜的指令。

0=都正确。

1=正确完成1个。

2=都不正确。

4)凝视:只测试水平眼球运动。对自主或反射性(眼头)眼球运动记分。若眼球侧视能被自主或反射性活动纠正,记录1分。若为孤立性外周神经麻痹(Ⅲ、Ⅳ、Ⅴ),记1分。在失语患者中,凝视是可测试的。对眼球创伤、绷带包扎、盲人、有视觉或视野疾病的患者,由检查者选择一种反射性运动来测试。建立与眼球的联系,然后从一侧向另一侧运动,偶尔能发现凝视麻痹。

0=正常。

1=部分凝视麻痹(单眼或双眼凝视异常,但无被动凝视或完全凝视麻痹)。

2=被动凝视或完全凝视麻痹(不能被眼头动作克服)。

5)视野:用手指数或视威胁方法检测上、下象限视野。如果患者能看到侧面的手指,记录正常,0分。如果单眼盲或眼球摘除,检查另一只眼。明确的非对称盲(包括象限盲),记1分。患者全盲(任何原因)记3分,同时刺激双眼。若患者濒临死亡记1分,结果用于第11

项评分。

0＝无视野缺失

1＝部分偏盲

2＝完全偏盲

3＝双侧偏盲(全盲,包括皮质盲)

6)面瘫:言语指令或动作示意,要求患者示齿、扬眉和闭眼。对反应差或不能理解的患者,根据有害刺激时表情的对称情况评分。有面部创伤/绷带、经口气管插管、胶布或其他物理障碍影响面部检查时,应尽可能将障碍物移至可评估的状态。

0＝正常

1＝最小(鼻唇沟变平、微笑时不对称)

2＝部分(下面部完全或几乎完全瘫痪,中枢性瘫)

3＝完全(单或双侧瘫痪,上下面部缺乏运动,周围性瘫)

7)上肢运动:上肢伸展——坐位 90°,卧位 45°,要求坚持 10 秒;对失语的患者用语言或动作鼓励,不用有害刺激。评定者可以抬起患者的上肢到要求的位置,鼓励患者坚持。仅评定患侧。

0＝上肢于要求位置坚持 10 秒,无下落

1＝上肢能抬起,但不能维持 10 秒,下落时不撞击床或其他支持物

2＝能对抗一些重力,但上肢不能达到或维持坐位 90° 或卧位 45°,较快下落到床

3＝不能抗重力,上肢快速下落

4＝无运动

5a 左上肢

5b 右上肢

8)下肢运动:下肢卧位抬高 30°,持续 5 秒;对失语的患者用语言或动作鼓励,不用有害刺激。评定者可以抬起患者的上肢到要求的位置,鼓励患者坚持。仅评定患侧。

0＝于要求位置坚持 5 秒,不下落

1＝在 5 秒末下落,不撞击床

2＝5 秒内较快下落到床上,但可抗重力

3＝快速落下,不能抗重力

4＝无运动

6a 左下肢

6b 右下肢

9)共济失调:目的是发现双侧小脑病变的迹象。实验时双眼睁开,若有视觉缺损,应确保实验在无缺损视野内进行。双侧指鼻、跟膝胫试验,共济失调与无力明显不成比例时记分。如患者不能理解或肢体瘫痪不记分。

0＝没有共济失调

1＝一侧肢体有

2＝两侧肢体均有

如有共济失调:

左上肢 1 = 是 2 = 否

右上肢 1 = 是 2 = 否

左下肢 1 = 是 2 = 否

右下肢 1 = 是 2 = 否

10)感觉:用针检查。测试时,用针尖刺激和撤除刺激观察昏迷或失语患者的感觉和表情。只对与卒中有关的感觉缺失评分。偏身感觉丧失者需要精确检查,应测试身体多处部位:上肢(不包括手)、下肢、躯干、面部。严重或完全的感觉缺失,记2分。昏迷或失语者可记1或0分。脑干卒中双侧感觉缺失记2分。无反应及四肢瘫痪者记2分。昏迷患者(1a=3)记2分。

0 = 正常,没有感觉缺失

1 = 轻到中度,患侧针刺感不明显或为钝性或仅有触觉

2 = 严重到完全感觉缺失,颜面、上肢、下肢无触觉

11)语言:命名、阅读测试。要求患者叫出物品名称、读所列的句子。从患者的反应及一般神经系统检查中对指令的反应,判断其理解能力。若视觉缺损干扰测试,可让患者识别放在手上的物品,重复和发声。气管插管者手写回答。昏迷患者(1a=3),3分,3分仅给哑或完全失语的人或完全不执行指令的人。

0 = 正常,无失语

1 = 轻到中度:流利程度和理解能力有一些缺损,但表达无明显受限

2 = 严重失语,交流是通过患者破碎的语言表达,听者须推理、询问、猜测,能交换的信息范围有限,检查者感交流困难

3 = 哑或完全失语,不能讲或不能理解

12)构音障碍:不要告诉患者为什么做测试。

读或重复附表上的单词。若患者有严重的失语,评估自发语言时发声的清晰度。若患者气管插管或因其他物理障碍不能讲话,记9分。同时注明原因。

0 = 正常

1 = 轻到中度,至少有一些发音不清,虽有困难,但能被理解

2 = 言语不清,不能被理解

9 = 气管插管或其他物理障碍,解释

13)忽视症:若患者严重视觉缺失影响双侧视觉的同时检查,皮肤刺激正常,则记分为正常,0分。若患者失语,但确实表现为关注双侧,记分正常,0分。

通过检验患者对左右侧同时发生的皮肤感觉和视觉刺激的识别能力,来判断患者是否有忽视症。把标准图显示给患者,要求他来描述。医师鼓励患者仔细看图,识别图中左右侧的特征。如果患者不能识别一侧图的部分内容,则定为异常。然后,医师请患者闭眼,分别测上肢或下肢针刺觉来检查双侧皮肤感觉。若患者有一侧感觉忽略则为异常。

0 = 没有忽视症

1 = 视、触、听、空间觉或个人的忽视;或对任何一种感觉的双侧同时刺激消失

2 = 严重的偏身忽视;超过一种形式的偏身忽视;不认识自己的手,只对一侧空间定位

计算15项检查的总分,NHSS评分范围为0~42分,≤4分定义为小卒中/轻型卒

中，≥21分视为严重卒中。

（2）CT检查：头颅CT对于急性卒中患者，头颅CT平扫是最常用的检查，它对于发病早期脑梗死与脑出血的识别很重要。脑梗死发病后的24小时内，一般无影像学改变，在24小时后，梗死区出现低密度病灶。在脑梗死的超早期阶段（发病6小时内），CT可以发现一些轻微的改变，包括大脑中动脉高密度征；皮质边缘（尤其是岛叶）及豆状核区灰白质分界不清楚；脑沟消失等。这些改变提示梗死灶较大，预后较差，选择溶栓治疗应慎重。发病后2周左右，脑梗死病灶处因水肿减轻和吞噬细胞浸润，可表现为与周围正常脑组织等密度，CT上难以分辨，称为"模糊效应"。通常CT平扫为临床上提供的信息已经足够，但是，CT扫描对超早期缺血性病变和皮质或皮质下小的梗死灶不敏感，特别是后颅窝的脑干和小脑梗死更难检出。

而多模CT检查可以为脑血管病提供更多的影像学信息。例如CT血管成像（CTA）可以显示闭塞狭窄的血管、动脉瘤、动静脉畸形和其他脑血管疾病；CT灌注成像（CTP）可区别可逆性与不可逆性缺血，因此可识别缺血半暗带，对于超出治疗时间窗或发病时间不明的缺血性脑卒中的治疗意义重大。在有条件的卒中中心，应该进行一站式的多模CT检查。

CT检查步骤：①输入被检查者的资料，包括被检者的姓名、性别、年龄、CT编号、检查部位及特别注释等。然后，选择确定被检者在检查床上的位置方向和体位等参数，包括头部先进入、仰卧位、俯卧位、左侧卧位或右侧卧位的选择。②体位的选择：CT体位是根据CT检查申请单的要求，将被检者准确、安全地安置在检查床上的过程。在不影响扫描的前提下，应使被检者尽可能地感到舒适。同时，要合理地使用机器所提供的辅助装置，如头颅扫描架等装置。被检者在检查床上的位置方向、体位必须要和登记输入的体位方向一致。检查床的高度一般定在检查部位的中心处，进入扫描孔内的长度，应根据扫描部位和定位像的长短而定。③根据检查部位的特点，来确定扫描正位或侧位定位像。根据检查部位的长短，来确定定位像的长度。在定位像经过扫描显示后，从定位像上确定扫描的起始线和终止线，以及扫描图像的视野大小和扫描倾斜的角度等。④扫描检查：根据临床医师的要求和各个部位的特点，确定合理的扫描参数，如层厚、扫描速度、进床间隔等，以及选择轴位扫描和螺旋扫描的模式。对于强化扫描，应选择最佳扫描时间和扫描期相。在全部扫描参数确定完毕后，按下曝光按钮进行扫描。在扫描期间，操作者要仔细观察图像的显示和被检者的情况。在曝光结束后，观察全部扫描图像是否显示清晰，如果确定不需要进行加扫或其他处理，按结束键退出。⑤检查结束后，按退床键降低检查床高度，送被检者出扫描床。CT扫描时间10分钟内，CT阅片、出结果25分钟内。

（3）鉴别诊断：缺血性脑梗死病灶表现为相对低密度，呈斑片状及片状，邻近脑回肿胀，脑沟变浅消失，脑室受压轻度移位。随着病程的不断变化，CT也有着不同表现，如脑回征、浮云征、假肿瘤征，这些CT表现分别对应脑梗死的急性期、坏死期、软化期。

出血性脑梗死不但存在上述组织缺血、缺氧所导致的神经细胞肿胀和死亡表现，还包括小血管破裂所导致出血。因此，在低密度梗死病灶中存在高密度出血是其特征性表现，多位于基底节区、颞叶及脑表面等。对于出血性脑梗死，同样随着病程的不断变化，CT也有不同的表现，出血性脑梗死患者的CT表现根据出血的形态可分为非血肿型和血肿型，这些CT表现符合患者的病情从坏死期到吞噬期，再到机化期的变化过程。

鉴别要点：①病变部位。缺血性脑梗死和出血性脑梗死均可发生在脑组织的任何部位，但是，出血性脑梗死中出血的病灶，常发生在正常脑组织与梗死区的交接位置。②病变部位的密度。缺血性脑梗死病变部位的密度略低于或低于正常的脑组织,与正常的脑组织界限不清,无明显的皮质及髓质界限;出血性脑梗死病变部位表现为低密度病灶散在分布的小片状、索条状或者斑点状高密度或者明显的高密度血肿。③病变部位的形态。缺血性脑梗死病变部位的形态为,淡片状或者脑回状,且略低密度或者低密度;出血性脑梗的病变部位形态为,片状低密度且病灶内的血肿,呈团块状或者不规则的斑片状。

3. CT 完成后院内卒中小组评估 CT 结果,同时进行静脉溶栓准备,继续录入病史,责任医师与患者家属沟通尽快签署溶栓知情同意书。

(1)评估患者溶栓适应证、禁忌证及相对禁忌证(表 10-4-2~ 表 10-4-4,图 10-4-1)

表 10-4-2　3h 内 rt-PA 静脉溶栓的适应证、禁忌证及相对禁忌证

适应证

1. 有缺血性卒中导致的神经功能缺损症状
2. 症状出现<3h
3. 年龄 ≥ 18 岁
4. 患者或家属签署知情同意书

禁忌证

1. 近 3 个月有重大头颅外伤史或卒中史
2. 可疑蛛网膜下腔出血
3. 近 1 周内有在不易压迫止血部位的动脉穿刺
4. 既往有颅内出血
5. 颅内肿瘤,动静脉畸形,动脉瘤
6. 近期有颅内或椎管内手术
7. 血压升高:收缩压 ≥ 180mmHg,或舒张压 ≥ 100mmHg
8. 活动性内出血
9. 急性出血倾向,包括血小板计数低于 100×10^9/L 或其他情况
10. 48h 内接受过肝素治疗(APTT 超出正常范围上限)
11. 已口服抗凝剂者 INR>1.7 或 PT>15s
12. 目前正在使用凝血酶抑制剂或 X a 因子抑制剂,各种敏感的实验室检查异常(如 APTT、INR、血小板计数、ECT;TT 或恰当的 X a 因子活性测定等)
13. 血糖<2.7mmol/L
14. CT 提示多脑叶梗死(低密度影>1/3 大脑半球)

相对禁忌证

下列情况需谨慎考虑和权衡溶栓的风险与获益(即虽然存在一项或多项相对禁忌证,但并非绝对不能溶栓)

1. 轻型卒中或症状快速改善的卒中
2. 妊娠
3. 痫性发作后出现的神经功能损害症状
4. 近 2 周内有大型外科手术或严重外伤
5. 近 3 周内有胃肠或泌尿系统出血
6. 近 3 个月内有心肌梗死史

注:APTT,活化部分凝血活酶时间;INR,国际标准化比值;PT,凝血酶原时间;ECT,静脉酶凝结时间;TT,血浆凝血酶时间。

表 10-4-3　4.5h 内 rt-PA 静脉溶栓的适应证、禁忌证和相对禁忌证

适应证

1. 缺血性卒中导致的神经功能缺损

2. 症状持续 3~4.5h

3. 年龄 ≥ 18 岁

4. 患者或家属签署知情同意书

禁忌证

同表 10-4-1

相对禁忌证（在表 10-4-2 基础上另行补充如下）

1. 年龄>80 岁

2. 严重卒中（NIHSS 评分>25 分）

3. 口服抗凝药（不考虑 INR 水平）

4. 有糖尿病和缺血性卒中病史

注：NIHSS，美国国立卫生研究院卒中量表；INR，国际标准化比值。

表 10-4-4　6h 内尿激酶静脉溶栓的适应证及禁忌证

适应证

1. 有缺血性卒中导致的神经功能缺损症状

2. 症状出现<6h

3. 年龄 18~80 岁

4. 意识清楚或嗜睡

5. 脑 CT 无明显早期脑梗死低密度改变

6. 患者或家属签署知情同意书

禁忌证

同表 10-4-1

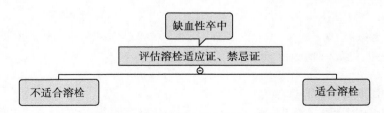

图 10-4-1　根据溶栓适应证与禁忌证区分适合溶栓患者与不适合溶栓患者

　（2）签署溶栓知情同意书（表 10-4-5）：签署知情同意书的谈话，需要在充分知情同意的前提下，尽可能快速获得家属的授权。

表 10-4-5　缺血性卒中患者院内溶栓治疗知情同意书

患者姓名：　　　　性别：　　　　年龄：　　　　身份证号：
根据您的临床症状、体征及 CT 检查表现,现考虑您的脑部发生了严重的病变,医学上称脑梗死或缺血性脑卒中,这种病变是因您脑部血流被血栓阻断而造成,有可能产生永久性的伤害。如果有方法可以快速溶解血栓,就有可能减少因血栓阻塞所引起的脑部损伤。 　　目前有溶解血栓的药物。可以用 rt-PA(重组组织型纤溶酶原激活剂)静脉溶栓。缺血性脑卒中患者有不到 1/3 的机会恢复正常的功能。您若使用这种血栓溶解剂将会增加获得良好预后的机会。虽然溶栓药物是目前所能建议的最好药物治疗方式,但实施本医疗方案可能发生的医疗意外及并发症包括(但不限于)以下内容。 　　1)全身出血不止(包括消化道出血、全身皮下出血等)。 　　2)药物过敏。 　　3)症状性脑出血。 　　4)脑水肿加重,脑疝。 　　5)溶栓后病情加重甚至死亡。 　　6)溶栓后再次发生脑梗死。 　　7)溶栓无效,病情继续进展。 　　8)增加医疗费用,rt-PA 的价格比较昂贵。 　　如果您患有高血压、心脏病、糖尿病、肝肾功能不全、静脉血栓等疾病或者有吸烟史,以上这些风险可能会加大,术中或术后出现相关的病情加重或心脑血管意外,甚至死亡。我们没有办法保证不会发生严重的颅内或是身体其他部位的出血及出现上述并发症。治疗过程中,我们将密切注意一切变化,并尽一切可能来防止药物治疗产生的副作用。
医师已经向我解释了静脉溶栓治疗急性脑梗死的风险和益处,并且回答了我提出的所有问题,我同意接受静脉溶栓治疗。 　　患者签字：　　　　　　　　　　　　　　　签名日期：　　年　　月　　日
亲属/法定代表(如果需要):我同意上述患者接受静脉溶栓治疗 　　亲属/法定代表姓名签字： 　　亲属/法定代表与患者的关系：　　　　　　　签名日期：　　年　　月　　日
我已经对上述姓名的患者解释了静脉溶栓治疗急性脑梗死的风险和益处。 　　医师签字：　　　　　　　　　　　　　　　签名日期：　　年　　月　　日

4. 静脉溶栓的流程

(1)确定急性缺血性卒中患者具有溶栓治疗的指征后,签署知情同意书。

(2)选择特异性纤溶酶原激活剂。代表药物阿替普酶(rt-PA),静脉溶栓治疗用法和用量如下。

rt-PA 使用剂量为 0.9mg/kg,最大剂量为 90mg。根据剂量计算表计算总剂量。将总剂量的 10% 在注射器内混匀,1 分钟内推注。将剩余的 90% 混匀后静脉滴注,持续 1 小时以上。记录输注开始及结束时间。输注结束后以 0.9% 氯化钠溶液冲管(表 10-4-6)。

(3)监测生命体征、重要辅助检查、神经功能变化等:①每 15 分钟测 1 次血压,持续 2 小时,其后每 60 分钟测 1 次,持续 22 小时(或每 30 分钟测 1 次,持续 6 小时,其后每 60 分钟测 1 次,持续 16 小时);②每 1 小时测 1 次脉搏和呼吸,持续 12 小时,其后每 2 小时测 1 次,持续 12 小时;③每 1 小时测 1 次神经功能评分(NIHSS 评分),持续 6 小时,其后每 3 小时测 1 次,持续 18 小时;④ 24 小时后每天神经系统检查;⑤溶栓前将血压控制至 185/110mmHg 以下,静脉给予 rt-PA 之后至少最初 24 小时内维持血压低于 185/100mmHg。

表 10-4-6 急性缺血性卒中 rt-PA 静脉溶栓治疗剂量

体重(kg)	用量(0.9mg/kg)	先 10% 静脉推注(mg=ml)	后 90% 静脉滴注(mg=ml)
40	36.00	3.60	32.40
41	36.90	3.69	33.21
42	37.80	3.78	34.02
43	38.70	3.87	34.83
44	39.60	3.96	35.64
45	40.50	4.05	36.45
46	41.40	4.14	37.26
47	42.30	4.23	38.07
48	43.20	4.32	38.88
49	44.10	4.41	39.69
50	45.00	4.50	40.50
51	45.90	4.59	41.31
52	46.80	4.68	42.12
53	47.70	4.77	42.93
54	48.60	4.86	43.74
55	49.50	4.95	44.55
56	50.40	5.04	45.36
57	51.30	5.13	46.17
58	52.20	5.22	46.98
59	53.10	5.31	47.79
60	54.00	5.40	48.60
61	54.90	5.49	49.41
62	55.80	5.58	50.22
63	56.70	5.67	51.03
64	57.60	5.76	51.84
65	58.50	5.85	52.65

体重（kg）	用量（0.9mg/kg）	先 10% 静脉推注（mg=ml）	后 90% 静脉滴注（mg=ml）
66	59.40	5.94	53.46
67	60.30	6.03	54.27
68	61.20	6.12	55.08
69	62.10	6.21	55.89
70	63.00	6.30	56.70
71	63.90	6.39	57.51
72	64.80	6.48	58.32
73	65.70	6.57	59.13
74	66.60	6.66	59.94
75	67.50	6.75	60.75
76	68.40	6.84	61.56
77	69.30	6.93	62.37
78	70.20	7.02	63.18
79	71.10	7.11	63.99
80	72.00	7.20	64.80
81	72.90	7.29	65.61
82	73.80	7.38	66.42
83	74.70	7.47	67.23
84	75.60	7.56	68.04
85	76.50	7.65	68.85
86	77.40	7.74	69.66
87	78.30	7.83	70.47
88	79.20	7.92	71.28
89	80.10	8.01	72.09
90	81.00	8.10	72.90
91	81.90	8.19	73.71
92	82.80	8.28	74.52
93	83.70	8.37	75.33

续表

体重(kg)	用量(0.9mg/kg)	先 10% 静脉推注(mg=ml)	后 90% 静脉滴注(mg=ml)
94	84.60	8.46	76.14
95	85.50	8.55	76.95
96	86.40	8.64	77.76
97	87.30	8.73	78.57
98	88.20	8.82	79.38
99	89.10	8.91	80.19
100	90.00	9.00	81.00

如果发现 2 次或持续性收缩压>185mmHg 或舒张压>110mmHg(血压检查间隔至少 10 分钟),则给予拉贝洛尔 10mg 静脉注射,持续 1~2 分钟以上(注意:如果患者有哮喘,二度、三度心脏传导阻滞,明显的心力衰竭或心率<50 次 /min,则应避免使用拉贝洛尔)。如果血压仍>185/110mmHg,可每 10~15 分钟重复给药(同样剂量或剂量加倍),最大总剂量不超过 150mg;也可给予乌拉地尔 25mg 缓慢静脉注射(注意:孕妇及哺乳期妇女禁用;主动脉峡部狭窄或动静脉分流的患者禁用静脉注射)。如果血压仍>185/110mmHg,可重复给乌拉地尔(间隔至少为 5 分钟),最大总剂量不超过 50mg。在静脉注射后,为维持其降压效果,可持续静脉泵入。液体按下列方法配制:通常将 250mg 乌拉地尔加入静脉输液中,如 0.9% 氯化钠溶液、5% 或 10% 的葡萄糖溶液、5% 的果糖或含 0.9% 氯化钠的右旋糖酐 40;如用输液泵,将 20ml 注射液(=100mg 乌拉地尔)加入输液泵中,再稀释至 50ml。静脉输液的最大药物浓度为乌拉地尔 4mg/ml。输液速度根据患者的血压酌情调整。初始输液速度可达 2mg/min,维持给药速度为 9mg/h。静脉使用的降压药物是溶栓药箱中的必备药物(表 10-4-7)。

表 10-4-7　急性缺血性卒中 rt-PA 溶栓箱清单

普通设备	药物	文件
◆ 输液泵 ◆ 输液针 ◆ 采血针 ◆ 注射器 ◆ 酒精棉球 ◆ 止血带 ◆ 试管 ◆ 血培养载玻片 ◆ 尿妊娠试剂盒 ◆ 血压计 ◆ 手电筒 ◆ 叩诊锤 ◆ 听诊器 ◆ 计算器	◆ rt-PA 50mg(2~8℃冰箱) ◆ rt-PA 20mg(2~8℃冰箱) ◆ 降压药(拉贝洛尔、乌拉地尔、硝普钠、尼莫地平等) ◆ 扩容药(低分子右旋糖酐等) ◆ 肝素 ◆ 硫酸氢氯吡格雷片 / 阿司匹林	◆ 溶栓治疗路径 ◆ 溶栓治疗流程图 ◆ 溶栓知情同意书 ◆ 溶栓操作规程 ◆ NIHSS/BI/mRS 等量表 ◆ 症状性出血后配血申请单 ◆ 溶栓化验单组套 ◆ rt-PA 溶栓剂量表 ◆ 卒中小组 / 影像等相关科室电话号码本

如果初始血压＞230/120mmHg并且拉贝洛尔或乌拉地尔疗效不佳，或初始舒张压＞140mmHg，则以0.5μg/（kg·min）起始，静脉滴注硝普钠，根据治疗反应逐渐调整剂量，最大剂量可达10μg/（kg·min），以控制血压＜185/110mmHg，并考虑持续性血压监测。

任何静脉降压治疗后，均要检查血压，每15分钟测1次，持续2小时，避免血压过低。

溶栓后最初24小时尽量避免中心静脉穿刺和动脉穿刺；溶栓时或结束至少30分钟内尽量避免留置导尿管；最初24小时尽量避免下鼻饲管；溶栓患者尽量开放两条静脉通道。

溶栓后最初24小时不使用抗血小板或抗凝制剂，rt-PA输注结束24小时后复查头部CT/MRI，指导抗血小板或抗凝制剂使用。

用药后45分钟检查舌和唇，判定有无血管源性水肿，如果发现血管源性水肿应立即停药，并给予抗组胺药物和糖皮质激素治疗。

在卒中后最初24小时内持续高血糖（＞7.8mmol/L）与卒中结局不良相关，溶栓后应注意治疗高血糖，控制血糖水平在7.8~10.3mmol/L，并密切监测以避免低血糖。血糖超过11.1mmol/L时推荐给予胰岛素治疗。

（4）溶栓治疗不可合并使用的药物：24小时内不使用静脉肝素和抗血小板药物，24小时后重复CT/MRI没有发现出血，可以开始使用低分子量肝素和/或抗血小板药物；禁用普通肝素、降纤维蛋白原及其他溶栓药物。

（5）溶栓后病情加重的处理：溶栓后24小时内症状加重，应首先通过影像学确定有无症状性脑出血（symptomatic intra cranial hemorrhage，sICH），影像学发现的无症状性或出血性梗死，无须特殊干预，应遵循指南在溶栓后24小时常规启动并维持抗血小板治疗，对于sICH或脑实质血肿形成，应暂缓使用或停用抗血小板治疗，并积极控制血压，必要时手术清除血肿。对于溶栓后非出血原因导致的症状恶化，或好转后再加重，应通过临床、实验室及神经影像学检查尽可能明确其原因，采取针对性的干预，对于大动脉闭塞或静脉溶栓失败的患者，可以考虑进行补救性动脉内溶栓或血管内治疗。

5. 对于已经超过静脉溶栓时间窗，多模影像评估存在血管内治疗指征的患者，或者是对于溶栓后无改善者甚或病情加重者，不等待溶栓完成可立即无缝衔接进入急诊手术室行手术取栓。

（1）急诊介入治疗适应证：①年龄18岁以上。②大血管闭塞重症患者尽早实施血管内介入治疗。建议动脉溶栓：前循环闭塞发病时间在6小时以内，后循环大血管闭塞发病时间在24小时内；机械取栓：前循环闭塞发病时间在8小时以内，后循环大血管闭塞发病时间在24小时内。③CT排除颅内出血、蛛网膜下腔出血。④急性缺血性脑卒中，影像学检查证实为大血管闭塞。

（2）急诊介入治疗禁忌证：①若进行动脉溶栓，参考静脉溶栓禁忌证标准；②活动性出血或已知有出血倾向者；③CT显示早期明确的前循环大面积脑梗死（超过大脑半球1/3）；④血小板计数低于100×10⁹/L；⑤严重心、肝、肾功能不全或严重糖尿病患者；⑥近2周内进行过大型外科手术；⑦近3周内有胃肠或泌尿系统出血；⑧血糖＜2.7mmol/L或＞22.2mmoL/L；⑨药物无法控制的严重高血压；⑩预期生存期小于90天。

（3）急性缺血性脑卒中早期血管内介入治疗的术中操作流程（图 10-4-2）。

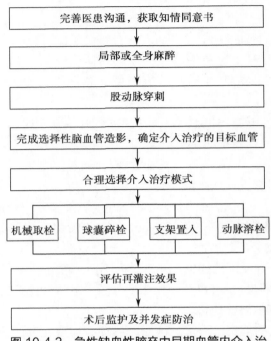

图 10-4-2　急性缺血性脑卒中早期血管内介入治
疗的术中操作流程

1）合理选择手术麻醉方式：局部麻醉具有减少院内延误、能够在术中实时观察患者神经功能的优势，但对躁动患者的控制欠佳，也可导致误吸风险加大。目前几项非随机研究表明，接受局部麻醉的患者与全身麻醉患者相比，手术并发症概率基本一致，接受局部麻醉的患者最终梗死核心体积较小，良好预后概率更高。2022 年发表的美国神经介入外科学会和神经重症监护学会的专家共识仅推荐对伴有严重躁动、意识水平降低（格拉斯哥昏迷量表评分<8 分）、呼吸道保护反射丧失、呼吸障碍的患者使用全身麻醉。

2）快速完成脑血管造影：在急性期血管内介入治疗中，完整的 DSA 流程能够细致了解操作路径、病变位置、侧支代偿等重要信息。但大多数时候，考虑到血管再通疗效与救治时间存在高度依赖性，刻板地执行 DSA 操作流程也可能会导致治疗延误。建议可在充分了解患者血管情况的前提下，酌情省略部分操作序列，以达到快速血管开通的目的。DSA 术前是否需要肝素化治疗，取决于患者前期是否接受静脉溶栓，对完成 rt-PA 治疗的患者可不用肝素化处理，对未行静脉溶栓的患者常规按体重计算（30U/kg）给予肝素或经验性给予肝素2 000U。

3）合理选择血管再通的介入治疗模式：临床常用的介入治疗模式包括机械取栓、球囊碎栓、支架置入、动脉溶栓等。虽然，国外研究中对于介入模式的选择大多倾向以支架型取栓装置为主的机械取栓，但必须注意到，这些研究的入组人群均以高加索人为主，而且东、西方脑梗死患者的病因谱存在很大的差异。在真实世界中，有相当部分的患者采用单一的操作模式并不能达到良好再通。这就要求临床医师,在实际工作中必须掌握多种治疗模式,根据患者个体情况审慎选择,必要时联合使用。在此,分述各种常用介入治疗(开通)模式。

A. 机械取栓:目前绝大多数观点认为在各个单一模式横向比较中,支架型取栓装置在再通率、患者获益情况等方面,均明显好于其他单一治疗模式。而机械取栓从第一代的 Merci 装置、Penumbra 抽吸装置,到以 Solitaire 系统、Trevo 系统为代表的第二代支架型取栓装置,也获得了较大进展。尤其是 Solitaire 系统,经过 MR-CLEAN、ESCAPE、EXTENDIA、SWIFT PRIME 等多项临床研究的反复验证,其临床效果获得公认,成为目前临床的首选。

Solitaire 支架操作方法如下:在 DSA 操作完成后,用 0.965mm(0.038in)超滑导丝,尽可能将 6~8F 指引导管置于离病变位置较近的目标血管,以利增强支撑,如路径较差可考虑加用以 Navien 等为代表的中间导管。指引导管到位后撤出导丝,以 0.356mm(0.014in)微导丝及取栓微导管在路图下通过闭塞段血管,造影确认微导管位于闭塞病变以远的真腔内。排气后将 Solitaire 支架自 "Y" 型阀置入并于透视下送抵微导管头端。再次造影明确闭塞近端的具体位置后,缓慢回撤微导管至 Solitaire 支架完全打开。再次造影观察评估闭塞再通及远端再灌注情况。无论再灌注是否达到改良脑梗死溶栓标准 2b 及以上,均应保留支架于目标血管内至少 5 分钟,以便支架与血栓充分贴合,后将 Solitaire 支架连同输送装置一并自指引导管撤出体外。回撤支架的同时用 50ml 注射器自 "Y" 型阀末端回抽血液约 20ml。部分情况下,单次回撤支架并不能完全解决闭塞病变,多数患者可能残留原位血栓或出现再闭塞。Solitaire 支架允许多次重复使用,但同一支架一般不超过3 次,且每次重复操作前应仔细检查支架情况,避免因支架变形、断裂等造成医源性损伤。再通手术完成后,暂缓撤除指引导管、微导丝等辅助器械,观察 10~15 分钟,经指引导管复查血管造影,复评 mTICI 评分。如效果满意,进一步撤除器械,缝合血管或加压包扎,结束手术。

除 Solitaire 系统外,2012 年美国食品药品监督管理局批准 Trevo 系统应用于介入再通治疗。REVIVESE 系统也已引入我国,目前已有小样本应用的报道。具体临床效果尚待更为系统的研究进一步评价。

B. 球囊碎栓与支架置入:急诊介入治疗中的球囊碎栓及支架置入的治疗模式目前并无较多证据。理论上,对闭塞血管采用球囊碎栓及支架置入的治疗模式可能导致血栓移位、闭塞穿支动脉或栓子向血管远端移动,影响再通效果。同时,可能导致血管夹层、穿孔等严重并发症的发生。但对于动脉粥样硬化性病变导致的原位血栓形成、血管夹层或颅内-颅外串联病变等,机械取栓难度较大或不能获得理想再通的患者,球囊碎栓及支架置入可能是合理的选择。我们仅推荐对慎重选择的或经机械取栓后效果不佳的颅内血管闭塞患者,行球囊碎栓及支架置入操作。在颅外血管,对评估后认为存在严重动脉狭窄或血管夹层等可能的情况,在确有必要的情况下,进行急诊支架置入术。在以支架治疗作为主要再通模式的手术操作中,如术前未使用静脉溶栓,应注意及时足量地加用抗血小板药物,一般常规需服用达到负荷剂量的抗血小板药物(阿司匹林 300mg+ 氯吡格雷 300mg),并在术后持续服用双联抗血小板药物,治疗至少 1 个月,之后根据经验或在血栓弹力图指导下,长期口服 1 种抗血小板药物。但对于手术再通前接受静脉溶栓的患者而言,是否使用及如何使用抗血小板药物,是近年争论的焦点之一。既往研究已多次明确证实,静脉使用 rt-PA 在 24 小时内再加用抗血小板治疗,会显著提高出血风险。但同样,支架置入术后抗血小板治疗的缺失,会导致支架内血栓形成风险加大,可能导致血管再通后闭塞。这一矛盾,目前并无明确的解决方案,需进一步研究。在实际操作中,可根据患者个体化情况,做出临床决策。

C. 动脉溶栓:相对于静脉溶栓,动脉溶栓再通效果相对更好,而出血概率基本一致,但可能由于操作原因导致溶栓时间延迟,且有存在介入相关并发症的风险。因此,在不具备取栓条件的中心可尝试使用。动脉溶栓的具体操作与取栓类似,在指引导管到位后,以 0.356mm(0.014in)微导丝携带微导管,尽可能置于闭塞位置附近或置入血栓内部,以恒定速度缓慢自微导管推注溶栓药物。目前的临床证据尚不能对动脉溶栓药物的具体剂量提出要求。在临床操作中,rt-PA 及尿激酶的使用剂量高度个体化,一般不超过静脉溶栓剂量的 1/3。操作过程中,推荐每 10 分钟经指引导管造影观察血管再通情况,以最小剂量达到再通目的。需要特别注意的是,动脉溶栓操作与其他血管内操作的时间窗计算方式不同。其他血管内治疗,尤其是机械取栓,其时间窗应以发病至股动脉穿刺时间计算,不超过 6 小时,而动脉溶栓的时间窗则需以发病至动脉推注 rt-PA 的时间计算。

4)术中监测及管理

A. 心电监测及管理:在急性缺血性脑卒中血管内介入再通操作过程中,应常规进行心电监护。如果出现各种异常节律及波形,则应及时明确原因,必要时联合相关科室协同处理。

B. 血氧监测及管理:目前暂无急性缺血性脑卒中患者血管内介入治疗术中血氧含量的观察性数据。在全身麻醉手术过程中,也暂未确立对呼气末二氧化碳分压的具体要求。因此,参考美国麻醉协会对一般手术的指南,建议对加用镇定药物的患者,可常规予鼻导管低流量吸氧并实施脉氧监测,按需调整,吸入氧浓度应维持脉氧饱和度在 92% 以上且动脉氧分压 $>60mmHg(1mmHg=0.133kPa)$。

C. 血压管理:对于静脉溶栓后接受介入治疗患者,血压应严格控制在 180/100mmHg 以下,以避免 rt-PA 后脑出血发生。对未接受静脉溶栓而直接行介入手术再通患者,为预防可能发生的过度灌注,应将血压控制在相对较低的范围内。术中突然出现血压异常波动,应警惕颅内出血或急性心功能不全等并发症。建议应在手术过程中,每 3~5 分钟测量患者血压,根据患者心脏功能、血管情况、侧支循环等多因素综合评估,寻求适合患者个体的血压阈值。闭塞血管开通后,血压应控制在比基础血压低 20~30mmHg,但不能低于 90/60mmHg。

5)介入治疗围手术期并发症及处理

A. 颅内出血:无论采取何种再通治疗模式,均有 1.5%~15.0% 的缺血性脑卒中的急诊介入治疗患者出现颅内出血,其中约 40% 为症状性出血。具体治疗方式目前尚未取得共识,临床多以外科治疗和对症处理为主,以控制颅内压、维持生命体征为主要目的。其中,肝素抗凝引起的出血,可予鱼精蛋白中和;rt-PA 引起的出血,可应用新鲜冰冻血浆,但临床效果仍待进一步验证。

B. 脑血管栓塞：在再通手术中，常发生责任血管的邻近分支或次级分支血管栓塞。此时，可根据原定再通模式、栓塞位置、患者整体情况等，综合选择进一步处理策略。一般而言，对可能导致严重功能缺损的主干血管应积极干预，首选机械取栓方式。而对于大脑中动脉 M_3 段以远、大脑后动脉 P_2 段以远等功能意义不大且取栓装置不易到达的次级分支血管栓塞，或支架置入操作后远端血管分支闭塞等有较大操作难度的栓塞事件，要视具体情况而有所取舍，无须追求血管影像上的完美；根据部分卒中中心的经验及参考心脏科经验，血小板膜糖蛋白 Ⅱ b/ Ⅲ a 受体抑制剂（如替罗非班）具备一定的应用前景，但具体获益情况仍需要进一步明确。不建议在未经审慎考虑的前提下应用尿激酶、rt-PA 等溶栓药物。

C. 血管再通后闭塞：血管再通后闭塞多见于动脉粥样硬化性中~重度血管狭窄伴发原位闭塞的患者，在机械取栓术后由于内膜损伤导致血小板聚集增多、原狭窄并未解除导致血流速度减慢，栓子清除能力下降，均易于发生再闭塞。另外，在血管成形及支架置入的手术模式中，由于抗血小板作用的不充分，也可导致支架内血栓形成而致闭塞。目前对于血管再通后闭塞并无共识的处理规范，可考虑急诊支架置入或动脉 / 静脉使用血小板膜糖蛋白 Ⅱ b/ Ⅲ a 受体抑制剂。

（4）急性缺血性脑卒中早期血管内介入治疗的术后监护及随访

1）患者完成再通手术后应送至神经重症监护病房（NICU）或卒中单元内进行密切观察。建议在术后 24 小时内至少每小时记录患者各项生命体征，每天定时进行 NIHSS 神经功能评分，观察穿刺点情况，随时准备处理各种可能出现的不良事件。术后 24 小时内行影像学检查以明确有无颅内出血。详见图 10-4-3。

2）在有条件的中心，应对患者进行长期随访，对术后 1 个月、3 个月及 1 年的患者，应使用改良的 Rankin 量表和 NIHSS 评分对患者进行神经功能评估，如有必要，可复查脑血管情况。

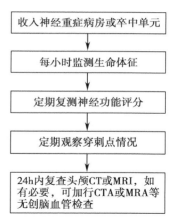

图 10-4-3 急性缺血性脑卒中早期血管内介入治疗的术后监护流程

6. 急性缺血性脑卒中不适合溶栓患者的处理流程（图 10-4-4）。

（二）神经系统功能改善不明显或进行性恶化（院内处置）

急性缺血性卒中不适合溶栓患者神经系统功能改善不明显或进行性恶化的处理流程如图 10-4-5 所示。

1. 院内静脉注射阿替普酶治疗 AIS 后 24 小时内出现症状性颅内出血的处理

（1）停止阿替普酶输注。

（2）血常规、PT（INR）、APTT、纤维蛋白原水平、类型和交叉匹配。

（3）急诊行非增强头颅 CT。

（4）冷沉淀物（包括因子Ⅷ：在 10~30 分钟内输注 10U（在 1 小时内起始，12 小时内达到峰值）；另外给予纤维蛋白原<200mg/dl。

（5）在 10 分钟内静脉注射氨甲环酸 1 000mg，1 小时内静脉注射 ε- 氨基己酸 4~5g，然后维持剂量静脉注射 1g/h,直至出血得到控制(3 小时内达到峰值)。

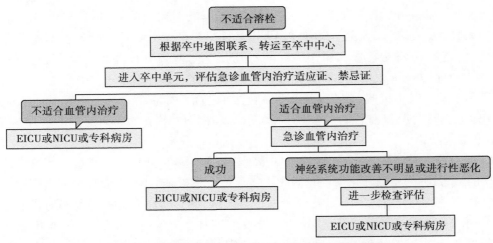

图 10-4-4 急性缺血性脑卒中不适合溶栓患者处理流程

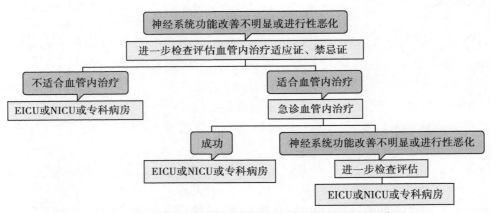

图 10-4-5 神经系统功能改善不明显或进行性恶化处理流程

(6)血液科和神经外科会诊。

(7)支持疗法,包括血压管理,颅内压(ICP)、脑灌注压(CPP)、平均动脉压(MAP)、体温和血糖控制。

2. 阿替普酶治疗 AIS 相关血管性水肿的处理

(1)保持呼吸道通畅。

(2)如果水肿局限于前舌和嘴唇,则可能不需要气管内插管。

(3)涉及喉头、上颚、口底或口咽的水肿迅速发展(30 分钟内),需要插管的可能性较大。

(4)清醒插管是最佳的。鼻气管插管可能是必需的,但在静脉注射阿替普酶后会出现鼻出血的风险。

(5)停止静脉注射阿替普酶并停止 ACEI 类药物。

（6）静脉注射甲泼尼龙 125mg。

（7）雷尼替丁 50mg 静脉注射或法莫替丁 20mg 静脉滴注。

（8）如果血管水肿进一步加重,则给予肾上腺素(0.1%)。

（9）艾替班特(icatibant)是一种选择性缓激肽 B2 受体拮抗剂,在腹部皮下注射 3ml (30mg);24 小时内不超过 3 次,间隔时间不超过 6 小时。另外,血浆 c1 酯酶抑制剂(20IU/ kg)已成功应用于遗传性血管水肿。

（10）支持性护理,维持疗法。

三、特种车——卒中车转运

1. 主要任务　上车后至启动车辆前的时间,先做好 CT 检查,将其他检查放在转运途中进行,为患者争取溶栓时间,并通过急诊与院前急救大平台进行院前院内共同分析病情。尽早明确诊断,将溶栓时间前移。

2. 神经查体

（1）GCS 评分:详见本节"一、普通救护车转运"提到的 GCS 评分。

（2）NIHSS 评分:本节"二、普通救护车院内处置"提到的 NIHSS 评分。

3. 辅助检查

（1）末梢血糖:必须检查,应尽快完成。

（2）有可能进行的 POCT:血常规、凝血功能。

（3）心电图检查:检查数据远程传输回心电诊断中心

4. 开放静脉通路　尽可能使用 20G 以上静脉留置针,开放右侧肘正中静脉通路,以方便后续可能的多模式影像学检查。

5. 评估患者溶栓适应证、禁忌证及相对禁忌证。

6. 知情谈话,签署同意书。

签署知情同意书谈话需要在充分知情同意的前提下,尽可能地快速获得家属的授权。

7. 静脉溶栓　对于有溶栓适应证,无禁忌证,已经签署同意书的患者,立即进行静脉溶栓。

8. 尽快将患者转运至卒中中心,进行多模影像评估及后期监测。

9. 完善院前病历及相关时间节点填报,上传至急诊与院前急救大平台。随着 5G 和人工智能的广泛应用,大平台软件在进一步升级后,也可能实现在实时监控下,自动记录相关时间节点。

四、溶栓后转院

1. 主要任务　就诊医院通过急诊与院前急救大平台联系目标医院(有取栓资质的医院),并将患者信息尽快完整地录入大平台。目标医院若同意,则安排医师通过大平台尽快熟悉患者基本信息、发病情况、治疗(溶栓)情况,对患者进行初步评估,并将意见上传至大平台,就诊医院的医师可以查看。如达成共识,即安排患者取栓术。

2. 主要流程　患者准备转院前,确认救护车配置好必要的抢救药物,将患者信息、主诉、现病史、体格检查、辅助检查(如 CT、头颈部 CTA 等)数据和图像保存至急诊与院前急救大平台,并通知目标医院医师注意查看。

目标医院的医师查看认可后,点击急诊与院前急救大平台的"零通道"接收患者,并进入手术室做好术前准备。

(陈 松 牟雪枫 吴毅峰)

参考文献

［1］中国神经科学学会神经损伤与修复分会, 卫健委脑卒中防治工程委员会专家委员会, 中国卒中学会急救医学分会. "移动卒中单元" 中国专家共识 2019 [J/CD]. 中华神经创伤外科电子杂志, 2019, 5 (1): 5-10.

［2］刘新峰, 叶瑞东.《中国急性缺血性脑卒中早期血管内介入诊疗指南 2018》制订感想 [J]. 中华神经科杂志, 2018, 51 (9): 660-663.

［3］宋颖. 急性脑梗死溶栓治疗急诊绿色通道构建专家共识 [J]. 饮食保健, 2019, 6 (2): 4-5.

［4］中国卒中学会急救医学分会. 脑卒中院前急救专家共识 [J]. 全科医学临床与教育, 2017, 15 (6): 604-609.

［5］庄江铨, 钟球, 傅哲泓, 等. 深圳市院前急救资源的时空分布特征研究 [J]. 中华急诊医学杂志, 2019, 28 (3): 391-396.

［6］中国医学装备协会现场快速检测 (POCT) 专业委员会. 手持式现场快速检测 (POCT) 临床应用与质量管理专家共识 [J]. 中华医学杂志, 2018, 98 (18): 1394-1396.

［7］中华医学会神经病学分会, 中华医学会神经病学分会脑血管病学组, 中华医学会神经病学分会神经血管介入协作组. 中国急性缺血性脑卒中早期血管内介入诊疗指南 2018 [J]. 中华神经科杂志, 2018, 51 (9): 683-691.

［8］中华医学会神经病学分会, 中华医学会神经病学分会脑血管病学组. 中国急性缺血性脑卒中诊治指南 2018 [J]. 中华神经科杂志, 2018, 51 (9): 666-682.

［9］LEKOUBOU A, BISHU K G, OVBIAGELE B. Nationwide impact of the 2017 American College of Cardiology/American Heart Association blood pressure guidelines on stroke survivors [J]. J Am Heart Assoc, 2018, 7 (12): e008548.

［10］THABELE L M, CHANDRA R V, FRASER J F, et al. AHA/ASA 2018 AIS guidelines: Impact and opportunity for endovascular stroke care [J]. J NeuroInterve Surg, 2018, 10 (9): 813-817.

［11］LIU L, DING J, LENG X, et al. Guidelines for evaluation and management of cerebral collateral circulation in ischaemic stroke 2017 [J]. Stroke Vasc Neurol, 2018, 3 (3): 117-130.

［12］MESCHIA J F, BUSHNELL C, BODEN-ALBALA B, et al. Guidelines for the primary prevention of stroke: A statement for healthcare professionals from the American Heart Association/American Stroke Association [J]. Stroke, 2014, 45 (12): 3754-3832.

［13］VERBURG A F, TJON-A-TSIEN M R, VERSTAPPEN W H, et al.[Summary of the'Stroke' guideline of the Dutch College of General Practitioners'(NHG)][J]. Ned Tijdschr Geneeskd, 2014, 158 (1): A7022.

［14］MINEMATSU K, TOYODA K, HIRANO T, et al. Guidelines for the intravenous application of recombinant tissue-type plasminogen activator (Alteplase), the second edition, October 2012: A guideline from the Japan Stroke Society [J]. J Stroke Cerebrov Dis, 2013, 22 (5): 571-600.

［15］NATASHA P. Appraisal of clinical practice guideline: 2018 Guidelines for the early management of patients with acute ischemic stroke [J]. J Physiother, 2018, 64 (3): 199.

［16］吴川杰, 宋海庆.《2018 ASA/AHA 急性缺血性脑卒中患者早期管理指南》更新解读 [J]. 中国全科医学, 2018, 21 (14): 1639-1644.

［17］ VAN ALEBEEK M E, DE HEUS R, TULADHAR A M, et al. Pregnancy and ischemic stroke: A practical guide to management [J]. Curr Opin Neurol, 2018, 31 (1): 44-51.

［18］ Correction to: 2018 Guidelines for the early management of patients with acute ischemic stroke: A guideline for healthcare professionals from the American Heart Association/American Stroke Association [J]. Stroke, 2018, 50 (12): e440-e441.

［19］ NATASHA P. Appraisal of clinical practice guideline: 2018 Guidelines for the early management of patients with acute ischemic stroke [J]. J Physiother, 2018, 64 (3): 199.

第十一章
创伤纵向救治流程建设方案

第一节　创伤调度与派车

创伤调度与派车流程见图 11-1-1。

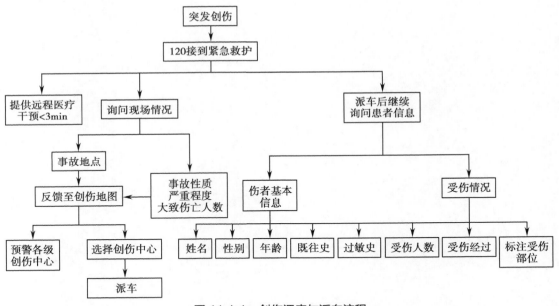

图 11-1-1　创伤调度与派车流程

一、主要任务

指挥中心接警、询问伤者信息,根据 GPS 定位伤者并反馈至创伤地图,派车及进一步询问患者信息,所有信息均反馈至急诊与院前急救大平台信息系统,实时与大平台其他部分(车内、院内)共享。

二、呼救

1. 当患者受伤,患者或目击者拨打急救电话"120",接线员在接通电话后立即告知"这里是120急救中心",接警时间即刻录入大平台数据系统(年/月/日,/时/分/秒)。

2. 同时启动GPS定位系统,若伤者无法报出具体位置,则根据GPS定位确定伤者大致位置;若伤者能报出准确接车点或周围标志性建筑,可直接经地图搜索;若技术允许,可以根据报警者的手机直接卫星定位,准确获取报警者此刻所在的位置,最终于屏幕上显示伤者坐标。

3. 呼救者电话号码经电脑系统自动识别后,自动填充。

4. 有条件的急救中心,可开展网络或视频电话,连接实时视频系统,以便实时获取现场信息,帮助呼救人员评估现场,便于进一步指导工作。

三、接线员询问呼救者

1. 呼救者为患者本人/家属/朋友/同事/陌生目击者/第四方呼救者(公安、消防、医疗机构等);若呼救者不是患者本人,询问是否和患者在一起(是/否);可对应录入"病史陈述人"一栏,并勾选是否可靠(可靠/不可靠)。

2. 根据患者主诉填写(或勾选)相关内容:①受伤原因(交通意外/高处坠落/切割/刀刺/挤压/碾压/烫伤/烧伤/撞击/火器/火灾/地震/台风/洪水……);②受伤时间(××分钟);③受伤人数(1/2/3/4/5/6……);④根据事故性质,必要时点击"多警联动"按钮。

四、派车

主诉询问完成后,点击患者坐标图案,同时显示以下几点:显示周围创伤中心位置,创伤中心位置由医院图标构成,并在图标后标明"Ⅰ、Ⅱ、Ⅲ",分别代表三级创伤中心,进一步点击医院图案,可显示创伤中心目前可派遣车辆及类型、可收治人数、救治水平、是否可承接复苏、清创、手术及杂交一体化手术等信息;救护车由车辆图标构成,3种不同的图标分别代表普通救护车、监护型救护车、创伤车,显示救护车位置、移动方向、是否载有患者等信息。以就近原则勾选创伤中心或救护车图标,若最近为创伤中心且有可派遣车辆,则勾选创伤中心并点击派车"send键";若最近为空载救护车,则点击救护车并勾选最近创伤中心,点击派车"send键"。同时,告知伤者原地等待救护车。以上勾选均须综合考虑伤者情况、伤者人数、需接受的治疗等多方面因素。

五、指导呼救者

1. 主诉有"叫不醒""昏迷""没有呼吸/心跳"等词汇,点击派车键同时勾选"呼吸心搏骤停"按钮,启动心肺复苏程序,屏幕自动弹出对话框,显示CPR流程(从判断意识→复苏轮回),接警人员阅读并指导呼救人员行心肺复苏。具体内容见第四章第一节。

2. 对于主诉有"呼吸困难"的情况,立即标红并嘱呼救者开放气道,点击开放气道按钮,屏幕弹出开放气道步骤,供接警人员指导呼救者。

3. 所有不除外脊柱损伤的患者,均应按脊柱损伤处理。对于主诉含有"高处坠落""头/

颈/背撞击""部分/全身无法活动/没有感觉""大小便失禁"等词汇且诉"没有呼吸"的情况,均应向呼救者强调"勿挪动患者颈部/全身""寻找附近硬物、木板,垫上衣物,包裹颈部",以及开放气道时应采用双手抬颌法。当勾选"没有呼吸""脊柱损伤"时,屏幕自动弹出双手抬颌法提示框,供接警人员指导呼救者。

4. 主诉有"噎着""进食后憋气""不慎呛入××后呼吸困难"等词汇,考虑存在急性气道梗阻,需立即指导呼救者行海姆立克手法,点击"气道梗阻",屏幕弹出海姆立克手法,供接警人员指导呼救者。

5. 所有存在体外失血的患者,均应按存在血液传播性疾病处理。对于主诉含有"刺/砍/切割/碾压/爆震""流血很多"等词汇的情况,均应向呼救者强调"保护好自己双手,避免直接接触血液",并按实际情况指导呼救人员止血。在3D解剖图标记出血部位及形式,若主诉为"鲜血、喷射而出",则为动脉血,标记相应部位动脉;若主诉为"暗红色、涌出",则为静脉血,标记相应部位静脉。

6. 对于主诉有"火灾""爆炸""烫/烧伤""水疱""焦痂"的情况,应考虑存在烧伤,勾选"烧伤",屏幕上弹出现场环境评估原则及烧伤急救措施,嘱患者或呼救者立即脱离热源,抵达安全环境,立即用"冷水/饮料/冰块/冰棍"冲洗伤处,具体操作如下。

(1)尽快脱离热/火源,发生火灾时,嘱呼救者及患者不要呼喊,避免呼吸道烧伤。

(2)指导尽快灭火,脱离火源后在地上滚动灭火,附近如有"水源/冷水/饮料/冰块/冰棍",快速用水淋灭身上的火,可大幅减轻烧伤程度。

(3)用清净水冲洗创面,特别是眼睛、头面部、手部,直至不痛为止。

(4)小心脱去衣服(最好是剪开),再次用清净水冲洗创面后,用干净衣服遮盖创面。

(5)如伤者感觉口干,可喝淡盐水或矿泉水补液。

(6)在安全地点等待救护人员的到来。

7. 对于主诉有"持重物/屏气/用力咳嗽/活动/排便后,突发胸痛/胸闷/气促/呼吸困难/烦躁不安/呼吸急促/口唇发紫/不能平躺/意识不清",或"受伤/胸部撞击/高处坠落后,左/右侧,胸/胸廓塌陷",或"既往有气胸"病史而胸壁无破口的患者,均应高度怀疑存在张力性气胸,点击"张力性气胸"。屏幕弹出张力性气胸现场急救方法,供接警人员朗读、指导呼救者。

嘱呼救者寻找粗针头、针管,若无法寻得,可考虑使用打气针、笔芯,找到患者胸前正中间突出处(胸骨角),告知呼救者平对"胸骨角"处即为第2肋,向下落空处即为第2肋间,向伤处找寻"锁骨中线",可告知呼救者于第3肋上沿及锁骨中线交界处穿刺入胸膜腔,高压气体喷出,即能达到排气减压效果。院外急救中,于插入针的接头处,缚扎一无菌橡胶手指套/塑料薄膜,将指端剪一小口,可起到活瓣作用,即吸气时可以从穿刺针处排气,呼气时指套闭合,阻止空气进入。

8. 对于交通伤,记录大致撞击速度(km/h)/制动减速度(km/h);安全带/气囊/其他安全保护装置使用(是/否),打开(是/否);在事故发生时有无车辆/地面变形(是/否)。对于高处坠落伤,记录坠落高度(米或层楼)及落地地面情况(平坦/变形/砂砾/水泥),有无空中阻挡物(无/有,若有,阻挡物为平台/钢筋/衣架/树木)。

9. 对于主诉有"击打头部""头部撞击""头部着地""车祸""高处坠落""砸伤头部"

等词汇，均应考虑存在颅脑损伤。嘱呼救者检查伤者头部，若存在伤口／失血，则为开放性颅脑损伤，勾选相应的"开放性""脑外伤"，并遵包扎止血步骤进行包扎止血；若不存在伤口，而主诉有"剧烈头痛""偏身活动／感觉障碍""意识障碍""昏迷""叫不醒"等情况，则考虑为闭合性颅脑损伤，勾选相应的"闭合性""脑外伤"。屏幕弹出颅脑损伤现场急救方法，供接警人员朗读、指导呼救者。

施救措施如下：①发现头部受伤者，即使无昏迷也应禁食限水，静卧放松，避免情绪激动，不要随便搬动。②目击者发现颅脑有出血时，立即就地取材，利用衣服或布料进行加压包扎止血。颅脑中存在致伤物时切忌在现场拔出，以免引起大出血。若有脑组织脱出，可用碗作为支持物再加敷料包扎，以确保脱出的脑组织不受压迫。③目击者将伤员放置平卧位，不垫枕头，头后仰偏向一侧，以防止口腔异物或分泌物会阻塞呼吸道而造成窒息。④若患者神志不清，大动脉搏动消失，又能排除患者胸骨及肋骨骨折时，应立即行胸外心脏按压和人工呼吸。不要试图用拍击或摇晃的方法去唤醒昏迷的伤员。

10. 对于主诉有"摔伤""撞击／击打／摔伤／坠落后臂／腿活动障碍"，应怀疑骨折；或有明显骨折，均应勾选骨折，屏幕弹出相应处理措施，供接警者指导呼救者。举例如下。

(1)如果是开放性骨折伴有大出血，指导施救者选择一个长条形的宽5~10厘米的布条，在伤口上端5厘米的位置进行捆扎，布条下应使用软布或棉垫做保护，不要使布条直接勒在皮肤上。然后，将布条两端打成一个蝴蝶结，如果现场有笔或者树枝，将其插在蝴蝶结内进行旋转，通过拧紧止血带的方法来止血。最后，在止血带上标注捆扎时间，一般要求打40~60分钟止血带，放松1~2分钟。同时，嘱呼救者不要立即将骨折复位；用干净衣物(如汗衫、毛巾、手绢等)填塞伤口，包裹外露骨折端后外加绑带(或衬衣两袖、两裤腿)加压后固定。

(2)就近寻找可用木棍、扁担、竹竿，甚至筷子等物，超过上下两关节固定，在骨折和关节突出处要加衬垫；若无法找到固定物，可将受伤上肢与胸部、下肢与健侧下肢一并捆绑，也可防止骨折进一步移位，造成继发性神经、血管损伤，同时可减轻疼痛。

(3)告知骨折固定的注意事项：①如果骨折未经固定，不要随意搬动伤员或移动伤肢；如果固定，要注意观察，如果出现指、趾苍白、青紫、肢体发凉、疼痛或麻木等绷带过紧的体征时，要立即松开绷带，重新缠绕；②暴露的骨折端，不要拉动，不要送回伤口内，不要在伤口上用消毒粉或消炎粉；③包扎固定时应露出指(趾)端，便于检查末梢血运。

六、进一步询问

伤者情况

1. 一般情况　意识情况(清醒／嗜睡／昏睡／昏迷／呼吸心搏骤停……)，对于存在呼吸心搏骤停的患者，启动CPR程序，同第四章第一节。

2. 伤处标记

显示"头""颈""胸""腹""左(右)前(后)臂(下肢)""骨盆""脊柱"等选项供勾选；或显示3D整体解剖图(同图9-2-1)一幅，供标记伤处；若无法判断具体受伤部位，则根据受伤机制，勾选全部可疑受伤部位。点击"send键"发送至急诊与院前急救大平台信息系统共享。

3. 伤口情况　是否开放(开放/闭合/不详);是否有出血,无出血/轻微出血(或已止血)/中度出血/大量出血(进行性出血)/不详;进一步显示"运动受限""撕脱""离断""脱位""骨折""脏器外露"等情况。尽可能详细记录伤情,如伤口多少、大小、深度、肢体活动情况等。

对于勾选各部位存在"开放性"或"活动性出血"或"脏器外露"的伤者,屏幕自动弹出对话框,显示包扎、止血流程,接警人员阅读并指导呼救人员行暂时止血;对于勾选"闭合""运动受限"的伤者,自动弹出对话框,显示各部位骨折固定流程,接警人员阅读并指导呼救人员临时固定。

4. 患者基本信息　若伤者已处置妥善且救护车仍未到达现场,可继续询问基本信息。

患者姓名,性别(男/女),年龄(×× 岁),籍贯(××)/住址(×× 省 ×× 市 ×× 区 / ×× 县镇),婚姻情况(已婚/未婚/不详),民族(×× 族)

点击"send 键"发送至急诊与院前急救大平台信息系统共享。

5. 既往史、个人史、婚育史及家族史等　若基本信息采集完毕,救护车仍未到达现场,可继续采集其他信息。

(1)既往慢性病史(高血压/糖尿病/冠心病/肾脏病/脑梗死……)。

(2)既往传染病史(乙肝/结核/疟疾……)。

(3)既往其他外伤史。

(4)既往手术史。

(5)既往输血史:如有,可询问伤者血型(A/B/O/AB,Rh+/-)。

(6)既往用药史(药名+用量+用法)。

(7)吸烟史+饮酒史。

(8)婚育史(未婚/已婚/离异/丧偶/不详+儿女情况)、家族史。

点击"send 键"发送至急诊与院前急救大平台信息系统共享。

当上述信息采集完毕,如果患者状况稳定、可挂断电话时,告知呼救者急救医生已经出发,救护车将很快到达,请原地等待。嘱其看护伤员,若伤员意识变化且呕吐,立即将伤员头偏向一侧;若伤员病情加重,立即再次拨打"120",便于提供进一步指导。

(程少文　罗之谦　陈 美)

第二节　创伤现场救治

一、主要内容

急救人员抵达现场,对现场及伤员进行评估和简要处理("DRCAB"评估详见第四章第二节),核实及进一步询问患者信息,所有信息均反馈至急诊与院前急救大平台信息系统,实时与大平台其他部分共享。

二、现场评估

1. 救治人员到现场后立即点击抵达现场,系统自动录入抵达现场时间(年/月/日,时/分/秒)。

2. 到现场后选择泊车位置,救护车车头远离事故现场方向停放;准备好必要的防护措施(口罩/手套/防护服/护目镜/防毒面具),防止有传染性疾病患者的血液、分泌物、呕吐物等感染自身;准备担架、急救箱、现场急救仪器、移动 APP,下车后,迅速观察现场环境,明确环境安全;明确警戒线、警戒标志(此步骤可省)。

3. 评估环境危险因素(明火/塌方/滑坡/高压电线/燃气燃油泄漏/高速行驶的机动车/高速路等),各种突发意外事件,如车祸、中毒、自然灾害、地震、重大公共卫生事件等的急救现场,均可能危及急救人员安全,需在大平台系统内勾选相应危险因素并上传。

4. 迅速评估现场环境安全及伤者情况　核对接警人员提供的信息,快速进行伤员分拣,明确是否需要增援、是否需要多警联动、是否需要更改已指定的创伤中心、是否需要通知更高级/低级创伤中心。屏幕上显示相应按钮:安全/不安全、支援、火警/交警/刑警、修改指派/新增指派、开始分拣。

5. 特殊类别突发公共卫生事件现场检伤分类要点　除一般创伤外,其他诸如中毒、放射、淹溺、烧烫伤、爆震,以及一些特殊类别的突发公共卫生事件,可能短时出现大批复合伤病员,致伤因素复杂多样,这些情况的现场检伤分类有一定的特殊性,值得注意的要点如下。

(1)中毒:下述检伤分类方法也适用于中毒患者的现场处置。患者呼吸、循环、意识状态等生命体征,是决定其中毒程度轻重及救治、转运缓急的重要依据。

1)尽快查明引起中毒的毒物种类(煤气/瓦斯/农药/化学物/食物/气体等)、进入机体途径及中毒方式与剂量[(毒物)(剂量)(中毒方式)]。

2)加强个体防护,迅速使患者脱离接触毒物,并给予相应的特效解毒剂。

3)在检查患者呼吸系统、循环系统致命性损伤的同时,注意患者有无昏迷、惊厥、抽搐等神经系统损害,并给予相应镇静、解痉等治疗。

4)若毒物性质不明,应保持患者呼吸通畅,并有效供氧、维持循环稳定,按红色标示迅速转运。

5)注意是否存在中毒外的其他损伤,并勾选相应项目(烧伤/烫伤/创伤/),并给予相应的紧急处理。

(2)核爆炸及大型核设施泄漏:可造成大批人员伤害。少量放射源物质丢失引起的照射,或误服放射性物质及核辐射装置意外事故造成的损害,一般范围较小,且通常均为单一放射损伤。严重核事故、放射事故现场的检伤分类及紧急救治应考虑多种致伤因素分别致伤的情况。

1)患者如以创伤及烧伤为主,可按照前述方法检伤分类并确定是否需要优先处置、转运。

2)如患者受到大剂量核辐射损害(辐射剂量大于 6Gy),可在十几分钟内出现恶心、呕吐、腹泻等胃肠道症状,症状严重程度与受照射剂量成正比。

3)受到致死剂量照射(大于 10Gy),可很快出现急性脑病,导致昏迷、休克等严重症状。放射事故后很快出现上述症状者,均标示红标并予以优先处理。

4)在患者被送到设置在安全区域的治疗站后,可对其大小便或分泌物进行放射性测定,并间接推算患者体内污染程度。

(3)航运事故及洪涝灾害:除了经常造成各种机械力创伤外,还可以发生患者淹溺窒息或严重低氧血症及严重合并症,须根据其特殊的淹溺机制对患者进行评价。

1)淡水溺水者的早期损害主要是,窒息或严重低氧血症及呼吸困难,"初检"无特殊;如吸入肺内的水被吸收入血,可导致患者急性溶血,一旦出现这些症状,应按高一级的分类进行处理。

2)海水溺水者早期可因吸入的海水量少而无窒息,或呼吸困难症状较轻;如高渗盐水被吸入肺内,可导致肺水肿,出现顽固的低氧血症,病情迅速变化,应加强现场"复检"。

3)检伤时,溺水者的意识状态及其神经系统体征,应作为检查的重点。溺水前后,即使头部没有受到剧烈撞击,也可发生严重脑水肿或脑损伤,出现癫痫或其他精神异常。

4)溺水合并其他较严重的开放创伤者,其失血量常难以估计,可以迅速发展为失血性休克或感染中毒性休克,此类患者应按高一级的分类进行处理。

5)溺水者体能热量消耗极大,易出现低体温,检伤时应加强体温测量,如体温低于28~30℃,应按照标示红色的危重症患者处理,并随时防止低温反应导致心室颤动及死亡。

6)淹溺后可立即出现心率减慢、外周小动脉收缩、血液向心、脑集中,但常需数分钟或更长时间才会导致心搏骤停,并且淹溺后体温下降可使代谢水平降低,这些都可使溺水者能长时间耐受缺氧。因此,对呼吸、心搏骤停的溺水者,尤其是心肺储备功能良好的年轻溺水者,需尽更大努力进行心肺复苏。

(4)烧、烫伤:严重火灾时伤病员的特征多表现为烧、烫伤(包括呼吸道烧伤)及烟气窒息,部分伤病员可因发生爆炸、房屋倒塌或跳楼逃生,遭受砸伤或坠落伤等。体表烧、烫伤的严重程度评估,可将损伤深度及面积大小作为分类依据。

1)通常烧烫伤面积小于体表面积的10%,且无Ⅲ度烧伤者,为绿标轻伤;烧烫伤面积为体表面积的10%~50%,Ⅲ度烧伤面积大于体表面积的30%者为黄标重伤;烧烫伤面积大于体表面积的50%,且Ⅲ度烧伤面积大于30%者,为红标危重伤。

2)对于伤病员的呼吸道烧伤,目前尚无简单、快捷、准确的判定方法,但必须加强复检,注意密切观察。复检时,即使伤病员的烧伤面积未达危重伤的标准,但只要其伴有声嘶或发绀缺氧症状,都应按红标危重伤员优先处理。

(5)恐怖事件:恐怖事件除烧伤及一般机械外力造成的创伤外,还可造成爆震伤或弹片、子弹嵌入伤、贯通伤,现场可按战伤的检伤分类进行紧急处置:

1)爆炸冲击波作用机体可造成脑、胸、腹部严重内伤或闭合损伤,还可因神经、内分泌、心血管及免疫功能紊乱出现急性挫伤震荡综合征,表现为呼吸、心率加快及中枢神经系统功能障碍。此类伤病者在检伤时应标示红标予以优先处理。

2)弹片或子弹属于高速投射物,其造成的组织损伤及程度远较伤口本身广泛、复杂,甚至可使伤口的组织器官受损,检伤时应予以足够重视。

(6)重大航空事故:重大航空事故多造成机械性损伤,如发生爆炸、起火还可造成爆震伤、烧、烫伤或烟雾吸入中毒、窒息等,此类损伤均可按前述方法检伤分类。航空事故造成的特殊损伤是减压伤、急性重度低氧血症及冻伤。检伤分类时对曾遭受空中急剧减压损伤并出现严重头痛、恶心，尤其是呼吸困难或神经系统功能异常等减压伤早期表现者，即使未发现严重创伤，也应按红标危重伤员予以处理，并迅速转到能进行高压氧治疗的医院急救。

其他自然灾害（如地震、火山爆发）或重大道路交通事故的伤病员，应根据其受伤方式、种类，参照上述检伤分类进行处置。

三、伤者评估

点击"生成"按钮，生成目前已获取的患者全部信息，迅速核对伤者或呼救者信息，开启现场救治信息化核心功能：创伤监护仪器系统、电子病历语音录入传输系统、时间记录报警系统、远程急救与救治预警指导系统。核心技术嵌入到蓝牙技术或卫星通信技术，将该技术应用到无线多功能监护设备中，可使现场监护设备利用蓝牙，将所采集到的血氧、心率、呼吸等指标，以及创伤评分等体征参数，实时远程传输给创伤地图救治医院，以确保医师能够随时掌握患者的体征变化规律。

核对伤者人数，进行分拣。

（一）患者人数

创伤现场患者人数 =1，直接进行伤情评估；患者人数>1 进行检伤分类。

检伤分类的目的在于区分伤员的轻重缓急，使危重而有救治希望的伤员得到优先处理。检伤分类由医务人员或经专门训练的急救员进行，通过看、问、听及简单的体格检查将危重伤员筛选出来。伤员的分类以标志醒目的卡片表示，多数国家采用红、黄、绿、黑 4 色系统。

红色表示立即优先，伤员有生命危险需立即进行紧急处理。黄色表示紧急优先，伤情严重但相对稳定，允许在一定时间内进行处理。绿色表示延期优先，指轻伤员，不需紧急处理。黑色表示无救治希望者或死亡者。这种分类系统的优点是按处理的紧急程度进的，使救护者根据卡片颜色即救治顺序。确定四类伤员抢救区分别插相应颜色彩旗，屏幕上显示分拣标记。

危重症患者标红色，应优先处置、转运；重症患者标黄色标，次优先处置、转运；轻症患者标绿色标，可延期处置、转运；濒死或死亡者标黑色标，可暂不做处置。

群发伤时伤者较多，分拣时院前人员可暂不录入患者相关基本信息，以颜色及编号标记伤者，如"黄 1"、"黄 2"，分拣时显示现场地图、伤者位置、救护车位置及检伤分区，指导院前人员将患者送往相应分拣区。

1. 危重症患者 对于急诊与院前急救大平台信息系统中有勾选过"呼吸 / 心搏骤停""深昏迷""窒息""活动性大出血""休克""开放性气胸""内脏溢出"，以及勾选过"烧伤"且经评估受伤面积大于体表面积 30%~50% 的 Ⅲ 度和 Ⅱ 度烧、烫伤的患者，应立即标示红标，在场先简单处理致命伤、控制大出血、支持呼吸等，然后优先予以转运、尽快手术治疗；意识状态采用格拉斯哥昏迷评分量表评定，系统自动弹出表格，勾选后自动评分并显示意识状态（正常 / 轻度 / 中度 / 重度 / 昏迷）。

2. 重症患者 对急诊与院前急救于大平台信息系统内有勾选过"呼吸衰竭＋胸部外伤""无大出血休克＋腹部外伤""无意识障碍＋头部外伤""脊柱骨折"的患者，经紧急救治后生命体征或伤情可暂时稳定，应标示黄标，并进行现场处理、次优先转运及急诊手术治疗。

3. 轻症患者 无严重损伤，如软组织挫伤、轻度烧烫、伤等，现场无须特殊治疗，一般可自行处理，应标示绿标，并根据现场条件可稍延迟转运。

4. 濒死或死亡患者　遭受致命性损失,如严重毁损性颅脑外伤伴脑组织大部外露、大面积重度烧伤合并头、脑、胸、腹严重损伤等,呼吸、心搏已停止,且超过 12 小时给予心肺复苏救治,即使再进行急救也必然死亡,或因头、胸、腹严重外伤而无法实施心肺复苏救治,应标示黑标,停放在特定区域,并妥善保存其所有物品以备后期查验。

（二）初步伤情评估

多在受伤现场进行,在 2~5 分钟之内快速完成初次评估,迅速判定有无直接威胁伤员生命的情况。

初次评估基本步骤如下。

A. 气道管理:评估气道。伤者能否说话,呼吸是否费力,气道有无梗阻。应采取如下步骤:提下颌,同时注意保护颈部,清除异物,随时配合医师气管内置管。

B. 呼吸管理:执行呼吸管理时,应再次评估气道,确认气道通畅,呼吸是否正常。如果呼吸不正常,应采用考虑紧急措施。如果确认血气胸后,要立即做好胸腔闭式引流的准备及配合;如果是开放性胸外伤,配合医师关闭开放性气胸,必要时行气管内置管或面罩给氧,给予人工辅助通气。

C. 循环管理:实施循环管理时,应再次检查氧供、气道、呼吸等情况。如有循环不正常,应采取以下步骤:①采用止血法;②建立静脉通路补充液体。

D. 神经损伤程度的评估:迅速作出神经功能评估,是否对呼应有反应,对疼痛有无语言应答,采用"AVPU"系统评估法——A,清醒;V,有无语言应答;P,对疼痛有无反应;U,无反应。

E. 全身检查。迅速脱去外衣检查外伤,体位的影响不能脱去的要用剪刀剪去,但必须要有保护颈部的器具。有骨折的外伤处,不能随意改变患者体位。去掉外衣,避免遗漏。查前胸后背时采用轴线翻身法查看,如果考虑有颈部或脊椎等伤,制动就显得尤为重要,查后将患者盖好被子防止低体温。

在 2~5 分钟内完成"ABCDE"的初级评估,如果病情有变化,必须重新实施"ABCDE"评估。不论评估进行到任何步骤,必须从 A 开始,按步骤评估。

（三）转运决定

随时考虑是否需要立即将患者转送入院。胸部创伤伤情变化很快,除非院前急救人员训练有素、具有足够专业技能可以进行必要的干预,否则应尽快将患者转送入院。需综合分析致伤机制和条件(如现场到医院的时间和转运方式)等因素,决定在现场暴露患者行伤情评估和处理还是快速转运到医院。

（程少文　杨　航　吴毅峰）

第三节　创伤转运救治

创伤患者转运途中救治流程见图 11-3-1。

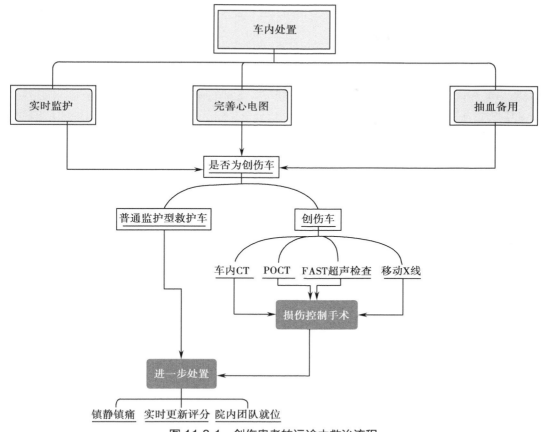

图 11-3-1　创伤患者转运途中救治流程

一、主要任务

远程患者信息共享,车内实时过程转播及远程指导治疗,实时路况指导转运;急诊与院前急救大平台 APP:转运过程的实时监控、数据库支持和标准化操作及无线指导车内抢救治疗,在救护车移动状态下,地理信息系统、全球定位系统、无线数据通信等网络技术应为急救指挥中心快速提供实时的、清晰的现场医疗图像信息、数据及自动跟踪系统。

二、普通监护型救护车

一般处置

立即给予吸氧、心电监护、保持呼吸道通畅、开通静脉通道给予生理盐水补液等,将心电、血压、氧饱和度、心率的数据实时传入急诊与院前急救大平台 APP,危重患者可进行尿量监测,以上处置每进行一项,均点击相应按钮,生命体征实时共享于急诊与院前急救大平台信息系统。

根据 APP 指示进行"ABC"评估及勾选并做出相应处理:

(1)气道(A)

1)气道阻塞(血液、呕吐物、异物、软组织肿胀、舌后坠):吸痰或取出异物;上提下颚或上推下颌骨；口咽导管、喉罩、环甲膜穿刺；稳定的人工气道（经口气管插管、经鼻气管插管、气管切开置管）。

2）气道损伤：保持呼吸道通畅，清除吸入物，插入带气囊的气管导管，充胀气囊后进行辅助呼吸，以保证血液或分泌物不被吸入气管内，并且还可通过它吸出已吸入气管内的血液或分泌物。必要时可进行气管切开。如无气道损伤，无须特殊处理或鼻导管吸氧。

（2）呼吸（B）

张力性气胸：可用粗针头在伤侧第 2 肋间锁骨中线处刺入胸膜腔。

开放性气胸或连枷胸伴肺损伤：大块棉垫填塞伤口，并予以固定。

胸腔闭式引流：具体内容见第四章第十五节。

（3）循环（C）

1）立即评估

A. 意识状态（勾选）：①清醒，②嗜睡，③昏睡，④昏迷。

B. 脉搏（人工输入）。

C. 肤色：①红润，②苍白。

D. 血压（人工输入）。

2）如有下述情况进行勾选并进行对应处理

A. 失血性休克（具体损伤为大量血胸、大量腹腔积血、不稳定性骨盆骨折、肢体毁损伤）：患者头部的朝向应与救护车前进的方向相反，让患者采取背卧位，抬高下肢。保证气道通畅并给氧，如是外伤性出血，给予压迫止血或止血带止血，快速输入等渗平衡盐溶液，如条件允许可输同型或 O 型浓缩红细胞并输注晶体液和胶体液。若是外伤，可予抗生素预防感染，并予止痛处理。

B. 心源性休克（由于心脏功能极度减退，导致心排血量显著减少并引起严重的急性周围循环衰竭的一组综合征，创伤患者多见心脏压塞）：止痛，吸氧，快速补充血容量，如条件允许可输同型或 O 型浓缩红细胞并输注晶体液和胶体液。

C. 神经源性休克（动脉阻力调节功能严重障碍，血管张力丧失，引起血管扩张，导致周围血管阻力降低，有效血容量减少性休克）：应用肾上腺素，迅速补充有效血容量维持血压。

三、进行二次评估与处理

（一）体格检查

按 CRASHPLAN 进行检查（3~7 分钟内完成）：C=cardiac（心脏），R=respiratory（呼吸），A=abdomen（腹部），S=spine（脊柱），H=head（头颅）；P=pelvis（骨盆），L=limbs（四肢），A=arteries（动脉），N=nerves（神经）。

C=cardiac（心脏）：心率快提示有休克；心音遥远或不能闻及提示心包破裂；心音位置偏向一边提示气胸。

R=respiratory（呼吸）：呼吸急促，呼吸困难提示气胸、血胸。

A=abdomen（腹部）：腹部有无隆起，有无腹膜刺激征，有无压痛、反跳痛，有无移动性浊音，肝、肾区有无叩痛，有无血便、血尿。

S=spine（脊柱）：有无后突、侧弯及错位畸形，有无大小便障碍，有无下肢运动及感觉障碍。

H=head（头颅）：神志、瞳孔、眼底情况，有无颅内高压。

P=pelvis（骨盆）：骨盆挤压、分离试验，有无畸形。

L=limbs（四肢）：四肢有无畸形、脱位、弹性固定、有无压痛，关节可否活动。

A=arteries（动脉）：有无明显动脉出血。

N=nerves（神经）：神经反射表现有无障碍。

（二）液体复苏

1. 输血与液体治疗　创伤失血性休克患者通常出血量较大，应及早进行快速输血维持血容量，改善微循环灌注，保证主要脏器的氧供。建议通过生理学指标（包括血流动力学状态、对即时容量复苏的反应情况）来启动大出血抢救预案。医疗机构应建立针对成人患者（≥16岁）和儿童患者（<16岁）的紧急输血预案。针对存在活动性出血的患者，应首选固定比例的成分输血，并应尽快过渡到以实验室检查结果为指导的输血预案。对于成人患者进行输血治疗时，血浆与红细胞的比例为1:1。对于儿童患者，血浆与红细胞的比例仍为1:1，但是要基于儿童的全身血容量进行计算。院前环境下无法获得成分血，对活动性出血的患者可应用等渗晶体液进行扩容治疗。在院内，对活动性出血的患者不建议使用晶体液补液，建议按照1:1使用血浆和红细胞。输入晶体液会导致稀释性凝血病发生，提升血压会使已形成的血凝块脱落进一步加重出血，血液黏滞度低不易形成新的血凝块，同时还会增加发生急性呼吸窘迫综合征、多器官功能衰竭等并发症风险。此外，考虑到对机体止血功能的不良影响，也建议限制胶体的使用。

2. 容量复苏策略　建议对存在活动性出血的患者，使用限制性的容量复苏策略，直至已确定完成早期出血控制。在院前环境下，通过滴定方式进行容量复苏，使大动脉搏动维持在可明显感知状态，一般以维持收缩压80mmHg或者可触及桡动脉搏动为目标。如果达不到，可将目标降至触及颈动脉搏动或者维持伤者基础意识。通常情况下，收缩压（SBP）达到60mmHg可触及颈动脉，70mmHg可触及股动脉，80mmHg可触及桡动脉。在院内环境下，应快速控制出血，在此前提下进行滴定式容量复苏以维持中心循环，直至出血得到控制。针对失血性休克和创伤性脑损伤并存的患者，如失血性休克为主要问题，应持续进行限制性容量复苏；如创伤性脑损伤为主要问题，则进行相对宽松的限制性容量复苏以维持脑血流灌注。具体控制目标：对于无脑损伤的患者，在大出血控制之前实施可允许性低血压，应将收缩压维持在80~90mmHg；对于合并严重颅脑损伤（GCS≤8分）的患者，应维持平均动脉压在80mmHg以上。

3. 控制出血

（1）敷料和止血带的应用：对于体表或表浅出血患者，可简单应用敷料压迫法控制外部出血。开放性四肢损伤存在危及生命的大出血，在外科手术前推荐使用止血带，且须标明使用时间。

（2）盆外固定带的应用：当骨盆受到高能量钝性损伤后，怀疑存在活动性出血时，应使用特制的骨盆外固定带，只有当特制的骨盆外固定带不合适时，如对于体型较大的成年人或体型较小的儿童，才考虑使用临时骨盆外固定带。

（3）止血剂的应用：当创伤失血性休克患者存在或怀疑存在活动性出血时，应尽快静脉使用氨甲环酸，防治创伤性凝血病。首剂1g（≥10分钟），后续1g输注至少持续8小时。

如果创伤失血性休克患者受伤超过 3 小时,避免静脉应用氨甲环酸,除非有证据证明患者存在纤溶亢进。制订创伤出血处理流程时,建议在患者转送医院的途中应用首剂氨甲环酸。颅脑、肝脾等重要脏器损伤出血时,可考虑选择矛头蝮蛇血凝酶等止血药物,静脉或局部应用以止血。对于发生凝血病并发大出血者,也可在充分的凝血底物替代输注治疗后使用重组凝血因子Ⅶ。

逆转抗凝剂的应用:创伤失血性休克存在活动性出血的患者,若之前使用了影响凝血功能的药物,应快速逆转抗凝剂的作用。如果因心脑血管疾病经常使用华法林,抗血小板制剂(氯吡格雷、阿司匹林),抗凝血酶制剂(达比加群酯),抗 X 因子制剂(利伐沙班),即使患者是轻伤,也很容易发生出血事件。有活动性出血的严重创伤患者,应立即使用凝血酶原复合物(prothrombin complex,PCC)等药物来逆转拮抗剂的作用。当患者无活动性出血或可疑出血的时候,无使用逆转抗凝剂的必要。对于使用维生素 K 依赖的口服抗凝药患者,推荐早使用浓缩的 PCC 进行紧急拮抗;为减轻使用新型口服抗凝剂的患者发生创伤后致命性出血,建议给予PCC;如果纤维蛋白原水平正常,血栓弹力图监测提示凝血启动延迟,建议使用 PCC 或血浆。

4. 损伤控制性手术和确定性手术　损伤控制性手术是指在救治严重创伤患者,尤其是在患者出现"死亡三联征"(低体温、酸中毒和凝血功能障碍)、不能耐受长时间手术时,采用快捷、简单的操作,及时控制伤情进一步恶化的手术操作,使患者获得复苏时间,有机会再进行完整、合理的再次手术或分期手术。对于合并重度失血性休克、有持续出血和凝血病征象的严重创伤患者,推荐实施损伤控制性手术。其他需要实施损伤控制性手术的情况包括,严重凝血病、低体温、酸中毒、难以处理的解剖损伤、操作耗时长、同时合并腹部以外的严重创伤。对于血流动力学稳定,且不存在上述情况的患者,推荐实施确定性手术。如果体内还有大的出血未能控制,积极抗休克的同时建议早期积极手术止血。

5. 血管活性药与正性肌力药的使用　血管活性药物的应用一般应建立在液体复苏基础上,但对于危及生命的极度低血压(SBP<50mmHg),或经液体复苏后不能纠正的低血压,可在液体复苏的同时使用血管活性药物,以尽快提升平均动脉压至 60mmHg 并恢复全身血液灌注。首选去甲肾上腺素,尽可能通过中心静脉通路输注。正性肌力药物可考虑在前负荷良好而心排血量仍不足时应用,首选多巴酚丁胺,起始剂量 2~3μg/(kg·min),静脉滴注速度根据症状、尿量等调整。磷酸二酯酶抑制剂具有强心和舒张血管的综合效应,可增强多巴酚丁胺的作用。当 β 肾上腺素能受体作用下调,或患者近期应用 β 受体阻滞剂时,磷酸二酯酶抑制剂治疗可能有效。

6. 创伤性凝血病的预防与处理　在创伤早期即有 25% 的严重创伤患者可发生凝血病。创伤时,大量失血、内皮细胞下基质蛋白暴露引起的血小板和凝血因子消耗、低体温性血小板功能障碍和酶活性降低,酸中毒诱导的凝血酶原复合物活性降低及纤溶亢进等因素,均与凝血病有关。虽然复苏时大量液体输入引起的血液稀释也与凝血病的发生和进展有一定关系,但多数重症创伤患者在晶体液和胶体液复苏前就已存在凝血功能障碍。创伤失血性休克患者在入院时确定其是否伴有凝血病是非常重要的,开展凝血功能床边快速检验是诊断凝血病的有效手段。推荐使用标准的实验室凝血指标和/或血栓弹力图制定目标化策略指导复苏。除控制出血外,应尽早检测并采取措施维持凝血功能。对大出血患者,早期处理推荐血浆输注,并根据纤维蛋白原、血红蛋白检验结果判断是否需使用纤维蛋白原及红细胞。

7. 创伤性休克患者低体温的预防与处理　创伤失血性休克患者低体温发生率高达10%~65%。低体温被认为是严重创伤患者预后不良的独立危险因素。因此,对创伤失血性休克患者,应尽量保温以减少持续的热量丢失。对于体温在32~35℃之间的患者,建议通过提高环境温度、加温毯或者增加主动活动(如果病情允许)来提高核心温度;对于体温低于32℃的患者可以考虑加温输液,如仍无效可考虑通过体外膜氧合(extracorporeal membrane oxygenation,ECMO)治疗。

8. 疼痛管理　到达院内后,继续使用与院前相同的疼痛评估量表进行疼痛评估。对于严重创伤患者,选择吗啡(0.10mg/kg)作为一线止痛剂静脉应用,并根据疼痛管理目标调整剂量。如静脉途径没有建立,可以考虑通过雾化吸入氯胺酮或二乙酰吗啡。氯胺酮为止痛的二线备选方案。使用吗啡止痛时,应严密监测防止发生呼吸抑制,除非已有呼吸支持措施。

9. 炎症控制　液体复苏治疗旨在恢复循环容量和组织灌注,但不能有效阻止炎症反应发生。应尽早开始抗炎治疗,阻断炎症级联反应,保护内皮细胞,降低血管通透性,改善微循环。因此,抗炎治疗可作为创伤失性休克治疗的选择之一,可选用乌司他丁、糖皮质激素等。乌司他丁可有效控制过度炎症反应,降低血液粒细胞弹性蛋白酶(PMNE)水平和C反应蛋白水平,显著改善脑氧代谢及微循环,降低多发伤患者住院天数、多器官功能障碍综合征的发生率和病死率。

(单爱军　罗之谦　杨　航)

第四节　创伤院内救治

创伤患者院内处置流程见图11-4-1。

一、总则

1. 值班人员24小时在位　遇有情况8分钟内赶到相应预警区域,评估病情,并根据伤情特点,及时通知相关救治小组成员直接到达指定位置,预警相关科室做好急诊准备。

2. 一体化手术室/救命手术标准　应不低于普通手术室的建设,除有中央负压、吸氧等要求外,还应配备各种紧急情况下手术所需的手术器械,包括开胸、开腹、开颅等,器械包由手术室负责提供,并定期更换器械包,以保持器械包的消毒有效性。

3. 手术室需具备

1)气管插管及附属用具。

2)纤维支气管镜。

3)麻醉(呼吸)机。

4)心电监护仪(含呼气末 CO_2 浓度、体温、SpO_2、有创血压、麻醉深度、SvO_2 及打印模块)。

5)微量泵。

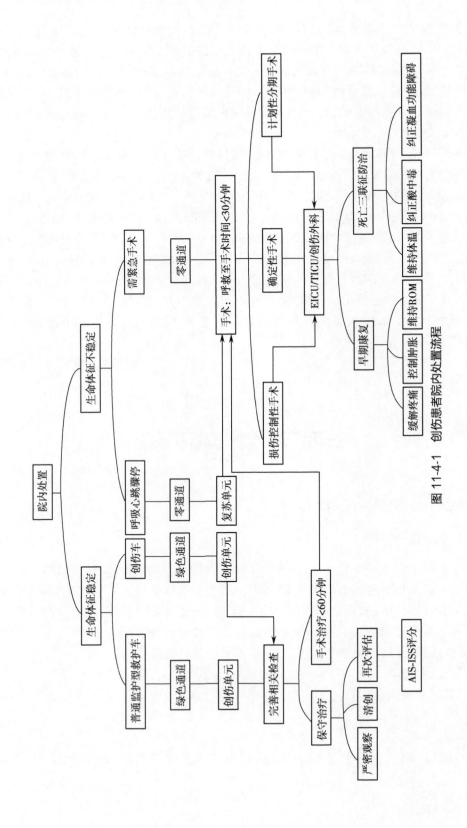

图 11-4-1　创伤患者院内处置流程

6）血液回输机。

7）中心静脉导管及测压装置。

8）输血及输液设备。

9）液体加温仪。

10）恒温水浴箱。

11）变温毯。

12）暖风机和保温毯。

13）心脏除颤仪和起搏器。

4. 放射检查时间　不论是启动移动影像工作站，或患者自行 / 由专人护送前往放射科，接受放射检查的总时间应控制在 18 分钟左右。

5. 若无相应床旁及时检验设备，抽血后立即送往检验科，并红色预警、加急，要求所有检验结果 40 分钟内共享至急诊与院前急救大平台信息系统。

6. 输血科应保证 A、B、O 血型红细胞 10U 库存，AB 型红细胞 5U，且 20 分钟内发血。

7. 损伤控制手术适应证

1）高动能躯干钝性伤，多发躯干穿透伤。

2）严重脏器损伤伴大血管损伤，如胸部心脏血管伤、严重肝及肝周血管伤、骨盆血肿破裂和开放性骨盆骨折。

3）严重胰十二指肠等脏器损伤。

4）严重多发伤，ISS ≥ 25 分。

5）严重失血或输血过多：①估计失血量>4L；②收缩压<70mmHg；③输血量>10U；④手术室内血液置换大于 4L；⑤所有手术室内液体置换大于 10L。

8. 手术结束前 30~60 分钟，通知 ICU 值班二线，到手术间了解病情及救治过程，确定转运时机并与 ICU 医师共同负责转运患者，交接术中情况。

二、路径

自行来院患者首先经分诊台分诊，持身份证登记挂号，电子系统识别身份证信息并录入急诊与院前急救大平台系统；护理人员首先询问主诉，简单录入 / 勾选主诉（车祸 / 高处坠落 / 切割 / 刀刺 / 挤压 / 碾压 / 烫伤 / 烧伤 / 撞击 / 火器……）；同时测量患者生命体征，自动或手动录入大平台系统。

系统自动建档立卡后，生命体征稳定患者，由护理人员点击"急诊外科"按钮，患者自行前往急诊外科诊室等候；生命体征不稳定患者，根据实际情况，由护理人员点击"抢救间""复苏单元""红区创伤单元""黄区创伤单元"，由医护人员转运至相应地点，并通知急诊外科医师前往相应地点进一步救治，最后将患者病案卡标红 / 黄，必要时可直接预警手术区，提示做好抢救及手术准备，包括血标本送至检验科时优先进行化验并报告，需要移动放射设备时优先送达床旁，若已明确需手术，手术区护理人员即刻开始准备手术相关器械。

（一）生命体征平稳的患者

入院后经分诊台分诊，就诊于急诊外科诊室。

对于单纯的皮肤挫擦伤、软组织损伤患者,应予皮肤伤口消毒,必要时包扎伤口,嘱患者定期换药。

对于单纯皮肤裂伤患者,应前往门诊/急诊手术室,及时清创缝合。开放性伤口一般分为清洁、污染和感染3类,如污染严重,细菌量多且毒力强,8小时后即可变为感染伤口;头面部伤口局部血运良好,伤后12小时仍可按污染伤口行清创术。

对于怀疑存在骨折的患者,应行X线/CT/磁共振检查,若存在对位线良好的骨折,可仅予石膏外固定术固定,嘱患者定期复查后酌情拆除石膏。

对于诊断明确的患者,确需急诊手术患者,经绿色通道进入手术区,视情况启用不同手术室。急诊手术患者,术后依麻醉情况,转急诊ICU、创伤外科或其他专科,进一步监护、治疗,并早期进行康复治疗。

若需择期手术,患者办理住院手续后入住创伤外科或其他专科,术后若需要,则前往康复中心早期康复治疗。

(二) 生命体征不稳定的患者

1. 来院的生命体征不稳定患者,经分诊处后直接进入抢救间进行复苏,需急诊手术的患者,则由零通道直接进入红区创伤单元,分诊的同时急呼创伤外科医师到相应单元指导抢救治疗。

2. 生命体征不稳定患者,需立即行心肺复苏及损伤控制性液体复苏　勾选心肺复苏,系统自动录入复苏开始时间;勾选所需复苏药物,点击"发送",护士遵医嘱执行;若红区创伤单元内抢救车无备用药物,则需点击"加急""发送",急诊药房响铃预警,立即配置药物,经气压管道系统输送至相应单元内;群发伤时,勾选需增援的设备仪器(监护仪/除颤仪/呼吸机/ECMO/萨博机/腹式心肺复苏仪……)。

3. 同时完善术前准备

(1)完善检查:医师根据患者实际情况,勾选所需检查项目(超声/X线/CT/MRI/心电图),发送至移动红区及移动影像工作站,同时响铃预警,工作人员立即将相应用物移动至相应单元,完成检查后的结果共享至急诊与院前急救大平台信息系统。

(2)完善检验:医师勾选所需检查项目(血常规/生化全套/凝血4项+FDP+D-二聚体/传染病快速筛查/血气分析/交叉配血),发送至急诊与院前急救大平台信息系统,护士即刻执行医嘱,利用床旁即刻检验设备完成相关检查,无法利用POCT进行的检验,由工作人员即刻送往检验科,同时响铃预警检验科,优先进行检验并发送报告至大平台信息系统;必要时预警输血科,立即备血,备血完成后运输至相应单元或手术室。

(3)完善病历

1)根据患者主诉填写(或勾选)相关内容:受伤原因(交通意外/高处坠落/切割/刀刺/挤压/碾压/烫伤/烧伤/撞击/火器/火灾/地震/台风/洪水……);受伤时间(××分钟)。

2)伤口情况

A.是否开放(开放/闭合/不详)。

B.是否有出血[无出血/轻微出血(或已止血)/中度出血/大量出血(进行性出血)/不详]。

C.进一步显示"运动受限""撕脱""离断""脱位""骨折""脏器外露"等情况。

3）基本信息

患者姓名,性别(男／女),年龄(×× 岁),籍贯(××)/ 住址(×× 省 ×× 市 ×× 区 / ×× 县镇),婚姻情况(已婚／未婚／不详),民族(×× 族)。

"send 键"发送至急诊与院前急救大平台信息系统共享。

4）其他信息

A. 既往慢性史(高血压／糖尿病／冠心病／肾脏病／脑梗死……)。

B. 既往传染病史(乙肝／结核／疟疾……)既往其他外伤史。

C. 既往手术史。

D. 既往输血史:如有,可询问伤者血型(A/B/O/AB,Rh+/−)。

E. 既往用药史(药名 + 用量 + 用法)。

F. 吸烟史、饮酒史。

G. 婚育史(未婚／已婚／离异／丧偶／不详 + 儿女情况)、家族史。

"send 键"发送至大平台信息系统共享。

5）完善术前知情同意及相关准备。

4. 术后依麻醉情况,转急诊 ICU、创伤外科或其他专科,进一步监护、治疗,并早期康复治疗。

（单爱军　罗之谦　杨 航）

参考文献

［1］中华医学会急诊医学分会复苏学组, 成人体外心肺复苏专家共识组. 成人体外心肺复苏专家共识 [J]. 中华急诊医杂志, 2018, 27 (1): 22-29.

［2］中国医师协会急诊分会, 中国人民解放军急救医学专业委员会, 中国人民解放军重症医学专业委员会, 等. 创伤失血性休克诊治中国急诊专家共识 [J]. 中华急诊医学杂志, 2017, 26 (12): 1358-1365.

［3］刘双庆, 赵晓东.《NICE 严重创伤的评估和初始管理指南》解读 [J]. 中国急救医学, 2016, 36(7): 577-580.

［4］张玲, 张进军, 王天兵, 等. 严重创伤院前救治流程: 专家共识 [J]. 创伤外科杂志, 2012, 14 (4): 379-381.